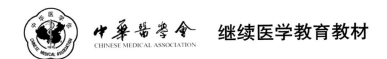
中华医学会 继续医学教育教材

Clinical Application of Paediatric Respiratory Therapy

儿科呼吸治疗学

主　　编　申昆玲

副 主 编　曹　玲　尚云晓　鲍一笑

统筹策划　左　力　李爱妮

科学出版社

北京

内 容 简 介

呼吸系统疾病是儿童最为常见的疾病，也是危害儿童健康的主要疾病。本书为中华医学会继续医学教育用书，以整合当前最新儿科呼吸治疗进展为基础，在整合医学理论的指导下进行编写，包括呼吸系统病理生理基础、呼吸系统检查常用手段、呼吸治疗技术、常见呼吸道疾病治疗实践应用、探索和制订规范化的儿科常见呼吸道疾病呼吸治疗方案。本书能够为广大儿科临床医师和相关科研工作者提供有益借鉴。

图书在版编目（CIP）数据

儿科呼吸治疗学 / 申昆玲主编. —北京：科学出版社，2022.8
ISBN 978-7-03-072927-9

Ⅰ.①儿…　Ⅱ.①申…　Ⅲ.①小儿疾病－呼吸系统疾病－诊疗　Ⅳ.
①R725.6

中国版本图书馆CIP数据核字（2022）第152619号

责任编辑：郭　颖 / 责任校对：郭瑞芝
责任印制：赵　博 / 封面设计：龙　岩

科 学 出 版 社 出版
北京东黄城根北街 16 号
邮政编码：100717
http://www.sciencep.com

北京虎彩文化传播有限公司 印刷
科学出版社发行　各地新华书店经销
*

2022 年 8 月第 一 版　开本：787×1092　1/16
2024 年 1 月第二次印刷　印张：22 3/4　插页：6
字数：588 000
定价：158.00 元
（如有印装质量问题，我社负责调换）

主编简介

申昆玲　教授、主任医师、博士生导师。中华医学会儿科学分会名誉主任委员、国家卫生健康儿童用药专家委员会名誉主任委员、国家呼吸系统疾病临床医学研究中心顾问、国家呼吸医学中心学术委员会委员、俄罗斯科学院外籍院士、爱尔兰皇家医师学会外籍院士、全球儿科呼吸联盟创会主席、亚洲儿科研究学会主席、亚太儿科呼吸过敏及免疫学会理事会理事、中国医药教育协会儿科专业委员会主任委员、中国研究型医院学会儿科学专业委员会主任委员、中国非公立医疗机构协会儿科专业委员会主任委员、中国中药协会儿童健康与药物研究专业委员会主任委员、中国医药新闻信息协会儿童安全用药分会

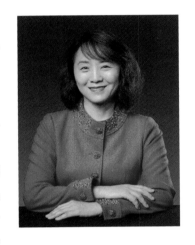

主任委员、中国初级卫生保健基金会医疗与临床研究儿科专家委员会主任、原国家卫计委儿童用药专家委员会主任委员、中国医师协会儿科医师分会副会长、中国医师协会儿科住院医师规范化培训委员会副主任委员，曾任国际儿科学会常务委员、亚洲儿科学会常务委员、亚洲儿科呼吸学会主席、中华医学会儿科学分会呼吸学组组长、原卫生部第十届药典委员会委员、中国医师协会呼吸医师分会常务委员、中国医师协会理事、北京女医师协会副会长、北京医师协会儿科专业专家委员会副主任委员等职，并担任 *Pediatric Pulmonology* 杂志副主编、*Pediatric Allergy*、*Immunology and Pulmonology*、*Pediatric Infectious Disease Journal*、《中国实用儿科杂志》《临床儿科杂志》《中国医学论坛报》儿科专刊、《中国当代儿科杂志》副主编，《中华医学杂志（英文版）》《中华儿科杂志》《药物不良反应杂志》《世界临床药物》《儿科药学杂志》《中国小儿急救医学》《中国妇幼卫生杂志》等 10 家学术期刊编委。

先后负责美国 NIH 合作项目、国家科技攻关计划、国家科技支撑计划、国家自然基金项目、北京市科委科研项目、北京市自然科学基金、首都医学发展基金项目、北京市优秀人才培养资助等项目，在各类学术刊物发表文章共计 400 余篇，其中 SCI 收录文章 60 篇。主编 / 副主编著作 30 部，主译著作 4 部。

编辑委员会名单

前　言

　　呼吸系统疾病是儿童最为常见的疾病，也是危害儿童健康的主要疾病。呼吸系统在正常体内平衡中起着重要的作用且明显的与身体其他主要器官相互依存着。凡心血管、中枢神经系统和肾脏出现病变都可引起呼吸系统明显的改变，甚至变化常由呼吸系统开始，因此儿科医务人员必须掌握规范的呼吸疾病治疗。

　　呼吸治疗学起源于北美，最早期主要致力于对患者实施正确、规范的氧气治疗，发展到今天已经成为一项有组织、技术性强的医学专业，从专业领域上属于相关医学类的一种。

　　美国是世界上最早建立呼吸治疗体制的国家，在学科建设、执业体制、教育培训和资质认证体制等方面发展较为完善。

　　目前在我国，儿科临床上缺乏呼吸治疗专业人员，无创呼吸机的管理以及重症患者的呼吸道管理均由医护工作者承担，没有接受过专业的呼吸治疗技术的培训都成为限制其发展的瓶颈问题。

　　《儿科呼吸治疗学》以整合当前最新儿科呼吸治疗进展为基础，在整合医学理论的指导下进行编写，包括呼吸系统病理生理基础、呼吸系统检查常用手段，呼吸治疗技术、常见呼吸道疾病治疗实践应用，探索和制订规范化的儿科常见呼吸道疾病呼吸治疗方案。希望能够为广大儿科临床医师和研究者提供有益借鉴。

　　一年多来，我们组织了众多儿科领域的知名专家参与本书编写，他们不仅有高超的临床诊疗技术，更有扎实的医学理论知识，能够将多年来宝贵的临床实践经验毫无保留地总结在字里行间。在完成繁重的临床疾病诊疗工作的同时，高质量地完成了本书的编写工作，在此，深深感谢大家的辛劳付出！

　　对儿童呼吸系统疾病的防治始终是儿科医务工作者重要的工作和责任。我国几代儿科呼吸工作者始终进行着不懈的努力。本书出版之际，恳切希望广大读者在阅读过程中不吝赐教，对我们的工作予以批评指正，以期再版修订时进一步完善，更好地为大家服务。

目　录

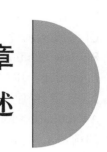

第 1 章
呼吸治疗概述

第一节　呼吸治疗的历史与现状

一、呼吸治疗的历史

公元前 800 年记载了口对口人工呼吸。1774 年，Joseph Pristley 在加热红色的氧化汞时，得到了一种无色气体——氧气。1922 年，Alvan Barach 第一次将氧气规范地应用于细菌性肺炎的患者，开启了氧疗的先例。

吸入治疗法最早记录是公元前 1554 年的古埃及，通过把莨菪叶放在砖块上烤，吸入气化的莨菪碱来治疗呼吸困难。1955 年，压力定量气雾剂问世，这是具有里程碑意义的事件，其后又出现了干粉吸入剂。

呼吸机的发展最早始于 1915 年哥本哈根的 Molgaard 和 Lund，以及 1916 年斯德哥尔摩的外科医师 Giertz。1934 年，Freakuer 研制出第一台气动限压呼吸机"Spiropulsator"。进入 20 世纪 90 年代，呼吸机不断地智能化发展，计算机技术的应用使呼吸机的性能更臻完善。

气管内镜检查迟于其他内镜检查。1897 年，德国科学家 Killian 首次报道了用长 25cm、直径 8mm 的食管镜第一次从气管内取出骨性异物，开创了硬质窥镜插入气管和支气管进行内镜操作的历史。1967 年，日本的池田与奥林巴斯公司合作，设计了进入肺叶各分段的标准光导纤维支气管镜，使其能直接进入所要检查的病灶部位，采集病理组织以及做细胞学检查等，正式命名为可曲式纤维支气管镜。

1940—1950 年，在美国和其他国家已经开始了对肺结核急性期后的肺部损伤及脊髓灰质炎急性期后的患者进行呼吸康复。20 世纪 90 年代以来循证医学带来了更为科学的临床证据，2015 年美国胸科学会及欧洲呼吸学会联合声明强化呼吸康复的临床应用，呼吸康复在现代阶段的呼吸治疗中成为不可或缺的重要部分。

二、呼吸治疗学的发展

呼吸治疗学起源于北美，最早期主要致力于对患者实施正确、规范的氧气治疗，发展到今天已经成为一项有组织、技术性强的医学专业，从专业领域上属于相关医学类（allied health professions）的一种。

美国是世界上最早建立呼吸治疗体制的国家，在学科建设、执业体制、教育培训和资质认证体制等方面发展较为完善。1947 年，美国呼吸治疗学会（American Association for Respiratory Care，AARC）的前身——美国吸入治疗学会（Inhalation Therapy Association，ITA）正式成立。1965 年，美国吸入治疗委员会（National Board for Respiratory Care，

NBRC）正式成立，标志着审核呼吸治疗师执业资格的国家机构诞生。1970 年，美国呼吸治疗教育联合鉴定委员会（Joint Review Committee for Respiratory Therapy Education，JRCRTE）正式成立 [即美国呼吸治疗鉴定委员会（Committee on Accreditation for Respiratory Care，CoARO）的前身]，标志着美国呼吸治疗教育体系的完善。

AARC 数据显示，2013 年在美国约有 17.2 万呼吸治疗师（RTS），比 2009 年增加了 19%。随着慢性呼吸系统疾病的发病率持续上升，预计未来对呼吸道疾病的需求将更大。

中国台湾省部分医院自 1973 年始建立呼吸治疗科，1990 年成立呼吸治疗学会，是目前亚洲组织较完备、体制较健全、学科发展较成熟的地区。菲律宾及中美洲一些国家基本按照美国模式相继建立呼吸治疗学科，新加坡等少数国家也有呼吸治疗师参与工作。

中国在这一行业仅刚开始起步。1994 年，浙江邵逸夫医院按照美国模式成立了呼吸治疗科。1997 年，华西医科大学临床医学院基本按照美国呼吸治疗专业教育模式开办呼吸治疗专业，开始招收呼吸治疗专业五年制本科学生，毕业后授予医学学士学位。

三、我国呼吸治疗的现状

（一）ICU 病房呼吸治疗现状

随着重症医学的迅速发展，呼吸机的广泛使用以及呼吸道疾病检查和治疗技术的进展，对新型的医疗专业——呼吸治疗专业的需求日趋强烈。虽然，近十几年中，我国很多医院，特别是三甲医院基本都建立了ICU，但是，仅少数大型综合性医院建立了呼吸治疗科或呼吸治疗小组，如浙江邵逸夫医院、北京协和医院、北京医院、四川华西医院和朝阳医院等。而且，至今为止，全国范围内尚未建立专业的儿童呼吸治疗科或呼吸治疗小组。

国内 ICU 大部分的呼吸治疗工作是由医师、护士以及工程技术人员共同完成的，包括呼吸机的操作、机械通气的撤离、气道管理、管路更换及呼吸机检测与维护。

随着重症医学的发展，ICU 中先进仪器的应用越来越多，呼吸机的种类和型号繁多，不同种类和型号的呼吸机使用要求有所不同，维护标准不同，这就对呼吸机的使用和维护要求较高，临床风险比较大。而且，由于缺乏专业的呼吸治疗师，呼吸机等仪器的使用和维护不是由专业人员负责，这样，呼吸机使用和维护的风险就很大。由于机器使用、维护及维修不当对患者造成直接或间接伤害的事件时有发生。真正做到定期对呼吸机进行保养和维护的 ICU 是很少的。

也有部分大型综合医院采用将一部分临床医护人员转型的方式来满足对这部分专业人才的需求。临床转型人员具备一定的临床工作经验，动手能力强，了解临床需求，因此，比较容易开展工作。但是，因为这类人员没有接受过呼吸治疗专业知识和技能的系统培训，专业工作内容较为局限。

（二）普通呼吸科病房呼吸治疗现状

呼吸治疗专业是随着重症医学的发展应运而生的。随着医疗水平的发展，重症患者的存活率升高，在儿科，随着早产儿、新生儿诊疗技术的提高，重症早产儿和新生儿都得到了很好的救治，但是，存活后的早产儿/新生儿和重症患儿，往往会遗留后遗症，如何更好地管理这部分患儿的呼吸道，如何让这些患儿出院后在家完成氧疗、雾化吸入治疗、气道清理及机械通气是目前面临的问题。同时，随着无创呼吸机的应用，以及无创呼吸机种类和型号的增多，无创呼吸机的管理和维护也成为临床工作者需要面临的一个问题。但是，目前临床上缺乏的呼吸治疗专业人员，无创呼吸机的管理以及重症患者的呼吸道管理均由医护工作者承担，而医护工作者精力有限，没有接受过专业的呼吸治疗技术的培训，临床很多呼吸治疗操作无法收费等都成为限制其发展的瓶颈问题。

第二节　呼吸治疗的概念

呼吸治疗（respiratory care）也称为呼吸疗法（respiratory therapy），是一门专注于心肺功能支持和康复的新兴健康治疗学科。

呼吸治疗师（respiratory therapists，RTS）是从事呼吸治疗工作的专业技术人员，在医师的指导下，运用专业手段对心肺功能不全或异常患者给予评价、治疗、管理、控制和教育。

呼吸治疗的业务范围包括：

1. **监测及检查方面**　①呼吸生理监测；②血流动力学监测；③睡眠呼吸暂停监测；④肺功能检查；⑤动脉血气分析；⑥气体代谢分析；⑦痰标本的采集。

2. **治疗及操作方面**　①机械通气：包括呼吸机使用前自检与调试，模式与参数的调节，呼吸机相关并发症如呼吸机相关肺损伤、呼吸机相关肺炎的防治，机械通气撤离；②辅助医师建立人工气道：包括经鼻/口气管插管、气管切开，通过培训的呼吸治疗师在紧急情况下可独立行气管插管；③人工气道的管理：包括导管位置的管理，导管气囊的压力监测，人工气道的温湿化，拔管等；④氧疗：包括氧浓度调节，氧疗方式和装置的选择使用，氧疗效果评价；⑤特殊医用气体的使用；⑥雾化治疗：包括雾化过程的监测，雾化效果评价；⑦胸部物理治疗：包括体位引流，胸部振荡排痰，指导性咳嗽，经鼻、口及人工气道负压吸痰，肺扩张治疗等；⑧气管镜检查；⑨中心动静脉置管；⑩参与心肺复苏；⑪机械通气患者的院内外转移；⑫高压氧舱治疗；⑬呼吸治疗相关仪器的管理：包括呼吸机的清洁、消毒及性能测试，呼吸机管路的清洗、消毒与安装，雾化装置，加温湿化装置，气管镜、振动排痰机、负压吸引器及血气分析仪等的管理。

3. **康复及宣教方面**　①呼吸康复锻炼；②家庭治疗：指导患者和家属使用和维护家用简易呼吸机及相关氧疗仪器，确保其安全有效的使用；③指导患者雾化吸入治疗、呼吸康复锻炼等；④定期进行家庭随访，查看患者并处理相关问题；⑤戒烟指导及健康宣教等。

第三节　儿科呼吸治疗的未来

呼吸治疗的发展，有赖于呼吸治疗技术专业和人才的培养。呼吸治疗技术专业是一种新兴的医学职业。他们的工作较传统医护人员的专业性更强，并与传统医学呈互补态势。在综合医院独立设置呼吸治疗专业科室，配备必需的仪器设备，面向全院，专门从事机械通气、血气分析、气雾治疗、氧气治疗、气道清理、人工气道的管理、肺康复训练、患者的健康宣教等工作，把全院患者的相关诊治项目统一在呼吸治疗科，由该科对各项诊治及仪器设备进行统一管理使用，实现资源共享，避免浪费，并减少医疗事故的发生。

呼吸治疗技术专业的发展和人才培养已经得到国家的重视，《中国医学教育改革和发展纲要》（2001—2015 年）明确指出，要调整和减少医学类专业数量，积极发展医学相关类专业。"健康中国 2030"规划纲要指出，要加强儿科、康复等紧缺专业人才培养培训。2004 年 10 月，呼吸治疗技术专业被正式列入教育部《普通高等学校高职高专教育指导性专业目录（试行）》。

当前从业人员紧缺是呼吸治疗学科建设面临的主要问题。呼吸治疗作为一个临床医学的分支已被我国医学界逐渐认识并重视，2011 年，中华医学会呼吸病学分会已正式成立呼吸治疗学组，原卫生部出版的《三级综合医院等级评审标准细则》（2011 版）中也已经把呼吸治疗师列入医院 ICU 新等级评审标准中。目前全国开设呼吸治疗专业及专业方向的共有三家院校：四川大学、西安医学院及郑州铁路职业技术学院，其中四川大学开设的为本科层次的医学技术专业（呼吸治疗方向），西安医学院及郑州铁路职业技术学院开设的均为专科层次的呼吸治疗技术专业。

相信随着对呼吸治疗专业认识的提高，制度的完善，目前影响呼吸治疗专业发展的因素都会逐渐消除，会有更多人员投身呼吸治疗师的工作，呼吸治疗专业一定会得到很好的发展！

（曹 玲 常 丽 郭文卉）

主要参考文献

[1] Bureau of Labor Statistics, U.S Department of Labor. Occupation outlook handbook. 2018-19 edition. Respiratory therapists. [2019-03-26]. https://www.udc.edu/cc/wp-content/uploads/sites/10/2019/04/2018-2019-Respiratory-Therapy-Handbook-body.pdf

[2] Pierson DJ. What is respiratory care[J]. Respir Care, 1998, 43(1): 17-19.

[3] The Alabama State Board of Respiratory Therapy. Alabama state board of respiratory therapy administrative code[M].2005-09 edition.

[4] Wikins RL, Stoller JK. Egan's fundamentals of respiratory care[M]. 8th ed. St Louis: Mosby, 2003.

[5] 白澎，孙永昌. 吸入疗法的历史（一)[J]. 中华结核和呼吸杂志，2013, 36(7): 555-556.

[6] 张捷，王长利. 支气管镜发展史 [J]. 中华医史杂志，2006, 36(4): 96-99.

[7] 王辰. 呼吸治疗教程 [M]. 北京：人民卫生出版社，2010: 49-60.

[8] 郭凤梅，杨毅，邱海波. 重症医学近 10 年发展 [J]. 中华内科杂志，2013, 2(52): 130-132.

[9] 张曼，曹励民，李雪萍，等. 中国呼吸治疗师的培养现状 [J]. 西北医学教育，2006, 4(14): 381-382.

[10] 中国儿科重症监护室发展调查课题协作组. 中国儿科重症监护室近 10 年发展情况调查分析 [J]. 中华儿科杂志，2011, 9(49): 669-674.

[11] 杜立中. 小儿呼吸急救医学的实践与发展 [J]. 中华急诊医学杂志，2007, 7(16): 683-684.

[12] 中华人民共和国卫生部，中华人民共和国教育部. 中国医学教育改革和发展纲要 (2001—2015)[J]. 医学教育，2001, 5(10): 1-6.

[13] 中共中央、国务院. "健康中国 2030" 规划纲要 [M]. 北京：人民出版社，2016.

[14] 中华人民共和国卫生部. 三级综合医院等级评审标准细则 (2011 年 版)[EB/OL].(2011-04-12) [2019-03-26].http://www.nhc.gov.cn/zwgk/wtwj/201304/b98329ec713a4e8d812b23a56d13f94f.shtml.

第 2 章
儿科呼吸治疗理论基础

第一节　呼吸系统的发生和发育

一、喉、气管和肺脏的发生、发育

人类呼吸系统发育起自于前肠。人胚胎发育第 4 周时，前肠原始咽的尾端腹侧正中部位出现喉气管沟。喉气管沟逐渐加深，从其尾端开始愈合，并向头端推移，形成一个长形盲囊，称喉气管憩室（laryngotracheal diverticulum）。喉气管憩室的上端开口于咽的部分发育为喉，喉气管憩室的背侧是食管，两者之间的间充质增生形成气管食管隔。喉气管憩室的中段发育为气管，气管末端逐渐膨大形成左右两个分支，称"肺芽（lung bud）"，为主气管和肺的原基。

根据肺组织学特点，经典的肺发育分为 4 个阶段，包括胚胎期、假腺期、成管期、成囊期（图 2-1-1、图 2-1-2）。

（一）胚胎期（4 ～ 7 周）

左右肺芽迅速生长，呈树状分支，并分化为左右支气管。左右支气管向下外侧生长，伸至原始胸腔的内侧壁内。左支气管分为两支，较短，水平走行；右支气管分为三支，较粗，斜行向下。两者分别形成左肺和右肺的肺叶支气管。2 个月时，肺叶支气管分支形成肺段支气管，左肺 8 ～ 9 支，右肺 10 支。此阶段的肺发育异常可导致主气道畸形，如

闭锁（闭合或未发育）和气管食管瘘。

（二）假腺期（7 ～ 17 周）

在此阶段，主支气管反复分叉形成传导性气道。这些气道为盲端管腔，内衬柱或立方上皮细胞，此阶段的肺组织切片与腺

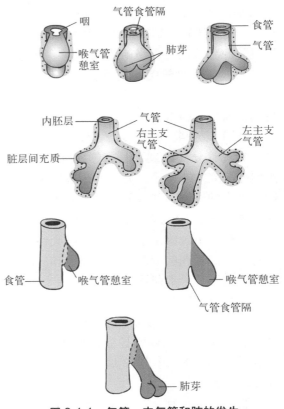

图 2-1-1　气管、支气管和肺的发生

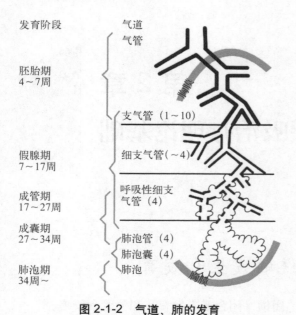

图 2-1-2　气道、肺的发育

发育阶段　气道

胚胎期
4～7周　{　气管

支气管（1～10）

假腺期
7～17周　{　细支气管（~4）

成管期
17～27周　{　呼吸性细支气管（4）

成囊期
27～34周　{　肺泡管（4）
　　　　　　肺泡囊（4）

肺泡期
34周～　{　肺泡

泡相似，故称为假腺期。气管分支总数的45%～75%在妊娠10～14周已确定。到16周呼吸道的所有传导区均已出现，此后的发育只有长度和管径的增长，而无数目的增加。移行区呼吸性细支气管的发育于14～16周开始。到本期末，原始气道开始形成管腔。此期气管与前原肠分离，分离不全则形成气管食管瘘，是重要的先天畸形。如果此时出现膈疝，可致患侧支气管分支数目减少而造成肺发育不良。

（三）成管期（17～27周）

支气管分支继续延长，形成呼吸管道，细胞变为立方或扁平，开始出现有肺泡Ⅱ型细胞特点的细胞，并开始有了肺腺泡为特点的基本结构。胎儿6个月末，分支达17支左右，最终出现终末细支气管、呼吸性细支气管、肺泡管和肺泡囊。毛细血管和肺的呼吸部分的生长为本期特点。

（四）成囊期（27～34周）

末端呼吸道在此期加宽并形成柱状结构，是为肺泡小囊。此期明显变化是间质量少，小囊壁变薄，在29～32周开始形成肺泡，并逐渐发育。

胎儿7个月时，支气管树黏膜上皮的一些立方形细胞逐渐分化为扁平的Ⅰ型肺泡细胞，Ⅰ型肺泡细胞之间还出现了具有分泌功能的Ⅱ型肺泡细胞，并开始分泌表面活性物质。表面活性物质有降低肺泡表面张力，稳定肺泡大小的重要作用。呼气时肺泡缩小，表面活性物质密度增加，降低了表面张力，可防止肺泡萎陷；吸气时肺泡扩大，表面活性物质密度减小，肺泡回缩力增大，可防止肺泡过度膨胀。

此时，肺已经具备了进行气体交换功能的结构，若在此时早产，胎儿可有正常的呼吸功能。胎龄<28周的早产儿，由于肺泡Ⅱ型细胞尚未发育完善，不能产生足够的表面活性物质，致使肺泡表面张力增大，胎儿出生后，因肺泡不能随呼吸运动而扩张，表现为肺泡萎陷、间质水肿、肺泡上皮表面覆盖一层透明状血浆蛋白膜，出现呼吸困难，即为"新生儿呼吸窘迫综合征"。

肺泡表面活性物质薄膜的伸展和稳定需要表面活性蛋白B和C；运输肺泡表面活性物质则需要ATP结合盒转运子A3（ATP-binding cassette transporter A3，ABCA3）。表面活性蛋白B、表面活性蛋白C和*ABCA3*基因的突变可引起儿童间质性肺疾病，其组织病理学可表现为脱屑性间质性肺炎、婴儿慢性肺泡炎、肺泡蛋白沉积症及非特异性间质性肺炎等。

（五）肺泡期（34周～）

进入肺泡期，终末囊泡内表面的上皮变薄，形成肺泡Ⅰ型细胞，成熟的肺泡主要是由这种单层扁平上皮构成，上皮下的毛细血管凸入泡腔，形成有完整毛细血管结构的肺泡、肺泡表面扩大，这是肺泡能进行气体交换的形态学基础。肺泡的形成、成熟受内分泌和物理因素影响，甲状腺素有促进肺泡分隔作用。胎儿肺液和胎儿呼吸是肺泡腺泡发育所必需的。膈疝、羊水过少或胎儿呼吸停止（脊髓病变）都会造成肺发育不良。

出生后肺的发育分为2期，第一期从出生到出生后18个月，此期肺气体交换部分的面积和容积有不成比例的快速增长，毛细血管容积的增长快于肺容积，不但有新肺泡间隔出现，更伴有肺泡结构的完善。第二期出生后 19 个月到成人期，此期肺脏所有组分均匀生长，虽然还可有新肺泡生出，但主要是肺泡面积的增加，8 岁时为 32m²，到成人期为 75m²。动物实验证实肺脏的发育一直延续至成年早期，这也见于肺切除患者。

在成人肺泡间有 Kohn 孔，在气道梗阻时起支撑作用，在婴幼儿要到 2 岁以后才出现 Kohn 孔，故新生儿无侧支通气。

胎儿肺内充满液体，分娩时 1/3 经口鼻排出，其余部位在呼吸建立后，由肺间质中的毛细血管和淋巴管吸收，如肺内液体吸收延迟，可导致湿肺的发生。

二、呼吸系统血管的发生与发育

在胚胎期和腺体期，气管分支发育的同时肺动脉发育。约在胚胎第 37 天出现肺动脉，静脉结构出现稍晚。肺血管从第六主动脉弓分出，在肺芽间质中形成血管丛，支气管血管与肺血管相邻。至 14 周时，肺主要动脉形成，肺动脉与气道一起生长，肺静脉发育几乎与其同步进行。支气管动脉来源于胸主动脉或肋间动脉，为肺组织供血。传导性气道由支气管血管供血，终末呼吸单位则由肺血管供血。肺静脉源自毛细血管网，并汇合形成肺的 4 条大静脉，将氧合后的血液排入左心房。出生时的肺动脉压力很高，出生后数天至数周内，可随着血氧增高不断下降。支气管动脉压等同于收缩压。腺泡内血管的发育与肺泡发育同步，婴儿期至 3 岁，为气体交换区微血管的发育时期。

三、肺淋巴系统

肺淋巴系统由淋巴管、淋巴结及胸导管组成。肺淋巴系统对于出生时肺内液体的清除至关重要。肺内有 2 套淋巴网络，胸膜网络和肺间质网络。淋巴通路上的瓣膜使大部分淋巴液向单一方向——肺门引流。淋巴结在出生时尚未发育完善，将在婴儿期进一步发育成熟。右主淋巴管沿着气管右侧，在右颈静脉和锁骨下静脉的接合点汇入静脉系统。左侧淋巴管沿气管排入胸导管，最终汇入左颈静脉。肺内淋巴引流系统非常复杂，存在较大的个体差异。

第二节　呼吸系统的解剖结构及特点

呼吸系统以环状软骨为界分为上、下呼吸道。上呼吸道包括鼻、鼻窦、咽、咽鼓管、会厌及喉；下呼吸道包括气管、支气管、毛细支气管、呼吸性细支气管、肺泡管及肺泡（图 2-2-1）。

一、上呼吸道

（一）鼻

鼻由外鼻、鼻腔和鼻旁窦三部分组成，是呼吸道的起始部，也是嗅觉器官。

外鼻位于面部中央，以鼻骨和鼻软骨为支架，外被皮肤，内覆黏膜。鼻尖两侧的半圆形隆起称鼻翼（nasal ala）。当呼吸困难时可出现鼻翼扇动。

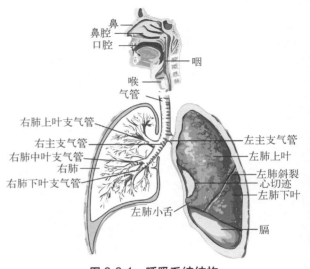

图 2-2-1　呼吸系统结构

鼻腔（图 2-2-2）起自前鼻孔，止于后鼻孔，为顶部窄、底部宽、前后狭长的腔隙。鼻腔有内、外、顶和底四壁。内壁即鼻中隔，将鼻腔分为左右两腔，鼻中隔前下区有动脉血管丛，血管丰富、位置浅表，外伤或干燥刺激均易引起出血，称利特尔区（Little's area），约 90% 的鼻出血发生于此区。外壁主要为筛窦和上颌窦的侧壁，自上而下有 3 个梯形排列的突起骨板，外覆黏膜为鼻甲。在上、中、下鼻甲下方，分别为上、中、下鼻道。下鼻道最宽，为呼吸主要通道。鼻泪管开口于下鼻甲的前上方。位于上鼻甲和与其相对的鼻中隔，以及两者上方鼻腔顶部的区域称为嗅区，富含接受嗅觉刺激的嗅细胞，其余黏膜部分则富含鼻腺，称为呼吸区。鼻腔的顶壁最狭窄，板壁薄而脆，是重要的危险区，感染可由此传入颅内。

每侧鼻腔以鼻阈为界，分为鼻前庭和固有鼻腔。鼻前庭为鼻腔的入口处，前端被皮肤覆盖部分，有鼻毛起保护作用，能阻挡空气中的尘埃等异物。鼻前庭是疖肿的好发部位，因为此处缺少皮下组织，故发生疖肿时疼痛较为剧烈。鼻阈是鼻前庭上方的弧形隆起，是皮肤和黏膜的交界处。鼻腔黏膜上皮为假复层纤毛柱状上皮，杯状细胞较多，固有层内有混合性腺，称鼻腺。其分泌物与杯状细胞分泌物共同形成一层黏液覆盖于黏膜表面。纤毛向咽部摆动，将黏着的细菌及尘埃颗粒推向咽部而被咳出。固有层有丰富的静脉丛与淋巴组织，丰富的血流通过散热和渗出而对吸入的空气加温或加湿。鼻黏膜的温度在 33 ～ 35℃，外界温度虽变化很大，但由于鼻腔的调节作用，使达到喉入口的温度差不会 > 1℃。鼻黏膜还有大量腺体，使表面保持湿润。当吸入气湿度为 40% 时，到达声门下区的空气湿度可达 98%，对纤毛活动极为有利。

黏液纤毛系统是保持呼吸道清洁的运输系统，从鼻腔、鼻咽、喉、气管、支气管到终末细支气管均被覆纤毛柱状上皮，其上覆有一薄层透明黏液，对清除进入呼吸道的有害颗粒起重要作用。此外，鼻分泌物中所含的溶菌酶、干扰素和分泌性 IgA 等也参与清洁保护作用。鼻分泌物 pH 为 5.5 ～ 6.5，不利于细菌的生长。

婴幼儿鼻腔较成人短，没有鼻毛，后鼻道狭窄，黏膜柔嫩，血管丰富，故易受感染。感染时由于鼻黏膜的充血肿胀，常使狭窄的鼻腔更加狭窄，甚至闭塞，发生呼吸及吸吮困难。因此，即使在普通感冒时，婴儿也可发生呼吸困难及烦躁不安。新生儿下鼻甲靠近鼻底，中鼻道为呼吸主要通道。

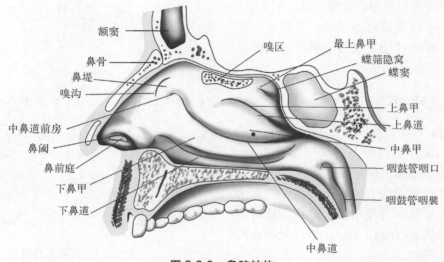

图 2-2-2　鼻腔结构

鼻窦系鼻腔周围与鼻腔相通的含气骨腔，左右对称，共四对，各鼻窦均有窦口与鼻腔相通，按解剖部位及开口，分别为上颌窦、筛窦、额窦和蝶窦（图 2-2-3）。鼻窦和鼻腔在发声时起共鸣作用。鼻腔黏膜与鼻窦黏膜连续，且上颌窦口相对较大，故急性鼻炎时易致上颌窦炎。

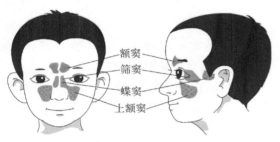

图 2-2-3　鼻窦的体表投影

气管插管或气管切开患儿，由于吸入气体不经过鼻腔，因此需要对患儿吸入的气体用加温湿化器进行加温、增湿，才能保证吸入气符合生理需要。

新生儿只会用鼻呼吸，这是防止窒息和保持吮吸功能所必需，但一旦出现鼻腔阻塞，即可出现呼吸困难。

（二）咽

咽为肌性管道，形似漏斗，分鼻咽、口咽和喉咽三部分。咽部黏膜下有淋巴管，形成淋巴环，是咽部感染的防御屏障。咽鼓管是沟通中耳鼓室与鼻咽部的通道，开口于两侧下鼻甲处，平时关闭，在咽部肌肉协调下，通过压力改变而开放。咽鼓管的开放功能和肺泡相似，与表面张力有关。咽鼓管内有表面活性物质，其作用可降低表面张力，形成鼓室良好通气，减少中耳渗漏并促进咽鼓管黏液纤毛系统的排送功能。咽鼓管功能障碍是分泌性中耳炎发病的一个重要因素，表面活性物质分泌不足，是引起咽鼓管功能障碍的主要机制之一。婴幼儿咽鼓管与成人相比，较宽、直、短，呈水平位（图 2-2-4），因而鼻咽炎易波及中耳，引起中耳炎。咽部亦较狭窄，方向垂直。下鼻甲肥大可妨碍咽鼓管通气引流而导致耳鸣、听力下降等症状。

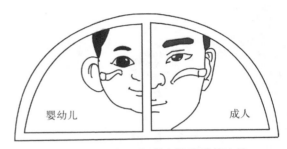

图 2-2-4　婴幼儿与成人的咽鼓管比较

腺样体又称咽扁桃体，在 6 ～ 12 个月时发育，位于鼻咽顶与后壁交界。反复呼吸道感染及过敏性鼻炎患儿可出现腺样体明显增大，肥大时可堵塞鼻孔，影响呼吸。严重的腺样体肥大是小儿阻塞性睡眠呼吸暂停的重要原因。腺样体一般在 11 ～ 12 岁以后逐渐缩小。

腭扁桃体位于两腭弓之间，1 岁末逐渐增大，4 ～ 10 岁时发育达最高峰，是咽峡炎高发的时间。14 ～ 15 岁时逐渐退化。

新生儿会厌较大，覆盖软腭，由于舌位高且短而厚，将口咽部堵住，难于用口呼吸。出生后，呼吸道的解剖结构逐渐发生变化，包括动态腭舌括约肌的形成，将软腭自舌分开，婴幼儿逐渐能经口呼吸与说话。

（三）喉

喉部呈漏斗状，喉腔较窄，声门裂相对狭窄，软骨柔软，黏膜娇嫩且富含血管及淋巴组织，轻微炎症即可引起喉头狭窄（图 2-2-5）。新生儿喉位置较高，声门相当于颈椎 3 ～ 4 的水平（成人相当于颈椎 5 ～ 6 的水平），并向前倾斜。6 岁时声门降至第 5 颈椎水平，但仍较成人为高。声以下至环状软骨以上为声门下区，是小儿呼吸道最狭窄处，与成人最狭处在声门不同，进行气管插管时应予注意。婴幼儿声门下区组织结构疏松，炎症时容易发生水肿，引起喉梗阻。

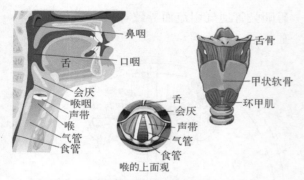

图 2-2-5　喉的结构

二、下呼吸道

（一）气管、支气管

从主支气管（第1级）至肺泡约有23级分支（图2-2-6）。主支气管经肺门进入肺，顺序分支为叶支气管（第2级）、段支气管（第3、4级）、小支气管（第5～10级）、细支气管（第11～13级）、终末细支气管炎（第14～16级）、呼吸性细支气管（第17～19级）、肺泡管（第20～22级）、肺泡囊（第23级）和肺泡。支气管以下呼吸道根据功能不同分为传导区、移行区和呼吸区。

传导区由气管分支的前16级组成，包括气管、支气管与细支气管，专司气体传导，并对吸入气体进一步增温、增湿。气管分叉在新生儿位于第3～4胸椎，成年后在第5胸椎下缘。右侧支气管较直，且较粗，与轴线偏斜较小，为30°～36°，似气管的直接延续，因此气管插管常易滑入右侧，支气管异物也以右侧多见，而左侧支气管细长，由气管侧方伸出。支气管的结构在11级以后发生明显变化，直径<1mm的细支气管，由于管壁软骨的消失，不再是维持气道通畅的主要结构。

移行区包括呼吸性细支气管（17～19级），是细支气管向肺泡的过渡阶段。

呼吸区由肺泡管（20～22级）和肺泡囊（23级）组成，肺泡囊是呼吸道分支的最后一级，为盲端。

每一细支气管连同它的分支和肺泡，组成一个肺小叶（图2-2-7）。肺小叶呈锥形，尖朝向肺门，底部朝向肺表面，小叶之间有结缔组织间隔，在肺表面可以见到肺小叶底部轮廓，直径1～2.5cm。每叶肺有50～80个肺小叶。临床上常见累及若干肺小叶的炎症，称为小叶性肺炎。

支气管（包括呼吸细支气管）生后即有平滑肌，从出生到8个月其区域逐渐增加，但近端气道平滑肌的增长是从8个月到成年。小儿的气道壁占小气道面积的30%，而成人

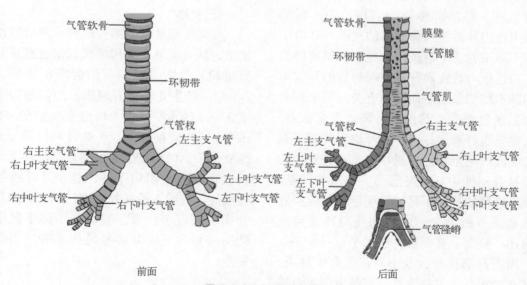

前面　　　　　　　　　后面

图 2-2-6　气管支气管

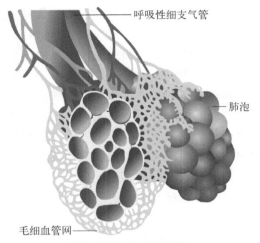

图 2-2-7 肺小叶结构

仅为 15%。婴儿支气管壁缺乏弹力组织，软骨柔弱，细支气管无软骨，呼气时易被压，造成气体滞留，影响气体交换。由于胎儿时期气道的发育先于肺泡的发育，新生儿的肺传导部分多，呼吸部分少，故无效腔/潮气量比例大（成人为 0.3，新生儿 0.4，早产儿 0.5），其结果呼吸效率低。

气管与主支气管的管壁结构相似，均可由内向外依次分为黏膜、黏膜下层和外膜三层。黏膜由上皮和固有层组成，前者为假复层纤毛柱状上皮，有纤毛细胞、杯状细胞、刷细胞、基细胞和小颗粒细胞组成（图 2-2-8）。

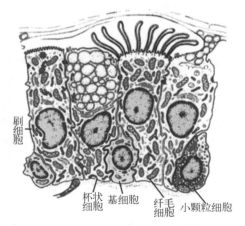

图 2-2-8 气道上皮超微结构模式图

（二）肺

肺位于胸腔之内，被心脏和纵隔分开。

气道终末部位腺泡为气体交换场所。肺呈海绵状，最初为粉红色，随着年龄增长逐渐变灰。肺尖可达颈的根部。肺底呈凹状，于膈肌的凸面之上。右肺有 3 叶和 2 个叶间裂，左肺有两叶和 1 个叶间裂，肺叶进一步分为肺段。

肺泡直径在早产儿仅 75μm，新生儿 100μm，成人分别为 250～350μm。足月新生儿肺泡数仅为成人的 8%。新生儿肺泡数约 200 万个，而成人肺泡数为 3 亿～4 亿，吸气时总表面积可达 140m²。肺泡面积初生时为 2.8m²，8 岁时 32m²，至成人达 75m²。因此，与成人相比，新生儿肺泡数量少而小，气体交换面积小，无 Kohn 孔，无侧支通气，易出现呼吸困难。

肺泡壁包括两层肺泡上皮（两侧各一层）和间质，间质包括胶原纤维、结缔组织和毛细血管。肺泡上皮和毛细血管紧密相连，厚度不及 0.5μm，是进行气体交换的部位。肺泡壁的 I 型肺泡细胞，为直径 50～60μm 的扁平细胞，覆盖约 95% 的肺泡表面，是气体交换的主要场所。II 型上皮细胞，直径 10μm，细胞呈立方或圆形，散在凸起于 I 型肺泡细胞之间，覆盖约 5% 表面积，但占肺泡细胞总数的 60%，合成和分泌肺表面活性物质，见图 2-2-9。

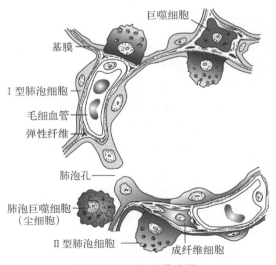

图 2-2-9 肺泡模式图

（三）肺脏的血管

肺由双重循环系统供应血液，一为肺循环，由肺动脉干及其分支、毛细血管和肺静脉组成肺循环，主要进行气体交换。另一为支气管循环，包括支气管动脉、静脉和毛细血管，是肺、气道和胸膜等的营养血管。肺循环与支气管循环之间通过动脉 - 动脉和静脉 - 静脉吻合支互相交通，因此，肺动脉分支阻塞时，其所支配区域可由支气管动脉供血。

1. **肺循环** 肺动脉从右心室发出，并由肺动脉主干分为左、右肺动脉。右肺动脉在右上叶支气管的前下方行进，而左肺动脉则在左上叶支气管的上方。肺动脉分支与各级支气管伴行直至肺泡隔内形成毛细血管网。毛细血管内血液在肺泡进行气体交换。肺静脉起自肺泡毛细血管后支，然后汇聚成小静脉，在肺小叶周边部分进入小叶间隔，集合成小叶间静脉，最后逐渐汇集在肺门部，注入左心房。肺动脉和肺静脉是构成正常胸部X线片中肺纹理的主要成分。肺动脉和支气管在肺小叶的中心部相伴走行，而肺静脉的分支则延伸至肺小叶间、肺段间隔中。

2. **支气管循环** 支气管动脉是肺营养血管，管径细，为肌性动脉。该动脉发自胸主动脉或肋间动脉，与支气管伴行入肺，在各段管壁内分支形成毛细血管网，营养管壁组织。支气管静脉分深、浅两类。深支气管静脉起自肺内的细支气管和肺泡的毛细血管，并同肺静脉相吻合，最后注入肺静脉或左心房。浅支气管静脉一般每侧2支，引流肺外支气管、肺胸膜和肺内淋巴结的静脉血，也与肺静脉相吻合。右侧支气管静脉注入奇静脉，左侧一般注入副半奇静脉。来自支气管动脉的血只有一部分经由支气管静脉流入体循环而进入右心房，另一部分则由肺静脉入左心房。

（四）肺脏的淋巴系统

胸部淋巴结位于胸壁内和胸腔器官周围。胸后壁和胸前壁大部分浅淋巴管注入腋淋巴结，胸前壁上部的浅淋巴管注入颈外侧下深淋巴结，胸壁深淋巴管注入胸壁淋巴结。

位于纵隔前部和前纵隔内的纵隔前淋巴结，在大血管和心包的前面，引流胸腺、心、心包和纵隔胸膜的淋巴液，并收纳膈上淋巴结外侧群的输出淋巴管，其输出淋巴管参与合成支气管纵隔干。位于上纵隔后部和后纵隔内的纵隔后淋巴结，沿胸主动脉和食管排列，引流心包、食管和膈的淋巴，并收纳膈上淋巴结外侧群和后群的输出淋巴管，其输出淋巴管注入胸导管。

气管、支气管和肺的淋巴结引流肺、胸膜脏层、支气管、气管和食管的淋巴，并收纳纵隔后淋巴结的输出淋巴管。其中，肺淋巴结位于肺叶支气管和肺段支气管分支夹角处，收纳肺内淋巴，其输出淋巴管注入支气管肺淋巴结。支气管肺淋巴结位于肺门处，又称肺门淋巴结，收纳肺、食管等处的淋巴，其输出淋巴管注入气管支气管淋巴结。气管支气管淋巴结分为上下两群，分别位于气管杈的上、下方，输出淋巴管注入气管旁淋巴结。气管旁淋巴结沿气管排列。气管旁淋巴结、纵隔前淋巴结及胸骨旁淋巴结的输出淋巴管汇合成支气管纵隔干，左右支气管纵隔干分别注入胸导管和右淋巴导管。

三、胸膜

胸膜覆盖于肺表面、胸廓内面、膈上面及纵隔的表面。其中，覆盖在肺表面和叶间裂的胸膜称脏胸膜，覆盖在胸壁内侧、膈上面及纵隔的胸膜称壁胸膜。两者于肺门处会合，向下延伸为肺韧带。胸膜的脏、壁两层在肺根部互相反折延续，围成两个封闭的胸膜腔，腔内为负压，含有少量液体。

四、纵隔

纵隔是左右纵隔胸膜之间的所有器官、结构与结缔组织的总称（图2-2-10）。纵隔的前缘是胸骨及部分肋骨，后缘是脊柱，两侧是纵隔胸膜，向上达胸廓入口，向下达膈。

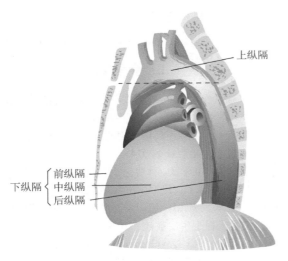

图 2-2-10　纵隔的分区

在解剖学上，常采用纵隔四分法，从胸骨角平面将纵隔分为上纵隔和下纵隔，下纵隔又以心包为界，分为前纵隔、中纵隔和后纵隔。上纵隔位于心包之上，上纵隔内自前向后有胸腺、左右头臂静脉、上腔静脉、膈神经、迷走神经、喉返神经、主动脉弓及其分支以及后方的气管、食管、胸导管。胸腺瘤是上纵隔较常见的肿瘤。在前纵隔有纵隔前淋巴结、胸廓内动脉的分支、由上纵隔向下延伸的胸腺及疏松结缔组织（图 2-2-11）。中纵隔内有心包、心脏、进出心脏的大血管，以及支气管起始部位淋巴结等。后纵隔位于心脏之后，有食管、胸主动脉、胸导管、奇静脉和半奇静脉、左右迷走神经、交感干等。肺门是肺结构进入纵隔之处，一般前端位于第 3 ～ 4 肋软骨水平，后端位于第 5 ～ 7 胸

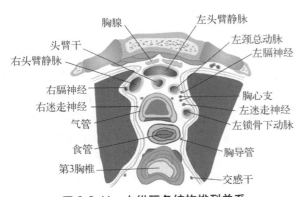

图 2-2-11　上纵隔各结构排列关系

椎水平。纵隔发生病变时，常可借其解剖位置判断纵隔内病变的性质。

五、胸廓

胸廓主要由 1 块胸骨、12 对肋骨和 12 块胸椎，以及它们之间的骨连接、肌肉、血管和神经等组成。呼吸时肋间肌和横膈的活动使胸廓体积改变，气体得以吸入和呼出。

新生儿肋骨主要为软骨，与脊柱成直角，吸气时不能通过抬高肋骨增加潮气量；胸腔狭小，胸廓的活动范围小，吸气时肺的扩张受限，肋骨围成的胸廓截面呈圆形，肋骨活动引起肺容积改变小，呼吸效率低。

婴幼儿胸廓短、呈桶状；肋骨水平位，肋间肌欠发达，不能在吸气时增加胸廓扩展，主要靠膈呼吸。而膈呈横位，且位置较高，加以胸腔较小而肺相对较大，呼吸时胸廓活动范围小，肺不能充分扩张，影响通气和换气。由于婴儿胸壁柔软，用力吸气产生较大负压时，在肋间，胸骨上、下和肋下缘均可引起内陷，限制了肺的扩张。

随着年龄增长，直立的位置和重力作用的结果，改变肋骨的方向，导致胸廓截面为椭圆形。胸廓前后径与横径的比值在生后前 3 年明显减小，同时肋骨逐渐骨化，加强胸廓的力度，呼吸作用增加。

运动胸廓的肌肉主要有肋间肌及膈肌。肋间肌参与呼吸运动，肋间外肌的作用是提肋助吸气，而肋间内肌为降肋助呼气。新生儿或早产儿胸部呼吸肌不发达，膈肌的作用较成人更为重要。新生儿膈肌中耐疲劳的肌纤维只占少数，约25%，3个月时也只有40%，1岁时可达成人水平，占50% ～ 60%。如早产儿肌纤维纤细，间质较多，呼吸肌易于疲劳，是导致呼吸衰竭的重要因素。膈肌可在肋下缘扪及，膈叶呈圆顶状。吸气时，膈肌变平，肺下界随之下移。因此，肺下界的位置可随呼吸变化，深呼吸时变化幅度可达数厘米。右侧膈肌在肝脏之上，左侧膈肌位于胃和脾脏之上，右侧膈肌高于左

侧膈肌。膈肌上有三处主要的生理孔道，即第 12 胸椎水平的上腔静脉孔、第 10 胸椎水平的食管裂孔以及第 12 胸椎水平的主动脉裂孔。前膈肌的裂孔称为 Morgagni 孔，后膈肌的裂孔为 Bochdalek 孔，均为膈疝发生部位。Bochdalek 孔疝，即膈后外侧疝，最为常见，大部分（80%～85%）位于膈肌左侧。这些空隙与胸膜腔之间仅隔两层胸膜，胸腔感染可经此蔓延至腹腔，反之亦然。完成吸气动作的呼吸肌主要是膈肌，胸壁的肋间外肌也起重要作用。第一、二肋间的斜角肌和胸锁乳突肌为吸气辅助肌，它们的活动使胸廓体积扩大，气体得以吸入肺内。平静呼气是被动运动，主要靠肺和胸廓弹性完成。婴儿胸廓活动范围小，呈腹（膈）式呼吸。2 岁时出现胸腹式呼吸。

（徐保平　殷　菊）

主要参考文献

[1] 江载芳，申昆玲，沈颖，等．诸福棠实用儿科学 [M]. 8 版．北京：人民卫生出版社，2015.

[2] 钟南山，刘又宁．呼吸病学 [M]. 2 版．北京：人民卫生出版社，2014.

[3] 丁文龙，刘学政，孙晋浩，等．系统解剖学 [M]. 9 版．北京：人民卫生出版社，2018.

[4] 李继承，曾园山．组织学与胚胎学 [M]. 9 版．北京：人民卫生出版社，2018.

[5] Schittny JC. Development of the lung[J]. Cell Tissue Res, 2017, 367: 427-444.

[6] Butler JP, Loring SH, Patz S, et al. Evidence for adult lung growth in humans[J]. N Engl J Med, 2012, 367: 244-247.

第三节　肺　循　环

肺循环（pulmonary circulation），又称小循环，静脉血经右心室流入肺动脉及各级分支，经肺部的毛细血管网进行气体交换后，再由肺静脉流回左心房。肺循环只通过肺，其主要功能是完成气体交换，把静脉血变成含氧量丰富的动脉血。支气管动脉是肺组织支架结构的营养血管，供应呼吸性支气管以上各级支气管，并与肺动脉末梢毛细血管吻合。支气管动脉多数起自胸主动脉或主动脉弓，沿支气管壁，随支气管分支入肺，营养肺内支气管壁、肺血管壁和脏胸膜。此外，由淋巴管网和淋巴器官组成的淋巴循环是肺循环的重要辅助系统，全身组织的淋巴液经淋巴循环回流入血液循环系统具有重要的生理意义。

一、肺循环、支气管动脉及淋巴循环的途径和功能

静脉血从右心室流入肺动脉干，肺动脉干起自右心室，是肺循环主干，向左后上斜行至主动脉弓下方，分左、右肺动脉。左肺动脉较短，经食管、胸主动脉前方至肺门，分两支进入左肺。右肺动脉较长，经升主动脉、上腔静脉的后方达右肺门。经过肺左、右动脉在肺内的各级分支，与支气管的分支伴行，最后达肺泡壁，形成毛细血管网，在此进行气体交换，使静脉血变成含氧丰富的动脉血，经肺内各级肺静脉属支，再经肺静脉注入左心房。肺静脉起自肺泡壁的毛细血管网，逐级汇合成肺静脉，流入左心房。肺静脉内为气体交换后含氧较高的动脉血。途径：静脉血经右心室→肺动脉干及其分支→肺泡毛细血管→动脉血经肺静脉→左心房。肺循环的功能是使血液在流经肺泡时和肺泡气之间进行气体交换，把静脉血变为含氧量丰富的动脉血。

支气管动脉供应呼吸性支气管以上各级支气管，并与肺动脉末梢毛细血管吻合。支气管动脉比较细小，数目和起始部位不恒定，一般左右各有两支，多数由胸主动脉起始段发出，少数起自主动脉弓的下壁凹侧。右支气管动脉位于隆嵴水平，左支气管动脉位于左主支气管近端，沿支气管壁，随支气管分支入肺，营养肺内支气管的壁、肺血管壁和

脏胸膜。肺泡的血液供应来自肺动脉，其分支与支气管分支伴行进入肺泡隔，并包绕肺泡壁形成肺泡毛细血管。肺循环与体循环的支气管动脉的末梢之间有吻合支沟通。因此，有一部分支气管静脉血液可经过这些吻合支进入肺静脉和左心房，使主动脉血液中掺入 $1\% \sim 2\%$ 的静脉血。

淋巴循环由遍布全身的淋巴管网和淋巴器官（淋巴结、脾等）组成，毛细淋巴管是最细的淋巴管，小肠区的毛细淋巴管叫乳糜管。毛细淋巴管汇合成淋巴管网，再形成淋巴管。按其所在部位可分为深、浅淋巴管。浅淋巴管收集皮肤和皮下组织的淋巴液；深淋巴管与深部血管伴行，收集肌肉、内脏等组织的淋巴液。全部淋巴管汇合成全身最大的两条淋巴导管，即左侧的胸导管和右侧的右淋巴导管，分别进入左、右锁骨下静脉。胸导管是全身最粗、最长的淋巴管，由左、右腰淋巴干和肠区淋巴干汇成。下段有膨大的乳糜池。胸导管还收集左上半身和下半身的淋巴液，约占全身淋巴液总量的 3/4。右淋巴导管由右颈淋巴干、右锁骨下淋巴干和右支气管纵隔淋巴干汇成，收集右上半身的淋巴，约占全身淋巴液总量的 1/4。淋巴循环是单向流动而不形成真正的循环。

淋巴循环的功能包括①回收蛋白质：组织间液中的蛋白质分子不能通过毛细血管壁进入血液，但比较容易透过毛细淋巴管壁而形成淋巴的组成部分；②运输脂肪和其他营养物质：由肠道吸收的脂肪主要是由小肠绒毛的毛细淋巴管吸收；③调节血浆和组织间液的液体平衡：每天 $2 \sim 4L$ 淋巴液回流入血浆，相当于全身的血浆量；④淋巴液流动还可以清除因受伤出血而进入组织的红细胞和侵入机体的细菌，对机体起着防御作用。

二、肺循环与体循环的区别

人体的血液循环分体循环（大循环）和肺循环（小循环）两种。体循环由左心室射出的动脉血入主动脉，又经动脉各级分支，流向全身各器官的毛细血管，然后血液经过毛细血管壁，借助组织液与组织细胞进行物质和气体交换。经过交换后，动脉血变成了静脉血，再经过小静脉、中静脉，最后经过上、下腔静脉流回右心房。血液沿此路径循环称为体循环或大循环。体循环主要特点是路程长，流经范围广，以动脉血滋养全身各部位，并将其代谢产物经静脉运回心脏。体循环的途径：动脉血从左心室→主动脉→各级动脉分支→全身各部毛细血管→静脉血经各级静脉→上、下腔静脉→右心房。

肺循环从右心室射出的静脉血入肺动脉，经过肺动脉及肺动脉在肺内的各级分支，流至肺泡周围的毛细血管网，在此进行气体交换，使静脉血变成含氧丰富的动脉血，经肺内各级肺静脉属支，再经肺静脉注入左心房。血液沿上述路径的循环称为肺循环或小循环。肺循环的特点是路程短，只通过肺，主要功能是完成气体交换。肺循环的途径：右心室→肺动脉→肺部的毛细血管→肺静脉→左心房。

需要注意的是，肺循环的起点是右心室，终点是左心房；体循环的起点是左心室，终点是右心房。

三、肺循环的生理特点

右心室的每分输出量和左心室的基本相同。肺动脉及其分支都较粗，管壁较主动脉及其分支薄。肺循环的全部血管都在胸腔内，而胸腔内的压力低于大气压。这些因素使肺循环有与体循环不同的一些特点。

（一）血流阻力和血压

肺动脉管壁厚度仅为主动脉的 1/3，其分支短而管径较粗，故肺动脉的可扩张性较高，对血流的阻力较小。肺循环动脉部分总的阻力和静脉部分总的阻力大致相等，故血流在动脉部分的压力降落和在静脉部分的压力降落相等。肺循环毛细血管压大致在右心室压和左心房压数值的中点。由于肺循环血管对血流的阻力小，所以，虽然右心室的每分输出量和左心室每分输出量相等，但肺动脉压远较主动脉压为低。右心室压和肺动脉压可用插入导管的方法直接测量。在正常人，右心室收缩压平均约2.9kPa（22mmHg），舒张压为0～0.13kPa（0～1mmHg）。肺动脉的收缩压和右心室收缩压相同，平均为2.9kPa（22mmHg），舒张压为1.1kPa（8mmHg），平均压约1.7kPa（13mmHg）。用间接方法可测得肺循环毛细血管平均压为0.9kPa（7mmHg）。肺循环的终点，即肺静脉和左心房内压为0.13～0.53kPa（1～4mmHg），平均约0.27kPa（2mmHg）。

（二）肺的血容量

肺部的血容量约为450ml，占全身血量的9%。由于肺组织和肺血管的可扩张性大，故肺部血容量的变化范围较大。在用力呼气时，肺部血容量减少至约200ml；而在深吸气时可增加到约1000ml。由于肺的血容量较多，而且变化范围较大，故肺循环血管起着储血库的作用。当机体失血时，肺循环可将一部分血液转移至体循环，起代偿作用。在每一个呼吸周期中，肺循环的血容量也发生周期性的变化，并对左心室输出量和动脉血压发生影响。在吸气时，由腔静脉回流入右心房的血量增多，右心室射出的血量也就增加。由于肺扩张时可将肺循环的血管牵拉扩张，使其容量增大，能容纳较多的血液而由肺静脉回流入左心房的血液则减少。但在几次心搏后，扩张的肺循环血管已被充盈，故肺静脉回流入左心房的血量逐渐增加。在呼气时，发生相反的过程。因此，在吸气开始时，动脉血压下降，到吸气相的后半期降至最低点，以后逐渐回升，在呼气相的后半期达到最高点。在呼吸周期中出现的这种血压波动，称为动脉血压的呼吸波。

（三）肺毛细血管网的液体交换

肺循环毛细血管平均压约0.9kPa（7mmHg），而血浆胶体渗透压平均3.3kPa（25mmHg），故将组织中的液体吸收入毛细血管的压力

较大。现在一般认为肺部组织液的压力为负压。这一负压使肺泡膜和毛细血管的管壁互相紧密相贴，有利于肺泡和血液之间的气体交换。组织液负压还有利于吸收肺泡内的液体，使肺泡内没有液体积聚。在某些病理情况下，如左心衰竭时，肺静脉压力升高，肺循环毛细血管压也随之升高，就可使液体积聚在肺泡或肺的组织间隙中，形成肺水肿。

四、肺循环的调节

（一）神经调节

肺循环的血管受交感神经和迷走神经支配。刺激交感神经对肺血管的直接作用，引起肺血管收缩和血流阻力增大。但在整体情况下，交感神经兴奋时体循环的血管收缩，将一部分血液挤入肺循环，使肺循环内血容量增加。肺循环血液中的儿茶酚胺也有同样的效应。刺激迷走神经可使肺血管舒张。乙酰胆碱也能使肺血管舒张，但在流经肺部后即分解失活。

（二）肺泡内气体的氧分压

肺泡内气体的氧分压可影响肺部血管的舒缩活动。急性或慢性低氧都能使肺部血管收缩，增加肺血流阻力。当肺泡内气体的氧分压低时，可引起肺泡周围的肺血管收缩。当肺泡内气体的二氧化碳（CO_2）分压升高时，低氧引起的肺部血管的收缩更加明显。但低氧导致肺血管收缩的反应机制，目前还不完全清楚。目前认为低氧可能使肺组织产生血管内皮素（endothelin，ET），从而诱发收缩血管反应。肺泡内低氧引起局部肺血管的收缩反应，具有一定的生理意义。当一部分肺泡因通气不足而缺氧时，这些肺泡周围的血管收缩且血流减少，使较多的血液流向通气充足且氧分压较高的肺泡。若没有这种收缩血管的反应，血液流经通气不足的肺泡时，静脉血不能充分氧合即回流入左心房，就会影响体循环的血液的含氧量。当吸入气的氧分压过低时，例如在高原地区，可引起

肺循环动脉的广泛收缩，血流阻力增大，导致肺动脉高压。长期居住在高原地区，可因肺动脉高压使右心室负荷加重而导致右心室肥厚。

（三）血管活性物质对肺血管的影响

肾上腺素、去甲肾上腺素、血管紧张素 II、血栓素 A_2、前列腺素 $F_{2\alpha}$ 等能使肺循环的微动脉收缩。组胺、5- 羟色胺能使肺血管收缩，但在流经肺循环后即分解失活。肾上腺髓质素（adrenomedullin，Adm）是一种新型的生物活性肽，具有扩张血管、降低血压、抑制血管平滑肌迁移和增殖、排钠利尿和对抗肾素 - 血管紧张素 II 系统等生理作用。近年的研究表明，Adm 可能是一种新的循环局部激素，通过旁分泌、自分泌和胞内分泌的方式，参与正常肺循环功能的调节及多种肺部疾病的发生过程。

五、儿童肺血管的发育及其生理特点

肺血管的胚胎学发育过程至今尚未阐明。目前认为，在胚胎发育的早期，肺内血管丛开始分化，并且与主动脉背丛相连。当胚胎发育大约至 27 天，第 6 对动脉弓发出分支，与肺内血管丛相连，此时肺部有 2 套循环系统血管供应。随着第 6 对动脉弓的不断扩大，左、右肺动脉及动脉导管逐渐形成。心球与动脉总干可分化形成肺动脉主干并与左、右肺动脉相连。此后，由主动脉的背丛分化产生的节段动脉逐渐萎缩，最后仅存支气管动脉。肺血管的发育过程主要受多种生长因子调控，当其中任一环节出现问题，均可导致肺血管畸形。

肺部有两套循环系统的血管供应。①支气管循环：是体循环的一部分，支气管动脉由主动脉发出，位于升主动脉分支冠状动脉的下方，后经支气管静脉，汇入头臂静脉，供养呼吸性细支气管以上的呼吸道组织，是肺的营养血管；②肺循环：由肺动脉、肺毛细血管与肺静脉组成，通过肺循环可连接心脏，运输右心室的血液，经肺组织的间质回流到左心房，血液在肺泡壁完成气体交换。两套循环在肺组织末梢部分有少量吻合。

六、肺血管病和淋巴管病

（一）肺血管病的分类

肺循环障碍相关疾病，又称肺血管病，包括先天性或获得性肺循环结构和 /（或）功能改变，并引起局部或整体肺循环障碍。肺血管疾病是由于肺动脉、肺静脉及肺毛细血管的功能障碍和病理生理改变引起的肺循环疾病。肺血管病的病因包括肺动脉高压、肺血管畸形、肺血管炎、肺血管血栓形成等。由于病因不同，临床表现各异，可表现为反复喘息、呼吸道感染、呼吸费力和咯血等。随着胸部影像学检查技术的发展与改进，肺血管病的诊断水平也不断提高。

早在 1973 年，Wagenvoort 根据病理形态学改变，将肺血管病分为 5 类：①血管收缩性肺动脉高压致肺血管病；②慢性栓塞性肺动脉高压致肺血管病；③肺静脉压增高性肺动脉高压致肺血管病；④缺氧性肺动脉高压致肺血管病；⑤肺血流减少性肺血管病。曾有学者提出将临床与病理相结合进行肺血管病分类，见表 2-3-1，但此分类基于成人的病例总结，目前尚缺乏关于儿童肺血管病的分类。

儿童时期的肺及肺循环还在发育，肺的病理解剖及功能与成人有所不同，因此儿童肺血管疾病的分类、临床表现及预后与成人也有区别。国内申昆玲等学者认为，儿童肺血管疾病的分类、诊疗方案不能照搬成人的指南。基于对儿科临床病例的总结，儿童常见的肺血管疾病包括：①各种原因所致肺动脉高压（pulmonary arterial hypertension，PAH）；②肺血管畸形，如肺动脉吊带 / 血管环、肺静脉闭锁、肺血管瘤等；③肺血管炎；④肺血管栓塞。此外，支气管动脉畸形还可导致支气管动脉 - 肺循环瘘（bronchial artery to pulmonary circulation shunt，BPS）

表 2-3-1 肺血管病的分类

大血管病	小血管病
大动脉	致丛性肺动脉病
先天性	左向右分流先天性心脏病
肺动脉闭锁	先天性心脏病术后遗留
一侧肺动脉缺损	原发性肺动脉高压
肺动脉发育不全	结缔组织病（间质性肺疾病等）
肺动脉狭窄	关节强直性脊柱炎
肺动脉起源异常	肝硬化和门静脉高压
迷走肺动脉（肺动脉吊带）	血吸虫病
肺动 - 静脉瘘	肺静脉高压性肺血管病
特发性肺动脉扩张	广泛肺血栓形成
肺动脉瘤	缺氧性肺血管病
获得性	肺实质性疾病
肺动脉血栓形成	睡眠呼吸暂停综合征
肺动脉栓塞	高原性肺血管病
肺动脉炎	肺血流减少性肺血管病
感染性肺动脉瘤	先天性肺小血管病
肺动脉夹层	肺毛细血管瘤样增生症
肺动脉破裂	肺小动脉纤维肌性结构发育不良
肺静脉	其他
肺静脉畸形引流	肺小血管炎
肺静脉狭窄	甲状腺功能亢进
肺静脉血栓形成	
肺静脉炎	

等疾病。

（二）淋巴管病的分类

淋巴循环障碍相关疾病，又称淋巴管病，包括淋巴管畸形和各种原因引起淋巴管阻塞导致的淋巴肿病，按发病时间可分为先天性淋巴水肿（出生即发病）、早发性淋巴水肿（10岁左右）和迟发性淋巴水肿（35岁以后）。1岁以内幼儿可因淋巴系统中的乳糜液异常漏出导致乳糜回流性障碍性疾病，包括乳糜胸、乳糜腹、纵隔乳糜肿、颈部乳糜肿、下肢乳糜肿等。淋巴管畸形属于脉管疾病的

一部分。国际血管瘤和脉管畸形研究学会（International Society for Study of Vascular Anomalies，ISSVA）于 1996 年制订了一套较为完善的分类系统，此后，ISSVA 于 2014 年和 2018 年结合近年来各国学者对脉管畸形的认识进展和基因诊断对该分类进行了修订更新。但此分类基于成人的病例总结，目前尚缺乏关于儿童淋巴管病变的分类，现结合 ISSVA 新的分类系统总结如下（表2-3-2）。

肺血管病和淋巴管病多发生于儿童。不

表 2-3-2　淋巴管病变的分类

淋巴管畸形（LM）	淋巴肿病
普通（囊性）LM	原发性淋巴水肿
巨囊型 LM	Nonne-Milroy 综合征
微囊型 LM	原发性遗传性淋巴水肿
混合囊型 LM	淋巴水肿 - 双睫症
泛发性淋巴管异常（GLA）	稀毛症 - 淋巴水肿 - 毛细血管扩张
卡波西样淋巴管瘤病（KLA）	原发性淋巴水肿伴脊髓发育不良
Gorham-Stout 综合征中的 LM	原发性泛发性淋巴管畸形（Hennekam 淋巴管扩张 - 淋巴水肿综合征）
管道型 LM	小头畸形伴 / 不伴脉络膜视网膜病变，淋巴水肿，或智力发育迟缓综合征
获得性进行性淋巴管病变（又称获得性进行性淋巴管瘤）	淋巴水肿 - 鼻后孔闭锁
乳糜回流性障碍性疾病（乳糜胸、乳糜腹等）	继发性淋巴水肿
先天性肺淋巴管病	淋巴结清扫手术后
肺淋巴管瘤	感染
弥散性肺淋巴管瘤病	放射治疗后
先天性肺淋巴管扩张症	癌性转移
肺淋巴管平滑肌瘤病	外伤
其他	其他

同类型的脉管异常疾病具有各自不同的病理生理及临床特征。结合近年来的临床研究证据，本节总结了肺血管病和淋巴管病的分类，有利于临床进行早期诊断，并减少此类疾病的误诊率和漏诊。目前对脉管异常疾病的发病机制尚未阐明，常出现治疗时机、指征和治疗方法上的不确定性，这有待于进一步完善与规范诊治指南。近年来，基因诊断技术和基于生物学机制的靶向治疗的发展，有望解决临床实践中的难治性疾病并改善预后。

（李昌崇　苏苗赏）

第四节　呼吸系统生理

机体在新陈代谢过程中，不断摄取所需要的 O_2，排出所产生的 CO_2，机体与外界环境之间的这种气体交换过程，称为呼吸。呼吸是维持机体新陈代谢和其他功能活动所必需的基本生理过程之一，呼吸发生障碍，将导致组织缺 O_2 和血液 CO_2 蓄积，影响新陈代谢正常进行，造成内环境紊乱和器官功能障碍，严重时将危及生命。人是多细胞生物，机体大多数细胞生活在细胞外（机体内环境）中，不能与外界环境直接进行气体交换，需要通过血液循环的运输，到达呼吸器官后再与外界环境进行气体交换。呼吸的全过程包括 3 个环节。①外呼吸：是指肺毛细血管血液与外界环境之间的气体交换过程，包括肺通气和肺换气两个过程，前者是肺泡与外界环境之间的气体交换过程，后者是肺泡与肺毛细血管血液之间的气体交换过程；②气体运输是指 O_2 和 CO_2 在血液中的运输，是衔接外呼吸和内呼吸的中间环节；③内呼吸是指组织细胞与组织毛细血管之间的气体交换及组织细胞内氧化代谢的过程，其中组织细胞与组织毛细血管之间气体交换的过程也称组织换气。这三个环节是相互衔接，并同时进行的（图 2-4-1）。

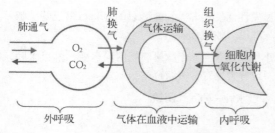

图 2-4-1　呼吸全过程示意图

一、通气与换气

肺通气是肺与外界环境之间的气体交换过程。此过程只是一个气体进入肺的过程，并不包括气体的交换。实现肺通气的器官包括呼吸道、肺泡和胸廓等。呼吸道是沟通肺泡与外界的通道；肺泡是肺泡气与血液气进行交换的主要场所；而胸廓的节律性呼吸运动则是实现肺通气的动力。

呼吸道的主要功能有：调节气道阻力，机体可通过调节气道阻力从而调节进出肺的气体的量、速度和呼吸功；对吸入气进行加温、湿润、过滤、清洁作用和防御反射等保护。

气体进出肺取决于两方面因素的相互作用：一是推动气体流动的动力；二是阻止其流动的阻力。前者必须克服后者，方能实现肺通气。

肺换气是吸入肺泡内的空气与肺泡上的肺毛细血管内的气体交换，即新鲜的氧气进入肺毛细血管参与血液循环，而肺毛细血管内的二氧化碳扩散到肺泡内随呼吸被排出体外。

肺泡是气体交换的主要场所，它的平均直径约 0.2mm。人体两肺总计约有 3 亿个肺泡，总面积达 70～80m²，比人的体表面积约大 40 倍。肺泡上皮有 Ⅰ 型和 Ⅱ 型两种细胞，Ⅰ 型细胞为扁平细胞，相互连接成薄膜状，覆盖肺泡表面，其功能为气体交换。Ⅱ型细胞为分泌性颗粒细胞，呈圆形，数量相当于甚至多于 Ⅰ 型细胞，但因其体积小，仅占肺泡总面积的 3%～6%，其主要功能是合成和分泌肺泡表面活性物质。肺泡外面包绕着丰富的毛细血管网。肺泡腔与毛细血管腔之间，仅隔层很薄的膜，称为呼吸膜。呼吸膜由六层结构组成：含表面活性物质的极薄的液体层、很薄的肺泡上皮细胞层、上皮基底膜、肺泡上皮和毛细血管膜之间很小的间隙、毛细血管的基膜和毛细血管内皮细胞层。气体在肺泡与毛细血管间的交换，必须通过这六部分才能进行。呼吸膜约占肺泡总面积的 90%，通透性很高，气体分子很容易扩散通过。肺换气障碍时，呼吸运动不能及时带走血液中的 CO_2，导致血液中 CO_2 增多，严重时出现呼吸性酸中毒。

二、呼吸调节

机体呼吸过程在生命周期终生不息，是一种节律性的活动，其深度和频率随体内外环境条件的改变而改变。例如劳动或运动时，代谢增强，呼吸加深加快，肺通气量增大，摄取更多的 O_2，排出更多的 CO_2，以与代谢水平相适应。呼吸运动频率和深度有赖于神经和体液调节，且以前者为主。神经系统对呼吸运动的调控，可分为两个方面，①随意呼吸：如人们任意改变呼吸频率和深度，以及唱歌等情况下，呼吸配合，主要受大脑皮质所调节；②自发呼吸：即非意识的节律性自然呼吸，主要由脑干所控制。

呼吸中枢是中枢神经系统内产生呼吸节律和调节呼吸运动的神经细胞群。呼吸中枢分布在大脑皮质、间脑、脑桥、延髓和脊髓等各级部位，参与呼吸节律的产生和调节，共同实现机体的正常呼吸运动。延髓呼吸中枢具有内在节律活动，吸气神经元能发放阵发性的成簇电位，每分钟 12～15 次，与呼吸频率相似，而呼气神经元无自发性放电。

呼吸节律虽然产生于脑干，但其活动可受来自呼吸器官本身以及骨骼肌、其他器官系统感受器传入冲动的反射性调节。根据刺激的性质及感受器的不同，可分为机械感受性反射和化学感受性反射。机械感受性反射包括：肺牵张反射、呼吸肌本体感受性反射、防御性呼吸反射、肺毛细血管旁（J-）感受器引起的呼吸反射、某些穴位刺激的呼吸效应、血压对呼吸的影响等；化学感受性反射是化学因素对呼吸的调节，化学因素对呼吸的调节也是一种呼吸的反射性调节，化学因素是指动脉血或脑脊液中的 O_2、CO_2 和 H^+。机体通过呼吸调节血液中 O_2、CO_2 和 H^+ 的水平，动脉血中 O_2、CO_2 和 H^+ 的变化又通过化学感受器调节着呼吸，维持着内环境中这些因素的相对稳定。

三、酸碱平衡

适宜的体液酸碱度是机体组织、细胞进行正常生命活动的重要保证。在物质代谢过程中，机体不断摄入及产生酸性和碱性物质，但能依赖体内的缓冲系统和肺及肾的调节，使机体的酸碱度维持在正常范围之内。机体的内环境必须具有适宜的酸碱度才能维持正常的代谢和生理功能。体液酸碱度的相对恒定是维持内环境稳定的重要组成部分之一。正常人体通过一系列的调节作用，使体液的酸碱度总是保持在一个相对稳定的范围，机体这种调节酸碱物质含量及其比例，维持血液 pH 在正常范围的过程，称为酸碱平衡（acid-base balance）。

（一）体液酸碱物质的来源

机体体液酸碱物质主要来源由三大营养物质代谢所产生，少部分来源于日常摄取的食物和药物，以酸性物质为多。主要有两种酸，最多的是挥发酸，$CO_2 + H_2O \rightarrow$ $H_2CO_3 \rightarrow H^+ + HCO_3^-$，通过肺进行调节，称酸碱的呼吸性调节；一部分是固定酸，蛋白质代谢产生的硫酸、磷酸、尿酸，糖酵解产生的甘油酸、丙酮酸、乳酸，糖氧化产生的三羧酸，脂肪代谢产生的 β-羟丁酸、乙酰乙酸，它们不能变成气体由肺呼出，仅通过肾排泄，称酸碱的肾性调节。

（二）酸碱平衡的调节

人体内有以下几种调节酸碱平衡的缓冲系统，使血中的 pH 保持在正常范围。

1. 血液缓冲系统　HCO_3^-/H_2CO_3 是体内最重要的缓冲系统，缓冲能力最强。特点是反应迅速，作用不持久。HCO_3^-/H_2CO_3 两者的比值决定着 pH。正常为 20：1，此时 pH 为 7.4。其次是红细胞内的 Hb^-/HHb，还有 $HPO_4^{2-}/H_2PO_4^-$、Pr^-/HPr 等缓冲系统。

2. 呼吸系统调节　通过改变肺泡通气量控制 CO_2 的排出量来维持。$PaCO_2$ 升高或 pH 降低使呼吸中枢兴奋，$PaCO_2$ 降低或 pH 升高使呼吸中枢抑制。通过调节 HCO_3^-/H_2CO_3 趋于 20：1，维持 pH 的相对稳定。特点是作用效能大，30min 达最高峰，仅对 H_2CO_3 有效。

3. 肾调节　通过 H^+ 分泌和重吸收；肾小管腔内缓冲盐的酸化；NH_4^+ 的分泌。特点是作用慢，在 12～24h 才发挥作用，但效率高，作用持久。

4. 组织细胞内液的调节　主要通过离子交换，如 H^+-K^+ 交换，特点是作用较强，3～4h 起效。细胞内液缓冲作用强于细胞外液，但可引起血钾浓度改变。

（三）酸碱平衡紊乱

机体在病理情况下可因酸碱超负荷、严重不足和（或）调节机制障碍，导致体内酸碱稳态破坏出现酸碱平衡紊乱（acid-base disturbance）或酸碱失衡（acid-base imbalance）。pH 降低称为酸中毒，pH 升高称为碱中毒。根据原发改变是代谢因素还是呼吸因素，是单一的失衡还是两种以上的酸碱失衡同时存在，酸碱平衡紊乱可以分为单纯型酸碱平衡紊乱（simple acid-base disturbance）和混合型酸碱平衡紊乱（mixed acid-base disturbance）。

1. 酸碱平衡紊乱对机体的影响　酸碱平衡紊乱对机体的影响在酸中毒与碱中毒是不一致的，机体较易耐受酸性环境，而对碱中毒较敏感，其主要原因：① pH 和 H^+ 关系不呈线性关系；②机体对酸的缓冲能力远强于碱；③碱中毒使氧解离曲线左移，氧释放困难；④碱中毒使心脑血管收缩，供血减少。

酸碱平衡紊乱主要通过以下几个环节来影响机体代谢：①内环境紊乱；②电解质紊乱；③影响氧与 Hb 结合和释放；④影响血管的扩张和组织器官的血供。

2. 单纯性酸碱紊乱的类型　包括 4 个基本类型，即代谢性酸中毒、代谢性碱中毒、呼吸性酸中毒、呼吸性碱中毒。人体在代谢性酸碱失衡时，若 HCO_3^- 减少，pH 降低，称为代谢性酸中毒；反之，HCO_3^- 增加，pH 升高，称为代谢性碱中毒。人体在呼吸性酸碱失衡时，若 $PaCO_2$ 升高，pH 降低，称为呼吸性酸中毒；反之，$PaCO_2$ 下降，pH 升高，称为呼吸性碱中毒。

（1）代谢性酸中毒（metabolic acidosis）：代谢性酸中毒是以血浆 HCO_3^- 原发性减少导致 pH 降低为特征的酸碱平衡紊乱。病因有酸负荷增多、碱过少、高血钾。通常根据 AG 值将代谢性酸中毒分为两类。

第一种类型：AG 增高型代谢性酸中毒，是指除了含氯以外的任何固定酸的血浆浓度增大时的代谢性酸中毒。如乳酸酸中毒、糖尿病酮症酸中毒、磷酸和硫酸排泄障碍在体内蓄积和水杨酸盐中毒。固定酸的 H^+ 被 HCO_3^- 缓冲，其酸根（乳酸根、β-羟丁氨酸根、乙酰乙酸根、磷酸根、硫酸根、水杨酸根）增高，这部分酸根均属于未测定的阴离子，所以 AG 值增大，而血 Cl^- 值正常，又称为正常血氯性代谢性酸中毒。

第二种类型：AG 正常型代谢性酸毒，当 HCO_3^- 浓度降低，而同时伴有 Cl^- 浓度代偿性升高时，则呈 AG 正常型或高血氯性代谢性酸中毒。常见于消化道直接丢失 HCO_3^-、轻度或中度肾衰竭，泌 H^+ 减少、肾小管性酸中毒 HCO_3^- 重吸收减少或泌 H^+ 障碍、使用碳酸酐酶抑制剂、高钾血症及含氯的酸性盐摄入过多和稀释性酸中毒等。呼吸深快在代谢性酸中毒的代偿调节中最具特色，血浆缓冲系统调节迅速并引起碱性指标值下降和高钾血症，但肾调节缓慢且对肾功能障碍引起的代谢性酸中毒无代偿作用。代谢性酸中毒可引起心血管系统功能，抑制中枢神经系统功能，引起骨质脱钙、高钾血症。

（2）代谢性碱中毒（metabolic alkalosis）：是以血浆 HCO_3^- 原发性增高导致 pH 升高为特征的酸碱平衡紊乱。其病因主要有 H^+ 丢失过多、HCO_3^- 负荷增加、低钾血症和肝衰竭。根据给予生理盐水后代谢性碱中毒能否被纠正而将其分为两类，即盐水反应性碱中毒和盐水抵抗性碱中毒。盐水反应性碱中毒的特点是有效循环血容量不足和低氯、低钾；盐水抵抗性碱中毒的特点是肾上腺皮质激素增多和低钾。缓冲调节可引起机体碱性指标值升高和低钾血症，而呼吸浅慢对代谢性碱中毒的调节是有限的，缓慢的肾排酸保碱减少是代谢性碱中毒的代偿特点。轻度代谢性碱中毒患儿通常无症状或出现与碱中毒无直接关系的表现，如因细胞外液量减少而引起的无力、肌痉挛、直立性眩晕，因低钾血症引起的多尿、口渴等，但严重的代谢性碱中毒可出现许多功能代谢变化，比如中枢神经系统功能障碍、神经肌肉应激性增加等。

（3）呼吸性酸中毒：是以血浆 H_2CO_3 浓度或 $PaCO_2$ 原发性增高导致 pH 降低为特征的酸碱平衡紊乱，是临床上较为常见的酸碱失衡。通气障碍是导致呼吸性酸中毒最常见的原因，吸入气 CO_2 含量过高也可以引起呼吸性酸中毒。呼吸性酸中毒按病程可分为两类，即急性呼吸性酸中毒和慢性呼吸性酸中毒。急性呼吸性酸中毒主要靠细胞内液缓冲系统代偿，而肾保酸排碱增强是慢性呼吸性酸中毒的主要代偿形式。呼吸酸中毒对机体的影响与起病速度、严重程度、原发病即低氧血症有关。轻、中度急性呼吸性酸中毒引起心排血量增加、血压可正常或升高；严重急性呼吸性酸中毒则引起心律失常、心肌收缩力减弱、外周血管扩张、血钾升高。此外，$PaCO_2$ 升高可引起一系列血管运动中枢和神经精神方面的障碍。

（4）呼吸性碱中毒（respiratory alkalosis）：是以血浆 H_2CO_3 浓度或 $PaCO_2$ 原发性降低导致 pH 升高，是临床上较为常见的酸碱失衡。肺通气过度是各种原因引起呼吸性碱中毒的基本发生机制，原因有低氧血症和肺部疾病、呼吸中枢受到直接刺激和人工呼吸机使用不当。根据病程呼吸性碱中毒可分为两类，即急性呼吸性碱中毒和慢性呼吸性碱中毒。细胞内液缓冲是急性呼吸性碱中毒的主要代偿方式，肾排酸减少是慢性呼吸性碱中毒的主要代偿形式。呼吸性碱中毒更易出现中枢神经系统功能障碍和神经肌肉应激性增高，多数严重呼吸性碱中毒患者血浆磷酸盐浓度明显降低。

3. **混合性酸碱平衡紊乱** 是指两种或者三种不同类型的单纯型酸碱平衡紊乱同时发生，包括二重酸碱紊乱和三重酸碱平衡紊乱。

◆二重酸碱紊乱（double acid-base disturbance）是指患儿血中 HCO_3^- 和 $PaCO_2$ 改变超过代偿范围，同时存在两种类型的酸碱失衡。包括以下几种。

（1）呼吸性酸中毒并代谢性酸中毒：常发生于心跳呼吸骤停、窒息、严重肺水肿患者。

（2）呼吸性酸中毒并代谢性碱中毒：其原因有肺气肿、肺心病伴呕吐或用大量利尿剂等。

（3）呼吸性碱中毒并代谢性酸中毒：其原因有肺炎合并腹泻、尿毒症、糖尿病、休克伴高热和通气过度、水杨酸中毒等。

（4）呼吸性碱中毒并代谢性碱中毒：其原因有肝衰竭、败血症及创伤等，慢性呼吸衰竭患儿应用人工通气也可以出现混合性碱中毒。

◆三重酸碱紊乱（triple acid-base disturbance, TABD）是指同时混合存在三种原发失衡，即一种呼吸性酸碱失衡＋代谢性碱中毒＋高 AG 代谢性酸中毒。包括以下几种：

（1）呼吸性酸中毒型 TABD：呼吸性酸中毒＋代谢性碱中毒＋高 AG 代谢性酸中毒。多见于严重肺源性心脏病呼吸衰竭伴肾衰竭时。其动脉血气和电解质特点为：① pH 下降、正常均可，少见升高，其 pH 取决于三种失衡相对的严重程度；② $PaCO_2$ 升高；③ HCO_3^- 升高或正常；④ AG 升高，$\triangle AG \neq \triangle HCO_3^-$；⑤ 潜在 HCO_3^- ＝ 实测 HCO_3^- ＋ $\triangle AG$ ＞ 正常 HCO_3^-（24）$+0.35 \times \triangle PaCO_2 + 5.58$；⑥ 血 K^+ 正常或升高；⑦ 血 Na^+ 正常或下降；⑧ 血 Cl^- 正常或下降；⑨ PaO_2 下降，常低于 60mmHg。

（2）呼吸性碱中毒型 TABD：呼吸性碱中毒＋代谢性碱中毒＋高 AG 代谢性酸中毒。可见于呼吸性碱中毒并代谢性碱中毒的基础上，再合并高 AG 代谢性酸中毒；也可见于呼吸性碱中毒并高 AG 代谢性酸中毒的基础上，再合并代谢性碱中毒。其动脉血气和血电解质特点为：① pH 升高、正常，少见下降，其 pH 关键取决于三种失衡的相对严重程度，由于此型失衡是两种碱化过程和一种酸化过程叠加，因此，pH 多见升高；② $PaCO_2$ 下降；③ HCO_3^- 下降或正常；④ AG 升高，$\triangle AG \neq \triangle HCO_3^-$；⑤潜在 HCO_3^- ＝ 实测 HCO_3^- ＋ $\triangle AG$ ＞ 正常 HCO_3^-（24）$+0.49 \times \triangle PCO_2 + 1.72$；⑥ 血 K^+ 正常或下降；⑦ 血 Na^+ 正常或下降；⑧ 血 Cl^- 升高、正常、下降均可；⑨ PaO_2 下降，常低于 60mmHg。

四、体液与电解质平衡

人体内所含的液体称体液。存在于细胞

周围的体液,为机体的内环境。内环境的稳定与体液的容量、电解质的浓度比、渗透压和酸碱度等有关。

(一)体液的总量、分布和组成

1. **体液的总量** 水是体液的主要成分。成人的体液占体重的 50%～60%。年龄、性别及组织不同,体液所占的比例也有所不同。年龄越小身体所含体液量相对较多,新生儿体液约占体重的 78%,至 1 岁时,体液量降至占体重的 65%,之后稳定在 60% 左右,直至青春期。青春期,女童身体含脂肪量相对比男童高,而脂肪中几乎不含水,故女童体液仅占体重的 50%～60%。各年龄的肥胖儿童,其体液占体重的百分比也比正常儿童略低。青春期男童肌肉增加多,肌肉含水较多,故体液仍保持在体重的 60%。

2. **体液的分布** 体液分为细胞内液和细胞外液两大部分。由细胞膜所分隔,水能自由通过细胞膜。分布于血浆及组织间隙的称为细胞外液。细胞外液是细胞进行新陈代谢的周围环境,占 20%～25%。细胞内液是细胞进行生命活动的基质,占体重的 35%～40%。年龄越小,体液总量相对越多,主要是间质液的比例较高,而血浆及组织内液量的比例则与成人相近。新生儿细胞外液相对较多,约占总体液的近 1/2,随着年龄的增长,细胞外液所占比例逐渐下降,细胞内液相对增加,至 1 岁以后这一比例趋于稳定,已接近成人水平。组织间液的基本成分与血浆类似,只含有少量蛋白质,不含红细胞,绝大部分的组织间液能迅速与血管内液体或细胞内液进行物质交换,在维持机体的水和电解质平衡方面起重要作用,称为功能性细胞外液。尚有部分组织间液,在维持机体的水和电解质平衡所起的作用甚微,称之为非功能性细胞外液。它们包括结缔组织水和跨细胞液,如胸腔积液、腹水、房水、淋巴液、脑脊液、关节液、消化道分泌液、尿液、汗液等,占体重的 1%～2%。在病理情况下后者的产生量或丢失量显著增多时,也可致水、电解质紊乱。

3. **体液的组成** 体液是一种溶液,溶剂是水,溶质是葡萄糖、蛋白质、尿素等有机物及 Na^+、K^+、Ca^{2+}、Mg^{2+}、HCO_3^- 等无机物。细胞内液和细胞外液的电解质组成有显著的差别。细胞外液的电解质成分能通过血浆精确地测定。正常血浆阳离子主要为 Na^+、K^+、Ca^{2+} 和 Mg^{2+},其中 Na^+ 含量占该区阳离子总量的 90% 以上,对维持细胞外液渗透压起主导作用。血浆主要阴离子为 Cl^-、HCO_3^- 和蛋白质,这三种阴离子的总电荷与总阴离子电位之差称为未确定阴离子,主要由无机硫和无机磷、有机酸,如乳酸、酮体等组成。组织间液的电解质组成除 Ca^{2+} 含量较血浆低 1/2 外,其余电解质组成与血浆相同。细胞内液的电解质测定较为困难,其阳离子以 K^+、Ca^{2+}、Mg^{2+} 和 Na^+ 为主,其中 K^+ 占 78%。阴离子以蛋白质、HCO_3^-、HPO_4^{2-} 和 Cl^- 等离子为主。

(二)水代谢的调节

机体主要通过肾(尿)途径排出水分,其次为经皮肤和肺的不显性失水和消化道(粪)排水,另有极少量的水储存于体内供新生组织增长。正常情况下,水通过皮肤和肺的蒸发,即不显性失水,主要用于调节体温。汗液属显性失水,也是调节体温的重要机制,与环境温度及机体的散热机制有关。每天人体产生热量的 1/4 左右是通过皮肤和肺蒸发水分而丧失的,且往往是失去纯水,不含电解质。小婴儿尤其是新生儿和较小的早产儿的不显性失水量是相当可观的。新生儿成熟度愈低、体表面积愈大、呼吸频率愈快、体温及环境温度愈高、环境的水蒸气压愈小及活动量愈大,不显性失水量就愈多。不显性失水量不受体内水分多少的影响,即使长期不进水,机体也会动用组织氧化产生的和组织中本身含有的水分来抵偿,故在供给水分时应将其考虑在常规补液的总量内。小儿排泄水的速度较成人快,年龄愈小,出入量相对愈多。婴儿每天水的交换量为细胞外液量的 1/2，而成人仅为 1/7，故婴儿体内水的交换率比成人快 3～4 倍。婴儿对缺水的耐受力差，在病理情况下如进水不足同时又有水分继续丢失时，由于肾脏的浓缩功能有限，将比成人更易出现脱水。

至于水平衡的调节，肾脏是唯一能通过自身调节来控制细胞外液容量与成分的重要器官。蛋白质的代谢产物尿素、盐类（主要为钠盐）是肾脏主要的溶质负荷，必须有足够的尿量使其排出。肾脏水的排出与抗利尿激素（ADH）分泌及肾小管上皮细胞对 ADH 的反应性有密切关系。正常引起 ADH 分泌的血浆渗透压阈值为 280mOsm/L，血浆渗透压变化 1%～2% 即可影响 ADH 的分泌。当液体丢失达总量的 8% 或以上时，ADH 分泌即显著增加，严重脱水使 ADH 增加呈指数变化。

正常情况下水分排出的多少主要靠肾脏的浓缩和稀释功能调节。肾功能正常时，水分摄入多，尿量就多；水分入量少或有额外的体液丢失（如大量出汗、呕吐、腹泻）而体液补充不足时，机体即通过调节肾功能，提高尿比重、减少尿量，最终使水的丢失减少。小儿年龄愈小，肾脏的浓缩和稀释功能愈不成熟。

（三）水与电解质平衡失调

见第 9 章儿科呼吸系统液体疗法。

（陈　强）

主要参考文献

[1] 王庭槐 . 生理学 [M].9 版 . 北京：人民卫生出版社，2018.

[2] 葛均波，徐永建，王辰 . 内科学 [M].9 版 . 北京：人民卫生出版社，2018.

[3] 姚泰，赵志奇，朱大年，等 . 人体生理学 [M].4 版 . 北京：人民卫生出版社，2015.

[4] Guyton AC, Hall JE.Textbook of Medical Physiology[M].13th ed. Philadelphia: Saunders, 2016.

[5] 胡亚美，江载芳，申昆玲，等 . 诸福棠实用儿科学 [M].8 版 . 北京：人民卫生出版社，2015.

[6] 王卫平，孙锟，常立文，等 . 儿科学 [M].9 版 . 北京：人民卫生出版社，2018.

[7] 刘大为 . 实用重症医学 [M]. 北京：人民卫生出版社，2015.

[8] 张文武 . 急诊内科学 [M].4 版 . 北京：人民卫生出版社，2017.

第五节　呼吸系统免疫功能

呼吸系统通过吸入空气与外界相接触，持续暴露于潜在的有害物质如微粒、过敏原和微生物中，此外，还可能遭遇到来源于血液的血源性病原体。因此，一套能够针对有害病原体快速、有效地做出反应并进行防御，且能够精确地对产生的炎症反应做出调节以避免进一步对正常肺组织造成损伤的防御机制至关重要。这一机制包括物理的防御机制、固有免疫及特异性获得性免疫防御机制，其中获得性免疫又包括细胞免疫和体液免疫反应。物理防御机制包括呼吸道黏膜上皮形成的物理屏障及黏液纤毛清除系统等，另外，咳嗽作为一种暴发性呼气动作，对于防止物质被吸入气道及增强黏液纤毛功能清除病原体及黏液具有重要作用。咳嗽在黏液异常黏稠（如囊性纤维化）、气道分泌物过多（如慢性支气管炎）或纤毛功能受损（如原发性纤毛运动障碍）的情况下尤为重要，其功能丧失将使患者易患细菌性肺炎，通常伴有革兰氏阴性菌和厌氧菌在口咽部定植并随后被吸入。呼吸免疫系统功能失常或反应过激都将导致呼吸系统疾病的发生，本节将重点介绍呼吸系统的免疫学防御机制。

一、呼吸系统固有免疫反应

当呼吸系统黏膜物理屏障未能及时清除病原体及其他有害物质，固有免疫反应将发挥作用，固有免疫反应不需要免疫细胞与病原体提前接触激活，是一种非特异性的免疫反应，固有免疫反应包括上皮细胞及其他类型黏膜细胞释放的免疫分子、炎症连锁反应、吞噬细胞的吞噬作用及自然杀伤细胞的杀伤作用。除了作为黏膜屏障功能外，呼吸系统上皮细胞及黏膜下腺体可产生并调节呼吸道及肺泡的表面液体，并分泌多种抗菌物质如表面活性物质、防御素、乳铁蛋白、溶菌酶及抗菌肽，是呼吸道固有免疫反应的重要组成部分，对病原体具有调理或直接的杀伤作用。

肺泡表面活性物质由肺泡 II 型上皮细胞分泌的一种复杂的脂蛋白，除了具有降低肺泡表面张力的作用，其含有的三种蛋白类物质具有重要的免疫功能，可结合细菌脂多糖或直接吸附到病原体表面，导致病原体聚集、直接杀伤，或增加免疫细胞的吞噬杀伤作用。此外，表面活性蛋白还可干预 DC 的成熟，抑制 T 细胞增殖，表面活性蛋白缺乏将导致肺部过敏反应中 Th1 型炎症向 Th2 型反应转化。转铁蛋白和乳铁蛋白可结合细菌生长和复制所需的铁，乳铁蛋白还可与细菌内毒素结合而起到直接杀菌作用。另外，补体系统作为一种酶级联反应也参与了呼吸系统固有免疫防御，其机制有待进一步研究。肺泡巨噬细胞和 II 型上皮细胞可产生多种补体成分在肺部非特异性生化防御中具有重要作用，一些补体成分可以结合细菌并通过补体旁路途径直接导致病原体裂解，C5a 在单核细胞和中性粒细胞的募集中起重要作用，而 C3b 具有调理作用可促进吞噬细胞的吞噬。

固有免疫反应中的吞噬细胞主要是中性粒细胞和巨噬细胞，可结合、吞噬并破坏潜在病原体，而后这些吞噬细胞或残留物可被呼吸道黏液纤毛系统清除出肺部。肺泡巨噬细胞是肺泡中主要的吞噬细胞，负责清除进入到肺泡的病原体和颗粒，当大量病原体入侵时，巨噬细胞还可通过召集中性粒细胞进入肺内，增强吞噬细胞的防御功能。正常肺部很少出现吞噬细胞(主要为肺泡巨噬细胞)，

而当病原体突破物理屏障并在肺组织细胞内繁殖时，吞噬细胞的作用尤为重要。

吞噬作用可分为 4 个步骤——趋化、黏附、摄取和消化。趋化是细胞向外来入侵颗粒的运动，在细菌微生物产物、中性粒细胞来源趋化因子、补体 C5a 及表面蛋白 A 的趋化作用下，巨噬细胞可通过肺泡间孔在黏膜中迁移或进入淋巴管。当与外来颗粒或病原体接触，巨噬细胞上表达的特异性受体与病原体上配体结合可明显促进其黏附作用。另外，病原体和补体成分或免疫球蛋白结合可进一步促进巨噬细胞的黏附。黏附后，外来颗粒可通过巨噬细胞的吞噬作用 (phagocytosis) 或内吞作用 (endocytosis) 进入胞内形成吞噬小体，并进一步与溶酶体形成消化泡，最终外源物质可被溶酶体内的分解酶分解。

吞噬细胞的吞噬主要是由受体介导的对病原体的识别，吞噬细胞表面有能够识别病原体表面分子的受体如巨噬细胞甘露糖受体、补体受体、清道夫受体等，其中巨噬细胞上的 Toll 样受体 (Toll-like receptors，TLRs) 是识别许多常见病原体的主要分子模式，可识别许多微生物成分，如脂多糖、非甲基化 CpG 等。这些分子识别模式可介导吞噬细胞的吞噬作用，有些可进一步促进获得性免疫反应的产生。除了吞噬细胞，自然杀伤细胞也参与了固有免疫，一旦被激活可通过与靶细胞接触，并与局部产生的细胞因子协调作用，自然杀伤细胞能够诱导靶细胞程序性死亡或凋亡，这种反应在靶细胞被病毒等细胞内病原体感染时尤为重要。固有免疫反应不仅可针对病原体进行快速防御反应，另一重要作用是可通过固有免疫细胞与其他抗原特异性淋巴细胞上的共刺激分子相互作用、细胞因子及其他可溶性介质的释放诱导、激活获得性免疫反应。

二、呼吸系统获得性免疫反应

吸入性病原体如果突破固有免疫防御后，

机体获得性免疫反应将会发挥作用。获得性免疫反应相对于快速的固有免疫反应，特异性获得性免疫反应中效应性 T 淋巴细胞和浆细胞需要几天时间成熟、分化及克隆增殖，然而获得性免疫反应是针对特定病原体的特异性反应，并可产生免疫记忆。获得性免疫反应由细胞免疫反应及体液免疫反应组成，两者都必须经过抗原提呈细胞对抗原的加工提呈，并在辅助性 CD4$^+$Th 细胞提供刺激信号下，才可诱导获得性免疫反应的发生。尽管在其他组织中巨噬细胞常常作为抗原提呈细胞，然而在肺部主要由树突状细胞（DC）来提呈抗原。细胞免疫反应主要针对细胞内病原体，而体液免疫在预防感染及某些特定的感染中起重要作用。如果在缺乏共刺激信号的情况下，抗原提呈细胞提呈抗原给辅助性 T 细胞，则会产生对该抗原的免疫耐受。

呼吸系统的黏膜相关淋巴组织（mucosal-associated lymphoid tissue，MALT）负责局部免疫防御、免疫清除及免疫调控，在获得性免疫反应的诱导中具有重要作用。一些特定的淋巴细胞通过表达相应受体可在特定黏膜相关淋巴组织中循环。淋巴细胞、巨噬细胞及其细胞因子是细胞免疫反应的主要介质，当抗原被抗原提呈细胞加工、提成给辅助性 T 细胞（CD4$^+$Th 细胞）后，Th 细胞主要可分化为 Th1 型及 Th2 型细胞，其中 Th1 细胞可促进细胞免疫反应及单核细胞的活化，在抗细菌及细胞内病原体中起作用，而 Th2 细胞可促进 IgA 及 IgE 的产生，参与了抗寄生虫感染及过敏性免疫反应。免疫调节剂脾氨肽口服冻干粉（复可托）可以调节反复呼吸道感染、支原体肺炎患儿 Th1/Th2 细胞因子的平衡，促进过敏性鼻炎、哮喘患儿 IgE 水平的降低，使患儿失调的免疫功能获得纠正，免疫功能低下的状况得到改善。

细胞毒性 CD8$^+$T 淋巴细胞作为细胞免疫反应中的主要效应细胞，能够识别多数有核细胞提呈的抗原，在 Th 细胞及相关细胞因子的辅助下，可诱导被病原体感染的靶细胞凋亡 / 死亡，从而在呼吸系统病毒、分枝杆菌、肺孢子虫病感染中具有重要作用。脾氨肽口服冻干粉（复可托）能通过调节 T 细胞各亚群水平，改善 CD4$^+$/CD8$^+$ 细胞比例，使患儿免疫功能低下的状况得到提高，从而增强机体抗感染能力，降低反复呼吸道感染复发次数。体液免疫主要通过分泌免疫球蛋白起作用，B 淋巴细胞经抗原刺激后，在细胞因子及 Th 细胞的辅助作用下，可分化为浆细胞产生抗体，在中和毒素、清除病原体、激活补体中起重要作用。在上呼吸道中起重要作用的主要抗体是 IgA，分泌型 IgA（S-IgA）可阻断微生物与呼吸道上皮细胞间的黏附、促进黏液纤毛系统的清除、中和局部微生物及毒素，从而保护呼吸道黏膜。而 IgG 单体和五聚体 IgM 则在肺实质中起主要作用，较小的 IgG 能够到达肺间质组织，这两种抗体分子均具有调理作用，可促进吞噬细胞吞噬微生物并激活补体级联反应，脾氨肽口服冻干粉（复可托）可以促进肺炎支原体感染患儿免疫学指标 IgG、IgA 水平的升高，使患儿的免疫功能得到提高，从而提高临床疗效，降低感染发生率。

黏膜免疫系统（mucosal immune system，MIS）通常包括免疫诱导区和效应区，诱导区由次级黏膜相关淋巴组织（MALT）组成，在诱导区，黏膜接触的抗原被抗原摄取细胞如 M 细胞从呼吸道转移到黏膜上皮细胞基底侧，然后被抗原提呈细胞如 DC 加工、处理，DC 细胞迁移至 MALT 的 T 细胞区及 B 细胞区，将抗原提呈给初始 T 细胞和 B 细胞，导致 B 细胞区的生发中心生成及 B 细胞抗体类型转换，主要转换为 IgA，然后 IgA$^+$B 细胞通过 MALT 中的传出淋巴管进入体循环，最终这些细胞可迁移至效应区的黏膜层中与 Th1、Th2、Th17、Treg、细胞毒性 T 细胞、B 细胞、DC 细胞及黏膜上皮细胞一起组成黏膜免疫细胞网络共同行使免疫功能。

IgA$^+$B 细胞在效应区可进一步分化为浆细胞产生多聚体 IgA，部分多聚体 IgA 经消化后形成 S-IgA 并释放到黏膜表面。因此 MIS 具有独特的淋巴细胞迁移系统，例如 IgA⁺B 细胞在 MALT 中进行类型转换并表达 CCR10，这些细胞可独立地沿着抗原给予途径如经口或鼻腔迁移至其他远处表达 CCR10 配体的黏膜上皮，因此，黏膜免疫可在抗原接触的局部或远处组织诱导相同的免疫反应。与周围淋巴结不同，黏膜相关淋巴组织没有传入淋巴管，外源性抗原来自于外界接触的呼吸道并被位于上皮细胞层下的 DC 细胞捕获，尽管肺部黏膜组织中的 CD103⁺DC 细胞的树突可通过上皮细胞间的紧密连接伸入呼吸道管腔表面捕获抗原，但呼吸道抗原摄取主要由 M 细胞通过胞吞转运系统来完成，M 细胞相比其他上皮细胞具有较短的纤毛，基底侧具有特有的袋状结构，可将捕获的抗原直接转运给 DC 细胞或其他淋巴细胞。

三、新生儿呼吸系统固有免疫与获得性免疫反应

出生后不久，在胎儿时期进入肺部的单核细胞开始分化为肺泡巨噬细胞，这一过程依赖于出生后肺上皮细胞粒细胞 - 巨噬细胞集落刺激因子的表达，该因子在出生后的最初几天表达上调，尽管导致出生后不久粒细胞 - 巨噬细胞集落刺激因子表达增加的刺激因素尚不清楚，研究显示鼻部微生物产物可刺激巨噬细胞及其他 CD11c⁺ 细胞的成熟，表明呼吸系统微生物菌群暴露有助于这些免疫细胞的发育成熟。巨噬细胞在新生儿应对外来抗原的第一道免疫防线中具有关键作用，

新生大鼠肺泡巨噬细胞比成年大鼠具有更高的吞噬能力，并可对 LPS 刺激做出成年大鼠巨噬细胞一样的免疫反应。在新生小鼠前 2 周，小鼠肺部存在大量 CD11c⁺ 髓样树突状细胞并展示出了独特的激活模式，新生儿 CD11c⁺ 髓样树突状细胞高表达一系列活化相关表面分子，具有处理抗原并诱导初始 T 细胞向 Th2 型免疫反应的倾向。

研究显示，新生儿肺部微生物群可影响 DC 细胞这种激活模式，微生物可诱导这些细胞在新生儿期短暂性表达 PD-L1（programmed cell-death ligand 1），从而诱导调节性 T 细胞（Treg）产生。相比固有免疫反应，获得性免疫反应在新生儿肺部的防御作用有限，在新生儿肺部发现了少量 T 细胞，并且是以初始 T 细胞为主，经体外诱导倾向于产生 Th2 型细胞因子及相关转录因子，因此新生儿易受病毒感染可能是由于这种 T 细胞缺乏或反应异常引起的。大量研究证实，复可托 ® 脾氨肽口服冻干粉可以促进 T 淋巴细胞增殖、复制、协同、杀伤效应，调节 T 淋巴细胞亚群水平，增强获得性免疫能力，可有效提高新生儿呼吸系统的抗病毒感染能力。然而将新生儿 T 细胞过继转移给成年小鼠可有效对抗卡氏肺孢子虫感染，表明新生儿期 T 细胞可能未经免疫微环境充分刺激。新生儿期随着呼吸系统组织重塑与微生物定植，免疫细胞开始慢慢在肺部聚集，然而在所有免疫细胞中，新生儿肺部存在大量 CD11c⁺ 髓样树突状细胞及 Treg 细胞，且其表型及功能明显受肺部微生物菌群影响。

第六节　呼吸系统黏膜屏障

肺通过构成呼吸道的管状结构与外界环境直接接触，从鼻腔开始，气道暴露于包括病原体、过敏原及其他能破坏呼吸道的外源性微粒中，因此呼吸系统必须具有功能性的黏膜上皮屏障进行防御。黏膜屏障破坏将导致呼吸系统疾病的发生，这一屏障系统功能贯穿着从出生、成年到老年的整个过程，也决定着呼吸系统疾病的预后。像皮肤一样，人的呼吸系统同样具有大量的与外界接触的上皮组织，成人呼吸系统上皮组织表面积达

$80 \sim 100m^2$。其中鼻部包括鼻窦组织的上皮组织面积为 $100 \sim 200cm^2$，每分钟有 $6 \sim 12L$ 空气被吸入，导致大量黏膜上皮组织直接暴露于外界环境致病因子中，健康的鼻腔可将 80%～90% 吸入的微小颗粒（10μm）捕获并通过黏液纤毛系统转运至咽部通过咳嗽排出体外或被吞咽到胃部，然而，一些致病因子仍能到达下呼吸道，因此上呼吸道及下呼吸道完整的黏膜屏障系统至关重要。呼吸系统按功能可分为传导区（conducting zone）及呼吸区（respiratory zone）两个部分，传导区包括鼻腔、咽、喉、气管、支气管、细支气管，而呼吸区包括呼吸性细支气管、肺泡导管和肺泡囊。传导区上皮细胞主要通过黏液纤毛系统的捕获并清除吸入的外来颗粒、细胞间紧密连接、贴壁连接调节上皮细胞间的通透性并分泌抗菌类物质以杀死病原体的方式行使屏障功能。

一、呼吸道黏液纤毛清除系统

呼吸道上皮细胞行使黏液纤毛清除功能（mucociliary clearance function）的主要参与者为黏液和纤毛。黏液捕获吸入病原体和其他颗粒物，并通过规律的纤毛摆动将这些物质从肺部排向咽部，呼吸道黏液中含有 200 多种蛋白质，是由杯状细胞和黏膜下腺体分泌，主要成分为黏蛋白，是一种高分子量糖蛋白，它们相互交联是形成黏液屏障的基本结构，其中，MUC5AC 和 MUC5B 是正常气道的主要黏蛋白，MUC5AC 以杯状细胞产生为主，MUC5B 主要由黏膜下腺体产生。

在健康个体中，昼夜节律主要通过迷走神经调节正常的黏液分泌，但在患有炎症性气道疾病时，化生或增生的杯状细胞分泌过多的黏液会导致气道阻塞。多种炎症介质，如肿瘤坏死因子 -α、IL-1β、IL-13、IL-17、中性粒细胞弹性蛋白酶、生长因子如 EGF 和 TGF，以及环境因子比如烟雾、过敏原和微生物病原体可刺激黏液的分泌。黏液纤毛清除效率取决于气道表面液体（airway surface liquid，ASL）的组成，一般来说，含水较多的黏液能更有效地清洁肺部。ASL 由上、下两层组成：上层由杯状细胞和黏膜下腺体分泌的黏弹性黏蛋白层，浮在较低的纤毛周层上，下层为纤毛周层，含有较大的膜结合糖蛋白和黏蛋白（muc1、muc4 和 muc16）。纤毛周层具有相对较小的黏性，约 7μm 高度对应于一个伸出的纤毛长度并充当纤毛摆动的润滑层。

ASL 的水含量受氯离子（Cl^-）分泌和钠离子（Na^+）吸收通道的协同作用调节。Cl^- 分泌和 Na^+ 再吸收减少有利于正常的 ASL 水化并提高黏液纤毛清除效率。在囊性纤维变性、慢性阻塞性肺病及哮喘患者中，由于杯状细胞化生及增生，黏膜下腺体肥大导致的黏液分泌过多可进一步加重气道阻塞，使黏液纤毛系统清除率降低，另外，纤毛运动障碍也可导致黏液纤毛系统清除率降低，黏液纤毛系统清除功能障碍除了导致气道阻塞外还可进一步导致呼吸道感染的持续或复发。

二、呼吸系统上皮细胞组成

尽管根据其超微结构、功能和生化指标，人类呼吸道上皮细胞可大致分为三类：基底细胞类、纤毛细胞类和分泌细胞类，然而至今在呼吸道上皮细胞中已发现了 8 种存在形态学差异的上皮细胞。此外，一些免疫细胞、炎症细胞和吞噬细胞迁移至上皮细胞并停留在上皮细胞内或通过上皮细胞进入呼吸道管腔内，还有一些神经内分泌细胞共同组成了呼吸道黏膜上皮细胞屏障。柱状纤毛上皮细胞是气道内的主要细胞类型，占所有上皮细胞的 50% 以上。

纤毛上皮细胞起源于基底细胞或分泌细胞，通常情况下，每个纤毛上皮细胞拥有多达 300 个纤毛和许多位于细胞膜顶端表面下的线粒体，其主要作用为通过纤毛摆动将黏液清除出肺。杯状细胞是黏膜上皮中的黏液分泌细胞，底部狭窄，顶部膨大，充满黏原颗粒，可通过分泌黏液以捕获气道腔内的异物。适当的黏液量和黏弹性对黏液纤毛清除功能非常重要，酸性黏蛋白可增加黏液的黏弹性有利于纤毛的摆动，当急性暴露于诸如吸入二氧化硫或烟草烟雾等刺激物可增加酸性黏蛋白的释放。

正常人呼吸道每平方毫米的上皮表面有多达 6800 个杯状细胞，在慢性气道炎症性疾病，如慢性支气管炎和哮喘，黏液分泌细胞可发生增生和化生。基底细胞在呼吸道传导区黏膜上皮中普遍存在，而在呼吸区逐渐减少。呼吸道上皮层的厚度与基底细胞的数量以及柱状细胞通过基底细胞附着在基底膜上的百分率有直接关系。在上皮层内，基底细胞是唯一牢牢附着在基底膜上的细胞，因此，基底细胞通过半桥粒复合体在表层细胞与基底膜的附着中发挥作用。呼吸道上皮基底膜在气道上皮中起着重要的作用，可锚定上皮细胞并促进其黏附和迁移，调节上皮细胞的表型以及建立和维持上皮细胞极性并作为表层上皮细胞和下层间质之间的屏障。

人的克拉拉细胞位于大支气管和细支气管上皮中，细胞内含有电子致密颗粒，可产生细支气管表面活性物质，其顶端细胞质和底部颗粒内质网具有无颗粒内质网的特征。除了它们的分泌作用，克拉拉细胞可通过 P450 单加氧酶的作用代谢异源化合物，也可能产生特定的抗蛋白酶，如分泌性白细胞蛋白酶抑制剂。肺神经内分泌细胞是一种特殊的上皮细胞，以单细胞或团簇形式分布于各级支气管，这些细胞可分泌多种生物胺和多肽，在胎儿肺生长发育和气道功能中发挥重要作用，如作为缺氧敏感性化学受体发挥作用并参与局部上皮细胞的生长和再生调控。肺泡上皮细胞主要由 I 型和 II 型细胞组成。I 型细胞有非常薄的细胞质，覆盖了肺内表面 98% 以上，构成了空气和血腔之间的"气血屏障"，与 II 型细胞相似，I 型细胞也含有微绒毛、丰富的线粒体及内质网，提示它们也可能具有活跃的生物合成功能。II 型细

胞体积较小，呈圆形或立方形，表面有少量微绒毛，细胞质内除有一般细胞器外，尚有板层小体，直径为 0.1 ~ 1.0μm，小体外包薄膜，内富含磷脂、黏多糖、蛋白等，可释放其内容物于肺泡上皮表面，称肺泡表面活性物质。另外 II 型细胞还有不断分化、增殖，修补受损肺泡上皮的作用。肺泡上皮表面有一层很薄的表面活性物质和水组成的液体层，平均厚度为 0.1 ~ 0.9mm。表面活性物质负责调节肺泡内的表面张力和气体交换。肺泡液的体积和含量受局部肺泡上皮细胞通过 Na^+ 转运及水的吸收严格调控。

三、上皮细胞间连接

呼吸道上皮组织和上皮周围复合体由多种细胞组成，包括纤毛上皮细胞、黏液细胞、基底细胞、克拉拉细胞（Clara cell），及肺泡 I 型、II 型细胞。呼吸道上皮细胞通过细胞间连接，包括紧密连接（TJs）、贴壁连接（AJs）、缝隙连接和桥粒紧密相连，构成了呼吸系统内外部环境的一道物理屏障。呼吸道上皮细胞间的顶-外侧边的紧密连接（tight junctions）及附着连接（adherens junctions）在构成呼吸道上皮屏障功能中具有重要作用，两种相互独立的连接结构协同作用调控着上皮细胞的通透性变化。通常紧密连接调节溶质及离子的跨上皮细胞转运，而附着连接可介导细胞间黏附并促进紧密连接的形成。

在正常呼吸道上皮黏膜中，这些细胞间连接可阻止吸入的病原体及其他环境致病因子的侵袭，并为上皮细胞基因的表达、增殖及分化提供信号转导平台。因此，这些连接复合体的解离或受到持续性侵害将不仅影响黏膜的屏障功能，还将影响上皮细胞的修复及分化。研究显示，一些紧密连接相关蛋白如 occludin、claudins 及连接黏附分子如 zonulaoccludens（ZO-1、ZO-2、ZO-3）与呼吸道上皮完整性密切相关。ZO 蛋白家族通过与 occludin 蛋白的 C 端区域相互作用来协调紧密连接复合体，从而实现结构的稳

定性，在这一过程中起着核心作用。另外，ZO-1 作为上皮完整性的标志蛋白，可用于检测慢性阻塞性肺病等疾病呼吸道上皮形态及通透性变化。支气管上皮细胞和肺泡上皮细胞通过缝隙连接通道相互连接可使抗氧化剂、细胞代谢物及相邻细胞信号在细胞间相互传递，Ⅰ型和Ⅱ型肺泡细胞至少表达 6 种缝隙连接蛋白，参与同种细胞及异种细胞间的信号传递，肺泡上皮细胞间可通过直接方式传递信号，也可通过核苷酸分泌或嘌呤受体的旁分泌刺激间接传递信号。研究显示，当机械刺激Ⅰ型细胞使其细胞内钙离子浓度增加时，可导致钙离子通过缝隙连接流入相邻的Ⅱ型肺泡上皮细胞并导致其表面活性物质分泌增加。

四、呼吸道上皮黏膜屏障功能

呼吸道黏膜上皮不仅是一种物理屏障，也是一种生化屏障，通过分泌多种抗菌物质如酶、蛋白酶抑制剂、氧化剂和抗菌肽在黏液层中聚集从而抵御病原体的入侵，呼吸道上皮细胞还可通过表达 Fas/FasL 受体参与呼吸道免疫防御机制，Fas 受体是 TNF 家族的膜受体蛋白，Fas 与受体 FasL 相互作用可引起细胞凋亡，FasL 主要在免疫细胞中表达，呼吸道上皮细胞也可表达 FasL，FasL 的表达通过诱导呼吸道上皮黏膜局部免疫反应和感染过程中浸润的免疫细胞凋亡，从而起到保护局部组织免受损伤的作用。而在过敏原诱导的呼吸道急性炎症中，上皮细胞 FasL 的表达下调，表明 FasL 在呼吸道上皮屏障免受炎症损伤中起着关键作用。研究显示，哮喘患者支气管上皮细胞基质金属蛋白酶 7（MMP7）表达增加，IL-13 对气道上皮细胞 MMP7 的体外刺激可触发 FasL 从细胞膜脱落形成可溶性分子，可溶性 FasL 分子不能触发 Fas 三聚体形成和诱导细胞凋亡，但可作为中性粒细胞促炎性趋化因子，从而导致哮喘患者持续的慢性气道中性粒细胞炎症和上皮细胞损伤。

呼吸道黏膜屏障功能障碍将导致鼻炎、鼻息肉、哮喘、慢性阻塞性肺病等疾病的发生。有些吸入性过敏原具有蛋白酶活性可直接引起呼吸道黏膜屏障功能障碍，过敏性鼻炎患者呼吸道上皮细胞通透性增加。因黏液分泌过多及固有免疫反应不足可引起呼吸道黏膜对氧化剂敏感性增高，上皮细胞 TJs 及 AJs 功能失常并伴有 occludin、claudin-4 蛋白表达降低，形成所谓的渗漏性上皮（leaky epithelium）。渗漏性上皮可进一步导致过敏原、细菌、病毒等进入黏膜下层区域，促进抗原内吞、上皮细胞相关信号激活及获得性免疫反应的发生。另外，人的呼吸系统从鼻孔到肺泡都存在微生物群（respiratory microbiota）的定植，呼吸系统不同部位的微生物数量及构成不同，微生物定植数量由上呼吸道到肺泡逐渐减少，研究显示以往认为无菌的肺泡也存在微生物的定植。这些在呼吸系统黏膜定植的微生物作为生物屏障在抵御病原体入侵方面起着重要作用并参与了呼吸系统生理和免疫稳态的成熟与维持。位于呼吸道黏膜上皮细胞两侧的微生物组及黏膜下的固有免疫系统之间的失衡将导致呼吸系统疾病的发生。与健康人相比，患有哮喘等呼吸道疾病患者下呼吸道细菌数量明显增加，其菌群构成变化也与相应疾病相关联。

（刘志强　杨平常　刘志刚）

主要参考文献

[1] Hasenberg M, Stegemann-Koniszewski S, Gunzer M. Cellular immune reactions in the lung[J]. Immunol Rev, 2013, 251(1): 189-214.

[2] Cohn LA, Reinero CR. Respiratory defenses in health and disease[J]. Vet Clin North Am Small Anim Pract, 2007, 37(5): 845-860, v.

[3] Sato S, Kiyono H. The mucosal immune system of the respiratory tract[J]. Curr Opin Virol, 2012, 2(3): 225-232.

[4] Torow N, Marsland BJ, Hornef MW, et al. Neonatal mucosal immunology[J]. Mucosal Immunol, 2017, 10(1): 5-17.

[5] Tam A, Wadsworth S, Dorscheid D, et al. The airway epithelium: more than just a structural barrier[J]. Ther Adv Respir Dis, 2011, 5(4): 255-273.

[6] Ganesan S, Comstock AT, Sajjan US. Barrier function of airway tract epithelium[J]. Tissue Barriers, 2013, 1(4): e24997.

[7] Yuksel H, Turkeli A. Airway epithelial barrier dysfunction in the pathogenesis and prognosis of respiratory tract diseases in childhood and adulthood[J]. Tissue Barriers, 2017, 5(4): e1367458.

[8] Man WH, de Steen huijsen Piters WA, Bogaert D. The microbiota of the respiratory tract: gatekeeper to respiratory health[J]. Nat Rev Microbiol, 2017, 15(5): 259-270.

[9] Lynch SV. The Lung Microbiome and Airway Disease[J]. Ann Am Thorac Soc, 2016, 13(Suppl 2): S462-S465.

[10] 王丽英，周其刚，张磊磊. 脾氨肽对反复呼吸道感染患儿 Th1/Th2 细胞因子的影响 [J]. 中国全科医学 , 2009, 12(6): 489-490.

[11] 王红，徐珊珊，等. 脾氨肽冻干粉对支气管哮喘患儿免疫功能的影响 [J]. 中国实验诊断学 , 2018, 22(8): 1325-1328.

[12] 韩利红，李海燕，郑有光，等. 脾氨肽对肺炎支原体感染致哮喘患者淋巴细胞亚群的影响研究 [J]. 中华医院感染学杂志 , 2017, 27(21): 4857-4860.

第 3 章
儿科呼吸系统检查与评估

第一节　实验室检查

实验室检查是医学科学中一门重要学科，也是疾病诊治过程中不可或缺的手段。随着科学技术的发展，实验室检查的范围逐渐扩大，自动化程度日益提高，检查的准确度也更高，实验室检查为评估机体的功能状态、了解病情的严重程度和疾病进展、指导治疗、推测预后所必需。血尿便、血生化和凝血功能等常规实验室检查是住院患者均需进行的常规实验室检查，是初步了解病情严重程度的重要依据。

一、常规检查

（一）概述

常规检查包括血尿便常规、生化检查（包括肝肾功能）、凝血状态等，这些检查对于了解患者的机体功能和疾病状态所必需，所有住院患者均需进行检测。

（二）临床意义

1. **血常规** 红细胞及血红蛋白主要用于判断是否存在贫血及程度。病理性白细胞增高多见于急性化脓性感染、白血病、组织损伤等；病理性白细胞减少再生障碍性贫血、某些传染病、放疗化疗等。血小板计数增高见于血小板增多症、急性感染、溶血等。血小板计数减少见于再生障碍性贫血、原发性或继发性血小板减少性紫癜、脾功能亢

进等。

2. **尿常规** 尿常规异常是很多疾病诊断的重要指标。尿红细胞增多和隐血提示肾炎或尿道出血，泌尿系恶性病；尿白细胞增多提示泌尿系感染；尿蛋白增加提示肾病肾炎等肾脏疾病；尿胆红素增加提示血胆红素血症、黄疸性肝炎等；尿糖阳性提示糖尿病可能。

3. **便常规** 主要检验粪便中有无红细胞和白细胞、隐血试验（OB）等，帮助判断是否存在肠道感染和出血等。

4. **血生化检查** 一般包括血糖、血脂、肝功能、肾功能（尿素氮、二氧化碳结合力、肌酐、尿酸、尿微量蛋白）、离子、淀粉酶、心肌酶等，根据检测结果，初步判断患者是否存在血糖血脂异常，肝肾功能、血电解质等是否正常，评价患者机体主要器官系统功能状态和内环境的稳定性。

5. **凝血功能**

（1）PT：主要反映外源性凝血系统状况，其中 INR 常用于监测口服抗凝剂。延长见于先天性凝血因子 Ⅱ、Ⅴ、Ⅶ、Ⅹ 缺乏及纤维蛋白原缺乏，后天凝血因子缺乏主要见于维生素 K 缺乏、严重的肝脏疾病、纤溶亢进、DIC、口服抗凝剂等；缩短见于血液高凝状态和血栓性疾病等。

（2）FIB：主要反映纤维蛋白原的含量。增高见于急性心肌梗死；降低见于 DIC 消耗性低凝溶解期、原发性纤溶症、重症肝炎、肝硬化。

（3）APTT：主要反映内源性凝血系统状况，常用于监测肝素用量。增高见于血浆因子Ⅷ、因子Ⅸ和因子Ⅺ水平减低，如血友病 A、血友病 B 及因子Ⅺ缺乏症；降低见于高凝状态，如促凝物质进入血液及凝血因子的活性增高等情况。

（4）TT：主要反映纤维蛋白原转为纤维蛋白的时间。增高见于 DIC 纤溶亢进期，低（无）纤维蛋白原血症，异常血红蛋白血症，血中纤维蛋白（原）降解产物（FDPs）增高；降低无临床意义。

（三）适应证

所有住院患者均需进行血尿便常规、生化检查（包括肝肾功能）等常规检查，并根据情况在疾病进展或需要判断治疗效果时，定期复查相关指标。

（四）常用参数诊断评估

1. 血常规　小儿血常规各项指标与年龄有关，见表 3-1-1。

2. 尿常规　正常尿应该为淡黄色，清亮透明，pH 为 5.5 ～ 7.5，比重为 1.010 ～ 1.030，镜检红白细胞和管型等在正常范围，蛋白、糖、胆红素和酮体等阴性。

3. 便常规　外观黄色成形软便，隐血阴性，镜检无红白细胞及虫卵。

4. 血生化检查　血生化各项指标的正常值区间与各个实验室所有试剂和方法有关，具体参考各个实验室自己的标准。

5. 凝血功能

（1）活化部分凝血活酶时间（APTT）：秒数为 25 ～ 37s，需与正常对照比较超过 10s 以上异常。

（2）凝血酶原时间（PT）：秒数为 11 ～ 14s，需与正常对照超过 3s 以上异常。活动度：80% ～ 120%；INR：0.8 ～ 1.2。

（3）纤维蛋白原（FIB）：2 ～ 4g/L。

（4）凝血酶时间（TT）：秒数为 12 ～ 16s，需与正常对照超过 3s 以上异常。

二、血气分析

（一）概述

血气分析是应用血气分析仪，测定人体血液的氢离子（H^+）浓度和溶解在血液中的气体（主要指 CO_2、O_2），以了解人体呼吸功能与酸碱平衡状态的一种手段，它能直接反映肺换气功能及其酸碱平衡状态，采用的标本常为动脉血。血气分析仪可直接测定的有动脉氧分压（PaO_2）、动脉二氧化碳分压

表 3-1-1　小儿各年龄段血常规正常值

年龄	血红蛋白/g/L		红细胞比值/%		网织红细胞/%	白细胞/×10⁹/L		中性粒细胞/%		淋巴细胞/%	嗜酸粒细胞/%	单核细胞/%	有核红细胞
	均值	范围	均值	范围	均值	均值	范围	均值	范围	均值	均值	均值	100 个白细胞
脐血	168	137 ～ 201	55	45 ～ 65	5	18	9.0 ～ 30	61	40 ～ 80	31	2	6	7
2 周	165	130 ～ 200	50	42 ～ 66	1	12	5.0 ～ 21	40		48	3	9	3 ～ 10
3 月龄	120	95 ～ 145	36	31 ～ 41	1	12	6.0 ～ 18	30		63	2	5	0
6 月龄～ 6 岁	120	105 ～ 140	37	33 ～ 42	1	10	6.0 ～ 15	45		48	2	5	0
7 ～ 12 岁	130	110 ～ 160	38	34 ～ 40	1	8	4.5 ～ 13.5	55		38	2	5	0

（PaCO$_2$）、动脉氢离子浓度（pH），并推算出一系列参数，以指导临床治疗。

（二）临床意义

用于判断机体是否存在缺氧和缺氧程度，以及酸碱平衡失调等。

1. pH 表示血液酸碱的实际状态，反映氢离子浓度的指标。pH < 7.35，为酸血症；pH > 7.45，为碱血症。

2. PaO$_2$ 指动脉血浆中物理溶解的 O$_2$ 单独所产生的分压。PaO$_2$ 的高低与呼吸功能有关，同时直接影响 O$_2$ 在组织中的释放。呼吸功能障碍时，PaO$_2$ 下降，PaO$_2$ 低于 60mmHg 时，进入呼吸衰竭阶段；PaO$_2$ 低于 55mmHg 时，即有呼吸衰竭。如 PaO$_2$ 低于 20mmHg 时，组织细胞就失去了从血液中摄取氧气的能力。

3. PaCO$_2$ 指血浆中物理溶解的 CO$_2$ 单独产生的分压。CO$_2$ 有较强的弥散能力，故动脉血 PaCO$_2$ 基本上反映了肺泡 PCO$_2$ 的平均值，是反映肺呼吸功能的客观指标。PaCO$_2$ > 45mmHg 为原发性呼吸性酸中毒酸或继发性代偿性代谢性碱中毒。PaCO$_2$ < 35mmHg 为原发性呼吸性碱中毒或继发性代偿性代谢性酸中毒。

4. 呼吸衰竭 应用 PaO$_2$ 和 PaCO$_2$ 可以判断呼吸衰竭。Ⅰ 型呼吸衰竭时 PaO$_2$ < 60mmHg，而 PaCO$_2$ 正常或下降；Ⅱ 型呼吸衰竭时，PaO$_2$ < 60mmHg，PaCO$_2$ > 50mmHg。

5. 酸碱紊乱

（1）单纯性酸碱失衡，包括四种类型：呼吸性酸中毒（PaCO$_2$ 升高，pH 降低）、呼吸性碱中毒（PaCO$_2$ 降低，pH 升高）、代谢性酸中毒（HCO$_3^-$ 减少，pH 降低）和代谢性碱中毒（HCO$_3^-$ 增加，pH 升高）。酸碱失衡的类型及代偿举例见表 3-1-2。

（2）混合性酸碱紊乱：是指一个患者身上同时出现 2 种或 2 种以上的酸碱失衡，包括二重酸碱紊乱和三重酸碱紊乱。

二重酸碱紊乱包括①呼吸性酸中毒并代谢性酸中毒：PaCO$_2$ 升高，pH 降低和 HCO$_3^-$ 减少；②呼吸性酸中毒并代谢性碱中毒：PaCO$_2$ 和 HCO$_3^-$ 升高，pH 正常或接近正常；③呼吸性碱中毒并代谢性酸中毒：PaCO$_2$ 和 HCO$_3^-$ 降低，pH 正常或接近正常；④呼吸性碱中毒并代谢性碱中毒：HCO$_3^-$ 和 pH 升高，PaCO$_2$ 下降。

三重酸碱紊乱包括①呼酸型：呼吸性酸中毒＋代谢性碱中毒＋高 AG 代谢性酸中毒，其动脉血气和电解质特点为：pH 下降或正常，少见升高；PaCO$_2$ 升高；HCO$_3^-$ 升高或正常；AG 升高；△AG ≠ △HCO$_3^-$；潜在 HCO$_3^-$ ＝ 实测 HCO$_3^-$ ＋ △AG > 正常 HCO$_3^-$（24）＋0.35 × △PaCO$_2$＋5.58；血钾正常或

表 3-1-2 酸碱失衡的类型及代偿

类型	pH	PaCO$_2$	HCO$_3^-$	BE	举例
呼吸性酸中毒（失衡）	↓	↑	± ～ ↑	±	小儿肺炎，窒息
呼吸性酸中毒（代偿）	±	↑	↑	↑	慢性肺心病
呼吸性碱中毒（失衡）	↑	↓	± ～ ↓	↓	通气过度，心力衰竭
呼吸性碱中毒（代偿）	±	↓	↓		慢性气管炎
代谢性酸中毒（失衡）	↓	±	↓	↓	心肺复苏、休克，腹泻
代谢性酸中毒（代偿）	±	↓	↓	↓	慢性肾炎，糖尿病
代谢性碱中毒（失衡）	↑	±	↑	↑	幽门狭窄，剧烈呕吐
代谢性碱中毒（代偿）	±	↑	↑	↑	长期低钾，营养不良

注：↓下降；↑升高；± 大致正常

升高；血钠正常或下降；血氯正常或下降；PaO_2 下降。②呼碱型：呼吸性碱中毒＋代谢性碱中毒＋高 AG 代谢性酸中毒，其动脉血气和电解质特点为：pH 升高或正常，少见降低；$PaCO_2$ 下降；HCO_3^- 下降或正常；AG 升高；△AG ≠ △HCO_3^-；潜在 HCO_3^- ＝实测 HCO_3^- ＋△AG ＞正常 HCO_3^-（24）＋0.49×△$PaCO_2$＋1.72；血钾正常或下降；血钠正常或下降；血氯升高、正常或下降均可；PaO_2 下降。

（三）适应证

任何临床怀疑有通气和换气功能障碍以及酸碱平衡失调的患者。包括：①低氧血症和呼吸衰竭的诊断；②呼吸困难的鉴别诊断；③昏迷的鉴别诊断；④手术适应证的选择；⑤呼吸机的应用、调节、撤机；⑥呼吸治疗的观察；⑦酸碱失衡的诊断等。

（四）常用参数诊断评估

1. 正常血液的 pH 值　为 7.35～7.45，平均为 7.41。血液 pH ＜ 7.35，为酸血症；血液 pH ＜ 7.45，为碱血症。

2. 血氧分压（PO_2）　动脉血 PO_2（PaO_2）正常值为 80～100mmHg，静脉血 PO_2（PvO_2）正常值为 40mmHg。

3. 血氧饱和度（SO_2）　正常动脉血氧饱和度为 95%～98%，静脉血氧饱和度为 75%。

4. 氧含量（O_2CT）　又称氧总量，指血液中所含氧量的总和，包括溶解在血浆中的氧量及与血红蛋白结合的氧量。

5. 动脉血二氧化碳分压（$PaCO_2$）　动脉血浆中物理溶解的 CO_2 分子所产生的压力称为 $PaCO_2$，正常值为 35～45mmHg。

6. 总二氧化碳量（TCO_2）　指化学结合和物理溶解的二氧化碳总量，正常值为 24+1.2=25.2mmol/L。

7. 碳酸氢根离子（HCO_3^-）　动脉血气分析中显示两种 HCO_3^-，包括标准 HCO_3^-（SB）和实际 HCO_3^-（AB）。在正常人，AB=SB，正常值为 22～27mmol/L。AB↑＞SB↑，见于代谢性碱中毒或呼吸性酸中毒代偿；AB↓＜SB↓，提示代谢性酸中毒或呼吸性碱中毒代偿。

8. 小儿血气分析正常值（表 3-1-3）　2 岁以上小儿血气分析正常值与成人标准相同，但 2 岁以下小儿血气分析有下列特点：①肾脏保碱排氢功能发育不全，表现为相对性代谢性酸中毒，pH 及标准碳酸氢盐和剩余碱都相对低；②小儿呼吸较成人快，其二氧化碳分压值相对较低；③新生儿由于肺内液体尚未完全排尽，部分肺泡还未完全充气，故血氧分压和氧饱和度偏低。

（谢正德）

三、病毒检测

呼吸道病毒感染的实验室诊断方法主要包括病毒分离培养、抗原检测、血清免疫学抗体检测及核酸检测等四种类型，但临床应用的呼吸道病毒感染的病原学诊断方法主要是抗原检测和核酸检测。抗原检测的敏感性

表 3-1-3　小儿血气分析正常值

项目	新生儿	～2 岁	2 岁～成人
pH	7.30～7.40	7.30～7.40	7.35～7.45
$PaCO_2$/mmHg	30～35	30～35	35～45
SB（HCO_3^-）（mmol/L）	20～22	20～22	22～24
BE/mmol/L	−6～2	−6～2	−4～2
PaO_2/mmHg	60～90	80～100	80～100
SaO_2/%	90.0～96.5	95.0～97.7	95.0～97.7

低，但阳性结果有病因学意义；核酸检测敏感性高，阳性结果要具体分析，不一定有病因学意义。新一代测序技术为新发突发呼吸道病毒感染的快速确诊提供了可能，目前其检测结果需进一步验证。

1. 病毒分离培养　经典的病毒分离培养分为 3 种：动物培养、鸡胚培养和组织细胞培养。组织细胞培养是将标本接种于敏感细胞，观察细胞病变，操作相对简单且成本较低，被广泛采用。呼吸道感染时，可采集咽拭子、鼻咽吸取物等样本进行病毒分离培养，检测结果阳性提示产毒性感染。

2. 抗原检测　呼吸道病毒抗原检测需采集咽拭子、鼻咽吸取物等呼吸道样本，检测结果阳性提示病毒活动性感染，阴性结果不能完全除外病毒感染。其不足之处是，诊断敏感性不高。另外，一些呼吸道病毒如鼻病毒血清型众多，缺乏特异性抗原，无法进行抗原检测。目前临床应用的主要有以下 2 种呼吸道病毒抗原检测方法。

（1）快速抗原检测：免疫层析法（immunochromatography assay，ICA）是一种常用的快速抗原检测方法。ICA 是将特异的抗体先固定于硝酸纤维素膜的某一区带，当该干燥的硝酸纤维素一端浸入样品后，由于毛细管作用，样品将沿着该膜向前移动，当移动到固定有抗体的区域时，样品中相应的抗原即与该抗体发生特异性结合，若用免疫胶体金或免疫酶染色可使该区域显示一定的颜色，从而实现特异性的免疫诊断。

（2）免疫荧光法（immunofluorescence assay，IFA）：是将不影响抗原抗体活性的荧光色素标记在抗体（或抗原）上，与其相应的抗原（或抗体）结合后，在荧光显微镜下呈现特异性荧光反应，从而实现对抗原（或抗体）的检测。可分为直接法和间接法。直接法有一对抗原抗体系统，为病毒抗原与相应的荧光素标记的抗体。间接法有两对抗原抗体系统，第一对为病毒抗原与相应的抗体，第二对为抗体及相应的荧光素标记的抗

人或动物的抗球蛋白抗体。由于夹层免疫球蛋白分子有多个抗原决定簇，能结合多个荧光素标记的抗体分子，故间接法比直接法敏感 5 ～ 10 倍。间接法的缺点是参与反应的因素多，易出现非特异性荧光，操作和判断结果应注意。

3. 血清免疫学抗体检测　是基于抗原抗体相结合的原理，检测患者血清或血浆中的病毒特异性抗体，其方法有免疫荧光法、ELISA 法和化学发光法等。

4. 核酸检测　常规的病毒核酸检测是指序列依赖的核酸检测，即根据已知的病毒序列设计相应的特异性引物（或探针）检测病毒核酸序列，目前核酸检测已成为呼吸道病毒感染最重要的检测方法。呼吸道病毒核酸检测方法有多种，主要包括实时荧光 PCR、多重 PCR 和基因芯片技术等。

（1）实时荧光 PCR：是在普通 PCR 技术基础上发展起来的，可通过荧光染料或荧光探针实现对病毒核酸的定量检测，大大提高了 PCR 检测的敏感性和特异性。

（2）多重 PCR 检测：呼吸道病毒多重 PCR 是在一个反应管内加入多对引物，在短时间内同时检测多种病原体，实现对呼吸道病毒的早期、快速、准确诊断。

（3）基因芯片技术：又称基因微阵列，通过将已标记的待测样本与特异性排列的寡核苷酸序列杂交后，利用激光共聚焦收集杂交信号，从而完成对病原体的检测。这一技术的优点是高通量，能同时检测多种病毒，缺点是技术成本昂贵，操作复杂。根据固定寡核苷酸序列载体性质的不同，可分为固相芯片技术和液相芯片技术。

5. 病毒宏基因组技术　呼吸道病毒种类多样，当出现新发病原或病原体出现较大变异后，常规序列依赖的核酸检测会出现假阴性结果。近年来，研究人员已将二代测序病毒宏基因组技术应用于呼吸道病毒诊断中，实现了对多种新发突发病毒病原的快速诊断。病毒宏基因组技术检测呼吸道病毒需采集咽

拭子、鼻咽吸取物等呼吸道样本，目前检测结果需采用一代测序等常规方法进行验证，但随着技术的飞速发展，病毒宏基因组技术广泛应用于呼吸道病毒感染临床诊断的时间不会太远。

尽管病毒宏基因组技术不依赖于核酸序列信息，可同时检测无限数量的病原体，但其实验流程复杂，周转时间长，成本高，数据分析复杂，需要专门的生物信息分析技术人员，在临床应用中受到一定限制。Graf 等将基于转录组测序（RNA-seq）的宏基因组技术与基于网络的宏基因组数据分析工具 Taxonomer 相结合，可实现与商品化呼吸道病毒 PCR panel 高度一致的检测结果，还能检测到 PCR panel 未能靶向或由于基因序列高度变异未检测到的病毒。

临床意义

1. *病毒分离培养* 检测的是活病毒，诊断特异性为 100%，是呼吸道病毒感染诊断的金标准。但由于病毒分离培养诊断周期较长（2～10d），且诊断敏感性偏低（44%～85%），不适用于临床诊断。

2. *病毒抗原检测*

（1）快速抗原检测：特异性强、操作简单、重复性好，可在 10～30min 内快速获得检测结果，适于急诊和门诊呼吸道感染患者病毒病原的初步快速检测。缺点是敏感性偏低。一项针对 RSV 的多中心研究显示，快速抗原检测可在 10min 内获得检测结果，相比于病毒分离培养，诊断的敏感性和特异性分别为 90% 和 97%；相比于反转录 PCR，诊断的敏感性和特异性分别为 75.7% 和 98.7%。此外，快速抗原检测技术检测的病原种类有限。最新的抗原床边检测（POCT）试剂 mariPOC 可检测 9 种呼吸道病毒，而多数试剂仅可检测常见的流感病毒、RSV 和腺病毒。

（2）免疫荧光法（IFA）：在临床中应用 IFA 检测鼻咽分泌物中脱落上皮细胞内的病毒抗原，可在 2～3h 出结果，达到快速

诊断的目的。目前有市售商业化试剂盒在临床广泛应用，取得较好的效果。缺点是检测结果受样本的质量和处理过程影响较大，要求标本中有一定量的呼吸道上皮细胞，否则会造成假阴性的结果。阳性结果的判断一定程度上还与实验室操作人员的技术水平有关。

3. *血清免疫学抗体检测* 在呼吸道病毒感染中主要用于回顾性诊断和流行病学调查，需恢复期较急性期 IgG 抗体效价增长 4 倍或 4 倍以上才有诊断意义。单份血清 IgM 阳性不能用作临床确诊标准。

4. *核酸检测*

（1）核酸检测阳性对多数呼吸道病毒（如流感病毒、呼吸道合胞病毒、人腺病毒等）来说具有病原学诊断意义，但有些病毒如肠道病毒和人鼻病毒等，需要进一步评估分析，不一定有病原学意义；另外，多重呼吸道病毒检测技术的应用，混合感染的检出率增高，要结合临床分析谁是主要的病毒病原体。

（2）尽管核酸检测是呼吸道病毒最重要的诊断方法，其临床运用中也存在一些需要解决或解释的问题。如由于病毒变异、新发病毒病原的出现，会出现假阴性结果；一些多重 PCR 检测无法区分肠道病毒和人鼻病毒；在部分无症状感染者中也可检测病毒。

5. *病毒宏基因组技术* 在新发突发病毒病原的快速诊断中具有明显的优势。但病毒宏基因组技术在临床诊断中的应用还缺乏规范的技术标准，包括标本采集、文库构建、生物信息分析和结果判断标准等，因此，目前的病毒宏基因组技术检测结果需要进一步验证或临床专家、临床病毒学家和生物信息学家组成的小组共同分析判断。

（艾军红　谢正德）

四、细菌学检查

（一）概述

急性呼吸道感染（ARIs）引起全球儿童发病率和死亡率上升，导致 2010 年 5 岁

以下儿童死亡约 400 万人，并给卫生保健系统造成沉重负担。在发展中国家，ARIs 占 5 岁以下儿童死亡总数的 19%，占所有残疾和过早死亡人数的 8.2%。急性呼吸道感染可由病原体引起，例如细菌、病毒、真菌和非典型细菌。主要细菌病原体包括肺炎链球菌、肺炎克雷伯菌、金黄色葡萄球菌和流感嗜血杆菌。

快速准确的细菌病原学诊断不仅对提高临床诊断水平、合理应用抗生素、遏制与延缓耐药细菌病原体的产生具有重要意义，同时也为研究呼吸道疾病病原的致病机制和流行病学特点、指导有效预防提供依据。

（二）常用标本

1. 痰标本、咽拭子、鼻咽拭子。
2. 血培养。
3. 肺穿刺标本。
4. 经气管抽吸采取分泌物。
5. 经纤维支气管镜采取标本。

（三）临床意义

1. *传统的病原学诊断*　方法包括涂片革兰氏染色和培养：但革兰氏染色阳性率较低，病原菌分离培养和鉴定至少需要 48h 才能报道结果，如果加上药敏报告则需要更长时间，而且培养阳性率会受到之前经验性治疗的影响。由于肺炎链球菌、流感嗜血杆菌、卡他莫拉菌等易培养菌可作为共生菌存在于上呼吸道，故采用传统的分离培养技术进行诊断时要求标本为血液等无菌体液或通过侵袭性方法（如肺穿刺、经纤维支气管镜等）获得的呼吸道标本，存在血培养阳性率低、侵袭性方法易造成严重并发症等诸多问题。

2. *免疫学检测技术*　目前主要用于支原体、衣原体等难培养病原体导致的呼吸道感染，多采用酶链免疫吸附试验、免疫荧光抗体试验、对流免疫电泳等方法检测血、痰等标本中的病原体抗原或血清特异性抗体。由于缺乏统一的参考标准，免疫学检测方法的敏感性和特异性在不同实验室间差异较大，影响了其在下呼吸道感染中的诊断效用。

3. *微生物的自动化系统*　20 世纪 70 年代，用于鉴定从呼吸道样品中培养出的微生物的自动化系统被引入临床微生物学实验室。当前，临床实验室使用 MicroScan WalkAway（Siemens Healthcare Diagnostics）、VITEK 1 和 VITEK 2 Advanced Expert 系统（bioMérieux），以及 Phoenix 自动化微生物系统（BD Diagnostic Systems）。自动化药敏测试系统可能至少需要 48h 才能得出结果。而且，这些常规方法在测试对某些抗生素的敏感性时也可能不准确。

4. *分子生物学检测*　① GeneXpert 系统可以在不到 1h 的时间内检测到来自分离菌落的耐甲氧西林金黄色葡萄球菌（MRSA）。这是一种自动化的微流体程序，取决于实时 PCR。GeneXpert 系统现在已经可以检测血液培养物和伤口拭子的金黄色葡萄球菌。世界卫生组织（WHO）在 2010 年建议将 Xpert®MTB / RIF 测定法用作所有假定肺结核（TB）患者的初始诊断测试。② AccuProbe（Gen-Probe）：可检测金黄色葡萄球菌、肺炎链球菌、肺炎支原体和嗜肺军团菌等。

5. MALDI-TOF 质谱仪　基于蛋白质的测定方法，具有广泛的微生物学应用性。

（四）适应证

1. *传统的病原学诊断方法*　包括涂片革兰氏染色和培养：分离培养是确定细菌病原最常用方法，也是目前的"黄金标准"。分离培养可以拿到细菌菌株，可进一步对菌株进行血清分型、分子生物学分型、耐药表型分型等。要求标本应采集自感染肺组织、血液和气管深部痰液。

2. *免疫学检测技术*　在难培养的细菌（例如百日咳杆菌）、支原体、衣原体、立克次体等病原体的诊断中具有很大的实用价值。

3. *微生物的自动化系统*　近年来，随着计算机技术的不断发展，对病原微生物的鉴定技术朝着微量化、系列化、自动化的方向发展，开辟了微生物检测与鉴定的新领域。目前大型医院检验科都配有微生物的自动化系统。

4.分子生物学检测

（1）GeneXpert 系统：是一种实时 PCR 测定法，原理是测定金黄色葡萄球菌中是否存在 *orfX* 耐药基因。GeneXpert 对从鼻腔和腹股沟／会阴标本中检测 MRSA 的灵敏度分别为 95% 和 97%。另外，还提供了一种快速的诊断结核病和耐利福平的结核病（RR-TB）的方法。

（2）AccuProbe（Gen-Probe）：原理是使用化学发光 DNA 探针来检测目标生物的 rRNA 和核酸。AccuProbe 检测方法可以用于肺炎衣原体、淋病奈瑟球菌、A 组链球菌、B 组链球菌、肺炎链球菌、B 型流感嗜血杆菌、金黄色葡萄球菌、军团菌属、单核细胞增生李斯特菌、支原体菌。对于金黄色葡萄球菌，AccuProbe 系统的灵敏度和特异性分别报告为 100% 和 96%。

5.MALDI-TOF 质谱仪 是一种基于蛋白质／肽的诊断质谱方法，可用于帮助快速准确地鉴定病原体。该方法成功地检测了血液培养物中的病原体，与常规培养方法比较，MALDI-TOF 质谱在物种水平上显示 95% 的灵敏度和 84.1% 的特异性。

（俞桑洁　姚开虎）

五、免疫学检查

（一）免疫学检查技术的基本原理

到目前为止，应用于临床的免疫学检查技术均基于抗原-抗体反应的基本原理。抗原与相应抗体在体外相遇时可发生特异性结合，呈现凝集（称为凝集反应）和沉淀（称为沉淀反应）两种反应现象。抗原-抗体结合反应具有以下特点：抗原与相应抗体的结合反应是特异性的；抗原与相应抗体的结合反应是非共价键可逆性；抗原与相应抗体的结合反应需要两者比例适当。可用已知的抗体检查待知的抗原，也可用已知的抗原检查待知的抗体。凝集反应是指颗粒性抗原（如红细胞和细菌等）与相应抗体相互作用出现凝集的现象。沉淀反应是指可溶性抗原与相应抗体在液相中特异性结合后，形成的免疫复合物受电解质影响出现的沉淀现象。依据凝集反应的原理，在临床有直接凝集方法检查 ABO 血型系统和鉴定分离的致病菌；间接直接凝集方法检查 Rh 血型、抗红细胞不完全抗体和妊娠等。凝集反应方法的进一步扩展，即淋巴细胞表面或细胞内表达的标志性分子与其单抗结合的应用，建立了流式细胞分析技术，用于淋巴细胞亚群的检查。按照抗原-抗体结合呈现沉淀反应的原理发展起来的检查技术，如免疫荧光技术、免疫酶技术、免疫发光技术和放射免疫技术等在临床应用更为广泛。依据不同免疫学技术发明的先进的仪器设备大大地提高了临床免疫功能检查项目的检查速度和精准性。目前用于免疫功能检查的自动化仪器包括流式细胞分析仪、特定蛋白分析仪、电化学发光分析仪和 ELISA 分析仪。

1.流式细胞分析法 基本原理是将针对免疫细胞表面或细胞内的某种蛋白抗原分子的单克隆抗体标记某一荧光素后，与外周血中的淋巴细胞混合，使其抗体与细胞上的抗原结合成待检细胞悬液，利用流式细胞分析仪进行分析。该悬液在一定的压力下通过进样管进入流动室，排列成单列的细胞，经鞘液带动细胞从喷嘴流出成为细胞液滴，与激光束相交；激光照射到细胞发生散射和折射，发射出散射光（包括前向散射光和侧向散射光）；同时，细胞所携带的荧光素被激光激发发射出荧光。前向散射光和侧向散射光检测器把散射光转变成电信号。荧光被聚光器收集，不同颜色的荧光被双色反光镜转向不同的光电倍增检测器，把荧光信号也转变成电信号。这些电信号再经过数据化处理后输入电脑并储存，即可对细胞进行分析。临床用于淋巴细胞亚群的检查。

2.免疫比浊法 是一种抗原抗体结合动

态测定的方法，利用特定蛋白分析仪进行分析。其基本原理是当抗原与抗体在特殊液体稀释系统中反应，抗原和抗体比例合适（抗体略微过量）时，形成的可溶性免疫复合物在稀释系统中经促聚剂（如聚乙二醇）作用，自液相析出形成微粒，致反应液出现混浊度。当抗体浓度固定时，形成的免疫复合物的量随着检样中抗原量的增加而增加，反应液的浊度也随之增加。通过测定反应液的浊度与一系列标准品对照，即可计算出检样中抗原的含量。临床用于各类免疫球蛋白和部分补体成分的检查。

3. 电化学发光免疫法　基本原理是在发光反应中加入了电化学反应，整个反应分电化学和化学发光 2 个过程。以电化学发光剂（如三联吡啶钌）标记抗原或抗体，用三丙胺做电子供体，通过电化学引发特异性化学发光反应。检测发光强度可对抗体或抗原进行定量。该方法几乎可用于全部抗原或抗体检查。

4. 酶联免疫吸附实验法（ELISA）　基本原理是检测体液中微量物质的固相免疫测定方法，利用 ELISA 分析仪进行分析。其基本原理是将抗体或抗原包被到固相载体表面，并保持其免疫活性。测定时，待检样本和特应性抗原或抗体按不同步骤与固相载体表面吸附的抗体或抗原发生反应形成特异性免疫复合物，然后加入酶标记抗体与免疫复合物结合，用洗涤液洗去游离的未结合成分，最后加入酶反应底物，根据底物被酶催化产生的颜色深浅及其吸光度值的大小进行定性和定量分析。该方法临床常用于检查总 IgE、过敏原特异 IgE、食物不耐受、抗病毒（单纯疱疹病毒、EB 病毒、巨细胞病毒、HIV、风疹病毒、腺病毒、麻疹病毒、柯萨奇病毒和呼吸道合胞病毒等）的 IgM 和 IgG 抗体、抗肺炎支原体 IgM 和 IgG 抗体、抗肺炎衣原体 IgM 和 IgG 抗体等。

（二）免疫功能检查项目及临床意义

1. 淋巴细胞亚群检查及其临床意义　淋巴细胞亚群检测是评估机体细胞免疫、体液免疫和固有免疫功能的重要指标；对多种疾病，如感染性疾病、自身免疫性疾病、变态反应性疾病、恶性肿瘤、免疫缺陷病、血液病等的辅助诊断、发病机制分析、指导治疗、疗效观察及预后监测有重要意义。某细胞亚群所占百分比过高或过低，都提示存在免疫功能紊乱，可用于指导免疫功能调理治疗，但一般情况下对特定疾病的诊断和鉴别无特异性。

（1）$CD3^+T$ 细胞（总成熟 T 淋巴细胞）：反映机体细胞免疫功能。

增高：见于 $CD3^+$ 表达的 T 系淋巴细胞白血病。

降低：见于先天性免疫缺陷病、传染性单核细胞增多症、应用免疫抑制剂等。

（2）$CD4^+T$ 细胞：多为辅助性 T 淋巴细胞（Th 细胞），接受抗原提呈细胞（APC）提呈的抗原刺激，辅助 B 细胞产生抗体；分泌细胞因子辅助 APC、$CD8^+T$ 细胞、NK 细胞等亚群的功能。

增高：见于呼吸系统感染和变态反应性疾病。

降低：见于应用免疫抑制剂（如环孢素 A）和遗传性免疫缺陷病等。

（3）$CD8^+T$ 细胞：多为细胞毒性 T 淋巴细胞（$CD8^+CTL$），杀伤表达同 MHC Ⅰ 类分子结合的特异性抗原的靶细胞。靶细胞主要是被胞内寄生的病原体（如病毒和胞内寄生菌）感染的细胞和肿瘤细胞。

增高：多见于呼吸系统感染性疾病，主要是病毒和胞内寄生菌感染。

（4）$CD4^+/CD8^+$ 比值：是反映两种淋巴细胞亚群平衡的一项指标。

降低：凡是使 $CD4^+T$ 细胞显著降低或 $CD8^+T$ 细胞显著升高的疾病都可表现为比值减低，如急性巨细胞病毒感染和传染性单核细胞增多症等。

（5）NK 细胞（自然杀伤细胞）：不依赖抗体、补体及预先致敏即可快速杀伤靶细胞，并与单核细胞、粒细胞等协同作用。

增高：见于大部分病毒感染、结核分枝杆菌等胞内寄生菌感染、长期使用干扰素或干扰素诱导剂、IL-2 治疗后。

降低：见于部分病毒、细菌和真菌感染、免疫缺陷病、使用肾上腺激素等免疫抑制剂。

（6）γδT 细胞：大部分 γδT 细胞分布于黏膜相关淋巴组织。无 MHC 限制性，主要功能是杀伤感染细胞、肿瘤细胞等靶细胞，介导黏膜局部细胞免疫应答，辅助 B 细胞分化和黏膜局部特异性抗体的产生；活化单核 - 巨噬细胞，参与免疫应答的调节；修复的损伤黏膜作用。

增高：见于黏膜组织（呼吸道、消化道和泌尿生殖道）部位病原体（如病毒、细菌等）感染。

降低：见于呼吸道黏膜病原体（如病毒、细菌等）感染迁延不愈。

（7）调节性 T 细胞（Treg 细胞）：主要功能是抑制机体免疫，负调控免疫强度。

降低：见于呼吸系统过敏性疾病。

增高：见于呼吸系统病原微生物感染迁延不愈。

（8）CD19+B 细胞：B 细胞在病原体抗原（如细菌、病毒、注入体内的蛋白质等）刺激下可产生具有特异性的免疫球蛋白（即抗体），清除感染的病原体。主要与体液免疫有关。

降低：胞外致病菌感染迁延不愈、先天性免疫缺陷、骨髓造血功能异常。

2. 免疫球蛋白检查及其临床意义

（1）IgG、IgM 和 IgA：此三类免疫球蛋白通常一并检测，反映被检者体液免疫功能。

增高：见于各类慢性感染。

降低：原发性减少，如体液免疫和联合免疫缺陷病；继发性减少，如免疫损伤或免疫抑制治疗患者。

（2）IgE：IgE 主要与 I 型超敏反应性疾病和寄生虫感染有关。

增高：见于 I 型超敏反应性疾病，如过敏性哮喘、过敏性肠炎、过敏性鼻炎、变应性皮炎、荨麻疹和湿疹等。

降低：免疫抑制剂治疗后和先天性免疫缺陷病等。

3. 细胞因子检查及其临床意义

（1）TNF-α：主要由单核细胞产生，Th1 型 T 细胞也可产生。具有内热源作用致体温升高，诱发局部炎症。在呼吸系统病原微生物感染中有意义。

（2）IFN-γ：主要由 T 细胞和 NK 细胞产生。具有增强固有免疫应答作用，如增强中性粒细胞和巨噬细胞的吞噬能力、活化 NK 细胞并增强其杀伤活性等；增强 Th1 型细胞免疫功能；抑制 Th2 型细胞增殖和功能发挥等。在胞内寄生菌感染、过敏性疾病和肿瘤等疾病有意义。

（3）IL-2：主要由 T 细胞产生。具有促 T 细胞和 NK 细胞增殖及杀伤活性增强，促 B 细胞增殖和分化及抗体产生，刺激巨噬细胞活化和吞噬能力提高等功能。与 Th1 型免疫应答相关。在病原微生物感染和恶性肿瘤等疾病有意义。

（4）IL-4：主要由 T 细胞产生。具有促 B 细胞增殖、分化和抗体产生；促免疫球蛋白类别转换为 IgE；促 Th2 型免疫应答，抑制 Th1 型细胞功能。在过敏反应性疾病和寄生虫感染病有意义。

（5）TGF-β：主要由 T 细胞和 B 细胞产生。具有抑制免疫细胞增殖、淋巴细胞分化、细胞因子产生等功能。还有促成纤维细胞增殖作用。在感染、肿瘤、过敏性疾病等疾病均有意义。

4. 补体成分检查及其临床意义 补体 C3 和 C4 属于急性期反应蛋白，同 IgG、IgM 和 IgA 与抗原形成的免疫复合物结合，参与病原微生物的清除或自身组织细胞的破坏。

增高：见于急性炎症、全身性感染等。

（三）其他免疫细胞检查及其临床意义

1. 单核细胞是参与免疫应答功能的极其重要的免疫细胞，吞噬杀伤病原体、清除衰老死亡细胞、处理和提呈抗原给 T 淋巴细胞启动特异性免疫应答、分泌细胞因子参与免疫调节。

增高：见于活动性结核病，急性感染恢复期，亚急性感染性心内膜炎等。

降低：慢性感染性疾病，过敏性疾病。

2. 中性粒细胞参与多种疾病的免疫应答，特别是抗感染作用。

增高：见于感染性炎症等。

3. 嗜酸性粒细胞主要参与变态反应性疾病和寄生虫感染。

增高：见于变态反应性疾病，寄生虫感染，嗜酸性粒细胞增多综合征等。

4. 嗜碱性粒细胞主要参与过敏反应。

增高：见于过敏反应性疾病，如哮喘、过敏性鼻炎、荨麻疹等。

5. 血小板参与免疫复合物的清除，释放细胞因子调节免疫应答。

降低：见于过敏性血小板减少性紫癜，原发性血小板减少性紫癜，再生障碍性贫血等。

（吕昌龙）

六、病理检查

（一）概述

病理检查是指用以检查机体器官、组织或细胞中的病理改变的病理形态学方法。各种原因所致的弥漫性肺间质病变和周围型肺结节病变等，在临床表现、X 线征象无特征性，肺组织学病理检查至关重要。呼吸道病理检查就是采集胸膜、纵隔、气管支气管、肺组织或肺泡灌洗液等组织标本进行病理分析，主要包括支气管肺泡灌洗活检、经支气管肺活检和胸腔镜活检等技术。

支气管肺泡灌洗液活检将一定量的生理盐水（一般小孩 5 ～ 20ml，成人 60ml）经支气管镜活检孔注入相应的肺段，再用 25 ～ 100mmHg 的负压回抽回液体，主要用于检查肺泡中病原学、细胞学及免疫学等指标，为临床诊治提供参考依据。

支气管镜取病理标本包括毛刷活检、活检钳活检和针吸活检，其中毛刷活检和针吸活检多用于细胞学检查，活检钳活检用于组织学检查。

胸腔镜较一般穿刺活检能获取到较多的组织，并能直视病变本身，比较传统开胸方式，具有侵袭性小（2 ～ 3 个 0.7cm 口）、危险性低、组织采样足、胸腔检视广、手术时间短（15 ～ 30min）和患者恢复快等优点。

经皮穿刺肺活检是在 X 线透视下定位，或在 B 型超声波指导下，或在 CT 指导下，用细针刺入病变局部，抽取部分细胞或组织，再将这些病变的细胞或组织进行病理学检查，来明确诊断。

（二）临床意义

1. 支气管肺泡灌洗活检　BALF 的正常值：淋巴细胞 < 15%，中性粒细胞 < 3%，嗜酸细胞 < 0.5%，肺泡巨噬细胞 80% ～ 95%。在嗜酸细胞肺炎、哮喘和过敏性支气管炎等，其肺泡灌洗液中嗜酸细胞明显增多，可达 20% ～ 95%；特发性肺纤维化和结缔组织病，中性粒细胞增加而肺泡巨噬细胞减少；在弥漫性肺出血和含铁血黄素沉积症，肺泡巨噬细胞增多，可见吞噬的红细胞。

2. 经支气管肺活检术　活检组织可送相应组织病理检查，有助于肿瘤、结节病和肺间质病等疾病的鉴别。

3. 经皮穿刺肺活检术　活检组织进行病理检查，有助于肿瘤、结节病等疾病的诊断及鉴别。

4. 胸腔镜活检　可直视受累部位状况，必要时可直接进行病灶切除，活检组织可送相应组织病理检查，有助于肿瘤、结节病和肺间质病等疾病的鉴别。

（三）适应证

胸腔镜活检、经支气管肺活检和支气管肺泡灌洗活检等病理检查技术的主要适应证如下：

1. **支气管肺泡灌洗活检** ①结节病；②肺感染；③急性呼吸窘迫综合征；④肺泡蛋白沉积症；⑤特发性肺间质纤维化；⑥过敏性肺炎等。

2. **经支气管肺活检术** ①肺间质病；②卡氏肺囊虫肺炎；③结节病；④肺蛋白沉着症。

3. **经皮穿刺肺活检术** ①病变位于肺周边，用于其他方法不能确诊者；②双侧肺病变或不能手术的恶性病变，需要病理学类型诊断指导的放疗或化疗患者；③为了确定肺内转移性病灶的性质。

4. **胸腔镜活检** ①常见不明原因的肺间质性疾病；②外源性肺间质疾病；③肿瘤性肺间质疾病；④经其他方法不能确诊的周围型肺结节；⑤不明原因的胸腔积液；⑥经胸腔穿刺仍不能确诊者；⑦胸膜病变位于纵隔、膈肌或表面，不宜行胸穿活检者；⑧局限性或弥漫性胸膜病变，经胸膜穿刺活检不能确诊者。

（四）常用参数诊断评估

在进行病理检查前，要对患者进行评估，看看是否有相应禁忌证。胸腔镜活检、经支气管肺活检和支气管肺泡灌洗活检等病理检查技术的禁忌证如下：

1. **经支气管肺活检术和支气管肺泡灌洗活检** ①肺功能严重减退者或呼吸衰竭者；②心脏功能严重减退，有心力衰竭者；③高热患者；④正在大咯血者；⑤严重营养不良，一般情况太虚弱者。

2. **经皮穿刺肺活检术** ①有严重的肺气肿、肺大疱者；②怀疑有血管病变者；③怀疑肺内囊性病变者，如肺包虫病；④有凝血功能障碍，或者正在进行抗凝治疗中的患者；⑤患者不合作，不能控制咳嗽，有严重心肺功能不全的肺动脉高压者。

3. **胸腔镜活检** ①既往有患侧胸部手术史或胸膜腔感染史，胸膜肥厚粘连严重；②心肺功能严重损害、恶病质，不能耐受手

术和麻醉者；③胸部皮肤广泛感染者。

七、汗液试验

（一）概述

在囊性纤维化（cystic fibrosis，CF）高发的西方国家，CF 的诊断包括新生儿筛查（newborn screening，NBS）和汗液试验。NBS 一般包括干血斑检测胰蛋白酶原和 CF 的一组跨膜传导调节蛋白（transmembrane conductance regulator，CFTR）基因突变检测。汗液试验是检测汗液中盐化合物（氯和钠）含量的一种检查方法，用于诊断 CF。正常情况下，人皮肤表面的汗液中氯和钠的含量较少，但囊性纤维化患者汗液中氯和钠的含量显著升高，是正常人的 2～5 倍。目前经典的汗液试验是 Macroduct 法，检测汗液中的氯化物。因为 Macroduct 法需要收集患者 15μl 汗液，这在小婴幼儿不易操作。近年发展出一种新的汗液试验 Nanoduct 法，检测汗液的导电性，只需收集 3～5μl 汗液，较适用于小婴幼儿。在 CF 的诊断上，Macroduct 法与 Nanoduct 法有相似的敏感性，但后者的特异性稍差于前者。

（二）临床意义

1. **婴幼儿若 CF 新生儿筛查实验阳性** ①汗液试验结果 ≥ 60mmol/L，可以确诊 CF，建议进一步做基因突变检测；②若汗液试验结果 < 29mmol/L，CF 的可能性很低；③婴幼儿若 CF 新生儿筛查实验阳性，汗液试验结果在 30～59mmol/L，应进行基因突变筛查，若 2 个 CF 致病基因存在，可以确诊 CF；若没有或只有 1 个 CF 致病基因存在，不能明确 CF 的诊断，这些患者需要随访和进行临床评估，并间隔 2～6 个月复查汗液试验，若 6 个月后汗液试验仍 ≤ 29mmol/L，CF 的可能性很低。

2. **若患者有 CF 的相关症状或阳性家族史** ①汗液试验结果 ≥ 60mmol/L，可以诊断 CF，但除非 2 个 CF 致病基因检测阳性，患者应进行汗液试验复查；②若 6 月龄后患

儿汗液试验仍 ≤ 29mmol/L，CF 的可能性很低，但患儿需进行基因突变检测，若 2 个 CF 致病基因阳性，仍可能发生 CF；③汗液试验结果在 < 6 月龄患儿 30 ～ 59mmol/L，6 月龄后患儿 40 ～ 59mmol/L，需要进行基因突变检测。若 2 个 CF 致病基因存在，可以确诊 CF；若没有或只有 1 个 CF 致病基因存在，不能明确 CF 的诊断，这些患者需要随访和进行临床评估。

（三）适应证

有下列临床表现者，提示囊性纤维化病，可进行汗液试验。

1. **慢性窦肺疾病表现**　①典型 CF 病原菌的持续克隆性定植或感染，包括金黄色葡萄球菌、无法分类的流感嗜血杆菌、黏液类和非黏液类铜绿假单胞菌属、嗜麦芽窄食单胞菌、洋葱伯霍尔德杆菌；②慢性咳嗽咳痰；③持续胸部影像学异常（如支气管扩张、肺不张、肺部浸润和过度通气）；④气道梗阻，表现为哮鸣和 air-trapping；⑤鼻息肉，鼻旁窦 X 线或 CT 异常；⑥杵状指（趾）。

2. **胃肠道和营养异常**　①肠道：包括胎粪性肠梗阻，远端肠梗阻综合征，直肠脱垂；②胰腺：胰腺功能不全，复发性急性胰腺炎，慢性胰腺炎，胰腺畸形；③肝脏：新生儿黄疸延迟，临床或组织学证据提示灶性胆汁性肝硬化、多小叶性肝硬化的慢性肝疾病；④营养：生长发育不良（蛋白质热量营养不良），低蛋白血症，水肿，脂溶性维生素缺乏相关并发症。

3. **失盐综合征**　急性失盐，慢性代谢性碱中毒。

4. **其他**　男性梗阻性无精症所致生殖异常。

（四）常用参数诊断评估

人汗液中氯化物的含量与年龄有关，不同年龄段患者参考标准见表 3-1-4。

八、基因检测

（一）概述

遗传病的诊断主要包括生化检测、染色体分析和 DNA 序列分析。生化检测是通过化学手段，检测相应标本中相关蛋白质或物质是否存在，确定是否存在基因缺陷；染色体分析直接检测染色体数目及结构的异常；DNA 序列分析主要用于识别单个基因异常引发的遗传性疾病。DNA 测序技术的发展使得基因检测被公认为确诊包括呼吸系统疾病在内的单基因病的最准确、最可靠的诊断技术和金标准。

第一代 Sanger 测序技术是单基因病不可或缺的诊断手段，目前仍为基因诊断的金标准。但一代测序需 PCR 扩增后才能测序（直接测序或克隆测序），只能分析单个的 DNA 片段，通量小，无法完成全基因组层面的分析，因此，其缺点日益突出。

二代测序技术（NGS）具有高通量、高准确性和灵敏度、自动化程度高等突出优势，可以同时完成传统基因组学（测序和注释）和功能基因组学（基因表达及调控、基因功能、

表 3-1-4　不同年龄小儿汗液实验正常值

年龄组	检测结果	临床意义
< 6 个月婴儿	< 30mmol/L	正常，除外囊性纤维化病
	30 ～ 59mmol/L	边缘值，需要进行基因检测确诊
	≥ 60mmol/L	异常，提示囊性纤维化病
≥ 6 个月患儿	< 40mmol/L	正常，除外囊性纤维化病
	40 ～ 59mmol/L	边缘值，需要进行基因检测确诊
	≥ 60mmol/L	异常，提示囊性纤维化病

蛋白／核酸相互作用）的研究。可用于单基因病、复杂疾病的致病基因或易感基因的寻找。但相对而言，目前费用仍相对高，不适合用于已知的单基因病的突变检测。对于疑难病症，可考虑采用 NGS。

相比于 NGS，第三代测序技术由于具有通量更高、读长更长、时间更短、所需起始用量更少，检测精确性更高，仪器和试剂相对便宜，操作相对简单，因而比 NGS 具有更广阔的应用空间，比如基因组测序、RNA 测序等，更好地指导临床诊治。

（二）临床意义

1. 对于已经确定致病基因的呼吸系统单基因遗传病，如囊性纤维化、原发性纤毛运动障碍、先天性肺泡蛋白沉积症等，基因检测结果可以确定诊断。

2. 对于没有确定致病基因的遗传相关呼吸系统疾病，基因检测结果需要结合家族史、临床表现等综合评估，谨慎判断。必要时进行基因相关产物或蛋白分析。

（三）适应证

任何临床怀疑有基因缺陷的疾病或临床表现，特别是有家族史的患者。

（谢正德）

主要参考文献

[1] 江载芳，申昆玲，沈颖 . 诸福棠实用儿科学 [M]. 8 版 . 北京：人民卫生出版社，2015.

[2] 申昆玲，主译 . 尼尔森儿科学精要 [M]. 北京：人民军医出版社，2013.

[3] 汪萍，王立峰，高佳慧，等 . CT 引导下经皮肺穿刺活检技术在小病灶诊断中的价值 [J]. 肿瘤学杂志，2018, 24(11): 1126-1128.

[4] 王东旭，张啸波，肖越勇，等 . CT 引导下经皮肺穿刺活检术并发症的影响因素及处理方法 [J]. 中国介入影像与治疗学，2019, 16(9): 522-526.

[5] 王俊 . 胸腔镜外科学 [M]. 2 版 . 北京：人民卫生出版社，2017.

[6] Farrell PM, Rosenstein BJ, White TB, et al. Guidelines for diagnosis of cysticfibrosis in newborns through older adults: Cystic FibrosisFoundation consensus report[J]. J Pediatr, 2008, 153(2): S4-S14.

[7] Rueegg CS, Kuehni CE, Gallati S, et al. Comparison of two sweat test systems for the diagnosis of cystic fibrosis in newborns[J]. Pediatr Pulmonol, 2019, 54(3): 264-272.

[8] Rosenfeld M, Sontag MK, Ren CL. Cystic Fibrosis Diagnosis and Newborn Screening[J]. Pediatr Clin North Am, 2016, 63(4): 599-615.

[9] 王国丽，赵春娜，周锦，等 . 儿童胰腺囊性纤维化 11 例临床分析 [J]. 中华儿科杂志，2017, 55(5): 373-376.

[10] 郭奕斌 . 基因诊断中测序技术的应用及优缺点 [J]. 遗传，2014, 36(11): 1121-1130.

[11] 高媛，郑文岭，马文丽 . 基因诊断技术的临床应用进展 [J]. 基础医学与临床，2013, 33(1): 15-18.

第二节　呼吸功能检查

一、肺功能检查

（一）概述

呼吸系统疾病是儿童常见病和多发病，目前儿童哮喘发病率显著升高，儿童哮喘的发病率在 2000—2010 年这 10 年增加了 101%。肺功能检查是运用特定手段和仪器对检测者的呼吸功能进行检查和评价，对于呼吸系统疾病尤其是喘息性疾病的诊断、鉴别诊断、治疗及预后评估方面有着重要的作用。目前儿科应用较成熟的有 5 种肺功能检查方式，包括肺通气功能、脉冲振荡、潮气呼吸检查、支气管激发试验和支气管舒张试验。

1. 基本要求　每天进行容积校正。每天进行温度、湿度、大气压和海拔高度的定标，达到 BTPS（body temperature and pressure saturated）状态即正常体温（37℃）、标准大气压 760mmHg、饱和水蒸气状态。每周至少 1 次流量校正。检查前记录性别和出生年月。测量身高和体重，身高精确到 0.5cm，体重精确到 0.1kg。测试前 30min 内避免剧烈运动。常规肺通气功能检查要求站立位，脉冲振荡为坐位，潮气呼吸选取仰卧位。

2. 质量控制　肺功能检查，质量控制是核心。如常规肺通气功能测试，要求深吸气后爆发力呼气无犹豫，呼气过程中不停顿、不咳嗽，即呼气上升支陡直，呼气下降支平滑，呼气末曲线逐渐出现平台。测试过程中至少 3 次测定，不超过 8 次，合格测试间第一秒用力呼气容积（FEV_1）和用力肺活量（FVC）最佳值和次佳值差异少于 0.2L。脉冲振荡要求平静潮式呼吸，避免浅快和深大呼吸，避免声门关闭、吞咽动作等。测量次数 3～5 次，每次测试时间不少于 30s。潮气呼吸肺功能检查时患儿需充分镇静，控制各主要参数每次之间的差异 < 10%。

（二）常用肺功能检查

1. 常规肺通气功能检查　肺通气功能检查又称肺量计检查，是肺功能检测中最常用的一种方式，其主要分成 2 个部分：肺容积检测和肺通气检测。

（1）肺容积测定：肺容积反映的是肺内气体量的多少，其大小随着胸廓的扩张、收缩以及呼吸肌肉的运动而改变，变化幅度主要与呼吸深度有关。肺容积是肺通气和换气功能的基础。

肺容积（图 3-2-1）主要包括 4 种基础肺容积(lung volume)及 4 种基础肺容量(lung capacity)。基础肺容积① 潮气容积（tidal volume，VT）：指平静呼吸时，每次吸入或呼出的气量；② 补吸气容积（inspiratory reserve volume，IRV）：平静吸气后再用力吸入的最大气量；③ 补呼气容积（expiratory reserve volume，ERV）：平静呼气后再用力呼出的最大气量；④ 残气容积（residual volume，RV）：为补呼气后，肺内不能呼出的残留气量。

此外，由 4 个或 4 个以上的基础肺容积组成基础肺容量，包括① 深吸气量（inspiratory capacity，IC）：指平静吸气后所能吸入的最大气量（VT+IRV）；② 肺活量（vital capacity，VC）：最大吸气后所能呼出的最大气量（IC+ERV，或 VT+IRV+ERV），若不要求速度的称为慢肺活量，也称最大肺活量（VC_{max}）；③ 功能残气量（functional residual capacity，FRC）：指平静呼气后肺内所含气量（ERV+RV）；④ 肺总量（total lung capacity，TLC）：深吸气后肺内所含有的总气量（VC+RV）。

（2）肺通气功能检查：肺通气是肺与外界环境之间的气体交换过程，需要动力克服

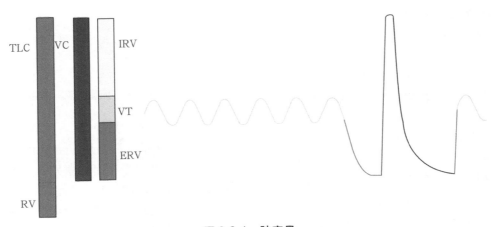

图 3-2-1　肺容量

VT. 潮气量；IRV. 补吸气量；ERV. 补呼气量；RV. 残气量；VC. 肺活量；TLC. 肺总量

阻力，肺泡与外界环境的压力差是肺通气的直接动力，呼吸肌的舒张收缩运动是肺通气的原动力。通气功能测定为肺功能测定的最基本内容，也是一系列肺功能检查中的初始项目。

主要参数及临床意义

● 用力肺活量 FVC（forced vital capacity）：指用力最大吸气至肺总量（TLC）位后以最大的力量、最快的速度呼气完全至残气量（RV）位时所呼出的气量。用力呼气时单位时间内所呼出的气量又称为时间肺活量。阻塞性病变的患者若存在气体陷闭，FVC 将明显小于 VC_{max}。

● 第一秒用力呼气容积（forced expiratory volume in one second，FEV_1）：指最大吸气至肺总量位后用最大力量、最快速度在 1s 内所呼出的气量，简称一秒量（图 3-2-2）。FEV_1 既是容积指标，也是流量指标，是判断通气功能障碍类型的最常用的指标，也是各类哮喘全球指南中最常用的指标。

● 一秒率（FEV_1/FVC，FEV_1/VC_{max}）：是 FEV_1 与用力肺活量（FVC）或慢肺活量（VC_{max}）的比值。一般用 FEV_1/FVC 表示，但若同时做慢肺活量检查，后者比前者更为准确。原一般用实测值的 80% 为切点，现以实测值占预计值的 92% 以上为正常。

● 呼气峰值流量（peak expiratory flow，PEF）：又称最大呼气流量，是指用力呼气时的最高流量，指最大吸气至肺总量位后用最大力量、最快速度所产生的最大瞬间呼气流量（图 3-2-2）。PEF 是反映气道通畅性及呼吸肌肉力量的一个重要指标，与 FEV_1 有较高的相关性。若连续监测 2 周，PEF 每日变异率 ≥ 13% 时，说明哮喘控制欠佳。

● 最大呼气中期流量（maximal midexpiratory flow，MMEF）：又称用力呼气中期流量，指用力呼气 25% ~ 75% 肺活量时的平均流量，亦可表示为 $FEF_{25\% \sim 75\%}$（forced expiratory flow$_{25\% \sim 75\%}$）。MMEF 大部分处于 FVC 非用力依赖部分，流量主要受中小气道直径所影响，下降主要反映小气道的阻塞。

● 用力呼出 25% 肺活量时的瞬间流量（FEF_{25}，MEF_{75}，V_{75}）：是反映呼气早期的流量指标，大气道阻塞时其值明显下降。

● 用力呼气 50% 肺活量时的瞬间流量（FEF_{50}，MEF_{50}，V_{50}）：是反映呼气中期的流量指标。其与 MMEF 及 $FEF_{75\%}$ 共同参与对小气道功能障碍的判断。

● 用力呼气 75% 肺活量时的瞬间流量（FEF_{75}，MEF_{25}，V_{25}）：是反映呼气后期的流量指标。其临床意义与 V_{50}、MMEF 相似。FEF_{50} 和 FEF_{75} 反映小气道功能更为敏感，目前更多用 FEF_{50} 和 FEF_{75} 来代替 MMEF。

● 流量 - 容积曲线（F-V 曲线，图 3-2-2）：反映呼吸时气体的流量与容积变化的关系，以流量为纵轴、容积为横轴所得出的环形呼吸曲线，又称之为最大流量 - 容积曲线（MEFV）。其形态可直观地反映受试者的用力呼吸状态。

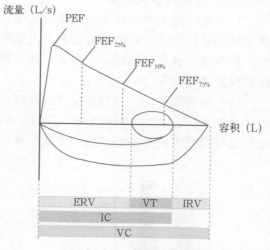

图 3-2-2　流量 - 容积曲线

（3）适应证和禁忌证

1）适应证：主要用于疾病的诊断和鉴别诊断；呼吸困难原因的鉴别；生长发育的评估；呼吸功能的评价；病情评估、治疗反应和预后的判断，尤其是对哮喘；运动能力的评价；外科手术前后的评估；呼吸肌功能监测等。

2）禁忌证：气胸、肺大疱者；有明显心律失常等病史的；儿童中耳炎鼓膜穿孔者；近 1 个月内有过咯血；正在接受抗结核药物治疗或有活动性肺结核；有呼吸道传染病；近 1 ～ 3 个月内接受过胸部、腹部或眼科手术；癫痫发作需要药物治疗者；腹股沟疝、脐疝等疝环较松易嵌顿的患者等。

（4）常用参数诊断评估：肺通气功能损害的性质可分为阻塞性、限制性和混合性通气障碍，其 F-V 曲线见图 3-2-3。各类型通气功能障碍的判断及鉴别见表 3-2-1。

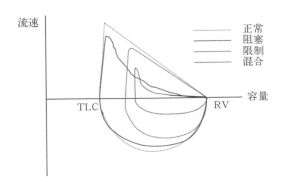

流速

正常
阻塞
限制
混合

容量

TLC　　　　　　　　　　RV

图 3-2-3　各种类型肺通气功能障碍的 F-V 曲线特征

表 3-2-1　不同通气功能障碍分型比较

参数	阻塞性	限制性	混合性
VC	N 或 ↓	↓↓	↓
FRC	↑↑	↓↓	不一定
TLC	N 或 ↑	↓↓	不一定
RV/TLC	↑	不一定	不一定
FVC	N 或 ↓	↓↓	↓↓
FEV_1	↓↓	↓	↓↓
FEV_1/FVC	↓↓	N 或 ↑	N 或 ↓
MMEF	↓↓	↓	↓↓

N. 正常

• 阻塞性病变：指气流受限或气道狭窄所引起的通气障碍，F-V 曲线上表现为流速纵轴上的投影下降，即 F-V 曲线呼气相降支凹陷（图 3-2-3）。分度以 FEV_1 为指标：实测值 / 预计值：≥ 80%，正常；60% ～ 79%，轻度下降；40% ～ 59%，中度下降；≤ 39%，重度下降。常见于气管和支气管疾病（如哮喘），阻塞性肺气肿和支气管肺炎等。

• 限制性病变：指肺扩张受限所引起的通气功能障碍，F-V 曲线上表现为容量横轴上的投影缩短（图 3-2-3）。分度以 VC 为指标：实测值 / 预计值：≥ 80%，正常；60% ～ 79%，轻度下降；40% ～ 59%，中度下降；≤ 39%，重度下降。常见于胸膜疾病、胸壁疾病、肺间质疾病等。

• 混合型病变：指气流阻塞与肺扩张受限因素同时存在所引起的通气障碍，F-V 曲线同时有呼气相降支凹陷和容量横轴上的投影缩短。常见于结节病、肺结核、肺炎等。

• 小气道功能障碍：低容积气道流量下降，而常规通气其他指标正常，称小气道功能障碍。FEF_{50}、FEF_{75}、MMEF 均可反映小气道功能，但 $FEF_{50\%}$ 和 $FEF_{75\%}$ 反映小气道功能更为敏感，尤其是 FEF_{75}。故 FEF_{75} 下降或 FEF_{75} 及 FEF_{50} 同时下降，考虑存在小气道功能障碍。分度为实测值 / 预计值：≥ 65%，正常；55% ～ 64%，轻度下降；45% ～ 54%，中度下降；≤ 44%，重度下降。

2. 脉冲振荡肺功能检查　脉冲振荡（impulse oscillometry system，IOS）肺功能检查是将由外置的扬声器产生的振荡信号：矩形电脉冲振荡信号叠加在受试者的自主呼吸上，通过呼吸速度描记器连续测定气道的压力和流量，经过计算机进行记录并进行频谱分析，演算出不同频率时的呼吸阻抗值（respiratory impedance，Z）。常用振荡频率为 5 ～ 35Hz。

（1）主要参数及临床意义

• Zrs（呼吸总阻抗）：呼吸系统阻抗由黏性阻力（resistance，R）、弹性阻力（capacitance，C）及惯性阻力（inertance，I）组成，各阻力具有方向性，故其总和不是代数之和，而是向量之和，称为呼吸总阻抗（Zrs）。

• R（呼吸阻抗中黏性阻力部分）：R5

为气道总阻力，即外加频率为低频（5Hz）时的气道阻力，低频波的波长长、能量大，被吸收的少，振荡波能到达气道的远端，因此反映气道总阻力。R5 实测值和预计值的比值与年龄相关，随年龄增大逐渐增加。成人以 150% 为切点，≥ 150% 为异常。低龄儿童为 120% 为切点，≥ 120% 为异常。R20 为中心气道阻力，即外加频率为高频（20Hz）时的气道阻力，高频波的波长短、能量小，振荡波达不到细小的支气管，因此只能反映中心气道阻力。与 R5 相似，R20 实测值和预计值的比值随年龄增大也逐渐由 120% 接近于成人的 150%；R5-R20，为 R5 与 R20 之差，即气道总阻力与中心气道阻力之差，表示周边气道黏性阻力。

• X（呼吸阻抗中弹性阻力和惯性阻力之和，亦称电抗）：X5 表示 5Hz 时的电抗值。低频时 X 主要表现为弹性阻力，惯性阻力很小，可忽略不计，且肺组织储存弹性能量主要在周边小气道，所以定义 X5 为周边弹性阻力。

• Fres（共振频率，resonance frequency）：弹性阻力与惯性阻力是方向相反的一对力，当其绝对值相等而相互抵消时，此时的频率称之为共振频率，也称之为响应频率。即电抗为零时的振荡频率，此时呼吸阻抗等于黏性阻力。Fres 是反映气道黏性阻力增加的敏感指标，轻度周边气道阻塞的患儿，R5 没有显著变化时，Fres 即可表现增高。

目前多数医院采用的正常值为：R5 < 120% 预计值；R20 < 120% 预计值；X5 > 预计值 − 0.2kPa/（L • s）；Fres < 预计值 +10Hz。

（2）适应证与禁忌证

1）适应证：用于 3 岁及以上儿童各种喘息性疾病、慢性咳嗽、肺炎等呼吸道疾病及其他系统疾病累及呼吸道的诊断与鉴别诊断、严重性评估、病变部位的了解、药物治疗反应的监测及手术前呼吸道状况的了解等。

2）禁忌证：合并呼吸衰竭、心力衰竭等病情危重者；需要吸氧的，同时合并胃肠道疾病有保留胃管的；呼吸道传染性疾病如结核、流感、认知障碍无法配合等。

3）相对禁忌证：用 β 受体兴奋剂及激素等可能会影响检查结果，免疫缺陷病易受感染者、癫痫正在用药治疗的。

4）常用参数诊断评估：阻塞性通气功能障碍，以哮喘为例，R5 可增高，R20 基本正常，R5 与 R20 差值加大，X5 绝对值增大，Fres 后移，提示周边小气道阻力增高，肺顺应性减低。说明哮喘发作时不仅有气道阻力的增加，而且还影响到肺的弹性阻力。轻度阻塞性疾病 IOS 测定可基本正常或仅表现黏性阻力轻度增加或（和）共振频率轻度后移。中度阻塞性疾病可表现典型的黏性阻力数值增高，低频时 R5 增高为主，且随频率增加呈现明显的非线性下降。R20 可正常或轻度增高。重度阻塞性疾病可表现典型的低频时 X5 降低，由于电抗明显降低，可造成 Fres 的显著后移。限制性通气功能障碍时，X5 绝对值增大，Fres 后移非常明显，而 R5、R20 基本正常，提示病变以肺顺应性减低为主。

3. 潮气呼吸肺功能检查　是采用流量传感器获得流量信号，由流量信号积分获得容积信号，描绘出流量 - 容积曲线。检查是在平静呼吸状态下进行，采用面罩扣住口鼻，故结果是反映整个呼吸道的功能改变，包括上呼吸道和下呼吸道。

（1）主要参数及临床意义

• 潮气量（V_T/kg）：为平静呼吸状态下每次吸入或呼出的气量，以单位千克体重的潮气量表示，儿童潮气量为 6 ～ 10ml/kg。

• 吸呼比（吸气时间 Ti, inspiratory time / 呼气时间 Te，expiratory time）：吸呼比正常为 1 ∶ 1.0 ～ 1 ∶ 1.5（0.67 ～ 1.0），呼气性气流受限如哮喘，Te 延长，使 Ti/Te 降低。吸气性呼吸困难如喉梗阻，Ti 延长，Ti/Te > 1。

• 达峰时间（time to peak tidal expiratory flow，TPTEF)：从呼气开始至达到呼气峰流量的时间。

● 达峰容积 (volume to peak tidal expiratory flow，VPTEF)：呼气过程中达到呼气峰值流量时呼出的气体容积。

● 达峰时间比 (TPTEF/TE)：即 TPTEF 与整个呼气时间 Te 的比值，是反映呼吸道阻塞的一个重要指标。正常范围为 28% ~ 55%。阻塞性通气功能障碍如哮喘，TPTEF/TE 降低，阻塞越重，比值越低。

● 达峰容积比 (VPEF/VE)：即 VPTEF 与整个呼气容积（潮气量）的比值，是反映气道阻塞的另一个重要指标。正常范围为 28% ~ 55%。阻塞性通气功能障碍如哮喘，表现为 VPEF/VE 下降，阻塞越重，比值越低。

● 潮气呼气峰值流量 (peak tidal expiratory flow，PTEF)：为潮气呼吸时的最大呼气流量，取决于肺和胸廓的弹性回缩力和呼气道阻力。

● 呼出 50% 潮气容积时的呼气流量 (TEF$_{50}$)、呼出 75% 潮气容积时的呼气流量 (TEF$_{25}$) 和呼出 25% ~ 75% 潮气容积时段的平均呼气流量 (TEF$_{25 \sim 75}$)，被认为反映小气道阻塞的指标。

(2) 适应证和禁忌证

1) 适应证：主要用于协助呼吸系统疾病的诊断与鉴别诊断；病情严重程度评估，治疗效果评价，病情监测及预后；术前、术后评价等。①支气管哮喘、喘息性支气管炎、毛细支气管炎等呼吸道阻塞性疾病的诊断和鉴别诊断以及病情评估；②上呼吸道阻塞性疾病，如先天性呼吸道畸形、后天性呼吸道疾病、支气管异物、声带疾病、喉软骨发育不良等筛查和辅助诊断；③闭塞性支气管炎、间质性肺病的病情评估及干预效果的评价；④肺功能发育的评估；⑤婴幼儿胸腹疾病外科手术前后的肺功能评价。

2) 禁忌证：危重患儿、呼吸系统疾病血氧饱和度低于 92% 需要氧疗的患儿及传染病患儿不建议进行外，无特别禁忌。

(3) 常用参数诊断评估：潮气呼吸流量 - 容积曲线 (tidal breathing flow volume curve，TBFV) 的横轴是潮气容积，纵轴是呼 / 吸气流量，因此，潮气呼吸过程中吸 / 呼气相流量和潮气容积决定了环的形态。健康婴幼儿的 TBFV 环近似椭圆形（图 3-2-4)。

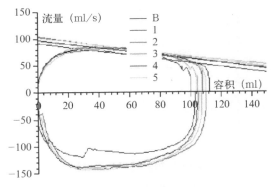

图 3-2-4　健康婴幼儿

● 阻塞性通气功能障碍：患儿因呼吸代偿，呼气峰流量提前出现，呼气相后期流量降低，出现呼气相后段明显向 X 轴倾斜，甚至凹陷（图 3-2-5)，TPTEF/TE 和 VPEF/VE 低于 28%。潮气呼吸肺功能检查以 TPTEF/TE 和 VPEF/VE 作为判断阻塞性通气功能障碍的参数，数值越低，说明阻塞越重，常见于支气管哮喘和毛细支气管炎等。临床根据 TPTEF/TE 和 VPEF/VE 下降水平来区分阻塞程度：轻度阻塞 (28% ~ 55%)、中度阻塞 (22% ~ 15%) 和重度阻塞 (< 15%)。

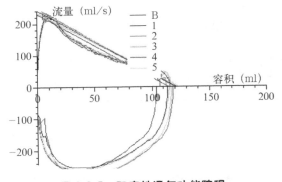

图 3-2-5　阻塞性通气功能障碍

● 限制性通气功能障碍：患儿因各种肺疾病导致肺容量下降，使患儿呼吸时潮气量下降，表现为 TBFV 环变窄，呈瘦高型（图 3-2-6），潮气呼吸肺功能参数中 V_T/kg 下降最为明显，临床常见于肺纤维化、胸腔积液、胸廓畸形、肺内占位等疾病。

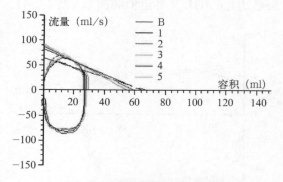

图 3-2-6　限制性通气功能障碍

● 混合性通气功能障碍：由于同时存在阻塞和限制性疾病，TBFV 环呼气相峰提前，呼气相后段向下倾斜，甚至凹陷，环变窄（图 3-2-7）。潮气呼吸肺功能参数表现为 V_T/kg 下降，TPTEF/TE 和（或）VPEF/VE 下降。

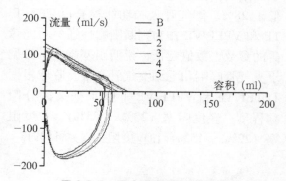

图 3-2-7　混合型通气功能障碍

4. 支气管激发试验　支气管激发试验是通过吸入抗原或非特异性刺激物来诱发气道平滑肌收缩以及气道炎症反应的一种方法，可对气道高反应性做出定性和定量的判断，是诊断典型哮喘或不典型哮喘的重要检查。试验前须停影响药物如长效支气管扩张剂 48h、抗组胺药 72h 及白三烯受体拮抗剂 48h。最常用的激发药物是组胺和乙酰甲胆碱（又名氯醋甲胆碱）。乙酰甲胆碱特异性与准确性高，不良反应轻微，适用于 5 岁及以上儿童患者。最常用的试验方法为定量雾化吸入法和 Astograph 法。

（1）主要参数及结果判断

1）定性判断：定量雾化吸入法，吸入激发药物后，FEV_1、PEF 较基础值下降 ≥ 20% 为激发试验阳性。Astograph 法，吸入激发药物后，出现呼吸阻力 Rrs 上升至基础值 2 倍，或受试者肺部出现哮鸣音及剧烈咳嗽为激发试验阳性。

2）定量判断：$PC20-FEV_1$（provoking concentration）为 FEV_1 基线值下降 20% 时所吸入激发药物的浓度。$PD20-FEV_1$（provoking dose）为 FEV_1 基线值下降 20% 时所吸入激发药物的累积量。通过上述参数可对气道高反应进行定量判断（表 3-2-2）。

（2）适应证和禁忌证：支气管激发试验主要适用于 ≥ 6 岁且配合良好的儿童。

①适应证：不典型哮喘和咳嗽变异性哮喘的鉴别诊断；哮喘治疗评估，抗哮喘治疗后气道高反应性程度减轻或转阴，可减药或停药；变应性鼻炎患儿下气道高反应性评估，

表 3-2-2　乙酰甲胆碱直接激发试验气道高反应性分级

分级	$PD_{20}-FEV_1$/mg（μmol）	$PC_{20}-FEV_1$（g/L）
重度	< 0.035（0.180）	< 1.0
中度	0.035 ～ 0.293（0.180 ～ 1.400）	< 1.0
轻度	0.294 ～ 1.075（1.500 ～ 5.400）	1.0 ～ 4.0
可疑或极轻度	1.076 ～ 2.500（5.500 ～ 12.800）	4.0 ～ 16
正常	> 2.500（> 12.800）	> 16

部分变应性鼻炎患者存在气道高反应性，可能发展为哮喘，通过支气管激发试验筛查出这部分患者，对于哮喘的预防和早期干预有重要的指导作用。

②绝对禁忌证：曾有过致死性哮喘发作，或近 3 个月内曾有因哮喘发作需机械通气治疗者；对吸入的激发剂有明确的超敏反应；基础肺通气功能损害严重（FEV_1 占预计值 % < 60%）；不能解释的荨麻疹；有其他不适宜用力通气功能检查的禁忌证。

③相对禁忌证：基础肺功能呈中度以上损害（FEV_1 占预计值 % < 70%），但如严格观察并做好充足的准备，则 FEV_1 占预计值 % > 60% 者仍可考虑行支气管激发试验；肺通气功能检查已诱发气道痉挛发生，在未吸入激发剂的状态下 FEV_1 已下降 ≥ 20%；基础肺功能检查配合不佳，不符合质量控制要求；近期呼吸道感染（< 4 周）；哮喘发作或急性加重期；正在使用胆碱酶抑制剂（治疗重症肌无力）的患者不宜行乙酰甲胆碱激发试验，正在使用抗组胺药物的患者不宜行组胺激发试验。

（3）常用参数诊断评估

①支气管激发试验阳性：中重度气道高反应性或激发试验过程中出现明显喘息、胸闷等症状提示哮喘。慢性咳嗽患儿支气管炎阳性提示哮喘或咳嗽变异性哮喘诊断。可疑阳性（如 FEV_1 下降 15% ~ 20%，且无喘息发生），可 2 ~ 3 周复查。

②支气管激发试验阴性：排除检查前未停影响药物、患儿配合不佳等问题，支气管激发试验阴性可排除哮喘。

5. 支气管舒张试验 支气管舒张试验（bronchodilation test，BDT）又称为气道可逆性试验（airway reversibility test）：是指对于已有气流阻塞的患者，应用一定剂量的支气管舒张剂（通常用速效 β₂ 受体激动剂，SABA）后重复测定肺通气功能，以评价其气流阻塞可逆程度的试验。

（1）主要参数及结果判断：目前临床上有用常规肺通气、脉冲振荡、潮气呼吸等方法进行评估，但后两者均为临床探索。公认的为常规肺通气法，FEV_1 改善率 ≥ 12% 作为支气管舒张试验阳性判定标准。

（2）临床适应证：为有合并气道痉挛的疾病如支气管哮喘、过敏性肺泡炎、弥漫性泛细支气管炎等的诊断和鉴别诊断，喘息性疾病治疗的随访，以及预后的估测。

（3）临床应用：支气管舒张试验阳性提示存在可逆性气流受限，支持哮喘诊断。舒张后肺功能指标的明显改善可作为哮喘急性发作期的依据。支气管舒张试验阴性须排除以下因素可认为不存在可逆性气流受限：轻度气道缩窄，肺功能接近正常，用药后气道舒张的程度较小；较多的分泌物堵塞气道，如重症哮喘患者支气管腔内常有大量黏液栓，影响吸入药物在气道的沉积和作用；质量控制存在疑问，包括药物吸入方法不当、使用药物剂量不足、试验前未按照检查前准备停用支气管舒张剂或影响结果的药物；缩窄的气道对该种支气管舒张剂不敏感等。所以支气管舒张试验阴性的结论需要谨慎。

6. 呼出气一氧化氮 一氧化氮（NO）是机体产生的一种生物调节因子，在多种生理和病理环境中具有重要作用。NO 是左旋精氨酸在气道中被氧化成左旋瓜氨酸释放的一种有活性的自由基气体。人体内一氧化氮合成酶（NOS）分为 3 种：内皮型（eNOS）、神经细胞型（nNOS）和诱导型（iNOS）。eNOS 和 nNOS 在生理状态下存在，数量相对固定；iNOS 为诱导型，在嗜酸性粒细胞炎症诱导下，气道上皮细胞内 iNOS 表达增多，诱发产生的 NO 亦相应增多。呼出气一氧化氮（fractional exhaled nitric oxide，FeNO），亦称为部分呼出气一氧化氮，为在固定时间内以相对恒定气流呼气所测出的 NO 浓度，反映的是下气道 NO 水平。FeNO 与嗜酸性粒细胞性气道炎症水平相关。

目前检查方法有：联机检测（≥ 5 ~ 6 岁），

离线检测（3～6 岁），潮气呼吸检测（≤3 岁）。后 2 种目前尚不成熟，联机检测方法是目前临床通用的检测方法，也是国际上 FeNO 指南推荐的方法。

下列因素可使 FeNO 水平增加：进食含硝酸盐食物和药物、L- 精氨酸、吸入 β 受体激动剂等。下列因素可使 FeNO 水平降低：吸入或口服糖皮质激素、白三烯受体拮抗剂、肺功能测定、诱导痰检测、支气管激发试验及奥马珠单抗等。

（1）适应证：哮喘诊断和鉴别诊断；哮喘气道炎症水平的评估；哮喘控制水平和急性发作风险的评估；哮喘治疗方案的调整；哮喘的长期管理。

（2）常用参数诊断评估：美国儿童 FeNO 正常参考范围为 5～20ppb，建议界值为 20ppb，国内一项临床多中心研究显示健康儿童 FeNO 界值为 5～24ppb，建议界值为 24ppb。FeNO 作为无创炎症指标，具有良好的临床应用价值和前景，但仍需设计严谨的大样本的临床试验数据，对 FeNO 在哮喘儿童诊断和治疗中的最佳界值进行验证和明确。

（3）临床意义

● 哮喘的诊断和鉴别诊断：典型哮喘诊断基于症状和病史，对于不典型哮喘诊断需借助于相关检查如支气管激发试验、支气管舒张试验等。FeNO 可反映气道嗜酸性粒细胞炎症水平，儿童哮喘绝大部分为嗜酸性粒细胞型，故 FeNO 的检测在儿童哮喘的诊断和鉴别诊断上具有一定的价值。2011 年 ATS 的 FeNO 指南推荐在嗜酸性粒细胞型哮喘诊断中使 FeNO。英国国家卫生与健康护理优化署（NationalInstitutefor Healthand Care Excellence，NICE）在哮喘指南中，将 FeNO 检测纳入哮喘诊断流程。但目前 FeNO 对哮喘诊断价值的研究，结论不完全一致，对哮喘诊断的敏感度为 53%～79%，特异度波动于 72%～94%。目前证据不支持 FeNO 单独作为哮喘诊断的工具，但可提示诊断方向，联合其他指标可对哮喘进行合理诊断和鉴别诊断。

● 评估气道炎症类型和水平：FeNO 与气道嗜酸性粒细胞炎症水平相关，可作为判断哮喘儿童嗜酸性粒细胞炎症水平的有效指标。在未控制的嗜酸性粒细胞哮喘患者中，其 FeNO 水平明显升高，糖皮质激素治疗后下降，且 FeNO 与痰里的嗜酸性粒细胞计数成正相关。

● 判断吸入性糖皮质激素治疗反应性和依从性：吸入性糖皮质激素（ICS）是哮喘儿童治疗的一线和首选用药，尤其儿童哮喘绝大部分为嗜酸性粒细胞型。研究显示，有着高 FeNO 水平的哮喘患者相对于低水平者，更能从 ICS 治疗中获益。ICS 治疗依从性是哮喘能否得到有效控制的关键，FeNO 可作为一项评估 ICS 治疗依从性的指标。FeNO 水平的升高和治疗依从性差呈正相关。对于无症状患儿，FeNO ≤35ppb 提示依从性良好，FeNO ＞ 35ppb 提示依从性可能较差；对于有症状患儿，FeNO ＞ 20ppb 则提示依从性可能较差。

● 评估哮喘控制水平和急性发作风险：依据治疗后哮喘患儿白天 / 夜间症状、有无活动受限、需缓解药物次数、肺功能水平和急性发作次数，将哮喘控制水平分为完全控制、部分控制和未控制。FeNO 作为嗜酸粒细胞性气道炎症评估指标，可结合上述评价指标更好地评估哮喘控制水平：FeNO 水平低（＜20ppb）的哮喘患儿与 FeNO 水平高（≥ 20ppb）的患儿比较，哮喘控制水平更高。FeNO 可预测哮喘急性发作风险，FeNO 水平高于其预期正常值 300% 预示未来 1 年中过度使用速效 β_2 受体激动剂（SABA）的可能性及急性发作的风险显著升高。

● 指导哮喘治疗方案的调整和哮喘管理：国内外哮喘防治指南均指出，需对治疗中的哮喘患者进行定期评价，确定哮喘控制水平，及时调整治疗方案，是哮喘长期管理并获得良好控制的主导策略。哮喘控制水平指标主要包括症状和肺功能，目前尚无炎症指标。FeNO 和气道嗜酸性粒细胞炎症水平相关，可准确地评价炎症控制水平和治疗反应。ATS 根据 FeNO 水平将儿童嗜酸性粒细胞气道炎症水平分为 3 级：< 20ppb 为炎症可能性小或炎症控制良好，ICS 可以减量或停药；20 ～ 35ppb 为气道是否存在炎症需要结合临床或炎症部分控制，需继续目前 ICS 剂量或结合临床谨慎考虑；> 35ppb 为气道炎症持续存在或炎症未控制，ICS 剂量不足或抵抗。联合 FeNO 对哮喘进行管理，能够明显降低哮喘急性发作的频率和次数。

（张　皓　刘全华）

主要参考文献

[1] 中华医学会儿科学分会呼吸学组肺功能协作组，《中华实用儿科临床杂志》编辑委员会 . 儿童肺功能系列指南（二）：肺容积和通气功能 [J]. 中华实用儿科临床杂志 , 2016, 31(10): 744-750.

[2] The GINA Scientific Committee.2018 GINA Report, Global Strategy for Asthma Management and Prevention.https: //ginasthma.org/

[3] Hanna Knihtilä, Anne Kotaniemi-Syrjänen, Anna S. et al. Small airway function in children with mild-to-moderate asthmatic symptoms and healthy controls[J]. Annals of Allergy, Asthma & Immunology, 2018, 121(4): 451-457.

[4] 中华医学会儿科学分会呼吸学组肺功能协作组，《中华实用儿科临床杂志》编辑委员会 . 儿童肺功能系列指南（四）：潮气呼吸肺功能 [J]. 中华实用儿科临床杂志 , 2016, 31(21): 1617-1621.

[5] 中华医学会儿科学分会呼吸学组肺功能协作组，《中华实用儿科临床杂志》编辑委员会 . 儿童肺功能系列指南（六）：支气管激发试验 [J]. 中华实用儿科临床杂志 , 2016, 32(4): 263-269.

[6] 中华医学会儿科学分会呼吸学组肺功能协作组，《中华实用儿科临床杂志》编辑委员会 . 儿童肺功能系列指南（五）：支气管舒张试验 [J]. 中华实用儿科临床杂志 , 2017, 32(1): 17-21.

[7] Dweik RA, Boggs PB, Erzurum SC, et al. American Thoracic Society Committee on Interpretation of Exhaled Nitric Oxide Levels(FENO)for Clinical Applications.An official ATS clinical practice guideline: interpretation of exhaled nitric oxide levels(FENO)for clinical applications[J]. Am J Respir Crit Care Med, 2011, 184(5): 602-615.

[8] National Institute for Health and Care Excellence(UK).Asthma: diagnosis and monitoring of asthma in adults, children and young people.National Institute for Health and Care Excellence(UK), 2017 Nov.

[9] Wang Z, Pianosi P, Keogh K, et al.The Clinical Utility of Fractional Exhaled Nitric Oxide(FeNO)in Asthma Management [Internet]. Rockville(MD): Agency for Healthcare Research and Quality(US); 2017 Dec. Report No.: 17(18)-EHC030-EF.

二、胸部影像学检查

（一）检查概述

胸部影像学检查包括胸部 X 线片、透视、食管造影、X 线计算机断层扫描、磁共振扫描、放射性核素肺通气血流灌注显像等多种影像学方法。这些方法对儿童胸部疾病的诊断、鉴别诊断、疾病进程及治疗疗效的评估具有重要的临床价值。了解各种影像学检查方法及其成像原理，可以协助临床医师根据患儿疾病进程选择最合适的影像学检查方法，提高临床诊治水平及影像学方法应用的性价比。目前公认 X 线片是胸部影像学检查的一线检查方法，例如对于最常见的儿童肺部感染性疾病，胸部 X 线片是首选的影像学检查方法，不提倡初诊使用透视及胸部 CT 进行诊断。对于 X 线片不能满足诊断需求时，需进而求助其他影像学方法。例如，当怀疑气管异物时，应进一步采取透视检查。对于胸廓、气道及肺内先天性畸形性病变，胸部 CT 扫描是最有价值的诊断方法，可以通过后处理重建技术直观显示畸形，如胸廓结构、气管畸形、肺内结构畸形等。当 CT 平扫怀疑胸部大血管畸形或隔离肺时，就必须进行增强 CT 扫描观察病变周围及病灶内血管。当怀疑有肺内、胸壁或纵隔占位，也需进行胸部增强检查。当胸片诊断重症肺炎，需确定病变范围或需要对致病菌进行大体判断时，应进行胸部CT检查，必要时增强扫描观察是否存在血栓、坏死灶，血栓性疾病及通气障碍性疾病，可以进一步选择核医学的放射性核素肺通气血流灌注显像协诊。对于儿童纵隔内占位、胸壁软组织疾病，还可以选择超声和MR来协助诊断，其中MR的脂肪抑制序列，对胸壁软组织疾病的诊断很有帮助。

（二）胸部检查方法及临床应用

1. 胸部X线片　普通胸部X线片由于具有价格低廉、摄片快捷、易于复查、射线剂量低和图像易于理解等特点，是胸部疾病筛查的首选影像检查方法，尤其是对于生长发育期的儿童。

近年来，随着电子计算机技术的发展，出现了一些新的数字化的摄片方式，如计算机X线摄影（computed radiography，CR）、直接数字化X线摄影（direct digital radiography，DDR）等。CR检查仍使用现有X线摄片机，只是用影像板替代X线胶片和暗盒CR的主要优点在于成本较低，可充分利用现有X线摄片机，且可用于床边摄片。DDR检查一般不使用现有的X线摄片机，而是通过数字平板直接获得数字化图像，DDR的图像空间分辨率一般高于CR，并且成像更快捷，工作流程更方便，但不可用于床边摄片。CR和DDR的优势主要在于有好的对比分辨率，可以对图像的明暗和对比任意调节，容易显示心影后的左下肺肺炎和肺不张，并且对气管支气管形态、脊柱畸形等，显示率也均明显优于普通X线胸片，图像方便存储，有助于医院的数字化网络化和开展远程会诊。

2. 透视　儿童胸部X线透视曾经广泛应用于儿童胸部检查，虽然其价格更低廉，且可动态观察胸部结构，但胸部透视X线辐射量远大于胸部X线摄片，透视图像空间分辨率较低，图像不能保存，不易于复查、对照。目前已不用于常规儿童胸部检查。主要用于观察肺、心脏、膈的运动状态，如通过吸气、呼气动态变化观察有无纵隔摆动及吸气时心影反常增大，提示气道异物等梗阻性病变。

3. 食管造影　食管造影可用于婴幼儿难治性肺炎病因的了解，如胃食管反流，观察支气管前肠畸形的交通，以及发现疑似肺内病变的食管异常，如食管裂孔疝、异物等。

4. CT

（1）检查方法：计算机断层扫描（computed tomography，CT）检查是胸部疾病的主要检查方法，其密度分辨率高，且没有组织重叠，对疾病的检出和诊断要明显优于X线胸片。目前的多层螺旋CT（MSCT）扫描速度快，低剂量CT技术也使辐射剂量大量降低，使CT检查技术更适用于儿童的胸部检查。

● 常规平扫：一般取仰卧位，两臂自然上举，置于头两侧，以减少肩部及两上肢的伪影。较小患儿及不能合作者扫描前口服10%水合氯醛0.5～1ml/kg镇静，也可肛门灌注，剂量为0.4～0.5ml/kg，总量不超过10ml。对于较大的合作患儿，扫描前应进行呼吸训练，可减少运动伪影，提高图像质量。扫描范围应包含肺尖到肋膈角。怀疑上气道病变患儿，可自颅底水平开始扫描。根据患儿大小，一般选择5mm层厚及层间距扫描。观察胸壁和胸廓畸形病变时，应进行骨窗重建，观察骨骼情况。合理设置窗宽和窗位，确保清晰显示病灶。常规观察肺部病变采用肺窗（窗宽1000～2000Hu，窗位－700～－600Hu）及纵隔窗（窗宽400～500Hu，窗位30～50Hu）；观察骨骼病变时，使用骨窗（窗宽1000～2000Hu，窗位200～400Hu）。

● 增强扫描：对比剂常选用经肾脏排泄的非离子型对比剂，采用团注法注射，儿童可根据实际需要，采用注射器快速手推或高压注射器快速注药，速度0.8～4.5ml/s，总量1.0～2.0ml/kg。肾功能不全的患儿应谨慎使用对比剂。胸部增强图像各期相扫描时间分别为：肺动脉期为 6 ～ 9s、常规动脉期为 15 ～ 20s、肺静脉期 40 ～ 60s。胸部增强 CT 检查，不仅可以显示病变的血供，还可以观察血管结构，血管对比剂充盈情况，通过后处理重建技术用于心脏大血管疾病（如先天性心脏病）的诊断。

● 高分辨率 CT（high resolution CT, HRCT）：具有良好的空间分辨率，其特点为薄层扫描（1.5 ～ 2mm）和高空间分辨率算法（骨算法）重建。由于其突出了空间分辨率，密度分辨率较低，故选择的观察窗主要为肺窗，一般不用纵隔窗。目前螺旋扫描技术，可以后重建出与高分辨 CT 具有相同空间分辨率的肺窗图像，较好地显示肺部的细微结构，如肺小叶结构、血管、小叶间隔等，而辐射剂量相对较低。

● 动态 CT 检查（dynamic CT scan）：胸部动态 CT 检查包括吸气及呼气扫描，或在数个层面动态电影扫描评估呼吸状态，尤其可用于观察肺部含气不均匀，如小气道或气管软化病变。

（2）胸部 CT 的临床应用：由于胸部 CT 检查简便、迅速，解剖关系清晰，对病变的定位定性都好，还可根据 CT 值进行定性和定量分析，目前胸部 CT 在呼吸疾病的诊断更为广泛。CT 检查可用于显示肺部病变的分布与数目，鉴别软组织肿块是实性、液性、脂肪性及显示纵隔及肺门淋巴结钙化。胸部增强能分辨肺门与纵隔的结构，了解有无淋巴结肿大、纵隔及肺门血管情况，肺部病变的强化形式和血供情况，有利于感染性疾病、先天性疾病（肺隔离症、先天性肺气道畸形）、占位性病变等的诊断及鉴别诊断。对于原因不明的咯血患者及怀疑肺栓塞的患者，增强 CT 的肺动脉期能够帮助观察有无肺动静脉瘘、肺动脉血栓及异常血供。

肺部 HRCT 主要用于间质性肺疾病、囊性纤维化、支气管扩张、支气管发育异常的观察。例如肺内小结节，3mm 以下的微小结节，尤其是在分布于肺尖、胸膜下、后肋

膈角的病灶。清楚显示小叶间隔，小结节、网格影、囊泡影的形态及分布，帮助临床寻找引起弥漫性肺间质疾病的原因。

CT 的多种后处理软件的应用可获得冠状位等多平面重建图像、最大密度投影重建图像、最小密度投影重建图像（图 3-2-8）、容积再现重建图像（图 3-2-9）、仿真内镜重建图像（图 3-2-10）等。可以显示气管支气管树的外形和内腔，确定支气管狭窄长度及支气管周围病变，为临床医师提供更直观的影像，例如 CT 仿真支气管镜可模拟纤维内镜检查，观察病变及气管的内表面形态。对各级支气管显示，Ⅰ～Ⅲ级达 100%，Ⅳ级达 46.7%，Ⅴ级达 13.3%，并可通过阻塞或高度狭窄的支气管达到下一级支气管内，因此对Ⅲ级以下支气管显示率高于纤维支气管镜。对腔内炎性栓子及支气管异物引起的气管狭窄、闭塞观察明确、直观。增强 CT 虽然不能作为评估气道病变的常规检查，但在怀疑气道存在外压性改变时，如血管环、肺动脉起源异常和纵隔肿瘤等病变引起的气道梗阻则需要增强扫描检查。同时增强扫描检查还可以评估气管内占位性病变的血供情况，为下一步支气管镜进行介入治疗保驾护航。

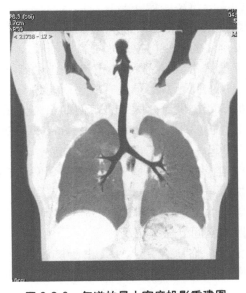

图 3-2-8　气道的最小密度投影重建图

能谱 CT 的肺灌注成像技术可以同时评价小气道病变引起肺实质损伤和肺灌注异常，一次检查同时从解剖、功能两方面反映不同病理改变下肺实质的血流灌注变化情况。

5. MRI

（1）检查方法：随着 MRI 的硬件和序列的发展，肺部 MRI 检查逐步作为一个新的肺部检查方法来评估肺组织。MRI 显示出相对 CT 最大的优势是无电离辐射，使 MRI 在肺部疾病的应用方面成为一个有前途的工具。MRI 是由不同组织的不同信号强度组成的灰阶图像。肺实质水质子含量低，气体又不能产生 MR 信号，造成肺 MRI 成像的信噪比低。当技术发展允许空间分辨率与采集时间达到一个平衡状态，就能在合理的扫描时间内得到一个理想的图像质量。

胸部 MRI 扫描的线圈一般选择 8～32 通道。通常一个肺部 MRI 扫描的基本序列包括梯度回波（GRE）定位像、冠状位 T$_2$ 单次激发快速自旋回波（SSFSE）序列、轴位 T$_1$ 的三维梯度回波（3D-GRE）序列（navigate LAVA-FLEX）、冠状位平衡稳态自由进动序列（balance）、短时反转恢复（STIR）序列。近几年出现的新序列——UTE 脉冲序列，采用重复采集 K 空间，获得更清晰的肺的高分辨率图像，并且对屏气有困难的呼吸系统疾病患者及不能配合的儿童，可以不需要屏气的呼吸门控，采用自由呼吸。

虽然常规肺部 MRI 扫描序列也能够观察气道的问题，但是还有些序列能为气道疾病的诊断提供更多的信息。例如三维扰相梯度回波（3D spoiled gradient recalled echo，3D-SPGR）序列不仅能评估肺实质，还能测量气道。由于纵隔脂肪的衬托，SPGR 的质子加权序列（PD weighted SPGR）可以显示气管的大致形态，缩小 FOV 可以使大气道图像的空间分辨率更高。

（2）临床应用：MRI 由于肺部低的质子密度、高的磁化敏感率，心肺的运动伪影导致肺 MRI 在临床应用的限制性，目前肺

MRI 主要应用在以下几个方面：肺部感染、肿物、血管疾病、先天畸形等。MRI 以其固有的软组织分辨率高而能提供一些额外有价值的信息，如肺炎病灶内的早期坏死，肺结核实变病灶中的液化坏死和干酪样坏死，淋巴结的干酪样坏死，以及区分真菌感染的活动性病灶与慢性病灶和纤维化改变等。因此，MR 在这些肺部感染性疾病的诊断和疗效评估上，不仅仅是作为 CT 的补充手段，对于免疫缺陷的儿童以及需重复进行影像学复查的儿童，MRI 可能是更好的选择。例如，在一项研究中，与增强胸部 CT 比较，发现 MRI 对儿童肺部感染的诊断的准确率可达 97%，敏感度达 96%，特异度达 100%。肺隔离症在多个 MRI 序列均可以显示供血动脉及引流静脉。支气管闭锁中的黏液栓，在 MRI 的 T$_1$ 及 T$_2$ 序列均表现为特征性高信号。同时，利用 MRI 的弥散序列可以帮助鉴别结节良恶性。

MR 对气道疾病的诊断有一定价值，包括支气管扩张、支气管壁增厚、黏液栓塞、大气道内肿瘤和大气道的畸形变异，MR 对这些征象的评估与 CT 相比有很高的一致性，但肺周围支气管病变显示，一致性不高。应用肺活量控制的 MR 可实现对大气道的动态变化观察，如气管支气管软化症，但仅适用于能配合的年长儿童。对于小气道病变，UTE 序列对马赛克征的显示与 CT 也有很高的相关性。

6. 核医学 通气／灌注扫描有助于了解肺通气功能及肺实质血流灌注。可用于诊断先天性或获得性肺动脉狭窄及肺动脉分支狭窄的随访。通气技术评估支气管梗阻性病变。PET/CT 由于对比剂的高辐射性，在儿童肺部疾病诊断的应用较少，只用于肿瘤性病变的评估。

（三）常见呼吸疾病的影像表现和病理基础

1. 肺不张 为一个或多个肺段或肺叶的容积丧失，可由于支气管腔内堵塞至阻塞性肺不张，也可能由外压性因素引起的肺不张，还可能由慢性炎症、纤维化致粘连性肺不张

（图 3-2-11）。

2. **实变** 由于细胞、液体或组织填充肺泡腔引起肺实质密度增高，支气管和血管边界消失（图 3-2-12）。肺炎、结核、肺梗死、肺水肿或肺出血均可以表现为肺实变。

3. **磨玻璃征** 部分肺泡充盈或塌陷、间质增厚或毛细血管容积升高引起肺密度轻度增高，其内仍可见肺血管纹理（图 3-2-13），借此有别于肺实变。例如小气道病变导致的马赛克征表现为片状磨玻璃征改变，这种磨玻璃征是由于气腔或间质病变所致。而在肺炎、肺水肿、出血或间质病变时累及全肺泡。磨玻璃征有时可以提示病变的活动性和可治疗性。

4. **结节和肿块** 结节是指不同大小、边界清晰或不清的圆形影（图 3-2-14）。根据分布特点分为小叶中心分布、淋巴管周围结节、随机分布。小叶中心分布结节位于支气管动脉区域、距胸膜表面或小叶间隔 5 ~ 10mm。儿童通常继发于支气管病变，如感染性支气管炎、支气管源性肺结核、哮喘、过敏性肺炎或闭塞性毛细支气管炎。淋巴管周围结节是由于淋巴管病变所致，主要分布在淋巴管内及其周围，位于支气管血管束、小叶间隔及胸膜下，常见于癌性淋巴管炎、结节病等。随机分布的小结节分布在肺脏各个部位，可见于近胸膜表面或小叶间隔，常见于粟粒性肺结核、血源性肺转移、真菌感染和朗格汉斯组织细胞增生症。

肿块指直径 > 3cm 的单个圆形或卵圆

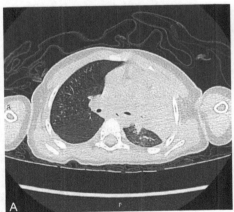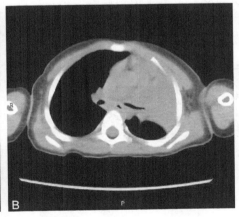

图 3-2-11 胸部 CT 平扫检查
A. 肺窗；B. 纵隔窗（层厚 5mm），支原体肺炎，左上肺体积缩小，肺叶不张

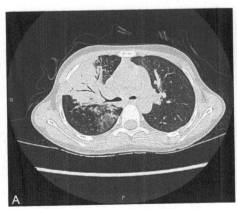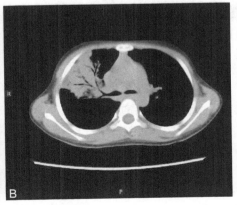

图 3-2-12 胸部 CT 平扫检查
A. 肺窗；B. 纵隔窗（层厚 5mm），支原体肺炎，右上肺实变，其内见支气管充气征

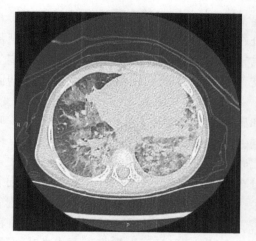

图 3-2-13　胸部高分辨 CT 检查

平扫肺窗（层厚 1.25mm），肺出血，右肺中叶及下叶散在磨玻璃影

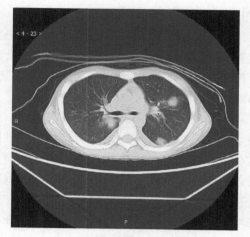

图 3-2-15　胸部 CT 平扫检查

平扫肺窗（层厚 5mm），非霍奇金淋巴瘤，左肺两个结节周围磨玻璃密度区

形肺实质病变，多见于错构瘤等多种良性肿瘤、胸膜肺母细胞瘤、转移瘤、肺淋巴瘤、肺结核瘤、隔离肺等。

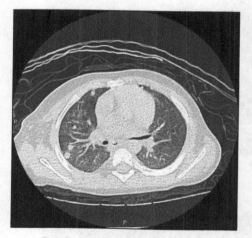

图 3-2-14　胸部高分辨 CT 检查

平扫肺窗（层厚 1.25mm），真菌感染，肺内散在多发结节影，右侧为主

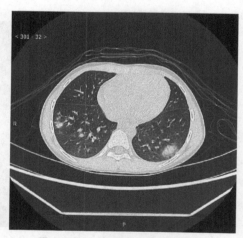

图 3-2-16　胸部高分辨 CT 检查

平扫肺窗（层厚 1.25mm），肺出血，左下肺结节周围磨玻璃密度区

5. 晕征　是指肺结节或肿块周围的磨玻璃密度区。最常与结节出血有关，见于侵袭性肺曲霉菌病、淋巴增殖性疾病、Wegner 肉芽肿、肺出血等（图 3-2-15、图 3-2-16）

6. 树芽征　是指病变累及细支气管以下的小气道，由于小叶中心性的气道扩张和管腔内黏液、脓液等炎性物质的填充。HRCT

表现为小结节影及与之相连的分支线状影（图 3-2-17），形似春天里树枝发芽的征象。"树"指的是因阻塞而扩张的细支气管，"芽"指的是呼吸性细支气管和肺泡管内充的黏液等物质。树芽征见于任何病因的小支气管病变，例如囊性纤维化、支气管内膜结核、纤毛不动、闭塞性毛细支气管炎、泛细支气管炎、吸入性肺炎等。

7. 马赛克灌注征　在 HRCT 上，由于气道疾病或肺血管性疾病引起相邻的肺区血液

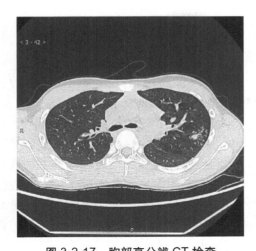

图 3-2-17　胸部高分辨 CT 检查

平扫肺窗（层厚 1.25mm），细支气管炎，左肺舌叶小树芽征

灌注上的差别而出现的不均匀肺密度区，称马赛克灌注征（图 3-2-18）。马赛克灌注征象由两部分组成：补丁状的异常透光区和磨玻璃样斑片影。异常透光区主要为小气道狭窄所致局限性气体潴留，或微血管堵塞导致肺组织供血不足引起。磨玻璃影可为相对正常肺组织，也可为病变肺组织的表现。此征象见于哮喘、闭塞性毛细支气管炎、支气管肺发育不良、任何病因的间质或气腔浸润、血栓或肺动脉高压。

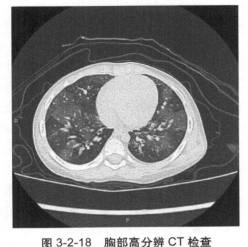

图 3-2-18　胸部高分辨 CT 检查

平扫肺窗（层厚 1.25mm），肺内散在补丁状的异常透光区和磨玻璃样斑片影

8. **印戒征**　是形容横断面上扩张的支气管和其相邻的肺动脉，是支气管扩张的表现。CT 影像表现支气管管腔明显增宽，支气管管壁可见小圆形软组织密度（图 3-2-19），形似戒指，因此称印戒征。支气管扩张一般分为三种形态学类型：柱状支气管扩张，静脉曲张样支气管扩张，囊状支气管扩张。柱状支气管扩张是最轻的形式，特征是支气管轻度均匀扩张；静脉曲张样支气管扩张是指支气管中度扩张，呈不规则串珠样；囊状支气管扩张是最严重的，支气管呈囊样扩张，伴有数量不等的分泌物，典型者可见气液平面。

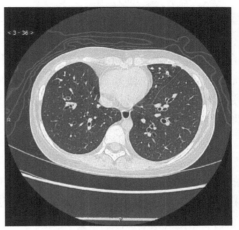

图 3-2-19　胸部高分辨 CT 检查

平扫肺窗（层厚 1.25mm），两下肺可见印戒征

9. **肺气肿**　指无壁的局限性肺透光度增高区，是异常或持续的肺气腔壁破坏及增大。可分为小叶中央型、全小叶型、间隔旁型、瘢痕旁型。小叶中央型，呼吸性细支气管破坏融合，肺泡导管肺泡囊正常。多见于肺上部，显示在肺野内散在分布小圆形、无壁的低密度区，直径 2～10mm，位于肺小叶中央，仍可见小叶核心内的动脉（图 3-2-20）。全小叶性肺气肿：终末细支气管远端气腔全部破坏、扩大。以下肺及前部为重，显示较大范围的无壁低密度区。病变区内血管纹理明显减少，形成弥漫性"简化"的肺结构。小叶间隔旁型肺气肿：小叶周围的肺泡腔破坏

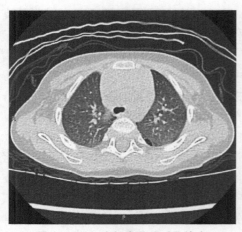

图 3-2-20　胸部高分辨 CT 检查

平扫肺窗（层厚 1.25mm），左上肺近胸膜下见局限性透亮度增高的小叶中央型肺气肿

融合，大部分位于胸膜下，表现为胸膜下肺大疱。瘢痕旁型：在儿童多见于结缔组织病的弥漫性肺纤维化或机化性肺炎的局灶性瘢痕附近，有时和小叶中央型肺气肿难以鉴别。

10. 卵石征　在 HRCT 上磨玻璃影呈地图样分布，边缘呈光滑的网格样细线，为增厚的肺间隔组织，呈铺路石样外观（图 3-2-21）。常见于肺泡蛋白沉积症、急性呼吸窘迫综合征、急性间质性肺炎、药物性肺炎或外源性脂质性肺炎。

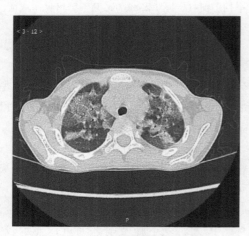

图 3-2-21　胸部高分辨 CT 检查

平扫肺窗（层厚 1.25mm），肺泡蛋白沉积症：肺内散在磨玻璃征合并间隔增厚，呈铺路石样外观

（彭　芸）

三、超声检查

（一）检查概述

近 20 年肺超声已从对胸腔积液和肿块的传统评估，朝着对肺实质成像方向发展。目前肺超声已用于许多急慢性疾病的评估中：从心源性肺水肿到急性肺损伤，从气胸到肺炎，从间质性肺病到肺梗死和挫伤，为危重患儿、呼吸系统疾病患儿提供了相对于放射学检查而言的另一种更快、更方便、可重复检查、更便宜且无创、无放射性损伤的影像学诊断技术。

正常通气肺的胸膜壁层与脏层形成的界面（即胸壁软组织与胸膜脏层下肺泡腔内气体形成的界面）会反射约 99% 的入射超声波，故对于正常通气的肺，超声仅能显示胸膜壁层与脏层形成的界面，即胸膜线，以及正常通气肺产生的源于胸膜线的伪像（如 A 线），而不能显示胸膜线下真正的肺结构。当肺表面病变时，病变肺区也会产生相关的病理性伪像（如 B 线等），而延伸至肺表面的实性灶（实变灶、肺肿块等）和液性灶（肺脓肿），也会为超声检查创造声窗，因此肺超声可被认为是一种肺表面超声成像：显示胸膜线性质及其运动状态、源于胸膜线的各种超声伪像，以及延伸至肺表面的实性/液性灶。约 98.5% 的急性肺损伤可达肺表面。

（二）临床意义

1. 肺超声可用于儿童胸壁皮下气肿以及气胸的快速诊断，对积气容量及进展进行评估；也可用于胸腔积液的诊断（可探查＜10ml 的胸腔积液）以及胸腔积液的半定量、积液性质的鉴别，消除大部分儿童应用胸片及 CT 进行气胸、胸腔积液诊断的必要性。

2. 肺超声诊断延伸至肺表面的实变的效能高于胸片，能探查到肺表面＜1cm 的实变灶及心脏后方、横膈后方肺野的实变灶；但肺超声无法显示未达到胸膜脏层的深部肺实性病灶，无法轻易探测锁骨上区、肩胛覆盖区、肺门区等的病灶。

3.肺超声对肺炎、肺不张的实变灶有很高的鉴别诊断效能，在某些情况下，可减少纤维镜检查的需要。

4.肺超声可作为儿童肺炎诊断及随访疗效观察的首选影像学诊断方法，将胸片的使用仅限于严重肺炎病例。对危重患儿或资源匮乏区患儿等不能使用胸片者，用肺超声代替胸片诊断疑似肺炎的儿童是安全的。

5.肺超声在新生儿的呼吸窘迫综合征、暂时性呼吸急促、肺炎、气胸及肺不张的诊断方面优于胸片，是新生儿急性呼吸困难无创评估的首选影像学检查方法，也是诊断支气管肺发育不良的可靠的影像学检查方法。

6.肺超声可用于肺部先天性疾病的诊断，如囊实性病灶位于肺表面的先天性肺气道畸形、肺隔离症等。

7.肺超声可用于胸腔、肺表面及纵隔肿瘤的诊断：如胸膜肺母细胞瘤、肺表面囊 / 实性占位、前上纵隔胸腺瘤、中纵隔淋巴瘤、后纵隔神经母细胞瘤等。

8.肺超声可对急性呼吸衰竭和循环衰竭进行快速准确管理。应用肺超声的 BLUE 方案直接快速评估呼吸衰竭的原因：肺炎、充血性心力衰竭、慢性阻塞性肺疾病、哮喘、肺栓塞、气胸，准确率为 90%；当急性循环衰竭而没有明确诊断方向时，应用肺超声的 FALL 方案，顺序排除阻塞性、心源性然后是低血容量性休克，以加快诊断分布性（通常是败血症）休克。

9.超声引导下气胸、胸腔积液穿刺、胸腔及肺表面肿块活检穿刺。

10.肺超声可评价气管插管后插管在气管内的位置。

11.肺超声在实时监测和评估中发挥着积极的作用：如实时超声引导下实现呼气末正压肺复张，肺超声实时监测肺不张进行支气管肺泡灌洗术等。

（三）适应证

1.咳嗽、咳痰、呼吸急促、呼吸困难，发热伴有或不伴有寒战、胸痛和（或）腹痛，听诊有啰音和（或）呼吸音下降、血氧饱和度异常等，拟诊肺、胸腔疾病。

2.胸片表现与临床表现不符合。

3.胸片异常，但不能明确诊断。

4.疑似胸腔、肺部、纵隔占位病变。

5.疑似胸腔肺部先天性病变。

6.肺部、胸腔疾病治疗后随诊观察。

7.胸肺部介入性治疗的超声引导、超声动态监测及评估。

8.急性呼吸衰竭、急性循环衰竭的快速病因诊断。

（四）肺超声评价

1.肺超声检查技术最常用高频线阵探头。患儿仰卧位、侧卧位、俯卧位，年长儿也可坐位。将患儿每侧胸分为 3 个区域：胸骨旁腺和腋前线之间的前区、腋前线和腋后线之间的侧区、腋后线和脊柱旁之间的后区，双侧共 6 区。超声探头在各区进行连续纵向及横向肋间扫查。

2.正常肺超声征象

（1）胸膜线：由紧密相贴的胸膜壁层、脏层形成的界面（即胸壁软组织与胸膜脏层下肺泡腔内气体形成的界面）对超声波的反射形成，呈一条光滑、规则的高回声线（图 3-2-22）。

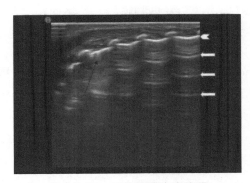

图 3-2-22　正常肺超声声像图

胸膜线（白箭头）呈高回声、光滑、清晰、规则，胸膜线下肺区呈均匀低回声，A 线存在（白箭），呈与一系列水平的与胸膜线平行的、彼此距离相等的高回声线；见彗星尾伪像（黑箭）

（2）肺滑：呼吸过程中胸膜脏层与壁层

的相对水平运动称为肺滑，这种动态现象在B超上表现为一条闪烁的线。滑动是间接的迹象，表明脏层胸膜附着在壁胸膜上，两层胸膜间无气体。肺滑征象在排除气胸上，敏感性为95.3%，特异性为91.1%。

（3）A线：是胸膜线下的水平混响伪像，位于胸膜线下方，呈一系列水平的、与胸膜线平行的线性高回声，彼此距离相等，该距离等于皮肤到胸膜线间的距离，不随呼吸而滑动，随着深度的增加，回声强度逐渐减小（图3-2-22）。

（4）彗星尾伪像：它是混响回声形成的，源于肺表面的不规则；它显示为垂直回声，源于胸膜线，向后延伸进入肺组织很浅层，回声低于胸膜线回声（图3-2-22）。

A线和肺滑动同时存在，代表该区肺泡腔中空气含量正常或过量，且无气胸。

正常肺超声表现（图3-2-22）：胸膜线呈高回声、光滑、清晰、规则，宽度不超过0.5mm，有肺滑征象，胸膜线下肺区呈均匀低回声，A线存在，呈一系列水平的与胸膜线平行的、彼此距离相等的高回声线，可见彗星尾伪像。

3.病理肺超声征象

（1）B线：B线是一种源于胸膜线的垂直混响伪像，发自胸膜线，呈高回声（与胸膜线等回声），边界清晰（激光束样）；延展至屏幕下边缘（很长）且回声强度无衰减；它使A线消失；与肺滑同步移动（图3-2-23、图3-2-24）。

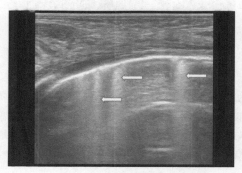

图3-2-23　间质综合征超声声像图
多条病理性B线稀疏排列（白箭）

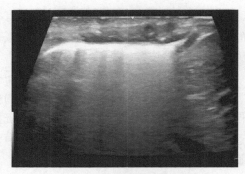

图3-2-24　肺泡间质综合征超声声像图
多条病理性B线呈紧凑、合并状

当脏层胸膜下的肺间质和（或）肺泡内积液（渗出液、漏出液、出血等）或慢性肺部疾病致肺间隔瘢痕时，该区域肺泡腔内的空气含量降低，肺密度增加，肺与周围组织的声阻抗差降低，超声束可部分到达更深区域并反复反射。这种现象产生了一些被称为B线的垂直混响伪像。

B线是一种非特异性超声征象，B线的分布和胸膜线的特征对提高肺超声的特异性至关重要。心源性肺水肿所致的B线通常是双侧的，开始出现于侧下方肺部（仰卧位），对称扩散或恢复，胸膜线规则、无增厚及回声增强，并且很少观察到胸膜下实变等；RDS为密集B线，呈"白肺"超声征象，胸膜线粗大，不规则，胸膜下有小的实变；急性肺损伤与心源性肺水肿不同，表现为不均质性和不规则性，有许多胸膜下实变、胸膜线不连续及回声增强、病理性B线区与正常肺区交替等。肺纤维化引起的B线从后肺开始，常伴有胸膜线不规则和胸膜下小实变。

B线数量随着肺泡腔含气量的减少、肺密度的增加而增加。当脏层胸膜下肺泡腔含气量进一步降低时，如脏层胸膜下肺实变时，肺表面的声窗完全打开，此时可直接将该肺实变区视为实性实质，如肝脏或脾脏。肺实变可能是感染过程、肺栓塞引起的梗死、原位癌症和转移癌、压迫性或阻塞性肺不张或胸部创伤中的挫伤所致，其他的超声征象可能有助于确定实变的病因，如实变深部边缘的形态支气管充气 / 充液体征的存在或实变内的血管形态等。

1 个肋间隙内出现 3 条及以上 B 线才有病理意义。多条病理性 B 线称为间质 / 肺泡间质综合征（图 3-2-23、图 3-2-24）。病理性 B 线可出现在广泛肺区（双侧胸部 2 个以上肺区域），如急性呼吸窘迫综合征、间质性肺炎和肺水肿所致；可能出现在局部肺区（单侧肺的 1 个肺区或 2 个肺区），如肺炎、肺挫裂伤的大部分病例以及肺水肿的罕见病例所致，这取决于潜在的病理过程。

胎儿肺富含液体，足月儿在生后最初的 48h 内肺部可见少量 B 线，早产儿可能时间更长。正常婴儿肺下叶的后基底段不完全扩张，也可见 B 线。在 27% 的健康者肺下叶侧基底部也可观察 3 条及以下 B 线。

（2）双肺点：是上、下肺野回声差异的分界点，下肺野有致密的 B 线，上肺野 B 线不紧凑，上、下肺野之间的边界很明显。常见于轻度的新生儿暂时性呼吸急促、呼吸窘迫综合征和肺炎的恢复期。双肺点在诊断急性暂时性呼吸急促的敏感性为 45.6%，特异性为 95.8%。

（3）白肺：所有肺野均表现为一致的 B 线，这些 B 线致密、弥漫且对称分布在两个肺部，没有正常肺区，是弥漫性间质、肺泡积液所致，是严重肺泡 - 间质水肿的肺超声表现。

（4）肺实变（图 3-2-25）：起源于使肺泡没有空气或充满液体的任何过程。最常见的原因是肺炎、肺不张和严重肺水肿，也可见于急性呼吸窘迫综合征（肺泡萎陷）。超声表现：小面积实变呈低回声实性区，大面积实变呈"肝样化"回声（与肝实质回声相似），是肺超声重要的征象之一。

肺炎的肺实变边界不清，实变深部边缘形态不规则，呈"碎片"状，病灶周围被 B 线包绕。实变区，特别是较大的实变区见支气管充气征 / 充液征，呈分支状走行，部分可见动态支气管充气征，胸膜线不规则、粗

糙、呈低回声或不可见，大部分肺滑动减小或消失，少数病灶区可见胸腔积液。超声诊断儿童肺炎的敏感性和特异性分别为 96% 和 93%。

肺不张的肺实变边界清晰，胸膜线回声低或不可见，大多数无肺滑，大的肺不张可见肺搏动。可见静态支气管充气征 / 充液征，呈密集、平行走行。超声诊断肺不张的敏感性为 100%。

（5）支气管充气征 / 充液征（图 3-2-25）：肺实变区内见点状或线状高回声，代表实变区小气道中的空气滞留，为支气管充气征；肺实变区内见无回声管状结构，有高回声壁，无彩色多普勒信号，为支气管充液征。两者主要见于肺炎、肺不张的实变区，但走行不同（见上述）。

（6）动态支气管充气征：吸气时，支气管充气征进行内部动态离心移动达 1mm；表明小气道通畅，可排除肺不张。动态支气管充气征在鉴别肺炎与肺不张中的特异性为 94%，敏感性为 61%。

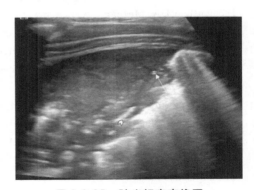

图 3-2-25　肺炎超声声像图

胸膜线下肺大面积实变，呈"肝样化"回声，边界不清，形态不规则，呈"碎片"状，病灶周围被 B 线包绕。实变区内见点状及管状支气管充气征（白箭头），支气管充液征（白箭），分支状走行，胸膜线不可见

（7）肺滑消失：当气胸时，空气分离两个胸膜层，壁层胸膜仍可在超声声像图上显示为高回声线的"胸膜线"，但肺超声检测不到呼吸过程中胸膜脏层相对于壁层的运动，

即"胸膜线"不随呼吸而运动，称肺滑消失。肺滑消失不仅见于气胸，也见于因病变区肺部不随呼吸而运动的疾病，如巨大肺不张、肺挫伤、ARDS、胸膜粘连等。

（8）肺点：是气胸的特异性超声征象，实时动态超声下表现为：随着吸气和呼气运动，正常肺超声影像（有肺滑及 A 线）与异常肺超声影像（肺滑消失，A 线存在）交替显示的分界点。肺点可准确定位气胸的边界，确诊气胸的特异性为 100%。

（9）肺搏动：严重肺实变（如肺不张）时，实时动态超声下，病变处肺滑消失，胸膜线下实变的肺组织随着心脏的搏动而搏动，称为肺搏动。这个征象对于鉴别气胸与肺滑消失的其他疾病（如大面积肺实变）很有价值。由于气胸所致的胸膜内含空气层，此空气层不允许水平和垂直运动向壁层胸膜传递，因此气胸也不存在肺搏动，即肺搏动可排除气胸。

（王峥嵘）

主要参考文献

[1] Lichtenstein DA, Mezière GA, Lagoueyte JF, et al. A-Lines and B-Lines: Lung Ultrasound as a Bedside Tool for Predicting Pulmonary Artery Occlusion Pressure in the Critically ill[J]. Chest, 2009, 136(4): 1014-1020.

[2] Rea G, Sperandeo M, Di Serafino M, et al. Neonatal and pediatric thoracic ultrasonography. J Ultrasound. 2019, 18. Lichtenstein DA. BLUE-Protocol and FALLS-Protocol: Two Applications of Lung Ultrasound in the Critically Ill[J]. Chest, 2015, 147(6): 1659-1670.

[3] Lobo V, Weingrow D, Perera P, et al. Thoraci-cultrasonography[J].Crit Care Clin, 2014, 30(1): 93-117.

[4] Copetti R, Cattarossi L, Macagno F, et al. Lung ultrasound in respiratory distress syndrome: a useful tool for early diagnosis[J].Neonatology, 2008, 1: 52-59.

[5] Lichtenstein D, Mezière G, Seitz J. The dynamic air bronchogram. A lung ultrasound sign of alveolar consolidation ruling out atelectasis[J]. Chest, 2009, 135(6): 1421-1425.

[6] Biagi C, Pierantoni L, Baldazzi M, et al. Lung ultrasound for the diagnosis of pneumonia in children with acute bronchiolitis[J].BMC Pulm Med, 2018, 18(1): 191.

[7] Copetti R, Cattarossi L. Ultrasound diagnosis of pneumonia in children [J]. Radiol Med, 2008, 113(2): 190-198.

[8] Kurepa D, Zaghloul N, Watkins L, et al. Neonatal lung ultrasound exam guidelines[J].J Perinatol, 2018, 38(1): 11-22.

[9] Pereda MA, Chavez MA, Hooper-Miele CC, et al. Lung ultrasound for the diagnosis of pneumonia in children: a meta-analysis[J]. Pediatrics, 2015, 135(4): 714-722.

[10] Volpicelli G. Sonographic diagnosis of pneumothorax[J].Intensive Care Med, 2011, 37(2): 224-232.

[11] Gargani L, Volpicelli G. How I do it: lung ultrasound [J]. Cardiovasc Ultrasound, 2014, 12: 25.

[12] Liu J, Cao HY, Wang HW, et al. The role of lung ultrasound in diagnosis of respiratory distress syndrome in newborn infants[J]. Iran J Pediatr, 2014, 24: 147-154.

四、支气管镜检查

（一）检查概述

1. 概述　支气管镜的诊疗技术从 20 世纪 80 年代的单纯气管镜检查发展到可以进行支气管镜黏膜和肺活检、钳取异物、支气管肺泡灌洗等的支气管镜术。近 20 年来，随着各方面科学技术的进展，热消融（激光、氩气刀、高频电刀）、冷冻治疗术、支架、TBNA 等介入技术的引入而进入了介入肺脏病学时代。

20 世纪 70 年代末，美国学者 R.E.Wood 结合儿科特点研制了插入部直径 3.5mm、具有 1.2mm 活检孔道的纤维气管镜，使支气管镜术在儿科的应用成为可能，给儿科呼吸系统内镜工作带来了革命性的发展，成为儿科支气管镜术发展的里程碑。20 世纪 80 年代末又发展了电子支气管镜。目前支气管镜已成为诊断和治疗气管及肺部疾病的有力工具。从检查记录到手术和非手术治疗，支气管镜术的功能与用途随着科学的进步不断地扩展。随着支气管镜诊疗技术的迅猛发展，新的呼吸内镜介入技术在儿科呼吸系统感染、变态反应、间质性肺疾病、先天性发育异常、气道疾病等的诊疗方面均起到了重要作用。

2. 支气管镜分类和型号的选择　儿科常用支气管镜有纤维支气管镜、电子支气管镜、结合型支气管镜。目前还有新型的可抛弃型支气管镜、超声支气管镜（EBUS）、荧光支气管镜、窄波光成像支气管镜（NBI）、电磁导航支气管镜（ENB）、荧光共聚焦显微镜（FCFM）。

小儿出生时气管内径 4.0～5.0mm，并随年龄增长。不同年龄选用合适型号的支气管镜是成功、安全地进行检查的前提。直径＜3.0mm 的支气管镜可用于各年龄组，直径 4.0～4.9mm 的支气管镜适用于 1 岁以上各年龄组。1.2mm 的工作孔道可进行吸引、给氧、灌洗、活检、刷检、球囊扩张和激光等诊疗。2.0mm 的工作孔道还可以进行电凝、冷冻、球扩金属支架置入、TBNA 和 TBLB 等各种操作。

3. 支气管镜术前评估　签署知情同意书；支气管镜术前检查；术前禁饮食、水；支气管镜术常规药物与急救物品准备；介入设备和电脑工作站；腕带标识、开通至少一条有效静脉通路。

4. 特殊管理　心脏超声检查可评估心功能。惊厥、癫痫发作需要药物控制后再行支气管镜诊疗。支气管哮喘发作及有喘息高危因素的患儿支气管镜术前常规雾化吸入糖皮质激素（如布地奈德混悬液 2ml/ 次，q8h～q6h）和支气管舒张剂，病情严重者加用静脉糖皮质激素和支气管舒张剂，待病情稳定后再行支气管镜检查。气管支气管结核患儿如需要支气管镜下介入治疗时，非紧急情况下应在全身抗结核化学药物治疗至少 2 周基础上再行介入手术，以免感染播散。＞

4～5 岁的患儿，给予心理护理，消除其紧张和焦虑情绪，更好配合手术。

5. 支气管镜术的麻醉　麻醉方式的选择取决于患儿的病情特点、手术性质和要求、麻醉方法本身的特点等。常用的麻醉方式如下。

（1）局部表面麻醉："边麻边进"的方法：术前用 2% 利多卡因雾化吸入，支气管镜插入到鼻腔、声门前、喉部、气管、左右主支气管分别喷洒 1%～2% 利多卡因 1～2ml（6 月龄以下婴儿给 1% 利多卡因），必要时局部可重复给药，总量≤ 7mg/kg。

（2）局部表面麻醉复合清醒镇静：在局部表面麻醉基础上，咪达唑仑 0.1～0.3mg/kg，总量≤ 10mg，术前 5～10min 给药，2min 起效。

（3）全身麻醉：根据通气方式的不同分为静脉复合全麻、气管插管全麻、喉罩通气全麻和高频通气全麻。一般由麻醉医师执行，合理选择镇静药、镇痛药，必要时使用肌松药，以达到适当的麻醉深度，使患儿能够平稳地耐受手术并保持生命体征的稳定。

6. 支气管镜术的监测　术中常规监测项目包括：心电图、呼吸、无创血压和脉搏血氧饱和度、有条件者可监测呼气末二氧化碳。理想的血氧饱和度应达到 95% 以上，如出现血氧饱和度＜ 90%、心率减慢、心律失常等情况，应暂停操作，对症治疗，视患儿恢复情况决定是否继续。支气管镜操作结束后，继续心电监护直至患儿意识完全恢复。必要时给予吸氧、雾化吸入等治疗，密切观察患儿，预防术后并发症。

7. 支气管镜术的操作　术前医师、护士和麻醉医师共同核对患儿身份。患儿多采取仰卧位，肩部略垫高，头部摆正。支气管镜多经鼻孔轻柔送入，注意观察鼻腔、咽部有无异常(经口腔进入者观察口腔、舌)、扁桃体、会厌及声门时，观察会厌有无塌陷、声带运动是否良好及对称；进入气管后观察气管位置、形态、黏膜色泽、软骨环的清晰度、隆突的位置等。观察两侧主支气管和自上而下依次检查各叶、段支气管。一般先查健侧再查患侧，发现病变可吸引留取分泌物、毛刷涂片、钳夹活检及留取灌洗液。病灶不明确时先查右侧后查左侧。检查过程中注意观察各叶、段支气管黏膜外观，有无充血、水肿、坏死及溃疡；有无出血及分泌物；管腔及开口是否通畅、有无变形；是否有狭窄、异物及新生物等。检查时尽量保持视野位于气管、支气管腔中央，避免触碰管壁，刺激管壁引起咳嗽、支气管痉挛及损伤黏膜。

8. 支气管镜术并发症 发热、出血、喉头水肿和痉挛、支气管痉挛、气胸及纵隔气肿、发绀或缺氧、麻醉药物过敏、窒息、医源性气道损伤（气管支气管穿孔、气道撕裂、气道烧伤等）、其他（心跳呼吸骤停、负压性肺水肿、低血糖、惊厥等）。一旦出现并发症，需认真分析原因，启动相应急救预案。

9. 支气管镜术术后管理 做好沟通与交接；监测生命体征及防治并发症；术后禁饮食 2～3h。

（二）临床意义

支气管镜术是安全可靠、有效的疾病诊疗手段。在我国儿科已安全地开展了大量支气管镜手术，对呼吸系统重症和疑难病症的诊断与治疗工作起到巨大的作用。

目前在防污染采样毛刷、经气管镜肺活检术、TBNA、内科胸腔镜方面也进行了大量探索性临床应用研究。内科胸腔镜、硬质支气管镜进一步充实了"儿科介入肺脏病学"。适用于儿童的气道支架置入术、球囊扩张术、激光、冷冻技术；肺内局部用药的基础研究等也在进行中。新介入技术的应用无论在儿科呼吸系统感染、变态反应、间质性肺疾病等的诊断治疗，还是在气道肿瘤、结核、外伤以及先天发育不良造成的气道狭窄的诊断治疗方面都起到重要作用。

（三）适应证、禁忌证

1. 适应证

（1）喉鸣。

（2）反复或持续性喘息。

（3）局限性喘鸣。

（4）不明原因的慢性咳嗽。

（5）咯血。

（6）可疑异物吸入。

（7）撤离呼吸机困难。

（8）反复呼吸道感染。

（9）胸部影像学异常：①气管、支气管肺发育不良和（或）畸形；②肺不张；③肺气肿；④肺部团块状病变；⑤肺部弥漫性疾病；⑥纵隔气肿；⑦气道、纵隔占位；⑧血管、淋巴管、食管发育异常；⑨胸膜腔病变需鉴别诊断者。

（10）肺部感染性疾病的病原学诊断及治疗。

（11）胸部外伤、怀疑有气管支气管裂伤或断裂者。

（12）需经支气管镜行各种介入治疗者。

（13）心胸外科围术期患儿的气道评估和管理。

（14）引导气管插管、胃管置入。

（15）其他：如不明原因的生长发育迟缓、睡眠障碍等需鉴别诊断者。

2. 禁忌证 儿科支气管镜术没有绝对禁忌证，禁忌与否很大程度上取决于术者的技术水平和必要的设备条件。其相对禁忌证为：

（1）严重心肺功能减退者。

（2）严重心律失常：心房、心室颤动及扑动，Ⅲ度及以上房室传导阻滞者。

（3）高热患者：持续高热而又亟需行支气管镜术者，可将其体温降至 38.5℃ 以下再行手术，以防高热惊厥。

（4）活动性大咯血者；有大咯血倾向者，如凝血功能严重障碍、严重的肺动脉高压等。

（5）严重营养不良、身体状况明显衰弱者。

（四）常用诊断、治疗技术评估

1. 支气管镜下诊断技术

（1）支气管镜下形态学诊断

支气管镜下形态学分类：

●气管、支气管壁的异常：黏膜改变（充血、水肿、粗糙不平、肥厚、萎缩、环形皱褶、纵形皱襞、溃疡、坏死脱落、瘢痕、结节）、肉芽、肿瘤、瘘管、憩室、血管扩张或伴迂曲、黏液腺孔扩大、色素沉着、钙化物质、支气管残端、气管支气管膜部增宽、完全性气管环、囊性变等。

●气管、支气管管腔异常：阻塞、狭窄、扩张、闭锁、气管和支气管异常分支。

●气管支气管管腔异常物质：①分泌物：浆液性、黏液性、脓性及血性、牛奶样；②出血：鲜血或陈旧性血凝块；③异物：分为外源性和内源性；④干酪样物。

●动力学改变：①声带麻痹：双侧或单侧；②隆突波动消失；③气管舒缩运动障碍：如完全性气管软骨环、气管软化、气管骨化症等；④支气管痉挛。

●软化：气管、支气管在呼气相时管腔内陷，管腔直径缩窄不足 1/2 为轻度，1/2～3/4 为中度，3/4 以上管腔缩窄近闭合为重度。可原发或继发于血管、心脏、肿物等的压迫。

（2）支气管镜相关诊断技术

防污染毛刷诊断方法：支气管镜进入气管、支气管及肺段后刷检涂片、染色及培养，主要用于细胞学及病原学检测。

活检诊断方法：

●细胞学、组织活检：①毛刷活检；②活检钳活检：黏膜活检及肺组织活检（TBLB），可以借助电子导航、电磁导航、环形超声、EBUS 等技术提高活检阳性率；③经支气管针吸活检术（TBNA）、经支气管超声引导针吸活检术（EBUS-TBNA）：取气管、支气管周围淋巴结，提高诊断的阳性率；④支气管镜下冷冻活检：分冷冻黏膜活检和冷冻肺活检。

●支气管肺泡灌洗（BAL）活检：根据目的不同，分为诊断性灌洗和治疗性灌洗。①诊断性灌洗的操作方法：弥散性病变多选用右中叶和左舌叶，局灶性病变在病灶处留取灌洗液。液体为 37℃生理盐水 1ml/（kg·次），≤20ml/次，总量≤5～10ml/kg，反复 3～4 次，首次灌洗液多用于病原学检查，第 2～3 次灌洗液作为细胞学等其他检查，吸引器压力 100mmHg，回收率通常应≥40%。②支气管肺泡灌洗液（bronchoalveolar lavage fluid，BALF）的细胞成分正常值（比值）：淋巴细胞<15%，粒细胞<3%，嗜酸性粒细胞<0.5%，巨噬细胞 80%～95%。

●现场快速细胞学评价（rapid on-site cytological evaluation，ROSE）技术：在呼吸系统疾病的诊治中，ROSE 是一种伴随于诊断性介入操作的极速细胞学判读技术，可判读细胞形态、分类、计数、构成比、排列、相互关系、背景及外来物分析。可协助呼吸系统感染性疾病和肿瘤性疾病的快速现场初步诊断。

2. 支气管镜下治疗技术　支气管镜下各种介入技术可以综合应用。

（1）支气管肺泡灌洗术：是通过支气管镜孔道向支气管肺段内注入生理盐水或药物，并随即抽吸清除呼吸道和（或）肺泡中滞留的物质，用以缓解气道阻塞、改善呼吸功能、控制感染的治疗方法。分为全肺灌洗和支气管肺段灌洗术。支气管肺段灌洗术主要用于肺部感染性疾病、肺不张、支气管扩张症、迁延性细菌性支气管炎、过敏性肺泡炎、少量咯血或痰中带血等的治疗。全肺灌洗术主要用于肺泡蛋白沉着症的治疗。

（2）局部注药、给药术：分为喷洒及注射药物。用于止血、稀释分泌物、抗感染等。

（3）毛刷刷取术：刷除分泌物、拖拽内生性异物等以畅通气道。

（4）钳取术（活检钳）：钳除气道管腔内外源性异物、增生组织及坏死物等。

（5）钳取术（网篮型异物钳）：多用于难于以活检钳钳取的异物取出。

（6）球囊扩张术：用于良性气道狭窄的

治疗，协助特殊异物的取出。

（7）消融术

①热消融术：包括激光、氩等离子体凝固术以及电凝、电切等治疗术，主要应用于气道腔内肉芽、肿块、占位、囊肿等增生性病变的消融。电凝、电切术尤其适用于体积较大病变，电圈套器适用于带蒂增生物的切割治疗；氩等离子凝固术对弥漫性、浅表性增生病变更为适用，对浅表性气道出血有优势，激光光纤纤细，可通过1.2mm的工作孔道，可精准治疗喉部、声门及亚段支气管病变。

②冷消融术：包括冻融和冻切技术。冻融术可应用于气道内良恶性肿物、良恶性气道狭窄的治疗，可抑制肉芽增生，临床多与热消融术配合使用；冻切技术可应用于肺活检、清理气道内血栓或支气管塑型物。可用冷冻方式协助冻取异物。

（8）支架植入术：适用于气管、支气管软化及气道软骨薄弱处的支撑；气管支气管狭窄的气道重建；气管-食管瘘的姑息治疗。儿童气道支架种类包含金属裸支架、覆膜支架、硅酮支架等，支架的选择应综合考虑气道病变的部位、类型、患儿病情、内镜中心的设备及操作人员技术能力。

（9）协助困难气管插管、胃管置入术。

（朱春梅）

主要参考文献

[1] 中华医学会结核病学分会，《中华结核和呼吸杂志》编辑委员会. 气管支气管结核诊断和治疗指南（试行）[J]. 中华结核和呼吸杂志，2012，38(8): 581-587.

[2] 中国医师协会儿科医师分会内镜专业委员会，等. 中国儿科可弯曲支气管镜术指南(2018年版)[J]. 中华实用儿科临床杂志，2018, 33(13): 983-989.

[3] 国家卫计委海峡两岸医药卫生交流协会呼吸病学专业委员会，中华医学会结核病学分会呼吸内镜专业委员会. 诊断性介入肺脏病学快速现场评价临床实施指南[J]. 天津医药，2017, 45(4): 441-448.

五、睡眠监测技术

（一）概述

人的一生约有1/3的时间是在睡眠中度过的，良好、充足的睡眠对人们尤其是生长发育期的儿童十分重要。而睡眠障碍不仅会出现日间嗜睡、记忆力减退和注意力不集中等记忆和认知功能受损的相关症状，同时心血管疾病、糖尿病、肥胖和抑郁症等疾病的发病风险亦显著增加。

根据睡眠过程中脑电图表现、眼球运动情况和肌肉张力的变化将睡眠分为两种不同的时相，分别为眼球快速运动（rapid eye movements，REM）睡眠和非眼球快速运动（non-rapid eye movements，NREM）睡眠。而NREM进一步分为浅睡眠的N1和N2期以及深睡眠的N3期。REM睡眠的特点是以交感神经活动占优势，可出现心率增快、血压增高、呼吸快而不规则。REM睡眠对大脑发育和记忆的形成至关重要。另外，REM睡眠缺乏亦会影响NREM睡眠。而NREM睡眠的特征是整个大脑皮质的高压同步慢波电活动，因而又称为慢波睡眠（slow-wave sleep，SWS），以副交感神经活动占优势，因而心率减慢、血压下降、全身肌肉放松，但胃肠蠕动增加，同时生长激素分泌达到高峰，有利于体力恢复和生长发育。整夜睡眠过程中，REM睡眠与NREM睡眠以90～100min的间歇交替出现，该变化周期称为睡眠周期。整夜睡眠4～5个周期性，一个睡眠周期中并不一定含有所有阶段的睡眠，有时甚至在整夜睡眠中REM睡眠可缺如，一般来说，越接近睡眠后期，REM睡眠持续时间越长，在成年人NREM睡眠和REM睡眠均可以直接转为觉醒状态，但是，觉醒状态只能进入NREM睡眠，而不能直接进入REM睡眠。

多导睡眠监测（polysomnogram，PSG）应用多导睡眠仪（polysomnograph）持续同步采集、记录和分析多项睡眠生理参数及病理事件的一项检查技术。采集和记录的参数包括脑电图、眼动电图、肌电图、心电图、口鼻气流、鼾声、呼吸运动、脉氧饱和度、体位等，还可以添加视音频监测、食管压力、食管 pH 值、经皮或呼气末二氧化碳分压等参数。首先根据呼吸图、肌电图、眼动图及脑电图来分析睡眠分期，从而根据睡眠分期结果及呼吸曲线变化协助睡眠障碍的诊断、分型和预后。

PSG 睡眠分期的依据和基本规则：

1. 睡眠分期的依据　多导睡眠监测主要依据脑电图、眼动电图和颏肌电图记录的信息，综合判断清醒期和睡眠各期。

（1）脑电图记录的常见波形：识别脑电记录波形是睡眠分期的重要基础。除了在常规脑电图监测中常见的 α 波、β 波、δ 波等波形外，还有一些特有的脑电波形，是判读相应睡眠期的主要依据或参考，包括 α 节律、低波幅混合频率波、顶尖波、睡眠纺锤波、K 复合波、慢波、锯齿波等。

（2）眼动电图记录的常见波形

● 眨眼：清醒期睁眼状态眨眼时出现的 0.5 ～ 2.0Hz 共轭垂直眼动波。

● 阅读眼动：阅读文字时出现的由慢速眼球运动和随后反向快速眼球运动组成的共轭眼动波。

● 快速眼球运动（REM）：共轭、不规则、波形陡峭的眼动波，初始达峰时间 < 500ms。快速眼球运动是 R 期的特征，也见于清醒状态睁眼扫视周围环境时。

● 慢速眼球运动（SEM）：共轭、相对规则的正弦眼动波，初始达峰时间通常 > 500ms。

（3）颏肌电图记录的常见波形：颏肌电波幅通常清醒期高于睡眠期。进入睡眠期后，颏肌电波幅由 N1 期至 N3 期继续逐渐降低，也可在 N1 期已降至较低水平，R 期降低至整个记录的最低水平。

2. 睡眠分期的基本规则　睡眠分期的基本单位：连续 30s 的 PSG 记录称为一帧

（epoch），帧是睡眠分期的最小单位，每一帧应标记为一个睡眠分期。当一帧中出现 2 个或以上睡眠分期的特征时，应以占主导（比例最大）的睡眠分期作为此帧的标记。

（1）睡眠分期的标记：正常睡眠结构分为 3 个部分，非快速眼球运动睡眠（NREM）期、快速眼球运动睡眠（REM）期和清醒期，其中 NREM 期又分为 N1 期、N2 期和 N3 期。

W 期：脑电图在睁眼时可以为低波幅的混合波形（β 波和 α 波），闭眼时可在枕区记录到 α 节律并且占所在帧的比例应 > 50%。眼动电图在睁眼时可为阅读眼动、快速眼球运动和眨眼，闭眼时可记录到慢速眼球运动。颏肌电图波幅多变，但一般高于睡眠期。

N1 期：脑电图的特征为低波幅混合频率波，并且占所在帧的比例应 > 50%，可以出现顶尖波。眼动电图可以为慢速眼球运动。颏肌电图波幅多变，通常低于清醒期。

N2 期：脑电图的特征波为睡眠纺锤波和 K 复合波。眼动电图记录通常没有明显的眼球活动，有时也可见慢速眼球运动。颏肌电图波幅多变，通常低于清醒期。

N3 期：脑电图中慢波占所在帧的比例应 ≥ 20%。眼动电图记录通常没有眼球活动。颏肌电图波幅多变，通常低于 N2 期，有时会接近 R 期水平。

R 期：脑电图可见低波幅混合频率波，可以出现锯齿波。眼动电图可见快速眼球运动。颏肌肌电图可见张力明显降低，通常为整个记录的最低水平。

（2）呼吸情况

● 鼻气流：利用热敏电阻感知呼入呼出气体的温度变化来确认是否有气流通过。

● 胸部及腹部运动：利用导电物质量化胸腹部的活动变化，区分睡眠呼吸暂停类型。

● 血氧测定：采用无创的方法利用传感器采集整夜的血氧饱和度，了解睡眠过程中的缺氧状况，对相关疾病的诊断和治疗有很大的帮助。

（3）心脏情况：通过心电图了解睡眠过程中心电波形和特征参数的异常变化状况并分析睡眠疾病与这些信号变化的关系。

以上三方面是睡眠相关疾病的主要诊断条件，但部分多生理信号监测设备会针对具体疾病的信号变化而增加其他的监测参数。

（二）临床意义

随着现代医学对睡眠疾病的认识逐渐提高，发现不仅成人受睡眠问题所困扰，部分儿童也存在睡眠障碍。阻塞性睡眠呼吸暂停综合征（obstructive sleep apnea syndrome, OSAS）是指由于上呼吸道部分或完全阻塞，在睡眠过程中口鼻呼吸气流完全停止 10s 以上，由于呼吸暂停引起反复发作的高碳酸血症和夜间低氧，OSAS 的临床相关性在于其与影响心血管、神经认知和系统代谢性疾病的显著相关。儿童 OSAS 发病率为 1% ～ 5%，最常见于 2 ～ 8 岁儿童，儿童 OSAS 临床表现不典型，夜间症状包括打鼾、出汗过多、睡眠不安、张口呼吸、呼吸暂停、喘息、呼吸费力或反常的呼吸以及睡眠时颈部过度伸展，日间症状包括注意力不集中、行为和情绪问题、早晨头痛、白天过度嗜睡（EDS）和发育迟缓。而 OSAS 作为一种严重影响患儿的睡眠呼吸疾病，需要得到我们的高度重视。美国儿科学会建议，临床疑诊 OSAS 的患儿均应进行 PSG 检查以明确诊断和及时治疗。

另外，儿童非呼吸性睡眠障碍包括失眠、非呼吸睡眠障碍所致过度睡眠、昼夜节律失调性睡病、异态睡眠、睡眠相关运动障碍等睡眠障碍性疾病均需要 PSG 来协助诊断以及时治疗。

（三）适应证

1. 睡眠呼吸障碍疾病

（1）睡眠呼吸障碍患儿的诊断，明确睡眠呼吸暂停和低通气事件的类型（阻塞型/中枢型/混合型）及睡眠呼吸障碍的分类（阻塞性/中枢性），评估严重程度以及同其他睡眠疾病的鉴别；明确睡眠相关低通气疾病和睡眠相关低氧性疾病。

（2）评价各种治疗手段对睡眠呼吸障碍治疗效果。

（3）睡眠呼吸障碍患儿接受无创正压通气前压力滴定。

（4）长期接受 PAP 治疗儿童随访，评估治疗效果及随着儿童生长和发育而调节压力参数。

（5）可以协助机械通气治疗患儿调整呼吸机参数。

（6）气管切开术治疗睡眠相关呼吸障碍患儿拔管前评估和拔管后随访。

（7）慢性哮喘、囊性纤维化、肺动脉高压、支气管肺发育不良或胸壁异常一般不需要 PSG 监测，当临床怀疑伴有睡眠相关呼吸障碍时，需行 PSG 检测。

2. 非呼吸性睡眠障碍疾病

（1）PSG 和多次小睡睡眠潜伏期试验（multiple sleep latency test，MSLT）共同诊断和评估发作性睡病（表 3-2-3 和表 3-2-4）。

（2）睡眠行为障碍：异态睡眠、睡眠期癫痫，以评估是否共患睡眠障碍，同时扩展脑电图以鉴别不典型，以及可能对自身或他人伤害的异态睡眠和睡眠相关癫痫。

（3）睡眠运动障碍如不宁腿综合征和周期性肢体运动障碍。

（4）磨牙和遗尿不常规行 PSG 检查，但考虑合并睡眠呼吸障碍可能时需行 PSG 检查。

3. 常用参数诊断评估

（1）睡眠结构参数

● 关灯时间（h：min）：睡眠监测的起始时间，关闭灯光，嘱患者开始睡眠的时间，通常应与患者惯常的入睡时间一致。

● 开灯时间（h：min）：睡眠监测的终止时间，患者已经清醒，表示不再入睡的时间。

● 总记录时间（TRT）（min）：从关灯到开灯的时间，是睡眠记录的全部时长。

表 3-2-3　3～9 岁儿童 PSG 正常参考值

参数	3～6 岁 平均值（标准差）	6～9 岁 平均值（标准差）
总睡眠时间（TST）/min	475（42）	472（43）
N1 期 /%	6.6（4.8）	7.1（5.5）
N2 期 /%	41.6（7.1）	46.1（8.5）
N3 期 /%	28.2（8.8）	24（9.5）
R 期 /%	23.6（4.8）	22.6（5.2）
睡眠效率 /%	90（7）	89.3（7.5）
睡眠潜伏期（SOL）/min	24.1（25.6）	23（25.3）
R 期潜伏期 /min	87.8（41.2）	132（57.7）
唤醒指数（ArI）/（次·小时）	9.0（3.4）	9.5（5.3）
周期性肢体运动指数（PLMI）	1.4（1.4）	0.91（1.2）
唤醒相关的周期性肢体运动次数和指数（PLAMAI）	0.04（0.12）	0.1（0.24）
阻塞性睡眠呼吸暂停指数 /（次·小时）	0.03（0.1）	0.05（0.11）
混合性睡眠呼吸暂停指数 /（次·小时）	0.01（0.05）	0.01（0.06）
中枢性睡眠呼吸暂停指数 /（次·小时）	0.03（0.01）	0.45（0.49）
阻塞性睡眠呼吸暂停低通气指数 /（次·小时）	0.08（0.16）	0.14（0.22）
最低动脉血氧饱和度	92.7（4.5）	92.6（3.6）
氧饱和度下降指数（ODI）> 4%/（次·小时）	0.29（0.35）	0.47（0.96）
平均呼气末二氧化碳分压	40.6（4.6）	40.7（4.5）

表 3-2-4　10～16 岁儿童 PSG 正常参考值

参数	10～13 岁 平均值（标准差）	14～16 岁 平均值（标准差）
N1 期 /%	5.5（3.0）	6.8（4.8）
N2 期 /%	50.1（6.7）	58.2（7.6）
N3 期 /%	26.4（7.0）	17.3（6.7）
R 期 /%	17.8（5.3）	17.8（5.1）
睡眠效率 /%	86	89
睡眠潜伏期（SOL）/min	18.5	15.5
R 期潜伏期 /min	150.3	126.5
唤醒指数（ArI）/（次·小时）	10.4（3.7）	10.1（3.7）
周期性肢体运动指数（PLMI）	0.2	0.1
阻塞性睡眠呼吸暂停指数 /（次·小时）	0	0
中枢性睡眠呼吸暂停指数 /（次·小时）	0.1	0.1
阻塞性睡眠呼吸暂停低通气指数 /（次·小时）	0.1	0.1
最低动脉血氧饱和度 /%	93.2	93.5
平均呼气末二氧化碳分压	49.5	49.3

- 睡眠潜伏期（SL）（min）：从关灯到出现第一帧睡眠期的时间。
- 总睡眠时间（TST）（min）：关灯至开灯时间内实际睡眠时间总和，即各睡眠期（N1 期，N2 期，N3 期，R 期）时间的总和。
- 入睡后清醒时间（WASO）（min）：第一帧睡眠期到记录结束之间所有的清醒时间的总和。
- R 期潜伏期（min）：从第一帧睡眠到出现第一帧 R 期的时间。
- 睡眠效率（SE）（%）：总睡眠时间 / 总记录时间 ×100%。
- 清醒期时间（W）（min）：记录中全部清醒期时间，包括入睡潜伏期及入睡后清醒时间。
- 各睡眠期时间（min）：各睡眠期（N1 期，N2 期，N3 期，R 期）分别进行累计的时间。
- 各睡眠期比例（%）：各睡眠期（N1 期，N2 期，N3 期，R 期）分别累计的时间占总睡眠时间的百分比。
- 唤醒次数（次）：睡眠中出现的唤醒总次数。
- 唤醒指数（ArI）（次 / 小时）：单位睡眠时间中的唤醒次数，即唤醒次数 / 总睡眠时间。
- 脑电图记录：描述基础脑电波，是否存在异常脑电活动等。若监测中发现异常脑电活动，应描述所在睡眠期、是否观察到异常发作症状、持续时间以及是否伴有心律、呼吸等自主神经功能变化等。

（2）呼吸相关事件参数

- 睡眠呼吸事件次数（次）：睡眠中呼吸暂停、低通气和呼吸努力相关性唤醒（RERA）次数的总和。
- 睡眠呼吸暂停低通气次数（次）：睡眠中呼吸暂停次数及低通气次数的总和。
- 睡眠呼吸暂停次数（次）：睡眠中呼吸暂停次数的总和，需要进一步分为阻塞型、中枢型和混合型呼吸暂停。
- 低通气次数（次）：睡眠中低通气的总次数。

- 睡眠呼吸事件指数（次 / 小时）：单位睡眠时间中呼吸事件的次数，即呼吸暂停、低通气和 RERA 次数 / 总睡眠时间。
- 平均氧饱和度和最低氧饱和度。

（3）心脏相关事件参数：清醒期、睡眠期心率变化情况（最快心率、最慢心率、平均心率），是否存在心律失常事件等。如果存在心动过速应描述事件中最快心率，心动过缓应描述事件中最慢心率，心脏停搏应描述最长停搏时间，心房纤颤应描述平均心率。

（4）肢体运动异常事件：①睡眠中周期性肢体运动的次数和指数；②唤醒相关的周期性肢体运动次数和指数。

（5）趋势图：采用结构图形式显示监测的不同时段的睡眠分期、唤醒、呼吸事件、脉搏氧饱和度及肢体运动事件等。

（6）值班技师和分析技师对检查过程的描述：包括检查过程中患者的配合情况，夜间观察到患者的异常活动和相关干预，检查环境和检查设备状况的变化，多导睡眠图质量，一些特殊多导睡眠图表现等。

诊断小结：描述总体睡眠情况（睡眠时间、睡眠结构），睡眠呼吸事件和严重程度，睡眠期存在的异常行为、肢体运动事件等。

（张　皓　吴巾红）

主要参考文献

[1] Somers VK, White DP, Amin R, et al. Sleep apnea and cardiovascular disease: an American Heart Association/American College of Cardiology Foundation Scientific Statement from the American Heart Association Council for High Blood Pressure Research Professional Education Committee, Council on Clinical Cardiology, Stroke Council, and Council on Cardiovascular Nursing[J]. J Am Coll Cardiol, 2008, 52(8): 686-717.

[2] Ramtekkar U, Ivanenko A. Sleep in Children With Psychiatric Disorders[J]. Semin Pediatr Neurol, 2015, 22(2): 148-155.

[3] Feriante J, Araujo JF. Physiology, REM Sleep[M]. Treasure Island(FL): StatPearls Publishing, 2019-2018 Oct 27.

[4] Peever J, Fuller PM. The Biology of REM Sleep[J]. Curr Biol, 2017, 27(22): R1237-R1248.

[5] Léger D, Debellemaniere E, Rabat A, et al. Slow-wave sleep: From the cell to the clinic[J]. Sleep Med Rev, 2018, 41: 113-132.

[6] American Thoracic Society. Standards and indications for cardiopulmonary sleep studies in children[J]. Am J Respir Crit Care Med, 1996, 153(2): 866-878.

[7] Tan HL, Gozal D, Kheirandish-Gozal L. Obstructive sleep apnea in children: a critical update[J]. Nat Sci Sleep, 2013, 5: 109-123.

[8] Aurora RN, Lamm CI, Zak RS, et al. Practice parameters for the non-respiratory indications for polysomnography and multiple sleep latency testing for children[J]. Sleep, 2012, 35(11): 1467-1473.

[9] 中国医师协会神经内科医师分会睡眠障碍专业委员会, 中国睡眠研究会睡眠障碍专业委员会, 中华医学会神经病学分会睡眠障碍学组. 中国成人多导睡眠监测技术操作规范及临床应用专家共识 [J]. 中华医学杂志 , 2018, 98(47).3825-3831

[10] Berry RB, Budhiraja R, Gottlieb DJ, et al. Rules for scoring respiratory events in sleep: update of the 2007 AASM Manual for the Scoring of Sleep and Associated Events. Deliberations of the Sleep Apnea Definitions Task Force of the American Academy of Sleep Medicine[J]. J Clin Sleep Med, 2012, 8(5): 597-619.

第三节　其他检查方法

呼吸系统疾病的诊断和病情评估，仅依靠实验室及肺功能检查还是不够的，如呼吸系统活检组织超微结构的观察需要电子显微镜，胃食管反流性疾病所致的呼吸道症状鉴别诊断需要依赖 24h 食管 pH 值监测，鼻咽部疾病需要借助糖精试验来初步判断纤毛功能，慢性呼吸系统疾病治疗前需要营养评估，以了解有无营养风险或是否需要营养干预。

一、电镜检查

（一）检查概述

电子显微镜技术是临床上进行检查检验的重要手段，常用电子显微镜主要包括透射电子显微镜（transmission electron microscopy，TEM）、扫描电子显微镜（scanning electron microscopy，SEM）和免疫电子显微镜（immunoelectron microscopy，IEM）。透射式电镜来观察超薄切片(二维空间)结构，扫描电镜主要是通过二次电子来显示物质表面立体结构（三维空间）。免疫电镜方法是免疫化学技术与电镜技术的有机结合，进行超微结构水平研究和观察抗原、抗体结合定位的一种方法学，其特异性强，在病原学检测上有较多应用，比如可以观察到标本中的病毒形态，特别是当少量标本需要快速诊断时，电镜技术被认为是最准确、可靠、快速的方法。

（二）临床意义

有助于了解呼吸道病理标本的超微结构，确定呼吸道感染的病原学，以明确诊断。

（三）适应证

感染性疾病呼吸道病原学检测（呼吸道分泌物、支气管肺泡灌洗液、支气管镜下黏膜刷片、使用后气管插管及气管支气管支架表面等），区分病原学种类；各种呼吸系统疾病获取的各种呼吸道病理标本，了解细胞及组织的超微结构；从超微结构水平观察抗原、抗体结合定位。

儿童呼吸系统疾病中，电镜检查最重要的适应证是纤毛运动障碍性疾病。原发性纤毛运动障碍（primary ciliary dyskinesia，PCD）是一种罕见的、高度异质性的常染色体隐性遗传疾病。因编码纤毛成分的基因发生突变，导致纤毛运动障碍，进一步引起人体内与纤毛有关的组织或器官发生功能障碍。电镜是检测纤毛结构及运动的最佳手段，通过支气管镜检查，制备呼吸道黏膜刷片获取黏膜上皮细胞，透射电子显微镜(transmission electron microscopy, TEM) 是观察纤毛超微结构，但 TEM 对部分 PCD 的诊断特异性较差；通过高速视频显微成像分析（high-speed video microscopy analysis, HVMA），在高速显微摄影设备下观察纤毛摆动频率和幅度。约 30% 的 PCD 患者 TEM 正常但 HVMA 检测异常，也就是说，纤毛结构正常，但纤毛摆动频率和幅度异常。结合免疫荧光分析（immunofluorescence, IF）、鼻腔一氧化氮（nasal nitric oxide, nNO）浓度检测及基因检测等以确诊。

二、24h 食管 pH 值监测

（一）检查概述

24h 食管 pH 监测是用于反流性食管炎的诊断和鉴别诊断的方法，是胃食管反流性疾病（gastro esophageal reflux disease, GERD）最好的检查方法和金标准之一。24h 食管 pH 监测是动态、定量检测食管内酸碱度的一种方法。该检测持续 24h，故称为 24h 食管 pH 监测。其原理是将对腔内氢离子敏感的 pH 电极置于食管腔内，使离子的变化转变为电流的变化，实时动态检测食管内 pH 值并将信息储存在随身携带的记录仪内，最后由计算机进行分析。该方法操作简便，分析快捷，缺点是无法监测非酸反流及反流物的性状。

（二）临床意义

区分生理性和病理性酸反流，明确胃食管反流与慢性肺部疾病和咽部疾病的关系；评价抗反流药物治疗及抗反流手术者的疗效；反流与体位、进餐、咳嗽等症状的相关性。

（三）适应证

不明原因呕吐，反流性食管炎，Barrett 食管，生长发育停滞与不明原因贫血，与 GERD 有关呼吸系统疾病，如慢性咳嗽、哮喘、肺部感染、窒息、呼吸暂停等，严重中枢神经系统异常（脑瘫、智力低下）等。

（四）检查方法

1. 检查前注意事项

（1）检查前禁食 12h，禁水 6h，停用促动力药、H_2 受体阻断剂 72h 以上，停用质子泵抑制剂 7d，监测抑酸药物疗效时须按医嘱服药。

（2）嘱患者保持正常的活动和睡眠。

（3）按时就餐，禁食酸性食物及碳酸、酒精饮料。

2. 检查步骤

（1）经鼻腔插入导管。

（2）将外置参考电极涂上耦合剂，并贴至患者胸部皮肤。

（3）经鼻腔插入 pH 电极，置于下食管括约肌上 2～3cm 处，电极的定位主要有 pH 梯度法、测压法等，前者简便，先将导管插至胃内，向外牵拉 pH 电极，电极从胃内进入食管时，可见明显的 pH 梯度，再向外牵拉 5cm，即可定位，存在一过性胃食管酸反流或胃食管 pH 梯度不明显者准确性较差；测压法可直接测得下食管括约肌高压区，定位最准确。

（4）固定 pH 导管，连接盒式 pH 记录仪。

（5）记录开始时间，指导患者正确填写检查日记，若有胃灼热、胸痛、变换体位或进餐等，按记事键，告知患者终止检测的时间。

（6）计算机进行数据处理，分析 24h 食管 pH 的变化情况。

（五）常用参数诊断评估

食管内正常 pH 为 5.5～7.0。pH < 4 视为酸暴露，记录参数包括：

1. 总酸暴露的时间，即 24h 总的、立位和卧位 pH < 4 的总时间百分率。

2. 酸暴露的频率，即 pH < 4 的次数。

3. 酸暴露的持续时间，即反流持续时间 ≥ 5min 的次数和最长反流持续时间，测量反流期间的长度是 pH < 4 的时间到 pH 恢复

至 4 的时间。

4. 结合患者症状及体位情况计算 DeMeester 评分，用于区分生理与病理性酸反流，＞ 14.72 视为病理性酸反流。

三、咽喉反流检测

（一）检查概述

咽喉反流是胃食管反流病的食管外表现，是指胃内容物异常反流进入上呼吸道而引起的黏膜损伤，临床表现为发音困难、声音嘶哑、频繁清嗓、刺激性咳嗽等症状。咽喉反流性疾病（laryngopharyngeal reflux disease，LPRD）在临床上非常常见，占到在耳鼻喉科门诊就诊患者中的 10%，声嘶患者的 50%。由于对该疾病缺乏认识，不能针对病因治疗，治疗效果差，严重降低了患者的生活质量。

咽喉反流发病机制：

1. **直接刺激** 喉咽反流由于胃内容物反流到咽部，刺激损伤咽部黏膜并引起相应的症状。反流的酸性物质直接刺激咽喉黏膜引起损伤并产生不适症状。咽部黏膜缺乏食管的运动廓清能力及唾液中和作用，故较后者对反流刺激更敏感。正常的喉部上皮中具有保护作用的物质在喉咽反流患者中缺失，也削弱黏膜防御机制。

2. **迷走反射** 反流的物质可以刺激远端食管，引起迷走反射，引发的慢性咳嗽和反复清嗓动作对声带黏膜造成损伤，同时引起上食管括约肌的松弛反射，使反流物进入到咽喉部引起损伤。传统的咽喉反流诊断方法包括喉镜检查及咽喉反流症状指数量表（RSI）评估，以及咽喉活检组织或咽喉部唾液中胃蛋白酶检测，对诊断咽喉反流有一定的诊断意义，但缺乏特异性。确诊需依靠检测到咽喉部异常的 pH，目前常用的双通道式 pH 监测及 pH- 阻抗监测，但会造成不适症状，为此人们发明了无线食管 pH 胶囊检测技术，具有耐受性好，不适症状少，准确性、特异性及敏感性较高的特点。咽喉 pH 检测更具优势，具有如下特点：①探头直径仅 0.5mm；②延伸管柔软如发丝；③儿童无任何不适，愿意接受检查；④探头表面可将吸入气中的水分子转变成一层湿化膜，可确保探头不会干燥，pH 检测准确；⑤探头的水滴状设计和特殊材料使得污染不会停留在探头上；⑥探头使用锑合金微量测定。锑对酸碱特别敏感，能检测出 ＜ 0.0001ppi 的酸碱值（用锑测量酸碱度是目前世界上最精确的检测方法）；⑦咽部 pH 探头放置在悬雍垂后面，可在 1 ～ 5mm 微调，直至患者无任何不适即可。

（二）临床意义

明确咽喉反流与咽喉疾病及慢性呼吸系统疾病的关系；反流与体位、进餐、咳嗽等症状的相关性；评价抗反流药物治疗疗效。

（三）适应证

慢性咳嗽，清嗓，反复喘息，反复肺部感染、窒息、呼吸暂停等，严重中枢神经系统异常（脑瘫、智力低下）病情评估等。

（四）常用方法及参数诊断评估

以双通道式 pH 监测为例，pH 监测满足以下条件时即存在一次咽喉反流：

1. pH 值下降至 ＜ 5.0。

2. 咽喉部 pH 值的下降与远端传感器 pH 值同时发生，或在其发生以后立即出现，咽喉部 pH 值的最低值应大于远端食管处的最低值。

3. pH 值的下降不是在进食或吞咽时发生。

4. 近端感受器 pH 值下降是快速的，而不是逐渐的。监测过程中出现超过 3 次反流即诊断咽喉 pH 值异常，或近端食管 pH 值 ＜ 4 的总时间等于或超过 1% 即存在咽喉反流。

四、糖精试验

（一）检查概述

鼻腔黏膜纤毛清除功能是鼻腔最基本的生理防御机制，可以将吸入的颗粒、微生物以及过多的分泌物等通过黏液毯的单向流动运输到口咽部，以维持鼻腔鼻窦的正常生理功能。某些疾病，如腺样体肥大会影响黏液纤毛的运动，致使纤毛清除功能受损。有学者提出肥大的腺样体导致组胺的大量释放，具有一定的致炎性。鼻咽部黏膜的炎症或感染，引起鼻腔黏膜病变，进而导致纤毛清除功能下降。而合并有慢性鼻 - 鼻窦炎的患者清除时间则较单纯腺样体肥大患儿更为延长，可以推测受损的纤毛运动功能是鼻窦炎发生的重要因素。国内外很多学者研究发现慢性鼻窦炎患者鼻腔黏膜结构被破坏，黏膜纤毛方向性丧失，纤毛数量减少、分泌异常、上皮化生，纤毛摆动频率下降，导致鼻腔黏膜的清除及防御功能等生理机制受到影响，致使黏膜纤毛清除速率降低。鼻腔及上呼吸道是抵御吸入性物质的第一道屏障，黏膜纤毛清除率下降可能会导致黏液滞留及黏液等引流障碍、呼吸道炎症易感性增加。对鼻腔黏膜纤毛运动状况的评估主要包括检测纤毛清除时间和清除速率。

糖精试验是国内外临床上应用最广的检测鼻 - 鼻窦黏膜纤毛清除功能的筛查方法。该试验是一种简单、安全、稳定、可靠而且价廉、容易操作、无副作用的检测方法，评估鼻腔黏膜纤毛清除功能，有较好的稳定性和依从性。进行糖精试验以获取鼻腔黏膜纤毛清除时间（mucociliary clearance time，MCT），测量鼻腔的长度后计算出黏膜纤毛清除速率（mucociliary clearance velocity，MCV）。鼻腔的长度，即中切牙至软腭下缘的距离，鼻腔的长度除以清除时间即可计算出纤毛的清除速率。

（二）临床意义

评估正常个体或某些疾病状况下鼻黏膜黏液纤毛传输系统功能，以明确鼻黏膜黏液纤毛传输系统功能正常与否，或是否受到某些疾病状态的影响。

（三）适应证

慢性咳嗽、上气道咳嗽综合征、腺样体肥大、鼻炎、鼻 - 鼻窦炎及需要评估鼻黏膜黏液纤毛传输功能的其他疾病。

（四）检查方法

受检者正坐位，清除鼻腔分泌物，平静呼吸，用膝状镊将一粒直径 1.5mm 的糖精放置在受试者下鼻甲内侧面，距头端 1cm处，记录放置时间。每 30 秒做一次吞咽动作，期间不得饮食和擤鼻涕；受试者口腔感觉有味道时立即做记录。从放入糖精颗粒到受试者口腔感觉到味道所需的时间为糖精受鼻黏膜纤毛摆动从前向后移动的总时间，即为糖精清除时间（saccharin clearance time，SCT）。鼻腔的长度，即中切牙至软腭下缘的距离，鼻腔的长度除以清除时间即可计算出纤毛的清除速率。

（五）常用参数诊断评估

糖精清除时间 < 20min 为正常；糖精清除时间为 20 ~ 40min，需要进一步检查，如免疫功能和黏液检查、黏膜组织活检、电镜检查纤毛结构、纤毛摆动频率及纤毛摆动模式；糖精清除时间 > 40min 为异常，结合相关检查作出诊断。

五、营养评估

（一）检查概述

对于病程长、病情复杂或严重及有营养风险的患儿进行营养评估，了解其营养状况可能对即将采用治疗措施的影响，呼吸系统疾病也不例外。营养评估涉及两个概念，即营养风险及营养不良。营养风险指现存或潜在的营养或代谢状况所导致的疾病或手术后出现不利的临床结局的机会，指与营养因素有关的临床并发症出现的风险，与临床结局密切相关。营养不良指因能量、蛋白质及其他营养素缺乏或过度，导致机体功能乃至临床结局发生不良影响。

（二）临床意义

通过正确的营养评估及时发现营养不良或潜在的营养不良风险，及时给予营养支持治疗，对提高治疗耐受性、促进疾病恢复、降低并发症和死亡率，直接影响临床疗效、疾病预后和病程、住院天数和费用等均具有重要意义。长期罹患呼吸系统疾病，反复发生的咳嗽、咳痰、发热、胸闷和气喘等症状影响患者的进食，药物对胃黏膜的刺激作用使患者食欲下降，胃肠道吸收功能减弱，导致营养不良的发生。营养不良时，体内蛋白质缺乏，机体组织分解肌红蛋白，肌纤维结构的改变可使膈肌萎缩，呼吸肌收缩力下降，导致机体呼吸调节反射减弱，从而加重呼吸系统疾病，影响患者疾病的预后和转归。如支气管哮喘、支气管扩张、迁延性或慢性肺炎等慢性呼吸系统疾病治疗前及治疗中均需要进行营养评估。

（三）适应证

理论上对所有门诊及住院患儿均应该做营养评估，特别是以下四种情况：①有潜在营养风险患儿；②病程长患儿；③病情复杂患儿；④病情危重患儿。

（四）常用评估方法

1. **按体重评估**　小儿的年龄别体重如低于同年龄、同性别参照人群值中的中位数减去 2 个标准差为低体重。

2. **按身高评估**　小儿的年龄别身高如低于同年龄、同性别参考人群值中的中位数减去 2 个标准差为生长迟缓。生长迟缓主要反映慢性营养不良。

3. **按体重和身高评估**　根据小儿身高和体重的双重生长参考值，求出身高别体重值，可反映小儿近期的急性营养不良问题。采用身高别体重指标，可在同等身高的小儿中比较体重的大小，能消除发育水平、遗传和种族因素等造成的身材发育不同影响，更充分地反映小儿现时的营养状况。

4. **按中上臂围和皮脂厚度评估**　是衡量小儿营养状况及肥胖度的良好指标，可直观地表示近期的营养状况。慢性呼吸系统疾病患者，体重、上臂围及血清白蛋白较为敏感。

（五）常用参数诊断评估

以儿童营养不良评估筛查工具 STAMP

为例，STAMP 包括疾病因素、营养摄入情况和生长情况三部分。营养摄入部分进行膳食摄入调查后确定；生长发育评估部分，采用 2 个年龄段的固定标准：即 < 5 岁患儿生长标准参照 2006 年 WHO 0～5 岁儿童生长标准年龄别体重（WAZ）分值确定，$-2 < WAZ < 2$ 时营养风险评分为 0 分，$-3 < WAZ \leqslant -2$ 或 $2 \leqslant WAZ < 3$ 时营养风险评分为 1 分，$WAZ \leqslant -3$ 或 $WAZ \geqslant 3$ 时营养风险评分为 3 分；≥ 5 岁的患儿参照 2007 年 WHO 5～19 岁儿童青少年生长标准年龄别体重指数（BAZ）分值确定，$-2 < BAZ < 2$ 时营养风险评分为 0 分，$-3 < BAZ \leqslant -2$ 或 $2 \leqslant BAZ < 3$ 时营养风险评分为 1 分，$BAZ \leqslant -3$ 或 $BAZ \geqslant 3$ 时营养风险评分为 3 分。STAMP 总评分，以 STAMP 总分 0 分、1 分为无或低发生营养不良风险，2～3 分为中度发生营养不良风险，≥ 4 分为提示有发生营养不良的高风险。

六、产前诊断

（一）产前诊断

产前诊断又称宫内诊断或出生前诊断，是针对出生缺陷高风险的孕妇或疑有染色体疾病的胎儿，采用各种方法诊断胎儿是否患有某种出生缺陷，是一门多学科相结合的学科。产前诊断必须建立在对先症者确诊（包括染色体水平、基因水平、表型水平）基础上，是有目的性的。产前诊断目前主要有影像学、羊水成分分析、生化遗传检测、染色体核型分析以及基因检测五种方法，遵从筛查在先、诊断在后的原则，在知情选择和知情同意的情况下进行。

（二）临床意义

产前诊断可以明确诊断以下五类疾病：①胎儿感染（如巨细胞病毒感染、性传播疾病等）；②染色体病（如唐氏综合征等）；③先天畸形（主要指的是多基因疾病，如肺发育不良、先天性心脏病等）；④遗传代谢性疾病；⑤单基因疾病。

（三）适应证

1. 羊水过多或过少的。
2. 胎儿发育异常或者胎儿有可疑畸形的。
3. 早期接触可能导致先天缺陷的物质者。
4. 有遗传病家族史或者曾经分娩过先天性严重缺陷患儿。
5. 年龄超过 35 周岁。

（四）常用方法及参数诊断评估

产前诊断目前主要有染色体核型分析、羊水成分分析、生化遗传检测、基因检测及影像学 5 种方法。

1. **染色体核型分析**　通过有创性诊断方法如羊膜腔穿刺术和经皮脐血管穿刺等方法，获取胎儿来源细胞，进行染色体核型检测，根据染色体核型分析，可以诊断出几乎 100% 的数目性染色体异常和大部分明显的结构性染色体异常。

2. **羊水生化检测**　早期羊膜穿刺术检测羊水中的生化指标是诊断胎儿肺发育不良的首选方法，主要用来评价胎儿肺成熟度。临床广泛认可的指标为表面活性物质 / 白蛋白比值荧光偏振化分析 II，荧光偏振化分析 II 值 ≥ 55mg/g 则判断胎儿肺成熟，其灵敏度为 95.7%，特异度为 70%。

3. **基因检测**　获取胎儿细胞，应用分子生物学方法诊断单基因疾病的重要手段。

4. **影像学检查**　产前超声显示肺部影像的较好时期为孕 22 ~ 28 周，其中孕 24 周为最佳时期。①羊水深度：羊水过少应考虑存在胎儿肺发育不良可能。妊娠晚期，羊水最大垂直深度 ≤ 2cm 时诊断为羊水过少，≤ 1cm 为羊水严重过少。②胸围：胸围的变化主要反映肺脏的改变，常见的测量参数有胸围曲线、胸围 / 腹围、（胸廓面积 - 心脏面积）/ 胸廓面积。产前磁共振检查（MRI）可用于检查孕 19 周后胎儿肺发育，MRI 扫描场强为 1.5T，自由呼吸时成像，常规扫描胎儿胸部轴位、矢状面、冠状面。T_2 加权成像是观察胎儿肺发育的重要序列，在各个断面上显示胎儿肺组织及邻近结构。T_2WI 信号减低，这对评价胎儿肺发育不良有重要意义。除信号改变外，还有相关量化指标对肺发育不良进行评价，如胎儿总体积、胎儿总肺体积（total fetal lung volume，TFLV）、肺肝信号强度比（lung-to-liver signal intensity ratio，LLSIR）等。

（周浩泉）

主要参考文献

[1] 张娟，李在玲，葛颖，等 . 24 小时食管多通道腔内阻抗联合 pH 监测技术在早产儿中的应用 [J]. 中华儿科杂志，2014, 52(4): 298-302.

[2] 汤进芝，王蓉，郑林福，等 . 国产食管 pH 胶囊与导管式 24h 食管 pH 监测的有效性、安全性及耐受性比较 [J]. 临床消化病杂志，2014, 26(2): 68-71.

[3] Yang XJ, Gan T, Wang L, et al. Wireless esophageal pH capsule for patients with gastroesophageal reflux disease: A multicenter clinical study[J].World J Gastroenterol, 2014, 20(40): 14865-14874.

[4] 魏兵，畅怡，赵松林，等 . 208 例慢性咳嗽患者的临床病例分析 [J]. 临床肺科杂志，2017, 22(8): 1418-1420.

[5] Acar A, Muslu B, aynü M, et al. Assessment of nasal mucociliary clearance in anesthetists[J]. Horasanli E, 2015, 45(1): 197 -201.

[6] Deniz M1, Gultekin E, Ciftci Z, et al. Nasal mucociliary clearance in obstructive sleep apnea syndrome patients[J]. Am J Rhinol Allergy, 2014, 28(5): 178-180.

[7] 毛敏，张建国，陶爱林，等 . 腺样体切除术对鼻腔黏膜纤毛清除功能的影响 [J]. 中国耳鼻咽喉颅底外科杂志，2016, 22(1): 50-53.

[8] 傅中明，王华英，俞万钧 . 咽喉部 pH 动态监测在咽喉反流和胃食管反流性疾病所致慢性咳嗽诊治中的应用 [J]. 中国耳鼻咽喉头颈外科，2018, 25(4): 221-223.

[9] 谢琪，洪莉，林媛，等 . 儿科住院患者营养状况及营养风险调查 [J]. 临床儿科杂志，2013, 31(8): 748-751.

[10] 解红文，孙娟，董梅花 . STAMP 在呼吸道疾病住院患儿营养风险筛查中的应用 [J]. 护理研究，2015, 29(2): 498-500.

第 4 章
儿科基础呼吸治疗

第一节 气道净化

一、吸痰技术

吸痰术是指吸痰管连接负压装置，经口、鼻腔或人工气道插入呼吸道，将呼吸道分泌物吸出，以保持呼吸道通畅的一种方法。吸痰装置有电动吸引器和中心负压装置。

（一）目的

1. 清除呼吸道分泌物，保持呼吸道通畅。

2. 改善肺通气功能，促进肺功能恢复。

3. 预防吸入性肺炎、肺不张、窒息等并发症发生。

4. 协助机械通气的患儿清除呼吸道内分泌物，保持呼吸道通畅，改善通气功能。

（二）适应证

1. 各种原因所致的咳嗽反射迟钝或会厌功能不全，不能自行清除呼吸道分泌物或误吸呕吐物的患儿。

2. 昏迷者、危重儿、麻醉未苏醒的患儿、行机械通气的患儿。

3. 各种原因引起的窒息患儿。

4. 患儿出现呛咳、憋气，听诊可闻及痰鸣音，血氧饱和度下降。

（三）禁忌证

1. 绝对禁忌证 通常无，但对颅底骨折患儿禁经鼻腔吸痰。

2. 相对禁忌证 严重缺氧者、严重心律失常者。急性肺出血时不宜频繁吸痰，气管内注射表面活性物质后 30min 内不宜吸痰。

（四）操作前准备

1. 操作者准备 着装整洁，洗手，戴口罩。

2. 患儿准备

（1）询问患儿年龄、评估病情及配合程度，与患儿家属沟通并告知吸痰目的。

（2）测量生命体征（心率、血压、呼吸），查看胸片，听诊双肺呼吸音及痰鸣音情况。需气管插管吸痰的患儿，还需查看血气值、注意呼吸机参数设定值。

（3）检查患儿口腔、鼻腔部位有无红肿、硬结及溃疡。

3. 用物准备

（1）检查中心负压吸引装置（图 4-1-1、图 4-1-2）：检查吸引器储液瓶内的液体（需 200ml），拧紧瓶盖，连接导管，连接电源，打开开关，调节适宜负压，根据患儿年龄、痰液黏稠度调节负压，小儿为 $0.033 \sim 0.040Mp$（$250 \sim 300mmHg$）。

（2）根据患儿年龄准备不同型号的吸痰管、一次性治疗巾、一次性无菌手套、听诊器、手电筒、弯盘（内放纱布）。治疗盘：治疗碗 2 个（内盛无菌生理盐水，分别用于吸痰前预吸及吸痰后冲洗导管）、无菌镊子及无菌缸。

（3）压舌板、口咽气道管、连接吸引器的玻璃接管、插电板。

4.环境准备　病室安静整洁，光线充足；温湿度适宜。

5.核对医嘱

6.辨识患儿　向患儿及其家属解释经口鼻吸痰的目的及过程，取得其配合。

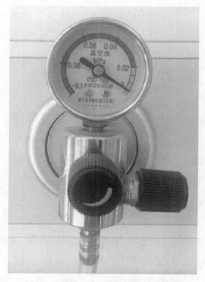

图 4-1-1　中心负压吸引装置

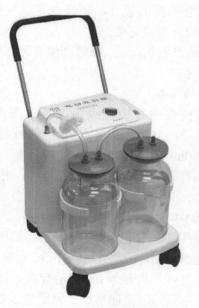

图 4-1-2　电动吸引器

（五）操作步骤

1.经口／鼻腔吸痰技术

（1）将所有物品携带至床旁，核对医嘱及患儿信息，正确连接负压吸引装置，检查吸痰器性能。

（2）用手电筒检查患儿口腔、鼻腔。

（3）协助患儿将头偏向一侧，略向后仰，铺治疗巾于颌下。

（4）戴手套，连接吸痰管（图 4-1-3），打开吸引器开关，试吸少量生理盐水，检查吸引器是否通畅，润滑导管前端。吸引器负压值的选择：新生负压为 8 ～ 13.3kPa；婴幼儿负压为 13.38 ～ 20kPa，儿童负压为 16.6 ～ 26.6kPa。

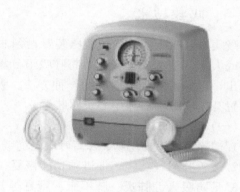

图 4-1-3　吸痰管

（5）较大儿童嘱患儿开口，昏迷者用压舌板或口咽通气管协助张口。

（6）一手反折吸痰管末端（或控制吸痰管阀门），另一手持吸痰管前端，插入口腔部，然后放松导管末端。

（7）先吸口咽部分泌物，再吸气管内分泌物，在患儿吸气时顺势将吸痰管经咽喉插入气管达一定深度（约 15cm），将吸痰管自深部向上提拉，左右旋转缓慢上提吸净痰液。插至咽喉部时，可引起咳嗽，有助于肺部分泌物咳出，如咳嗽剧烈，应停止吸痰，休息片刻。

（8）退出吸痰管后，用生理盐水抽吸冲洗吸管内痰液。

（9）吸净口腔分泌物后，再分别吸两侧

鼻腔分泌物。每次吸痰时间不超过15s。

（10）吸痰完毕，将手套反折，包住吸痰管，与吸引器分离，手套及吸痰管按一次性物品处理。关上吸引器开关。

（11）清洁患儿面部，协助患儿取安全、舒适体位，整理床单位，听诊双肺呼吸音及痰鸣音以评估吸痰效果。

（12）洗手、取口罩。记录吸痰时间。

（13）评价：患儿体征及痰液清理情况，是否发生呼吸道黏膜损伤。

2. 气管插管内吸痰技术

（1）携带物品至床旁，核对患儿信息。

（2）给患儿高浓度吸氧1～2min（提高基础氧浓度10%～20%）。

（3）检查吸引装置，根据患儿情况、痰液黏稠度调节负压。

（4）撕开一次性吸痰管，暴露末端，右手戴无菌手套。

（5）右手持吸痰管，并用左手拇指控制吸痰管阀门，用生理盐水浸湿吸痰管试吸。

（6）使用呼吸机患儿，助手松解呼吸机与气管插管，合理放置。

（7）将吸痰管正压进入气管插管，边旋转边吸引边退出，动作要轻柔。每次吸痰时间不超过15s。吸痰时密切观察患儿病情变化及痰液情况。导管退出后，用生理盐水抽吸冲洗管内痰液。

（8）吸痰结束后，再次予以高浓度吸氧1～2min，连接呼吸机与气管插管，待血氧饱和度升至正常水平后再将氧浓度调至原有水平。

（9）吸引口腔和鼻腔分泌物。

（10）吸痰完毕，将手套反折，包住吸痰管，与吸引器分离，手套及吸痰管按一次性物品处理。关上吸引器开关。

（11）清洁患儿面部，协助患儿取安全、舒适体位，整理床单位，听诊双肺呼吸音及痰鸣音以评估吸痰效果。

（12）整理用物，洗手、取口罩。记录吸痰时间。

（13）评价：患儿体征及痰液清理情况，是否发生呼吸道黏膜损伤。

3. 气管切开套管内吸痰技术

（1）携带物品至床旁，核对患儿信息。

（2）吸痰前给患儿高浓度吸氧1～2min（提高基础氧浓度）。

（3）检查吸引装置，根据患儿情况、痰液黏稠度调节负压。

（4）协助患儿平卧位，撕开一次性吸痰管，暴露末端，右手戴无菌手套。

（5）右手持吸痰管，并用左手拇指控制吸痰管阀门，用生理盐水浸湿吸痰管试吸。

（6）使用呼吸机患儿，助手松解呼吸机与气管套管，将呼吸机接口放于无菌巾上合理放置。

（7）将吸痰管正压进入气管套管内，到达一定深度时打开吸引器，边旋转边吸引边退出，动作轻柔。

（8）每次吸痰时间不超过15s。吸痰时密切观察患儿病情变化及痰液情况。导管退出后，用生理盐水抽吸冲洗管内痰液。

（9）吸痰结束后，再次予以高浓度吸氧1～2min，连接呼吸机与气管插管，待血氧饱和度升至正常水平后再将氧浓度调至原有水平。

（10）吸痰过程中与吸痰结束，随时用小毛巾擦净面部及颈部分泌物。

（11）吸痰结束后需要更换气管切口敷料。患儿头偏向一侧，取出纱布，用75%酒精棉球清洁气管周围皮肤，之后用0.9%氯化钠注射液清洁气管套管口及周围皮肤，换上无菌纱布，检查气管套管松紧是否合适，一般系带与颈部之间以能进一只手指为宜。

（12）吸痰完毕，将手套反折，包住吸痰管，与吸引器分离，手套及吸痰管按一次性物品处理。关上吸引器开关。

（13）安置好患儿，协助患儿取舒适体位，整理床单位，听诊双肺呼吸音及痰鸣音以评估吸痰效果。

（14）洗手、摘口罩。记录吸痰时间。

（15）评价患儿体征及痰液清理情况，是否发生呼吸道黏膜损伤。

（六）并发症及处理

1. 吸入性肺炎 吸痰可增加下呼吸道细菌聚居，并发吸入性肺炎，更容易发生在经气管插管吸痰的患儿。临床表现为新出现的吸入性肺部感染的症状、体征以及相应的实验室检查结果。

2. 低氧血症 通常在吸痰过程中均可发生低氧血症，对于原有低氧血症的患儿更能加重其低氧血症，因此在吸痰前可考虑先给予氧气吸入，提高患儿血氧分压。

3. 气管组织或支气管黏膜损伤 通常认为气道黏膜损伤的程度与吸引的负压和持续时间成正比，严格遵守操作规程可减少该并发症的发生。

4. 支气管收缩／支气管痉挛 突发哮喘样症状，肺部出现哮鸣音。按支气管哮喘急性发作处理，并立即停止吸痰。

5. 颅内压升高 与脑血流变化有关。可出现呕吐、意识障碍等。应立即停止吸痰，按颅内压升高处理。

6. 高血压或低血压 应立即停止吸痰，给予对症处理。

7. 心律失常 应立即停止吸痰，给予对症处理。

（七）注意事项

1. 采取吸痰急救措施的注意事项

（1）严格执行无菌操作。

（2）吸痰动作要轻柔，以防止损伤黏膜。

（3）痰液黏稠者，可配合叩背、蒸汽吸入、雾化吸入等方法使痰液稀释；吸痰过程中密切观察患儿面色，呼吸情况，若发生面色发绀、呼吸费力、心率下降等缺氧症状时，应先暂停吸痰。

（4）应根据年龄选择不同型号吸痰管。

（5）贮液瓶内液体不得超过满刻度的2/3，以防损坏机器。

2. 经气管插管／气管切开入口吸痰预防并发症的措施

（1）保证呼吸机接头和吸痰管不被污染。

（2）吸引前和吸引后给予纯氧吸入1～2min。

（3）吸痰应先吸口、鼻分泌物。

（4）控制吸痰时间：每次吸痰时间＜15s，每次吸痰间隔时间3～5min，因为吸引过程中肺容量减少可被较长时间的持续负压吸引所增加。

二、物理拍背

物理拍背是指通过叩击胸壁使其震动，间接使支气管壁上的痰液松动，刺激患儿咳嗽，以利于清除呼吸道内分泌物，从而达到促进肺功能恢复的一种物理治疗方法。胸部叩拍技术有物理手掌叩击法、叩背器叩击法、机械振动排痰、机械辅助排痰等方法。

（一）目的

借助于震动，使痰液松动利于排出。

（二）适应证

急性支气管炎、肺炎、支气管扩张症、哮喘、慢性支气管炎、肺囊性纤维病变、气管切开术后、昏迷、重症肌无力、呼吸衰竭、肺不张等引起的痰液增多或痰液不易排出者。

（三）禁忌证

胸部接触部位皮肤或皮下感染；肺部肿瘤、肋骨肿瘤、脊柱肿瘤及血管畸形；肺结核、气胸、胸腔积液、胸壁疾病；未局限的肺脓肿；肺部血栓；出血性疾病或凝血机制异常有发生出血倾向者；不能耐受震动者；心脏房、室颤及心脏内附壁血栓。

（四）操作前准备

1. 护士准备 着装整洁，洗手，戴口罩。

2. 评估

（1）患儿年龄、病情、治疗情况。

（2）查看胸片，听诊双肺呼吸音及痰鸣音情况。

（3）患儿胸背部皮肤骨骼有无异常。

（4）合作程度。

3. 用物准备　专用叩背器。

4. 环境准备　病室安静整洁，光线充足；温湿度适宜。

5. 核对医嘱

6. 辨识患儿　向患儿及其家属解释胸部叩背的目的及过程，以取得配合。介绍胸部叩背注意事项及叩背过程中可能会发生的问题。

（五）操作步骤

1. 协助患儿取半卧位或坐位。

2. 叩击方法

（1）手掌叩击法

● 多用于 > 6 个月患儿及年长儿。

● 护理人员一手固定患儿，另一手五指并拢，手向内弓掌，成 120°，用指腹及大小鱼际肌叩击胸廓，手掌根部离开胸壁 3 ~ 5cm，手指尖部离开胸壁 10 ~ 15cm 为宜，向胸廓叩击。

● 按照"由下而上，由外向内"原则，腕关节要放松，力度适中。

● 拍背时间以餐后 2h 或餐前 30min 为宜。

● 有节律地叩击患儿背部，每分钟拍 120 ~ 180 次，持续 5 ~ 10min，叩击时发出空而深的"啪、啪"声响，则表明手法正确。

● 拍背时避开心脏、脊柱等部位，拍过程中观察患儿面色、呼吸等，并注意保暖。

（2）叩背器叩击法

● 多用于早产儿或新生儿。

● 护理人员一手固定患儿，另一手持叩背器或叩背面罩，向胸廓叩击，力度较手掌叩击法要轻柔。

● 按照"由下而上，由外向内"原则。

● 拍背时间以餐后 2h 或餐前 30min 为宜。

● 有节律地叩击患儿背部，每分钟拍 120 ~ 180 次，持续 5 ~ 10min。

● 拍背时避开心脏、脊柱等部位，拍过程中观察患儿面色、呼吸等，并注意保暖。

3. 叩击完毕，协助患儿摆好舒适体位，听诊双肺痰鸣音情况。

4. 整理用物，洗手，签字，记录叩背时间。

（六）注意事项

1. 根据患儿不同的年龄选择型号不同的叩背器。

2. 患儿胸壁皮肤较薄弱，叩背时不能直接接触患儿皮肤，选择较薄的纯棉衣服，以免叩击时产生疼痛。

3. 叩击时避开骨突处，如脊柱、胸骨等；避免位置过低伤及脏器，如肾脏等。

4. 注意拍背频率，每分钟拍 120 ~ 180 次，如果频率太慢，排痰效果欠佳。

5. 有规律地进行叩击。进行叩背过程中要密切观察患儿的面色、呼吸情况，鼓励其咳嗽。若发生面色发绀、呼吸费力等情况则应先暂停拍背。

6. 叩背器专人专用，用毕后清洗消毒，晾干备用。

三、机械震动排痰

机械震动排痰法是通过将体表机械震动能量传导至肺部，使坠积在气管、支气管和肺泡表面的痰液和黏液栓子松动及刺激咳嗽的产生，促进痰液或痰栓排出的一种方法。

（一）机械震动排痰的原理

是通过产生和控制特定方向的叩击、震动，作用于胸壁使其震动，促使呼吸道黏膜表面黏液和代谢物松弛和液化，刺激患儿咳嗽，以利于呼吸道内分泌物按照一定的方向排出体外，并且可以改善肺部血液循环状况，预防和减少呼吸系统并发症的发生，促进肺功能恢复。

（二）适应证

急性支气管炎、肺炎、支气管扩张症、哮喘、慢性支气管炎、肺囊性纤维病变、气管切开术后、昏迷、重症肌无力、呼吸衰竭、肺不张等引起的痰液增多或痰液不易排出者。

（三）禁忌证

胸部接触部位皮肤或皮下感染；肺部肿瘤、肋骨肿瘤、脊柱肿瘤及血管畸形；肺结核、气胸、胸腔积液、胸壁疾病；未局限的肺脓肿；肺部血栓；出血性疾病或凝血机制异常有发生出血倾向者；不能耐受震动者；心脏房、室颤及心脏内附壁血栓。

（四）操作前准备

1. *护士准备* 着装整洁，洗手，戴口罩。

2. *评估*

（1）患儿年龄、病情、治疗情况。

（2）查看胸片，听诊双肺呼吸音及痰鸣音情况。

（3）患儿胸背部皮肤骨骼有无异常。

（4）合作程度。

3. *用物准备* 专用机械震动排痰仪、一次性治疗巾套。

4. *环境准备* 病室安静整洁，光线充足；温湿度适宜。

5. *核对医嘱*

6. *辨识患儿* 向患儿及其家属解释机械震动排痰仪叩背的目的及过程，以取得配合。介绍机械震动排痰仪叩背注意事项及叩背过程中可能会发生的问题。

（五）操作步骤

1. 携带用物至床旁，核对患儿信息。

2. 了解患儿病情，判断治疗的频率及重点治疗部位。

3. 根据患儿大小、叩击部位选择合适的叩击头套，连接叩击头放于主机架。

4. 患儿取侧卧位或坐位，暴露治疗部位。

5. 连接电源，设置治疗时间及治疗频率。选择机械振动排痰仪的频率（20～30Hz）及时间（每次5～10min），每天2～4次（不同仪器可根据具体参数要求设定）。

6. 打开开关，一手固定患儿，另一手轻轻握住叩击头手柄，直接将叩击头作用于背部，轻加压力。震动顺序为从下至上，由外

向内。每个部位叩击30s左右，然后移动到下一部位，直至整个胸廓（避开肩胛骨及脊柱）。

7. 对于肺部感染重、痰鸣音明显的部位，应适当延长叩击时间，增加频率促进其深部排痰。做完一侧再换另一侧。做完后关闭开关，拔除电源。

8. 叩击完毕，听诊双肺痰鸣音情况，协助患儿咳嗽排痰。

9. 协助患儿摆好舒适体位，整理用物，洗手，签字，记录叩背时间。

（六）注意事项

1. 机械震动排痰仪的基本治疗频率为20～30Hz。

2. 使用叩击接合器治疗时，频率不能超过35Hz。

3. 使用海绵轨状叩击头治疗时，不能用叩击接合器，其他叩击头则要用叩击接合器。

4. 使用叩击接合器治疗时，要让叩击接合器上的箭头对向患者的主气道。

5. 为避免交叉感染，一人一用一次性叩击头罩。

6. 使用轭状海绵叩击头，先套上一个塑料套对海绵进行保护，再在外面罩上一次性叩击头套。

7. 每天可治疗2～4次，拍背时间以餐前30min或餐后2h为宜。

8. 对于不能忍受叩击的患儿，无论何种情况应选用海绵状叩击头。

四、咳痰机（机械性吸－呼气排痰技术）

咳痰机是应用机械吸－呼技术通过模拟咳嗽清除呼吸道分泌物的一种设备。能够有效促使呼吸道分泌物的排出，预防和治疗肺部感染及肺不张。适用于清除呼吸道分泌物困难和（或）无力咳嗽的患儿。

该设备的工作原理是通过提供高频振荡式振动，同时逐渐向气道施加正压送气扩张

肺，然后迅速转为负压，模拟主动呼气，以此帮助患儿松动和移动呼吸道分泌物，并将其清除。振荡式振动有助于患儿呼吸道黏稠分泌物松动和移动，同时还可以使压力快速转变引起肺部呼气流速提高，从而有利于清除分泌物。此设备可与面罩或口咬器配合使用，或者与患儿的气管插管或气管切开转接头配合使用。具有操作简单、无创、安全等优点。

（一）适用证

肌肉萎缩、重症肌无力或其他伴有部分呼吸肌瘫痪的神经紊乱（脊髓损伤等）疾病的无效咳嗽；纤毛不动综合征、支气管扩张症、囊性纤维化、哮喘等引起的无效咳嗽或无法有效清除气道分泌物的疾病。

（二）禁忌证

肺大疱病史、自发性气胸或纵隔气胸、近期有气压性创伤史。

（三）操作前准备

1. 护士准备　着装整洁，洗手，戴口罩。

2. 评估

（1）患儿年龄、病情、治疗情况。

（2）查看胸片，听诊双肺呼吸音及痰鸣音情况。

（3）评估合作程度。

3. 用物准备　咳痰机。

4. 环境准备　病室安静整洁，光线充足。

5. 核对医嘱

6. 辨识患儿　向患儿及其家属解释咳痰机的目的及过程，以取得配合。告诉较大患儿若呼气时感觉有痰，可以示意医师，做咳嗽动作。

（四）操作步骤

1. 携带用物至床旁，核对患儿信息。

2. 协助患儿取合适舒适体位。

3. 连接管路：按顺序依次连接低阻力细菌过滤器、管路、接头。

4. 设置治疗压力和时间参数：打开开关，在手动模式下进行调节。

5. 调节之后连接连接头，连接头可根据患儿情况选择。戴好连接头（面罩、口咬器）以后调到自动模式，开始给患儿治疗。

6. 一般吸、呼、停顿为一个周期（时间设置见表 4-1-1），3 个周期结束让患儿休息 10 ~ 30s。观察患儿的生命体征及观察患儿是否有痰液需要咳出。一次治疗重复上述 4 ~ 6 个循环。

7. 有创呼吸患儿可以通过负压吸引将痰液吸出。

8. 使用完毕，协助患儿摆好舒适体位，评估咳痰机的有效性。

9. 协助患儿摆好舒适体位，整理用物，洗手，签字，记录使用时间。

表 4-1-1　吸痰机时间设置　　（单位：s）

	低吸气流速	高吸气流速
吸气	1 ~ 2	0.5 ~ 1.5
呼气	≤ 5	≤ 1
停顿	1 ~ 2	1 ~ 2

（五）注意事项

1. 吸气压的设定目标是使患儿的肺部得到充分的扩张，呼气压（负压）的设定目标是产生一个足够的咳嗽峰流速，每个患儿的设置值可能都不一样。

2. 从较低的压力开始设置，压力调整逐步升高到治疗压力。

3. 吸气 + 呼气 + 停顿 = 一个周期，重复 3 个周期，休息 20 ~ 30s，重复操作 4 ~ 6 个循环，治疗周期频率可根据患儿的具体情况而定。

4. 如果在操作时随时有痰可以随时示意停止，将痰液咳出。

5. 评估有效性：清除气道分泌物痰液量的多少；呼吸音是否清晰；血氧饱和度是否改善；患儿的主观感受。

6. 最好在饭前或入睡前进行。

7. 建议管路一次性使用。

8. 外壳使用中性洗涤剂擦拭或杀菌洗涤

剂如 70% 酒精，不能使用环氧乙烷或蒸汽高压消毒。

五、鼻腔冲洗技术

鼻腔冲洗常用于儿童鼻腔和鼻窦炎性疾病的辅助治疗。儿童鼻 - 鼻窦炎治疗除了进行药物治疗，同时鼻腔冲洗也是一种减轻炎症的有效治疗方法，能够广泛应用于各种儿童鼻腔、鼻窦炎性疾病。同时也适用于婴幼儿，应用生理盐水或高渗盐水或海水进行鼻腔冲洗，可清除鼻内刺激物、过敏原和炎性分泌物等，减轻鼻黏膜水肿，改善黏液纤毛清除功能。

（一）儿童鼻 - 鼻窦炎的特点

儿童鼻 - 鼻窦炎是一种常见疾病，由于儿童免疫机制未发育完善，每年患感冒次数较多，其中就有 0.5% ～ 5.0% 将会发展成鼻腔鼻窦感染。儿童鼻 - 鼻窦炎的发病与很多因素有关，最常见的原因是感染或变态反应，两者造成的黏膜水肿引起窦口和引流通道受阻，窦口阻塞后鼻腔内黏膜分泌物蓄积继发了细菌感染，局部组织缺氧，纤毛活动减弱。儿童的窦口及漏斗较小，相对较轻的水肿即可造成严重阻塞，使得窦腔炎症恢复较慢。儿童鼻 - 鼻窦炎的 4 个主要症状是鼻堵、流涕、后鼻孔滴漏及咳嗽，容易引发中耳炎、反复下呼吸道感染及小儿鼾症。如果诊断及处理不及时，会发生一些严重的并发症。

（二）鼻腔冲洗的作用机制

1. 改善鼻腔黏膜纤毛传输功能　纤毛功能是维持正常黏液纤毛输送系统的关键因素，鼻 - 鼻窦炎一个最重要的病理改变是纤毛运动功能的损害。因此，在研究鼻腔冲洗的作用机制时，很多研究对纤毛的功能状态进行了评估。研究认为高渗盐水能提高黏液纤毛糖精传输速率，缓冲高渗盐水能增加黏液溶胶层厚度，降低黏液的黏稠度，有利于纤毛运动。

2. 减轻鼻腔黏膜炎症反应　鼻 - 鼻窦炎是黏膜炎性病变，有效的鼻腔冲洗能够降低黏膜水肿，减轻炎性细胞浸润及减低组织间液的细胞因子浓度。

3. 鼻腔清除作用　鼻腔冲洗具有机械性清除作用，可以清除鼻腔黏膜表面的病原微生物以及产生的各类化学物质，还可以清除鼻腔黏膜表面的过敏物质。细菌在鼻黏膜表面沉留，在不利的环境中形成细菌生物膜，成为慢性鼻窦炎持续性感染的原因。局部使用偏碱性盐水，进行有效的鼻腔冲洗，有助于细菌生物膜的清除。

（三）适应证

常用于急性和慢性鼻炎、过敏性鼻炎、鼻 - 鼻窦炎、鼻及鼻窦手术后，以清洁鼻腔，缓解鼻黏膜的刺激症状，并利于观察病变情况。

（四）禁忌证

鼻腔有急性炎症及出血时，禁用鼻腔冲洗，以免炎症扩散。

（五）操作前准备

1. 查看医嘱，进行核对。

2. 了解患儿病情、治疗情况、意识状态及合作能力。

3. 向患儿及其家属解释鼻腔冲洗的目的、方法、注意事项、配合要点，取得患儿合作。

4. 检查患儿鼻腔黏膜是否完整，有无炎症、出血情况。

5. 物品准备：鼻腔冲洗器；冲洗管一套（或鼻喷壶、鼻腔喷雾器）鼻冲洗头一个（根据年龄选择合适的鼻冲洗头），温鼻腔冲洗液 50 ～ 100ml，温度以 38℃为宜，清洁毛巾，清洁小碗一个，根据医嘱备齐其他药物。

6. 操作者准备：操作者着装整齐，应用六步洗手法清洗双手；戴口罩。

（六）鼻腔冲洗液及儿童鼻腔冲洗装置的选择

1. 鼻腔冲洗液的选择　生理盐水、高渗盐水、深海盐水、糖皮质激素、抗生素液体。儿童鼻腔冲洗液的选择需要同时考虑治疗效果及其不良反应。目前儿童鼻冲洗主要选择生理盐水、缓冲高渗盐水或深海盐水。儿童

急性感染性鼻 - 鼻窦炎诊疗——临床实践指南中推荐应用等渗或高渗盐水冲洗。偏碱性盐水有利于细菌生物膜的清除；高渗盐水可以刺激和改善鼻腔黏膜纤毛的清除功能，减轻黏膜水肿和改善鼻腔通畅度。但高渗盐水有可能诱发神经反应，引起局部血管改变，最终导致黏膜肿胀和鼻腔阻塞。3.5% 高渗盐水可导致明显的鼻腔烧灼感，原因是高渗盐水可以引起 P 物质释放和腺体分泌，由此刺激痛觉神经元。因此，儿童鼻腔冲洗液的盐水浓度不宜太高。

2. 儿童鼻腔冲洗装置的选择

（1）鼻腔灌洗：鼻腔灌洗灌水量大时，可以更有效地弥散到上颌窦及鼻道窦口复合体部位，较大的学龄儿童可以尝试选择，但使用不当会引发呛水及耳痛，临床使用受到限制。

（2）鼻腔喷液：对急性炎症较好。

（3）鼻腔喷雾：是将冲洗液雾化成柔和的小水珠，并以脉冲的形式冲入鼻腔。这种方法冲洗液弥散范围广，更易扩散到鼻腔深部及裂隙，而且水流柔和，不易误吸呛水，儿童易于接受，依从性好。婴幼儿也可以耐受鼻腔喷雾，舒适感最好，对急性炎症、鼻塞效果更好。

而各种冲洗的方法对改善鼻炎、鼻窦炎症状无明显差别，可以根据患儿年龄、配合情况选择合适的方法。

（七）操作方法

1. 鼻腔灌洗

（1）携用物至床旁，核对患儿床号、姓名等，向患儿及其家属解释操作的目的、方法、注意事项及配合方法，以取得配合，清洗双手，戴口罩。

（2）评估患儿病情、意识状态、鼻黏膜情况、自理能力及合作程度。

（3）将温水倒入清洁小碗内，将鼻腔冲洗液置于温水中预热，调节温度38℃左右，鼻腔冲洗液倒入受水器，协助患儿初步清洁鼻腔分泌物，必要时棉签擦拭鼻腔，患儿取坐位，身体略向前倾，颈下垫小毛巾，一手托住受水器。嘱其张口呼吸，将鼻冲洗头前端放入鼻腔内，打开开关，使水缓缓注入鼻腔并由对侧鼻孔流出。观察鼻冲洗杯药液槽内的冲洗液完全流入污染槽后，将脏液弃掉，直到分泌物和痂皮冲净为止，同法冲洗另一侧鼻腔，当足量的盐水都注入鼻子以后，让患儿轻轻地擤鼻涕，年龄小的患儿可以使用洗鼻器帮助吸出鼻涕和注入的冲洗液，用毛巾清洁患儿面颊。

（4）整理用物：协助患儿取舒适体位。对物品进行分类处理。清洗双手，做好记录。

（5）注意事项

● 鼻腔有急性炎症及出血时，禁用本法，以免炎症扩散。

● 冲洗时勿说话，以免发生呛咳。

● 冲洗液温度以 38℃ 为宜，以免因冲洗液温度不适而刺激鼻黏膜。

● 冲洗时，应从鼻腔阻塞较重侧开始，以免由于鼻咽腔液压增高而引起中耳炎。

● 冲洗鼻腔时注意观察患儿有无其他不适表现。

● 鼻冲洗杯需一人一用一消毒，严禁多人使用。

2. 鼻腔喷液

（1）携用物至床旁，核对患儿床号、姓名等，向患儿及其家属解释操作的目的、方法、注意事项及配合方法，以取得配合，清洗双手，戴口罩。

（2）评估患儿病情、意识状态、鼻黏膜情况、自理能力及合作程度。

（3）用右或左手拇指托在鼻冲洗喷壶瓶底，示指和中指分别放在喷头的两侧，夹住喷头。将手臂抬平，左手喷右鼻，右手喷左鼻，自然倾斜，此时，喷头的方向对准喷洗鼻孔同侧的眼睛内眦。这个方向是鼻甲的方向，能够进行充分的冲洗，充分避开鼻中隔。在保持这个自然倾斜位置的同时，如果需要喷多次时，每一次可以适当调整角度，避免喷洗同一个位置，当足量的盐水都注入鼻腔以后，让患儿轻轻地擤鼻涕，年龄小的患儿可以使用洗鼻器帮助吸出鼻涕和注入的冲洗液（图 4-1-4）。

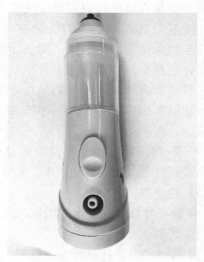

图 4-1-4 鼻腔冲洗器

（4）整理用物：协助患儿取舒适体位。对物品进行分类处理。清洗双手，做好记录。

（5）注意事项

●鼻腔有急性炎症及出血时，禁用本法，以免炎症扩散。

●冲洗时勿说话，以免发生呛咳。

●冲洗液温度以 38℃为宜，以免因冲洗液温度不适而刺激鼻黏膜。

●喷鼻时，需要避开鼻中隔。鼻中隔黏膜菲薄，极易受到炎症刺激和机械性损害，而出现糜烂、出血，比如鼻炎、鼻窦炎分泌物的刺激，挖鼻孔、外伤的机械性损伤；鼻喷生理盐水的时候，喷头也是有一定的喷力，如果喷头长期对准鼻中隔，久而久之，也会导致黏膜机械性损害，出现鼻出血。

●喷鼻时注意观察患儿有无其他不适表现。

●鼻喷壶需一人一用一消毒，严禁多人使用。

3. 鼻腔喷雾

（1）携用物至床旁，核对患儿床号、姓名等，向患儿及其家属解释操作的目的、方法、注意事项及配合方法，以取得配合，应用六步洗手法清洗双手，戴口罩。

（2）评估患儿病情、意识状态、鼻黏膜情况、自理能力及合作程度。

（3）向喷雾仓内注入洗鼻液（图 4-1-4），手拿喷雾仓，仓口对着鼻孔接触好，喷雾仓倾斜角度可根据使用情况自行调整，不需要堵住另外一个鼻孔，打开电源开关；在主机开始工作期间，要用嘴来进行呼吸。洗鼻后的脏水会自动回流到定值喷雾仓的外仓，内外仓是分离的，所以不会造成内仓污染；两个鼻孔轮流洗完即可。

（4）整理用物：协助患儿取舒适体位。对物品进行分类处理。清洗双手，做好记录。

（5）注意事项

●鼻腔有急性炎症及出血时，禁用本法，以免炎症扩散。

●冲洗时勿说话，以免发生呛咳。

●冲洗液温度以 38℃为宜，以免因冲洗液温度不适而刺激鼻黏膜。

●操作时注意观察患儿有无其他不适表现。

●鼻喷雾喷头需一人一用一消毒，严禁多人使用。

（曲书强　郑玉玲　吴心琦　刘袁秀）

主要参考文献

[1] 教育部医学教育临床教学研究中心专家组 . 中国医学生临床技能操作指南 [M]. 2 版 . 北京：人民卫生出版社，2017.

[2] 中华护理学会儿科专业委员会 . 婴幼儿护理操作指南 [M]. 北京：人民卫生出版社，2018.

[3] 中国医师协会儿科医师分会儿童耳鼻咽喉专业委员会 . 儿童过敏性鼻炎诊疗——临床实践指南 [J]. 中国实用儿科杂志，2019, 34(3): 169-175.

[4] 中华耳鼻咽喉头颈外科杂志编辑委员会鼻科组，中华医学会耳鼻咽喉头颈外科学分会鼻科学组 . 中国慢性鼻窦炎诊断和治疗指南 (2018) [J]. 中华耳鼻咽喉头颈外科杂志，2019, 54(2): 81-100.

[5]　中国医师协会儿科医师分会儿童耳鼻咽喉专业委员会 . 儿童急性感染性鼻 - 鼻窦炎诊疗——临床实践指南 (2014 年制订)[J]. 中国实用儿科杂志 , 2015, 30(7): 512-514.

[6]　张建、徐樨巍，儿科临床操作手册 [M].2 版 . 北京：人民卫生出版社，2016.

第二节　氧　　疗

一、氧疗介绍

氧气疗法指通过给氧，提高动脉血氧分压（PaO_2）和动脉血氧饱和度（SaO_2），增加动脉血氧含量，纠正各种原因造成的缺氧状态，促进组织的新陈代谢，维持机体生命活动的一种治疗方法。

（一）目的

1. 纠正各种原因引起的机体缺氧状态。
2. 提高 PaO_2 和 SaO_2，增加动脉血氧含量。
3. 减少心肌做功。
4. 促进组织的新陈代谢，维持机体生命活动。

（二）适应证

1. 肺活量减少，因呼吸系统疾病而影响肺活量者如哮喘、支气管肺炎和气胸等。
2. 心肺功能不全，使肺部充血导致呼吸困难者如心力衰竭。
3. 各种中毒引起的呼吸困难，氧不能由毛细血管渗入组织而产生缺氧，如苯巴比妥药物中毒、一氧化碳中毒等。
4. 昏迷患者如脑血管意外或颅脑损伤患儿。
5. 其他某些外科手术前后患儿、大出血休克患儿。

（三）禁忌证

依赖动脉导管未闭的患儿。

（四）缺氧程度判断

根据临床表现及 PaO_2 和 SaO_2 来确定。缺氧的严重程度判断见表 4-2-1。

（五）氧疗基本原则

氧疗的基本原则是以尽量较低浓度的氧使 PaO_2 和 SpO_2 回升至安全水平（即 PaO_2 达到 60mmHg 及 SpO_2 达 90% 以上），而又不会引起不良反应。应根据病情需要给予不同供氧方式。选择给氧方式要考虑以下因素：①需氧量大小；②氧流量控制的程度；③氧气的湿化、加温程度；④患儿舒适情况。

（六）供氧的方式

供氧的方式有鼻导管给氧、鼻塞给氧法、面罩给氧、头罩给氧、氧气枕给氧、暖箱给氧、经气管导管给氧、经鼻高流量湿化给氧、无创辅助呼吸机给氧、有创呼吸机给氧等。采用何种方法应根据患儿的病情而定。

在进行氧疗时，应明确有无呼吸道梗阻，减轻呼吸道梗阻的辅助措施能使氧疗效果更好。引起缺氧的原因很多，应积极治疗基础疾病，根据不同基础疾病选择不同给氧方式。如中枢病变引起自主呼吸微弱或停止，应进行机械通气氧疗；对于通气或血液失调造成的缺氧，可给予 40% ～ 50% 氧气吸入，必要时应用持续气道正压（CPAP）或呼气末正压（PEEP）通气技术。心力衰竭者常规给予氧疗；心肺复苏时应予短时间高浓度氧气吸入。

二、氧疗的装置和吸氧方法及操作

（一）供氧装置

1. 氧气筒及氧气表
（1）氧气筒：容纳氧气 6000L，氧气筒

表 4-2-1　缺氧程度判断

程度	PaO_2（mmHg）	SaO_2/%	症状
轻度	> 50	> 80	无发绀
中度	30 ～ 50	60 ～ 80	发绀、呼吸困难
重度	< 30	< 60	显著发绀、呼吸困难、三凹征

注：1kPa=7.5mmHg

顶部有一总开关，控制氧气的进出。氧气筒颈部侧面有一气门与氧气表相连，是氧气自筒中输出的途径。

（2）氧气表：包括压力表、减压器、流量表及安全阀。

（3）装卸氧气表口诀：①装表：一吹（尘）、二上（压力表）、三紧（拧紧）、四查（连接湿化瓶，打开流量表开关检查管道通畅、无漏气，关闭流量表开关）；②卸表：一关（先关闭总开关，放出余气后，关闭流量表开关）、二扶（压力表）、三松（氧气筒气门与氧气表连接处）、四卸（氧气表）。

（4）氧气筒内氧气可供应计算公式：

$$可供应时间 = \frac{[压力表压力 - 5（kg/cm^2）× 氧气筒容积（L）]}{1kg/cm^2 × 氧流量（L/min）× 60min}$$

2. 中心供氧装置　医院氧气集中由供应站供给，设管道至病房、门诊、急诊。供应站有总开关控制，每一用氧单位需配有氧气表，打开流量开关即可使用（图 4-2-1）。

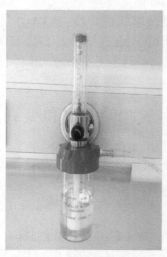

图 4-2-1　浮标式氧气吸入器

3. 氧气浓度与流量的关系

吸氧浓度（%）=21+4 × 氧流量（L/min）

（二）吸氧方法及操作步骤

1. 鼻导管吸氧法　是将鼻导管前端插入

鼻孔内约 1cm，再将导管环固定稳妥。此法比较简单，患儿感觉比较舒适，容易接受，是目前临床上常用的给氧方法之一（图 4-2-2、图 4-2-3）。

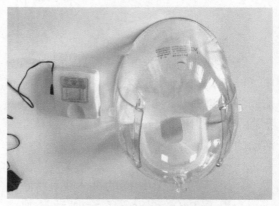

图 4-2-2　双鼻型一次性使用吸氧管

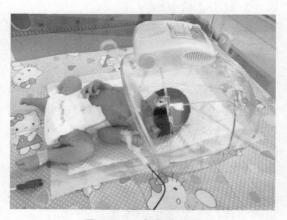

图 4-2-3　鼻导管吸氧

（1）操作前准备

● 操作者衣帽整洁，修剪指甲，洗手，戴口罩。室温适宜、光线充足、环境安静、远离火源和热源。

● 评估患儿的年龄、病情、意识、治疗情况、心理状态及合作程度。患儿面色、呼吸及胸廓起伏，判断缺氧程度。患儿鼻腔有无分泌物，有无鼻中隔偏曲。向患儿家属解释给氧法的目的、方法、注意事项及配合要点。

● 用物准备：氧气流量表、湿化瓶（或一次性吸氧装置）、一次性氧气管（或吸氧面罩)、蒸馏水、弯盘、棉签，流量表、管道氧气装置或氧气筒及氧气压力表装置(压力表、减压表、安全阀)、扳手、手电筒、用氧记录单、笔、氧气筒标志牌("空"或"满")，医嘱单，手消毒液，生活垃圾桶(袋)、医疗垃圾桶(袋)。

(2)操作步骤(氧气钢瓶吸氧法)

●推氧气筒、携用物至患儿床旁，核对医嘱及患儿身份；用湿棉签清洁患儿双侧鼻腔；用手电筒检查鼻腔。

●打开氧气筒大开关试气后关闭，徒手安装氧气流量表，初步固定后用氧气扳手固定流量表于氧气筒上。

●关流量表小开关，开氧气筒大开关(壁式吸氧法可核对医嘱及患儿身份、清洁鼻腔后从以下步骤开始)开流量表小开关调节合适的氧流量，连接氧气管。

●将一次性鼻导管前端插入患儿鼻孔，将导管环绕患儿耳部向下放置，调整松紧度。为患儿摆好舒适体位。氧流量婴幼儿为 $1 \sim 2L/min$、新生儿 $0.5 \sim 1.5L/min$。

●记录给氧时间、氧流量及患儿给氧后反应，观察患儿缺氧症状改善情况及生命体征。

●停用氧气时，垫纱布取下鼻氧管，关氧流量表。清洁患儿面部皮肤，协助患儿取舒适体位，整理床单；卸下氧气表。

●清理用物，氧气管浸泡消毒。消毒双手，记录停止用氧时间及给氧效果。

2. 鼻塞给氧法　是将鼻塞塞入患儿一侧鼻孔鼻前庭内的给氧方法。鼻塞是一种用塑料制成的球状物，对鼻孔刺激性小，患儿较为舒适，且两侧鼻孔可交替使用。适用于长期吸氧的患儿。氧流量婴幼儿 $0.5 \sim 1L/min$、新生儿 $0.5 \sim 1.5L/min$。

3. 面罩给氧法　指将面罩置于患儿的口鼻部给氧，氧气自下端输入，呼出的气体从面罩两侧孔排出。由于口、鼻都能吸入氧气，效果较好。给氧时必须有足够的氧流量，一般需 $2 \sim 4L/min$。适用于张口呼吸且病情较重、氧分压明显下降者(图 4-2-4)。

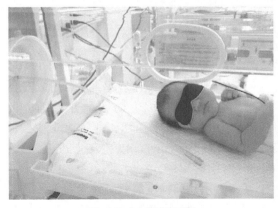

图 4-2-4　氧气面罩

4. 氧气头罩给氧法　是将患儿头部置于头罩里。罩面上有多个孔，可以保持罩内一定的氧浓度、温度和湿度。头罩与颈部之间要保持适当的空隙，防止二氧化碳潴留及重复吸入。此法适用于 $0 \sim 6$ 个月患儿。根据患儿头部的大小选择不同规格，氧流量 $> 5L/min$，FiO_2 为 $24\% \sim 80\%$，增加流量可增加 FiO_2。新生儿最低流量不得少于 $6L/min$，否则会引起 CO_2 潴留。

5. 氧气枕给氧法　氧气枕是一长方形橡胶枕。枕的一角有一橡胶管，上有调节器可调节氧流量，氧气枕充入氧气，接上湿化瓶即可使用。此法可用于家庭氧疗、危重患儿的抢救或转运途中，以枕代替氧气装置。

6. 暖箱给氧　利用婴儿暖箱相对密闭的空间，输入纯氧或空氧混合后的氧气，是患儿吸入较低的氧气。将输氧管直接放入暖箱，临床常用 $4 \sim 6L/min$ 氧流量，FiO_2 一般在 40% 左右，适用于较小的早产儿。主要应用于停氧前的过度患儿、对氧依赖的患儿等。但暖箱吸氧浓度不稳定，增大流量可能对暖箱的温湿度造成影响，所以 WHO 不推荐其作为常规的新生儿吸氧方式，应用暖箱吸氧时要严格检测氧浓度。

7. 经鼻高流量湿化氧疗　见第 5 章第三节。

8.其他给氧方式　无创辅助呼吸机吸氧、有创呼吸机吸氧（详见第5章儿科呼吸系统支持技术）。

三、氧疗的注意事项

（一）严格遵守操作规程，注意用氧安全

切实做好"四防"：防震、防火、防热、防油。氧气筒内氧勿用尽，压力表至少要保留 0.5MPa（5kg/cm²），以免灰尘进入筒内，再充气时引起爆炸。

（二）用氧前检查氧气装置无漏气且通畅

湿化瓶内放灭菌蒸馏水，急性肺水肿患儿用 20%～30% 乙醇，具有降低肺泡内泡沫表面张力，使肺泡泡沫破裂、消散，改善肺部气体交换，减轻缺氧症状的作用。

（三）吸入氧气的湿化和温化

高浓度氧影响气道内纤毛的摆动次数，进而影响对呼吸道分泌物的清除，因此，不论何种方式输氧，氧气均需湿化以防止气管黏膜损伤和分泌物干燥。有效方法是在氧气湿化器内盛有 45℃左右的温水，则湿化效果较好。为避免院内感染，吸氧管及湿化盛水器至少应 48h 消毒更换一次。

（四）使用氧气时，应先调节流量

停用氧气时，应先拔出导管，再关闭流量表开关。中途改变流量，先分离鼻氧管与湿化瓶连接处，调好流量后再连接。

（五）氧气筒要有标志

注明"满"或"空"以便及时更换。

（六）用氧过程中，加强氧疗监护，导管是否通畅

观察患儿缺氧症状，监测 PaO_2、$PaCO_2$、SaO_2，预防氧疗副作用。当患儿吸氧浓度高于 60%、持续时间超过 24h，可出现氧疗副作用。

四、氧疗的副作用及预防

常见的副作用有氧中毒、肺不张、呼吸道分泌物干燥、晶状体后纤维组织增生和呼吸抑制。

（一）氧中毒肺损害

1.原因吸氧浓度 > 40% 称为高浓度氧，吸氧浓度 < 40% 称为低浓度氧。长时间吸入高浓度氧，指连续吸入高浓度氧超过 24h 或 72h 可能会造成氧中毒肺损害。

2.临床表现呼吸困难、胸闷、咳嗽、咯血、呼吸窘迫等。

3.处理该损害为可逆性损害，在停止吸氧或降低吸氧浓度后可恢复，但新生儿及早产儿由于氧中毒肺损害出现 BPD（支气管肺发育不良）时为不可逆表现。

4.预防措施为避免出现氧中毒肺损害，一般吸入 100% 的纯氧不宜超过 6h，80% 的氧不宜超过 12h，60% 的氧不宜超过 24h。

（二）早产儿视网膜病（retinopathy of prematurity，ROP）晶状体后纤维增生

1.原因多见于 < 32 周龄的早产儿，其发生主要与长时间的高 PaO_2（> 10.6kPa）有关（早产儿 ROP 的高危因素有：早产低出生体重是公认的发生 ROP 的根本原因，主要是视网膜发育不成熟；基因差异及种族，研究显示，有些早产儿即便不吸氧也会发生 ROP，有些早产儿即使吸氧超过 1 个月也没有发生，可能与特殊基因有关；吸氧；贫血和输血）。

2.预后轻者可完全恢复，重者可致。

3.预防措施口服维生素 E 有预防作用，但重要的是要定期检测 PaO_2，使之维持在 6.76～10.6kPa，有条件用空氧混合仪。

（三）肺不张

在气道不充分通畅时吸高浓度氧容易造成肺不张。平时氮气在肺泡中起支架作用，吸入高浓度氧后肺泡中氮的比例减少，而氧会被血液迅速带走，如此时气道不充分通畅、气体不能及时补充进入肺泡，则肺泡萎陷产生肺不张。

（四）呼吸道分泌物干燥

应加强湿化和雾化吸入。

（五）呼吸抑制

发生于缺氧伴严重 CO_2 潴留者给予较高浓度氧疗时，由于高浓度氧疗消除了低氧对呼吸中枢的刺激作用而引起。应立即降低氧浓度，使用呼吸兴奋剂，必要时采用机械辅助呼吸。

（曲书强　高　乐　吴心琦　刘袁秀）

主要参考文献

[1] 江载芳, 申昆玲, 沈颖. 诸福棠实用儿科学 [M]. 8 版. 北京: 人民卫生出版社, 2015.

[2] 中华护理学会儿科专业委员会. 婴幼儿护理操作指南 [M]. 北京: 人民卫生出版社, 2018.

[3] 于晓松, 王晨. 全科医生临床操作技能训练 [M]. 2 版. 北京: 人民卫生出版社, 2018.

[4] 张建. 儿科临床操作手册. 2 版. 北京: 人民卫生出版社, 2016.

[5] 中华医学会呼吸病学分会呼吸危重症医学学组, 中国医师协会呼吸医师分会危重症医学工作委员会. 成人经鼻高流量湿化氧疗临床规范应用专家共识 [J]. 中华结核和呼吸杂志, 2019, 42(2): 89-97.

[6] 中国医师协会新生儿科医师分会呼吸专业委员会. 加温湿化高流量鼻导管通气的临床应用建议 [J]. 发育医学电子杂志, 2017, 5(3): 132-135.

[7] Roehr CC, Yoder BA, Davis PG, et al. Evidence Support and Guidelines for Using Heated, Humidified, High-Flow Nasal Cannulae in Neonatology. Oxford nasal high-flow therapy meeting, 2015[J]. Clin Perinatol, 2016, 43(3): 693-705.

[8] Christophe Milési, Mathilde Boubal, Aurélien Jacquot, et al. High-flow nasal cannula: recommendations for daily practice in pediatrics[J]. Annals of Intensive Care, 2014, 4(1): 29.

第三节　吸入治疗

吸入疗法是通过特殊装置将药物和溶剂驱散成雾粒（气溶胶）让患者吸入，使药物沉降在鼻咽喉、各级支气管及肺泡内，从而达到局部或全身治疗作用。是目前治疗哮喘、慢性阻塞性肺疾病的主要方式。

吸入疗法最早应用可以追溯到 4000 年以前的印度，随着 19 世纪手持式玻璃球雾化器的发明、1956 年压力定量气雾剂（pressurized metered-dose inhalers，pMDI）的发明，吸入疗法从此广泛应用于临床。20 世纪 50 年代以后，随着对哮喘发病机制研究的深入，英国开始应用吸入疗法防治哮喘，并最终选用 β_2 受体激动剂（β_2 receptor agonist，β_2-RA）治疗哮喘急性发作和使用 ICS 防治哮喘复发。随着临床治疗上的广泛应用，已证实吸入疗法具有起效快、疗效高、不良反应小、无创伤、无痛苦，以及使用方便等优点。此后被 GINA（The Global Initiative for Asthma）等国际哮喘防治指南广泛推广使用。2003 年起，我国《儿童支气管哮喘防治常规》和《儿童支气管哮喘诊断与防治指南》也把吸入疗法作为防治哮喘的首选疗法。

目前，吸入的治疗方式有雾化吸入、压力定量吸入、干粉吸入。雾化混悬液、压力定量吸入如压力定量气雾剂（pMDI）、干粉剂（dry power inhalers，DPI）在临床应用中均已显示出良好的疗效。在不同疾病的儿科患儿中，应根据病情、年龄选用不同剂型的吸入性糖皮质激素（ICS）。

一、雾化吸入

雾化吸入疗法是利用雾化装置将药物溶液或混悬液分散成微小的雾滴或微粒，使其悬浮于气体中并进入呼吸道及肺内的一种治疗方法。临床研究证实吸入疗法具有良好的疗效、安全性和依从性，从而在儿科的呼吸道相关疾病（特别是过敏性疾病）领域得到普遍应用。近年来，雾化吸入疗法在我国儿科临床应用迅速增加，很多医疗机构建立了专门的雾化治疗中心或雾化室，个人购置雾化器进行家庭雾化治疗亦日渐增多，新的雾化装置产品不断涌现，种类繁多。

雾化吸入治疗可以湿化呼吸道，有利于祛痰，减轻或解除支气管痉挛，控制呼吸道炎症。雾化吸入对全身也有治疗作用，如雾化吸入伊洛前列腺素治疗原发性肺动脉高压、雾化吸入胰岛素降低血糖等。雾化吸入疗法是呼吸系统相关疾病的重要治疗手段。

（一）雾化吸入治疗的原理

雾化疗法是利用气体射流原理，通过一定的雾化装置将药物分散为微小雾滴或颗粒悬浮于气体中，通过吸入方式沉积于呼吸道及肺部，达到药物治疗效果。

1. 喷射雾化器　其原理是根据文丘里（Venturi）喷射原理，利用压缩气体高速运动通过狭小开口后突然减压，在局部产生负压，将气流出口旁另一小管因负压产生的虹吸作用吸入容器内的液体排出，当遭遇高压气流时被冲撞裂解成小气溶胶颗粒，特别是在高压气流前方遇到挡板时，液体更会被冲撞粉碎，形成无数药物颗粒。其中大药物微粒通过挡板回落至贮药池，小药物微粒则随气流输出。

鼻-鼻雾化器为附有振荡波的喷射雾化器。在压缩机设计的基础上增加了集聚脉冲压力装置，脉冲波可直接作用于药物气雾，使药物的雾粒具有振荡特征，易于穿过窦口进入鼻窦，在鼻窦内达到很好的沉积效果。

2. 超声雾化器　其原理是雾化器底部晶体换能器将电能转换为超声波能，产生震动并透过雾化罐底部的透声膜，将容器内的液体震动传导至溶液表面，使药液剧烈振动，破坏其表面张力和惯性，从而形成无数细小气溶胶颗粒释出。

3. 振动筛孔雾化器　其原理是采用超声振动薄膜使之剧烈振动，同时通过挤压技术使药液通过固定直径的微小筛孔，形成无数细小颗粒释出。

（二）雾化吸入治疗的装置

1. 喷射雾化器　也称射流雾化器、压缩气体雾化器（图 4-3-1）。主要由压缩气源和雾化器两部分组成。压缩气源可采用瓶装压缩气体（如高压氧或压缩空气），也可采用电动雾化泵。其产生的气溶胶颗粒的直径和释雾量取决于压缩气体的直径和流量，也取决于不同品牌型号雾化器的内部阻力等结构性参数。压缩气体的压力及流量均与释雾量成正比，与气溶胶颗粒直径成反比。气压越高、流量越大，喷射雾化器产生的气溶胶颗粒直径就越小，释雾量就越大。气溶胶颗粒的大小还与气流的流速有关，增加气流速度可使雾化输出量增加，减小药物微粒，缩短雾化时间，可使患儿的依从性更好。对处于喘息急性发作状态、呼吸困难的患儿，建议以氧气为驱动力，在雾化给药的同时提供氧气。氧驱动雾化器吸入时的氧气流量以 6～8L/min 为宜。高压氧瓶存储的高压氧需要时通过减压阀输出，无须电源条件限制，使用方便；但当气压低于减压阀限压标准后，释雾量变小，继而影响到雾化吸入的效果。压缩泵产生的压缩空气常需交流电源，在户外或电源不稳定的地区应用受限制。但压缩泵输出的气体压力和流量一般比较恒定，治疗效果的同质化和可比性更好，易于进行质量控制和雾化吸入临床效果比较。

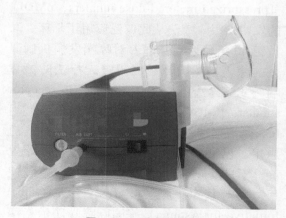

图 4-3-1　喷射雾化器

2. 超声雾化器 其释出颗粒直径大小与超声频率相关,频率越高颗粒越小。释雾量则与超声波振幅(功率)呈正相关。强度越大,释雾量越大。近年来,体积小、释雾量大而雾滴直径小的超声雾化器已应用于临床。一些超声雾化器可通过调节功率而改变雾化量,以满足临床需求。一般而言,超声雾化器的释雾量高于喷射雾化器,故用于需大释雾量的诊疗工作中。

3. 滤网式雾化 通过振动等方式使药液透过网孔进行雾化。与喷射雾化相比,滤网式雾化输出的可吸入微颗粒比例略低,但装置体积小、重量轻、便于携带,且使用时噪声小,还可以倾斜使用是其优点。目前滤网式雾化器的种类有限,国内主要使用被动式装置,不能外接延长吸气管,使用混悬液时网眼容易堵塞,滤网耐久性能较低是其最大的缺点。

(三)儿童常用的雾化吸入药物

1. 糖皮质激素雾化液 布地奈德(BUD)、丙酸倍氯米松(BPD)和丙酸氟替卡松(FP)。其他如环索奈德等雾化剂型尚未在国内上市。

2. 支气管舒张剂 选择性 β_2 肾上腺素能受体激动剂(简称 β_2 受体激动剂)、胆碱受体拮抗剂。

3. 黏液溶解剂 雾化吸入制剂乙酰半胱氨酸雾化液、吸入用盐酸氨溴索溶液。

(四)吸入治疗技术

1. 操作前的准备

(1)患儿准备:患儿及其家属了解雾化吸入疗法的目的、过程及注意事项并配合操作;患儿取坐位或半坐卧位,意识模糊、呼吸无力者可将床头抬高30°、侧卧位。

(2)物品准备:治疗车、记录单、雾化机、一次性雾化器、根据医嘱配制药液、注射器、纸巾或小毛巾,按需备吸痰装置。

(3)环境准备:环境安全,空气流通,调节工作空间以便操作。

(4)操作者准备:洗净双手,着装整洁;核对医嘱及药液。

2. 操作步骤

(1)空气压缩泵雾化吸入

● 携用物至患儿床旁,核对身份及药液,进行操作告知。

● 连接雾化泵电源,将雾化器与雾化泵相连接,并检查连接是否紧密,雾化器是否通畅,核对药液后将其注入雾化器内。

● 打开电源,此时药液成雾状喷出,将雾化面罩扣紧患儿口鼻,嘱患儿深吸气后再呼出,如此反复,直至药液吸完为止。

● 雾化完毕,取下雾化面罩,擦净患儿面部及颈部,协助患儿漱口。必要时拍背排痰,鼓励其将痰液排出。摆好舒适体位。

● 关闭电源开关。

● 整理用物,记录雾化时间。

(2)氧气雾化吸入

● 携用物至患儿处,核对身份及药液,进行操作告知。

● 协助患儿取舒适体位。

● 连接氧气装置。

● 向雾化杯内注入药液,连接雾化器与氧气装置。

● 打开氧气开关,调节氧流量 6 ~ 10L/min。

● 将面罩罩住患儿口鼻,妥善固定。

● 指导患儿均匀深吸气再呼出。

● 雾化完毕,取下雾化面罩,关闭氧气开关。

● 擦净患儿面部及颈部,协助患儿漱口,必要时拍背排痰。

3. 雾化吸入治疗的注意事项

(1)使用前要检查空气压缩机雾化泵是否正常,有无松动及脱落等异常情况,注意仪器保养。

(2)向雾化器内加入药液时一定把针头拔下,以防针头落入雾化器内。

(3)雾化器要保持水平位置,防止漏药液。

(4)雾化器专人专用,用毕洗净、消毒、

晾干备用。

（5）使用前要检查氧气流量表是否正常，有无松动及脱落等异常情况。

（6）氧流量不宜过大，避免雾气过大，使患儿感到憋气、呼吸困难，避免雾化器与连接管脱出。

二、定量吸入器

定量吸入器（metered dose inhaler, MDI）是目前应用最广泛的吸入技术。MDI筒内含有加压混合物，包括抛射剂（主要是氟利昂CFC，HFA134a）、表面活性剂（减少颗粒聚集）和药物（仅占总量的1%）等。

（一）压力定量气雾剂的原理与装置

加压定量吸入剂（pressurized metered dose inhaler, pMDI）是指将药物、辅料和抛射剂共同灌装在具有定量阀门的耐压容器中，通过揿压阀门，药物和抛射剂便以气溶胶形式喷出。定量吸入器筒内压力为300～500kPa，阀门开放时混合物定量的射出，初始速度超过30m/s，直径>30μm。20m/s内成雾，理想的微粒化药物颗粒直径在2～5μm。距喷口10cm处雾粒直径为1.4～4.3μm，每次约有80%的药物撞击并沉积于口腔部，仅10%～20%到达肺内的作用部位。与DPI相比，主动喷雾的pMDI能够大大降低患者吸入的难度，但是气溶胶运行速度过快会导致大量药物颗粒沉积在咽喉及气管分支处，增加口咽部的沉积率。针对手口协调性差，揿压阀门时难以同步缓慢深吸气的患者，可将pMDI连接装有单向阀的储雾罐使用。采用储雾罐的优点有：①避免手口不协调影响药物气溶胶的有效吸入；②可多次吸药提高药物的肺部沉积率；③喷入储雾罐的气溶胶运动速度减慢，因惯性沉积在咽喉部沉积的药物减少；④随着抛射剂和溶剂的挥发雾滴变小，且雾的致冷感消失。

（二）压力定量气雾剂的吸入方法

1. 拧开保护盖。

2. 振摇气雾剂装置。

3. 保持气雾剂在倒置垂直的位置，手持气雾剂，深呼气后嘴唇合拢咬包住喷嘴。

4. 尽量深吸气，同时按动气雾剂的底部，释放一个定量，完成一次喷雾过程。

5. 屏气数秒钟，然后移开喷嘴，缓慢呼气。

（三）压力定量气雾剂的注意事项

1. 吸药后必须漱口，以减少声嘶、口咽部真菌感染的发生率及吸药时产生静电的影响。

2. 使用MDI加储雾罐时，不能1次喷入多剂量药物，应喷入1次药物后深长呼吸4、5次或连续吸入30s以上，然后间隔2～3min后再进行下一次用药。

3. 储雾罐（图4-3-2）适用于儿童吸入治疗，各年龄患者均可，但<4岁的患者需加面罩。因贮雾罐携带不方便，比单用MDI费用增加，因此，限制了它的推广使用。

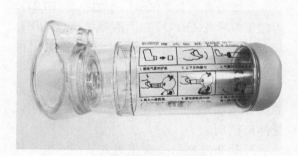

图4-3-2 储雾罐

（四）定量吸入器加储雾罐（MDI+储雾罐）应用方法

先将药物喷入储雾罐，然后通过患者反复多次吸气，将药物吸入肺内。储雾罐的缓冲，可防止喷雾散失而提高吸入药量和治疗效果，使吸入肺部的药液量增加到33%，缓解支气管解痉作用较常规MDI增强1倍，克服了单用MDI的不足，且明显减少了口咽部药物的沉积量，提高了用药安全度。

（五）压力定量气雾剂的常用药物

常见的压力定量气雾剂的药物有支气管舒张剂和吸入性糖皮质激素。

1. 支气管舒张剂　硫酸特布他林气雾剂、硫酸沙丁胺醇气雾剂，两者均为短效 β_2 受体激动剂。

2. 糖皮质激素　布地奈德气雾剂、二丙酸倍氯米松气雾剂、丙酸氟替卡松气雾剂。

三、干粉吸入

（一）干粉剂的原理与装置

干粉吸入器（dry power inhaler，DPI）是以患者的吸气作为驱动力，常用装置有单剂吸入器、多剂吸入器。单剂量型干粉吸入器：旋转式吸入器（spin haler）使用前装胶囊，如沙普尔、噻托溴铵粉吸入剂。多剂量型干粉吸入器：都保、准纳器。与 MDI 相比，DPI 不需要吸气动作与揿药动作的协调，但需要较高的吸入流量和吸气流速，因此病情严重和小儿在最大吸气压力较低时不宜应用 DPI。

（二）干粉剂的吸入方法及注意事项

儿童常用的干粉吸入器为都保和准纳器。

1. 都保的用法与注意事项

（1）打开：旋转装置打开装置盖。

（2）旋转：打开外盖后，单手握住都保白色中间部分，另一只手转动底座，将底座旋转到底，再反方向旋转到底，听到"咔哒"声完成装药。

（3）吸药：深呼气后将吸嘴置于齿间，用双唇包住吸嘴用力且深长吸气，再将吸嘴从嘴部移开，屏气约 5s 后正常呼吸。吸完药不要马上说话或者呼气。禁止往都保口内呼气，远离潮湿。

（4）盖上装置盖：吸入完毕后擦拭装置，盖上瓶盖，方便下次使用。吸药后不要忘记漱口。装置晃动时产生的声音为药品专用干燥剂响动，并非药品声音。

2. 准纳器的用法与注意事项

（1）打开：用一手握住外壳，另一手的大拇指放在拇指柄上，向外推动拇指直至完全打开。

（2）推开：握住准纳器的吸嘴对着自己，向外推滑动杆——直至发出咔哒声，表明准纳器已做好吸药的准备。在剂量指示窗口有相应显示，不要随意拨动滑动杆以免造成药物浪费。

（3）吸入：深呼气后将吸嘴放入口中。切记不要将气呼入准纳器里，从准纳器深深地平稳地吸入药物。切勿从鼻吸入。然后将准纳器从口中拿出，继续屏气约 10s。

（4）关闭准纳器。将拇指放在手柄上，往后拉手柄，发出咔哒声表示准纳器已经关闭，滑动杆自动复位。吸完药后请漱口。

（三）干粉剂的常用药物

儿童常用的干粉吸入药物有普米克都保、信必可都保、舒利迭。普米克都保装置中的药物成分为布地奈德，信必可都保装置中的药物成分为布地奈德和福莫特罗混合剂，而舒利迭装置内药物成分为氟替卡松和沙美特罗混合剂。思力华（噻托溴铵粉吸入剂）也为干粉制剂，年龄 < 18 岁的患者不推荐应用。

四、吸入治疗的药物

1. 吸入性糖皮质激素（ICS）　是目前最强的局部抗炎药物，它通过对炎症反应所必需的细胞和分子产生影响而发挥抗炎作用。高剂量的 ICS 能够有效启动数量少、亲和力弱的膜受体快速通道。国内上市的 ICS 为布地奈德（BUD）、丙酸倍氯米松（BPD）和丙酸氟替卡松（FP）。其他如环索奈德等雾化剂型尚未在国内上市。

（1）吸入性糖皮质激素（inhaled corticosteroid，ICS）的药理学

● 药理作用机制：糖皮质激素（glucocorticoids，GS）抗炎作用基本机制可分为经典途径（基因途径）和非经典途径（非基因途径）。经典途径指 GS 易通过细胞膜进入细胞，与细胞质内糖皮质激素受体（glucocorticoid receptor，GR）结合形成活化的 GS-GR 复合物，进入细胞核内启动基

因转录，引起转录增加或减少，改变介质相关蛋白的水平，对炎症反应所必需的细胞和分子产生影响而发挥抗炎作用。经典途径属于延迟反应，一般需要数小时起效。非经典途径是 ICS 直接作用于细胞膜膜受体，数分钟起效。膜受体的数量仅占受体总量的 $10\% \sim 25\%$，且解离常数远高于细胞质受体的解离常数。因此，需要大剂量 ICS 才能启动数量少、亲和力弱的膜受体快速通道。

• 药学特性：理想的 ICS 应包括以下几个特点：空气动力学粒径 $< 5\mu m$，口服生物利用度低，受体亲和力高，肺内滞留时间长，蛋白结合率高，系统清除快等。

• ICS 生物利用度（systemic bioavaila-bility）：是经气道吸收入血（肺生物利用度）和经肠道吸收入血（口服生物利用度）的总和。ICS 吸入后，部分经气道在肺部沉积而发挥肺部的抗炎效应，而其他大部分沉积在口咽部。

• 颗粒粒径：吸入药物在肺内的分布取决于空气动力学粒径，其影响因素包括物理粒径、晶型、外形、密度等。一般体外测定为物理粒径，如电镜下，丙酸倍氯米松、丙酸氟替卡松均为长约 $10\mu m$ 的针状微粒，布地奈德为粒径 $2.0 \sim 3.0\mu m$ 细小类圆形表面不规则微粒，可能更适合肺内分布。

• 受体亲和力与抗炎活性：气道上皮细胞和支气管血管细胞均有丰富的 GR。ICS 与肺部 GR 结合产生有益效应。与肺外 GR 结合则常产生有害效应。不同 ICS（活性成分）的受体亲和力不同。亲和力大小显示抗炎活性强弱，与微粒粒径、脂溶性、脂质结合率等共同作为确定剂量的指标。

• 亲脂性、酯化作用和分布容积：ICS 肺滞留时间延长可增强肺局部抗炎作用，本身亲脂性和酯化作用相关。目前临床常用的 ICS 均具有相对较高的亲脂性，亲脂性高的 ICS 易穿过靶细胞膜，与细胞质内 GR 结合。亲脂性过高可导致分布容积增大，不利于 ICS 在水／酯相间组织转运，使半衰期延长而增加体内药物蓄积风险，因此要求 ICS 有适度亲脂性和亲水性。具有酯化作用的药物可在气道组织与脂类物质可逆性结合。形成长链脂肪酸复合物储存于细胞质中，相当于在靶组织中提供 ICS 的缓释储库，使其肺滞留时间延长。

• 前体药物：前体药物是指在体外活性较小或者无活性的化合物，进入体内经酶催化或者非酶作用，迅速释放出活性物质而发挥药理作用的化合物。丙酸倍氯米松为前体药物，在体内催化酶作用下水解为活性代谢物 17- 单丙酸倍氯米松而发挥其药理作用，但这种催化酶在人体许多组织，如肝脏、结肠、胃、乳腺和脑组织也有表达。因此，在肺外组织中活化且与受体高亲和力的 17- 单丙酸倍氯米松潜在的全身不良反应风险需要警惕。

（2）常用吸入糖皮质激素的特点

• BUD：是第二代吸入性不含卤素的糖皮质激素，其药理基于 16α、17α 位的亲脂性乙酰基团及碳 21 位游离羟基。16α 和 17α 位的亲脂性乙酰基团增强糖皮质激素受体亲和力，增加了在气道的摄取和滞留，且全身消除快，相比于第一代糖皮质激素气道选择性强，更有较高的局部／系统作用比。独特的酯化作用可延长药物在气道的滞留时间，具有高气道选择性并降低全身作用风险。BUD 适度的脂溶性和水溶性，能更容易通过气道上皮表面的黏液层和细胞膜，快速发挥抗炎作用，尤其适合急性期时与短效 β_2 受体激动剂（SABA）联用。BUD 的口服绝对生物利用度为 11%，而首过消除高达 90%。此外，BUD 混悬液的药物颗粒在电镜下显示为平均直径为 $2.0 \sim 3.0\mu m$ 的细小类圆形表面不规则颗粒，可最大限度地增大药物表面积，提高雾化效能。

• BDP：是人工合成的第一代局部用糖皮质激素类药物。BDP 为前体药物，在酯酶作用下活化裂解，部分生成具有活性的 17-单 BDP（BMP）而发挥其药理作用，部分生成无活性的 21- 单 BDP。BDP 在体内裂解所需的酯酶在肝脏、结肠、胃、乳房和大脑及血浆组织等部位也有表达，在肺外组织中活化的 BDP 与全身不良反应发生密切相关。BDP 的水溶性较低，导致其在支气管黏膜的黏液层溶解缓慢，因此其肺部吸收过程受限于黏液溶解速率。BDP 和 BMP 的口服绝对生物利用度分别为 13% 和 26%，而首过消除在 70% 左右。此外，BDP 混悬液的药物颗粒在电镜下显示为长约 10.0μm 的针状，该颗粒形状会降低雾化效能。

● FP：是一种具有抗炎活性的合成三氟化糖皮质激素。体外研究显示，FP 对人糖皮质激素受体的亲和力是地塞米松的 18 倍，几乎是倍氯米松 -17- 丙酸酯（BMP）的活性代谢产物的 2 倍，是布地奈德的 3 倍以上。这些结果的临床意义未知。丙酸氟替卡松雾化吸入用混悬液的全身吸收作用主要发生在肺组织，最初吸收速度很快，然后逐渐减慢。FP 与其他吸入糖皮质激素在哮喘治疗的药代动力学和药效学方面具有许多相似的特性。

2. 支气管舒张剂　目前儿科临床上广泛使用的支气管舒张剂主要包括选择性 β_2 肾上腺素能受体激动剂（简称 β_2 受体激动剂）、胆碱受体拮抗剂。治疗急性支气管痉挛最有效的药物是以沙丁胺醇、特布他林为代表的速效 β_2 受体激动剂。吸入性速效 β_2 受体激动剂是治疗任何年龄儿童急性喘息发作的首要选择。

（1）选择性 β_2 受体激动剂：β_2 受体激动剂是临床上最常用的支气管舒张剂，根据其起效时间和持续时间不同可分为短效 β_2 受体激动剂（SABA）与长效 β_2 受体激动剂（LABA）两种。SABA 制剂的共同特点是起效迅速、维持时间短，代表药物有特布他林和沙丁胺醇。长效 β_2 受体激动剂（long-acting beta 2-agonist，LABA）的药物共同特点是作用维持时间长，具有舒张支气管和协同抗炎的作用。常用药物有福莫特罗和沙美特罗。目前临床上雾化吸入所用制剂主要为 SABA。

● 药理作用机制：一是通过选择性激活气道平滑肌细胞表面的 β_2 肾上腺素能受体，激活腺苷酸环化酶，提高细胞内环磷酸腺苷（cAMP）的浓度，使肌细胞膜电位稳定，胞质内蛋白激酶 A 活化，肌浆球蛋白磷酸化，降低细胞内 Ca^{2+} 浓度，达到松弛气道平滑肌的作用。特布他林和沙丁胺醇对 β_2 受体的选择性均大于 β_1 受体，并曾有文献报道，特布他林对 β_2 受体选择性更强。二是通过肥大细胞膜保护作用，抑制肥大细胞脱颗粒、减少组胺和白三烯等炎症递质释放，从而减轻气道黏膜充血水肿、缓解气道痉挛。有研究显示，特布他林的肥大细胞膜稳定作用大于沙丁胺醇；长效 β_2 受体激动剂的肥大细胞膜稳定作用更为明显。

● 药学特性：沙丁胺醇以吸入给药方式为主，吸入后迅速起效，作用维持时间较短。吸入后 5～10min 起效，作用最强时间在 1～1.5h，作用维持时间为 3～4h；口服 15～30min 起效，作用维持时间为 3～4h。特布他林以吸入给药方式为主，吸入后迅速起效，作用维持时间相对较长。吸入后 5～15min 起效，作用最强时间约在 1h，作用持续时间为 4～6h；口服 30～60min 起效，作用维持 6h 以上。短效 β_2 受体激动剂按需间歇使用，不宜长期、单药使用。福莫特罗属于速效和长效 β_2 受体激动剂。主要特点是起效迅速，作用持续时间长，支气管舒张效应呈剂量依赖性，吸入福莫特罗后支气管舒张效应是沙丁胺醇的 10 倍以上。吸入后约 2min 起效，2h 达效应高峰，作用维持时间为 12h 左右，是目前唯一的速效、长效选择性 β_2 受体激动剂。沙美特罗属于长效 β_2 受体激动剂，主要特点是起效缓慢，作用持续时间长，吸入后 15～30min 起效，维持时间约 12h。沙美特罗是沙丁胺醇的衍生物，作用强度在一定范围内呈剂量依赖关系；最大有效剂量为 50μg/ 次，每天 2 次，增加剂量并不能提高疗效，而可能增加药物不良反应。由于该药起效慢，不作为哮喘急性发作的缓解治疗药物。

（2）胆碱受体拮抗剂：M受体是毒蕈碱型受体的简称，广泛存在于迷走神经节后纤维支配的效应器细胞上。当乙酰胆碱与M受体结合后，可产生一系列迷走神经末梢兴奋效应，如心脏抑制、支气管平滑肌、胃肠平滑肌、膀胱逼尿肌和瞳孔括约肌收缩，以及腺体分泌增加等反应。呼吸道内M受体主要有三种亚型：① M1受体分布于气道内的胆碱能神经节，M1受体激动引起迷走神经兴奋和胆碱能反射，引起支气管收缩反应；② M2受体主要分布于胆碱能神经节后纤维及交感神经末梢，M2受体具有反馈性抑制胆碱能神经释放乙酰胆碱的作用；③ M3受体主要分布于气道平滑肌黏膜下腺体、杯状细胞、血管内皮细胞和气道上皮细胞，M3受体激动时引起气道平滑肌收缩和腺体分泌。抗胆碱能药物的支气管舒张作用弱于β_2受体激动剂，对中央气道的作用强于对周围气道的作用。根据起效时间和持续时间的不同可分为短效胆碱受体拮抗剂（SAMA）与长效胆碱受体拮抗剂（LAMA）两种。目前临床上的雾化吸入制剂主要为SAMA。

• 药理作用机制：SAMA通过与内源性胆碱竞争靶细胞上的毒蕈碱受体（M受体）而发挥作用。M受体有5个亚型，但呼吸道内只有M1、M2和M3有明确的生理活性。SAMA拮抗M1及M3受体可舒张支气管平滑肌并抑制黏液高分泌状态，拮抗M2受体则促使神经末梢释放乙酰胆碱，使支气管收缩，因此部分削弱了拮抗M1和M3受体所带来的支气管舒张作用。

• 药学特性：M3受体主要存在于大气道，支气管收缩的作用最强，故SAMA对大气道的舒张作用强于对周围气道的作用。一般在15min内起效，1～2h达峰值，持续4～6h。异丙托溴铵是儿科临床常用的抗胆碱能药物，为短效抗胆碱能药物（short-acting muscarinic antagonist，SAMA），经

吸入途径给药。该药为非选择性胆碱M受体拮抗剂，起效时间较SABA慢，由于其阻断突触前膜上M2受体可促使神经末梢释放乙酰胆碱，因而削弱了阻断M3受体所带来的支气管舒张作用。异丙托溴铵吸入后15～30min起效，支气管舒张效应达峰时间为60～90min，维持时间4～6h。与SABA比较，SAMA起效时间较慢，但持续时间较长。临床上一般不单一使用SAMA治疗儿童急性喘息，多与SABA联合雾化吸入，常用于中重度急性喘息发作时的治疗。

3. 黏液溶解剂 国内上市的黏液溶解剂雾化吸入制剂有乙酰半胱氨酸雾化液、吸入用盐酸氨溴索溶液。近年来，多项研究结果提示，雾化吸入乙酰半胱氨酸可用于特发性肺纤维化的治疗，可改善患者肺功能，尤其适用于早期患者。盐酸氨溴索可降低痰液黏稠度，增强支气管上皮纤毛运动，增强肺泡表面活性物质分泌，使痰容易咳出。此外，还有镇咳作用。

（1）作用机制：其分子结构中含有巯基（-SH）基团，可使黏蛋白分子复合物间的双硫键（-S-S）断裂，从而降低痰液的黏滞性，使液化后容易咳出；还可使脓性痰液的DNA纤维断裂，溶解脓性痰。同时，N-乙酰半胱氨酸能够有效改善纤毛运动，增强纤毛清除功能，增加肺泡表面活性物质，另一方面还可以抑制黏液细胞增生，抑制黏蛋白MUC5AC表达，从黏液生成角度进行干预。此外，N-乙酰半胱氨酸作为抗氧化剂谷胱甘肽的前体药物，在外周气道可以发挥清除氧自由基的作用。抑制细菌生物膜形成，破坏已形成生物膜，协同抗生素有效抗菌。

（2）药学特性：N-乙酰半胱氨酸经雾化吸入后，可快速到达肺部病变部位。吸收后在肝内脱乙酰基代谢，生成半胱氨酸，口服或注射用药蛋白结合率66%～87%，体内分布容积0.47L/kg，肾脏清除率约占总体清除率的30%。

（曲书强 姜 伟 吴心琦）

主要参考文献

[1] 申昆玲，邓力，李云珠，等. 糖皮质激素雾化吸入疗法在儿科应用的专家共识 (2018 年修订版)[J]. 临床儿科杂志，2018, 36(2): 164-176.

[2] 中华医学会呼吸病学分会. 雾化吸入疗法在呼吸疾病中的应用专家共识 [J]. 中华医学杂志，2016, 96(34): 2696-2708.

[3] 申昆玲，邓力，李云珠，等. 支气管舒张剂在儿童呼吸道常见疾病中应用的专家共识 [J]. 临床儿科杂志，2015, 33(4): 373-379.

[4] 中国医学装备协会呼吸病专委会吸入治疗与呼吸康复学组，中国慢性阻塞性肺疾病联盟. 稳定期慢性气道疾病吸入装置规范应用中国专家共识 [J]. 中华结核与呼吸杂志，2019, 42(4): 241-253.

[5] 雷婷婷，赵荣生. 雾化吸入给药的临床应用现状及研究进展 [J]. 临床药物治疗杂志，2016, 14(3): 1-5.

[6] 中华护理学会儿科专业委员会. 婴幼儿护理操作指南 [M]. 北京：人民卫生出版社 2018: 84-89.

[7] 卫生部合理用药专家委员会. 中国医师药师临床用药指南 [M].2 版. 重庆：重庆出版社，2014.

[8] Dinicola S, De Grazia S, Carlomagno G, et al. N-acetylcysteine as powerful molecule to destroy bacterial biofilms. A systematic review [J]. Eur Rev Med Pharmacol Sci, 2014, 18(19): 2942-2948.

第四节 气道湿化

正常情况下，人体上气道对吸入气体具有加温加湿作用，使干燥的气体达到一定的温度和湿度。湿度是物理学概念，泛指气体中所含气态水的量。湿度分为绝对湿度和相对湿度。

一、气道湿化相关概念

1. 绝对湿度 指一定体积气体中含有的水的质量，通常用 mg/L 代表。

2. 相对湿度 指一定温度下一定量的气体饱和状态时含水量的百分数，通常用 % 代表。根据湿化是否额外提供热量和水汽分为：①主动湿化：主动加热湿化器通过对吸入气体加温并增加水蒸气的含量来进行加温加湿，即额外提供热量和水汽。②被动湿化：被动加热湿化器（人工鼻）的工作原理是指通过储存患者呼出气体中的热量和水分来对吸入气体进行加热湿化，即无额外提供热量和水汽。

二、上气道的生理功能及人工湿化重建气道内环境的重要性

上气道的生理功能对维护气道内环境至关重要，正常人体呼吸时，当吸入气体通过鼻、咽喉达到气道上段温度已达 34℃、相对湿度 100%，气体达到隆突位置时，温度达 37℃，湿度 100%，此时的绝对湿度约 44mg/L。气道湿化、温化、廓清和保湿作用是呼吸系统非特异性防御功能的重要部分。

由于各种原因包括呼吸道感染、损伤、发热、脱水、过度通气或吸入干燥气体，尤其人工气道建立（气管插管、气管切开等见图 4-4-1）导致自身气道湿化功能受阻，失去了气道加温加湿作用。湿化不足使气道内

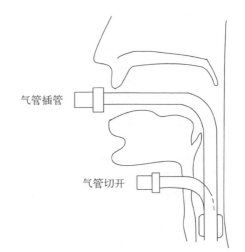

图 4-4-1 人工气道建立（气管插管、气管切开）

环境变化，引起气道纤毛和黏液腺破坏，细胞脱落，黏膜充血、溃疡，最终导致黏膜纤毛清除功能受损，痰液黏稠结痂、通气受限、小气道塌陷，肺不张等，故需要给予湿化治疗重建气道环境。

湿化治疗是通过专门的仪器将溶液或水分散成极细微粒，以增加吸入气体中的湿度，起到湿润气道黏膜、稀释痰液、保持黏液分泌、纤毛正常运动和廓清功能的一种治疗方法。动物实验表明气道湿化可减少机械通气相关的炎症反应、上皮细胞纤毛损伤和气道水分丢失，维持理想的湿化水平，可降低机械通气相关呼吸机肺损伤概率。

目前临床上气道湿化方法种类较多，但各自适应证及特点不同，常用气道湿化方法作一简单介绍。

三、常用湿化方法

1. 气泡式湿化器 氧疗中（除机械通气外）最常用的湿化装置（图4-4-2），氧气从水下导管通过筛孔后形成细小气泡，增加氧气与水接触的面积而达到湿化。其优点是使用简便易行、费用低，适合需低、中流量

给氧患儿。在正常室温下，低、中流量给氧（0.5～4L/min）时，通过鼻导管、鼻塞、面罩、头罩等湿化给氧，一般相对湿度可达到40%左右，其湿化效果主要取决于气泡湿化器的设计和氧流量，缺点是随氧气流量增加而湿化性能下降。

2. 加热型湿化器（heated humidifier, HH）是将无菌水加温后产生水蒸气，使通过湿化器的干燥气体温化和湿化（图4-4-3）。此方法可使气道内的气体温度达到37℃，相对湿度100%，绝对湿度至少应达30mg/L。优点是湿化充分，以维持气道黏膜完整，纤毛正常运动及气道分泌物的排出。缺点是管路内可形成冷凝水，冷凝水还是病原微生物的媒介。

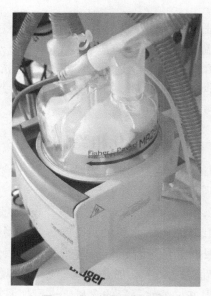

图4-4-3 加热型湿化器

此类湿化器对于有创和无创辅助呼吸的患者均可使用，现在呼吸机上的湿化器一般为此类。此外，因它具有额外的气道正压作用，当经鼻高流量氧疗时具有优势，尤其适用于新生儿。也推荐用于分泌物黏稠的反复胸部感染或反复呼吸道感染住院儿童。

3. 温湿交换器（HME） 温湿交换器（图4-4-4）为被动式的湿化器，也称人工鼻，是模拟人体解剖湿化系统的机制，可截留呼

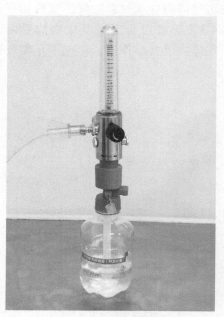

图4-4-2 气泡式湿化器

出气的热量和水分。在下一次吸气时，将截留的热量和水分再次返回呼吸道。温湿交换避免通气环路中冷凝物的凝聚，而且对细菌有一定的过滤作用，但 HME 能使无效腔量、气道阻力和呼吸做功增加，且 HME 只能利用患者呼出气体来温热和湿化吸入气体，并不额外提供热量和水汽，因此，对于那些原来就存在脱水、低温或肺部疾病引起分泌物潴留的患者 HME 并不理想。亦不推荐用于肺保护通气策略（低潮气量）患者。

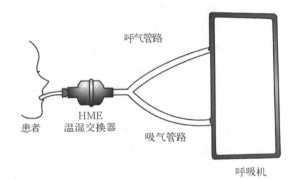

图 4-4-4　温湿交换器

4. 雾化吸入　是利用气流或超声波为动力，将湿化液撞击成微细颗粒悬浮于气流中进入呼吸道。在雾化局部给药同时也起到了湿化作用，也可不加药单纯生理盐水雾化达到湿化但无加温作用，具体内容详见雾化章节。

除上述湿化方式外，还有简便的湿化方法如气道内滴液（注）法和湿纱布覆盖法，由于这些方法在操作和疗效及不良反应上存在较大争议，已不推荐使用。

四、适应证

1. 所有接受有创呼吸机患者推荐湿化治疗。

2. 接受无创呼吸机患者建议给予主动湿化，它可以改善患者舒适度。

3. 未建立人工气道而使用干燥的医疗性气体者。

4. 高热、脱水者除积极全身补液纠正体内水失衡外，气道湿化也是非常必要的。

5. 呼吸急促或过度通气，痰液黏稠或咳痰困难者。

6. 气道高反应者吸入干冷空气时可诱发气道痉挛，通过对吸入气进行湿化和加温就有可能避免之。

7. 低体温及低温冻伤者在复温过程中（尤其是需机械通气），通过吸入加温湿化气体有利于患者的恢复。

五、禁忌证

无明确的禁忌证，一般认为，气道分泌物多且稀薄易于排除者，不宜气道湿化治疗。

（安淑华　袁　洁）

主要参考文献

[1] Haitham S, Al Ashry, Ariel M, et al.Humidification during Mechanical Ventilation in the Adult Patient[J].Biomed Res Int, 2014, 2014: 715434.

[2] 俞森洋，张文娟.现代呼吸治疗学[M].北京：科学技术文献出版社，2003.

[3] Plotnikow GA, Accoce M, Navarro E, et al.Humidification and heating of inhaled gas in patients with artificial airway[J].Rev Bras Ter Intensiva, 2018, 30(1): 86-97.

[4] Jiang M, Song JJ, Guo XL, et al.Airway Humidification Reduces the Inflammatory Response During Mechanical Ventilation[J].Respir Care, 2015, 60(12): 1720-1728.

[5] 袁月华，徐培峰，陈恋杜，等.呼吸道湿化的进展[J].中华结核和呼吸杂志，2014, 37(11): 852-854.

[6] Asho K Yadav, Girish Gupta.Evaluation of the Effect of Warm and Humidified Oxygen as Compared to the Humidified Oxygen Alone in Neonates and Children with Respiratory Distress[J].Journal of Neonatology, 2018, 32(1): 22-26.

[7] David G McNamara MBChB FRACP PhD, M Innes Asher MBChB FRACP, Bruce K Rubin MEngr MD.Heated Humidification

Improves Clinical Outcomes, Compared to a Heat and Moisture Exchanger in Children With Tracheostomies[J].Respir Care, 2014, 59(1): 46-53.

[8] 蒋敏，李海波．机械通气时气道湿化的进展 [J]. 中国危重病急救医学，2012, 24(7): 443-446.

[9] Restrepo RD, Walsh BK. Humidification During Invasive and Noninvasive Mechanical Ventilation: 2012[J].Respiratory Care, 2012, 57(5): 782-787.

第五节　气体治疗

给予外源性气体作为治疗疾病的方法称为气体治疗（gas therapy）。气体治疗是一个新兴而有前景的领域，在治疗癌症和心血管疾病、呼吸系统疾病在内的许多重大疾病起到了独特的治疗作用，目前用于儿童治疗的气体主要有氧气(高压氧、常压氧)、一氧化氮、氦气及氦氧混合气、氢气、一氧化碳等。

一、氧气治疗

氧气是维持人生命所必需的物质，但人体自身储备量极少，维持人体所需的氧气需靠呼吸系统不断从外界摄入，借助循环和心血管系统输送至全身各个器官组织，其中任何一个环节出现问题，均可导致机体缺氧，从而导致生理功能及代谢异常，引起全身多脏器功能的衰竭，甚至引起死亡。氧气治疗分为常压氧治疗和高压氧治疗，可用于治疗各种原因引起的缺氧、缺血性疾病，或由于缺氧、缺血引起的一系列疾病，详见第4章第二节氧疗。

二、一氧化氮治疗（nitric oxide therapy）

一氧化氮（nitric oxide，NO）是一种可溶性气体，由 L- 精氨酸在一氧化氮合酶催化下产生，自 1987 年 Ignarro 和 Palmer 证实一氧化氮是内皮细胞释放的能引起血管平滑肌舒张的内皮源性松弛因子以来，有关 NO 的研究深入到生物学、医学的各个领域，引起医学界的重视与关注，因此 Furchgott、Ignarro 及 Murad 三位主要研究者荣获 1998 年诺贝尔生理学或医学奖。1992 年，Kinsella 首次将吸入一氧化氮（inhaled nitric oxide，iNO）应用于新生儿持续肺动脉高压以来，NO 的吸入疗法逐步被应用于新生儿呼吸窘迫、儿童呼吸衰竭等领域。

（一）NO 吸入治疗的机制

吸入 NO 后，NO 与血管内皮 NO 受体结合，激活鸟苷酸环化酶，催化三磷酸鸟苷转变为环磷酸鸟苷，进而激活环磷酸鸟苷依赖的蛋白激酶 G，然后抑制细胞内 Ca^{2+} 动员，降低细胞内的浓度，使血管平滑肌扩张，蛋白激酶 G 还可以上调环腺苷酸水平，间接引起平滑肌松弛。NO 同时可增加肺泡表面活性物的活性及其蛋白的表达，两者有协同作用，进而使肺泡复张；NO 还能够抑制炎症反应细胞激动基因的表达，减少中性粒细胞在肺部的黏附与聚集的作用。

（二）目前儿科常用疾病

1. 新生儿持续肺动脉高压（persistent pulmonary hypertension of newborn，PPHN）　指出生后肺血管阻力持续性增高，肺动脉压超过体循环动脉压，使由胎儿型循环过渡至正常"成人"型循环发生障碍，而引起的心房和（或）动脉导管水平血液的右向左分流，临床上出现严重低氧血症等症状。

当新生儿在围生期受到窒息、低氧、炎症刺激等因素发生 PPHN 时，内源性 NO 合成暂时受到抑制，外源性 NO 通过气道吸入迅速弥散进入邻近肺血管平滑肌细胞中替代内源性 NO 选择性扩张肺血管。但 PPHN 病因十分复杂，不同病理类型对 iNO 治疗效果存在较大差异。因此，iNO 并不适用于所有 PPHN 的治疗。不推荐对胎龄 < 34 周的早产儿进行 iNO 治疗，以往认为先天性膈疝是 iNO 的适应证，随着研究的不断深入，

目前仅推荐用于先天性膈疝患儿在转院途中及在体外膜肺应用前的短期急救。

2. 各种原因引起的呼吸衰竭　如新生儿低氧性呼吸衰竭、呼吸窘迫综合征、胎粪吸入综合征、支气管肺发育不良、小儿重症肺炎等。吸入一氧化氮对于严重新生儿呼吸衰竭，不仅可以降低肺动脉压，还可减少颅内出血及肺出血等并发症的发生，提高新生儿的成活率。iNO 选择性扩张肺部血管，缓解肺动脉高压症状，降低吸入氧浓度,改善氧合,对围生期患儿作用明显。吸入的 NO 很快与血红蛋白结合而被灭活，不会影响机体体循环的血压。另外，iNO 还可以延缓内毒素对患儿肺部损伤，促进中性粒细胞凋亡，缓解肺损伤，还可对海马组织的 DNA 氧化和神经元损伤进行一定的保护。同时，NO 与氧自由基生成的硝酸和亚硝酸盐，可清除活性氧类，抑制核因子 κB 活性，减少促炎细胞因子肿瘤坏死因子等分子表达，促进肺泡增殖修复，抑制肺纤维化、抗炎，保护肺组织。

（三）副作用

NO 吸入副作用也是不可忽视的。临床研究显示的副作用主要包括如下几种。

1. 肺水肿　NO 与氧气结合后，可转化为有毒氧化产物 NO_2 和四氧化三氮（N_3O_4），两者可以直接损伤肺组织，NO 本身作为氧化物也可使细胞受损甚至死亡，而 NO 的蛋白硝基化作用能使肺泡表面蛋白失活，从而造成肺水肿。

2. 高铁 Hb 血症　NO 弥散到血管内与 Hb 结合，使 Hb 转化成无携氧能力的高铁 Hb，高铁 Hb 在血液循环中浓度过高可导致组织严重缺氧。

3. 肺动脉高压反弹　突然撤除 NO 可能产生严重的肺动脉高压反弹，增加肺内右向左分流，反而降低动脉氧分压。

4. 出血　NO 有抗血小板黏附和聚集作用，抑制血小板功能，导致出血。尤其对体重 < 1kg 的早产儿，会增加脑室出血的风险。

（四）防范措施

为了减少 NO 副作用，应尽量做到以下几点：

1. 应尽量低浓度吸入 NO。

2. 吸入 NO 治疗时要尽量减少 NO 与氧气的接触（管道接口处做好防护），防止在治疗过程中生成 NO_2 和四氧化三氮（N_3O_4），并且注意监测吸入气的 NO_2 浓度。

3. 将废气经清除系统排出环路，防止气体泄漏，伤害医护人员。

4. 注意监测血小板计数，对有出血倾向者尤其是早产儿应严密观察出凝血功能变化。

5. 应用于胎龄 > 34 周、体重 > 1kg 的肺动脉高压患儿。

6. 建议 NO 吸入患儿出院后长期随访。

三、氦气及氦氧混合气的治疗（helium，helium-oxygen mixture，Heliox）

氦气（helium）是一种无色无味、无毒非易燃的惰性单原子气体，氦气密度极小，无单独应用，氦气与氧气混合后可降低吸入气的密度，当吸入氦气与氧气混合形成的氦氧混合气（helium-oxygen mixture，Heliox）时呼吸道阻力随流速发生显著变化，二氧化碳扩散速率增加，呼吸做功降低，气体交换得到明显改善。

（一）Heliox 治疗呼吸系统疾病的相关机制

1. 呼吸力学方面的作用机制　Heliox 低密度性和高黏滞性，符合雷诺公式：Re=pVd/u 的原理，能够改善气流运动状态，提高气体流速，降低呼吸道阻力和呼吸功。

2. 生化作用机制　随着人们对氦气研究的深入，发现氦气还存在某些生化特性，打破了以往只把氦气作为一种惰性气体的旧识。Heliox 对心肌和脑缺血 / 再灌注损伤具有保护作用，并且对肺、免疫系统、血管也产生作用，可以降低内源性呼气末正压和残气量，使心脏指数增加，增加肺活量，可以改变肺的弹性，但其作用机制尚未明确。

（二）Heliox 在呼吸系统疾病中的应用研究

Heliox 通气作为治疗各种原因引起的呼吸道阻塞性疾病（上下呼吸道梗阻、哮喘及慢性阻塞性肺疾病）的替代方法已有 70 多年的历史。近年来发现，Heliox 对急性支气管炎、急性肺损伤、呼吸衰竭及婴幼儿肺部疾病治疗和氦氧作为雾化剂的载体治疗有明显效果，且具有降低气管插管率、缩短住院时间等优势。

1. 上呼吸道疾病

（1）急性喉炎（acute laryngitis）：喉炎是儿童最为常见的上呼吸道梗阻性疾病，以声嘶、呼吸困难、犬吠样咳嗽为主要表现，严重时因喉头水肿窒息需行气管插管。近年来，糖皮质激素与肾上腺素的早期应用已大大降低了患儿气管插管的风险，然而其仍需一定时间发挥作用，且对于部分患儿疗效不佳。Heliox 可快速通过狭窄的呼吸道，促进氧气弥散，可为危重症患儿争取宝贵的治疗时间。但吸氧与激素治疗仍是喉炎患儿的主要治疗措施。

（2）喉喘鸣（laryngeal stridor）：因声门喉头水肿可引起呼吸道梗阻，增加气体湍流，而 Heliox 可促进气体层流，减少气体湍流，使气体快速通过，可减轻此类患儿的临床症状。尤其是对于需要气管插管的患儿，可增加拔管成功率及减少再次插管，但目前研究较少。

2. 下呼吸道疾病

（1）支气管哮喘（bronchial asthma）：哮喘是一种以可逆性气流受限为特征的呼吸道慢性炎症性疾病，临床主要表现为呼吸道阻塞导致的低氧血症和二氧化碳蓄积。由于急性哮喘发作异常凶险，特别是哮喘持续状态，常危及生命，临床上可以直接通过吸入 Heliox，迅速降低呼吸道阻力、加快气体流速、降低呼吸功能、改善气体交换，从而缓解哮喘状态。研究发现，无论是自主呼吸还是机械通气，吸入 Heliox 均能明显缓解哮喘急性发作患者的呼吸困难症状。或可作为哮喘患儿激素类药物发挥疗效前的首选治疗措施。但目前缺乏大样本的研究。

（2）毛细支气管炎（bronchiolitis）：是婴幼儿常见的下呼吸道感染性疾病，多由呼吸道合胞病毒感染引起。患儿感染病毒后，细小的毛细支气管充血水肿，黏液分泌增多，加上坏死的黏膜上皮细胞脱落堵塞管腔，可明显增加气体的湍流运动，影响肺部气体交换，而 Heliox 可能为此提供一种新的解决方案。Heliox 可减轻毛细支气管炎患儿的呼吸症状，对无须气管插管的中重度患儿可能有较好疗效。

（3）呼吸窘迫综合征（acute respiratory distress syndrome，ARDS）：是指严重感染、创伤、休克等肺内外袭击后出现的以肺泡毛细血管损伤为主要表现的临床综合征，属于急性肺损伤（acute lung injury，ALI）的严重阶段。临床特征为呼吸频速和窘迫，进行性低氧血症，X 线呈现弥漫性肺泡浸润。Heliox 可明显减轻呼吸窘迫综合征患儿的临床症状，改善其预后，降低其病死率及其并发症的发生。尤其是新生儿呼吸窘迫综合征（NRDS）治疗中已取得较好的效果，但目前缺乏大样本的研究。

（4）胎粪吸入综合征（meconium aspiration syndrome，MAS）：是新生儿常见的呼吸系统疾病，由胎儿吸入混有胎粪的羊水引发化学性炎症与肺泡机械性阻塞引起，临床表现主要是缺氧、酸中毒，此外还会同时导致多脏器的功能损伤，在严重情况下很容易导致死亡。应用肺表面活性物、NO 吸入疗法、机械通气治疗是 MAS 的主要治疗手段，但对于重症 MAS 患儿临床治疗困难，病死率仍较高。而 Heliox 吸入技术是此方面一种有效的治疗技术，实际使用经验表明其效果良好，具有广阔的临床应用价值。

（5）新生儿持续性肺动脉高压（persistent

pulmonary hypertension of newborn，PPHN）：多见于过期产儿或足月儿，患儿主要表现为肺循环阻力增高，右心室负荷增高，增加氧耗。当肺动脉压超过主动脉时，引起右向左分流，使得大量血液通过未关闭的动脉导管进入主动脉，影响全身氧供，肺动脉高压使右心负荷增加，室间隔左移，影响左室充盈。Heliox 吸入可显著改善此类患儿的氧合状况，减轻机械通气损伤，可明显改善患儿呼吸困难、晕厥、面色发绀等非特异性症状，在一定程度上降低持续性肺动脉高压及支气管肺发育不良的发病率。

3. 在雾化吸入治疗中的应用　在雾化吸入治疗方面，Heliox 除了可以作为氧的载体外，还可以作为支气管扩张药等雾化剂的载体。通过改变气体流量，Heliox 有助于把更多的气雾剂颗粒输送到远端的支气管树中。尤其是对于存在严重下呼吸道梗阻患儿作为雾化气源可以发挥良好的作用。但目前缺乏大样本的研究。

（三）存在的问题

Heliox 应用于呼吸道梗阻性疾病在世界范围内虽已研究应用多年，但从临床普及速度及应用而言，较为缓慢，目前研究样本较小；Heliox 的制备、储存及运输均需要特殊设备和技术，成本较高。

四、氢气

氢气（hydrogen）是无色无味的气体，以前人们认为氢气不参与体内的生理反应，是一种"惰性"气体。2007 年，Ohsawa 等首先报道了氢气的选择性抗氧化作用，迅速引起了国内外学者的高度重视。基于氢气的抗氧化作用，研究人员还发现氢气具有抗炎、抗凋亡、抗过敏，促进能量代谢等效应。

（一）氢气的摄入方式

1. 氢气吸入　是最直接的摄入方法。氢气可以通过呼吸机、面罩或鼻套管吸入。大多数抗氧化剂在再灌注开始前并不能及时到达梗死危险区域，如果吸入氢气，不仅起效作用快，而且不影响血压，可能更适合对抗急性氧化应激。即使在没有血流的情况下，氢气也可以通过快速扩散到达危险区域。

2. 饮用氢水　在日常生活中持续吸入氢气来预防疾病，不适用也不方便，而氢水可能更加便利。氢水可以用以下几种方法制得：高压下使氢气溶于水，电解水生成氢气，金属镁或其氢化物与水反应生成氢气。常压下，饱和氢水可以储存在铝容器中，并且保存很长时间。室温下，氢气在水中的溶解度达 0.8mmol/L，不影响水的 pH 值及其他性质。

3. 注射氢气生理盐水　在动物模型中，一般可通过静脉或腹腔注射氢气生理盐水，来完成氢气在体内的运输。研究证明，氢气生理盐水静脉注射对急性脑梗死患者是安全的，包括接受组织纤维蛋白溶酶原激活剂治疗的患者。

4. 通过扩散直接摄入分子氢　通过将氢气溶于生理盐水，制成含氢滴眼液，可直接用于眼表面。目前，在日本已经出现了可产生氢气的沐浴产品和化妆品。因为氢气可轻易透过皮肤，经血流到达全身各处，所以在日常生活中，洗氢气浴和使用能产生氢气的化妆品也不失为一种让身体摄取氢气的方法。

（二）临床应用

近几年来，氢气的生物学研究得到了飞速发展，已有大量的动物实验证明氢气对多数疾病有治疗作用，但缺少严格的随机对照临床试验的证据，还远不能达到官方正式批准于临床使用的水平。目前大多数临床研究为开放式研究，样本量相对较小，仅评价了给予氢气后的效果，只有少数研究对临床特征和患者健康状况进行了评价。初步体现了其对某些疾病如类风湿关节炎、高胆固醇血症、慢性肝炎和帕金森病等具有治疗效果。

五、一氧化碳吸入

一氧化碳（carbon monoxide，CO）作

为有毒气体而被大家所认识，但近年来不少研究发现，一氧化碳作用与一氧化氮类似，能激活鸟苷酸环化酶，是一种神经递质。吸入低浓度一氧化碳具有抗炎、抗氧化、抗移植后免疫排斥反应等作用。对于心血管系统、神经系统、肺脏及器官移植方面具有保护作用。将一氧化碳作为一种全新的临床治疗性细胞及组织保护剂有着独特优势，并已经在诸多动物模型实验中有所体现，但目前关于一氧化碳应用于人体及临床治疗的研究较少，其在体内作用机制尚未明确，仍需进行大量将一氧化碳应用于临床治疗及人体的实验研究。

气体治疗作为一门新兴学科，为了发挥气体治疗靶向性、精准性治疗，提高疗效、减少副作用，纳米技术已被引入气体治疗领域，但需要大样本多中心临床研究数据支持。

（安淑华　李权恒）

主要参考文献

[1] 中国医师协会新生儿科医师分会.一氧化氮吸入治疗在新生儿重症监护病房的应用指南(2019 版)[J].发育医学电子杂志, 2019, 7(4): 241-248.

[2] Milger K, Felix JF, Voswinckel R, et al. Sildenafil versus nitric oxide for acute vasodilator testing in pulmonary arterial hyperten-sion [J].J Pulm Circ, 2015, 5(2): 305-312.

[3] Martión Torres F. Heliox therapy//Casado Flores J. Mechanical in newborns, infants and children[M].2nd edition. Madrid: Editorial Ergón, 2011: 265-274.

[4] Adapted with permission from Johnson DW. Croup. Clin Evid Handbook [M]. December 2015: 92-94. Visit http: //www.clinicalevidence. bmj.com

[5] DJ Maselli, Jay I Peters. Medication Regimens for Managing Acute Asthma [J]. Respiratory Care, 2018, 63(6): 783-796.

[6] 史源, 李雪.氦氧混合气在儿童呼吸系统疾病中的应用 [J], 中华实用儿科临床, 2013, 28(23): 1773-1775.

[7] 韩世谦, 叶治家.氢气作为新型治疗气体的研究进展 [J]. 生命科学研究 , 2017, 21, (2): 166-172.

[8] Dean R, Hess. Inhaled Carbon Monoxide: From Toxin to Therapy [J]. Respiratory Care, 2017, 62(10): 1333-1342.

[9] Ryter S, Ma K, Choi A. Carbon monoxide in lung cell physiology and disease [J]. Am J Physiol Cell Physiol, 2018, 314(2): C211-C227.

[10] He Q. Precision gas therapy using intelligent nanomedicine [J].Biomater Sci, 2017, 5(11): 2226-2230.

第六节　胸腔穿刺及闭式引流

气胸、胸腔积液是临床上常见的症状，传统的治疗方法：一是胸腔穿刺术，可多次反复穿刺；二是胸腔闭式引流术，采用钢质胸腔穿刺针或金属套管穿刺成功后留置引流管，但其管径粗大，尤其不适合儿童，操作时易损伤肋间神经、血管，造成复张性肺水肿等并发症，给患者带来精神、身体、经济的多重负担。以往胸腔积液、积气患者治疗只能由外科才能完成的，近年来由于多学科交叉和介入治疗的引入，大部分此类患者的治疗，内科通过介入也可以实现。本节重点介绍传统胸腔穿刺及闭式引流方法和中心静脉导管闭式引流术。

一、胸腔穿刺的相关概念

胸膜腔穿刺术（thoracentesis），是指对有胸腔积液（或积气）的患者，为了诊断和治疗疾病的需要而通过胸腔穿刺抽取积液或气体的一种技术。

胸膜腔（pleural cavity）是位于肺和胸壁之间的一个潜在的腔隙，也是脏层胸膜与壁层胸膜之间的密闭腔隙，正常情况下，胸膜腔内仅含微量浆液，起到润滑胸膜表面、减少呼吸时脏层胸膜和壁层胸膜之间摩擦的作用，其产生和吸收处于动态平衡状态，当胸膜腔发生循环障碍、炎症或肿瘤浸润等病变时，腔内液体增多，形成胸腔积液。同样，正常情况下，胸膜腔内没有气体，胸膜腔为负压，当胸膜破裂时，气体进入胸膜腔，造成积气状态，形成气胸。

（一）胸腔积液的机制及分类

1. 机制　胸腔积液（pleural effusion）为胸膜毛细血管内静水压增高（如心力衰竭等），胶体渗透压降低（如肝硬化、肾病综合征等所致的低蛋白血症）或胸膜毛细血管壁通透性增加（如结核病、肺炎、肿瘤等）所致的胸膜液体产生增多或吸收减少，使胸膜腔内积聚的液体较正常为多。此外，胸膜淋巴引流障碍和外伤等亦可引起胸腔积液或积血。

2. 分类　根据胸腔积液的病因、性质、成分等的不同，可分为漏出液和渗出液两种（表 4-6-1）。根据胸腔积液量的多少分为少量、中量和大量积液。

（1）少量积液：积液首先聚积于后肋膈角，胸部 X 线片立位观显示，外侧肋膈角变钝、填平。或许见到肋膈角沿侧胸壁有向上延伸的带状影。液体上缘为第 4 前肋以下为少量积液。

（2）中等量积液：液体量较多时，由于

表 4-6-1　漏出液和渗出液鉴别表

	漏出液	渗出液
外观	淡黄色、透明液体，有时可含有少量血液	草黄色，少数呈黄色、深黄色、浅红或血性，略浑浊，较黏稠
比重	< 1.015	> 1.018
凝固	不凝	自凝
Rivalta 试验	阴性	阳性
蛋白定量	< 30g/L	> 30g/L
胸液蛋白 / 血清蛋白比值	< 0.5	> 0.5
葡萄糖	> 0.6g/L 相似于血糖	< 0.6g/L 低于血糖
白细胞	$< 0.5 \times 10^9/L$	$> 0.5 \times 10^9/L$
粒细胞	< 50%	急性炎症期常 > 50%
红细胞	$< 1 \times 10^9/L$	多变
pH	> 7.4	$< 6.8 \sim 7.2$
乳酸脱氢酶定量（LDH）	< 200U/L	> 200U/L
胸液 LDH/ 血清 LDH 比值	< 0.6	> 0.6
胸膜活检	不作	急性感染性炎症不作，慢性、亚急性或诊断不明可作
细胞学	以间皮细胞和淋巴细胞为主	急性炎症以中性粒细胞为主，慢性期以淋巴细胞为主
病原体	无致病菌	可找到病原菌
常见疾病	心力衰竭、肾脏病、肝硬化、低蛋白血症等	胸膜炎症、肺、膈下化脓性感染、胸膜原发性或转移肿瘤、急性胰腺炎等

液体的重力作用而积聚于胸腔下部肺的四周，表现为胸下部密度均匀增高致密影。胸部X线片检查显示液体上缘第4至第2前肋之间为中量积液。

（3）大量积液：一侧胸部显示为均匀浓密影，有时仅肺尖部透明，并有同侧肋间隙增宽，横膈下降、纵隔向对侧移位。胸部X线片检查显示液体上缘可达第2前肋以上为大量积液。

（二）气胸的机制及分类

1. 机制　胸膜腔为脏层胸膜与壁层胸膜之间的密闭腔隙。因受肺脏向心回缩力的作用，胸膜腔为负压。当胸膜因病变或外伤破裂时，胸膜腔与大气相通，气流进入胸腔，形成胸膜腔积气为气胸（pneumothorax）。若同时有液体存在，则称为液气胸，从早产婴儿到年长儿均可见，可为自发性气胸或继发于疾病、外伤或手术后。

2. 分类　根据气胸发生后胸膜裂口的情况，将气胸分为三类。

（1）闭合性气胸：亦称单纯性气胸。气胸发生后其裂口小，因肺组织压缩而闭合，肺内气体不再进入胸腔，呼吸困难等症状一般不太严重。病程中气体可逐渐吸收。

（2）开放性气胸：胸膜裂口较大或因胸膜粘连妨碍肺脏回缩使裂口敞开，气体随呼吸自由进出，呼吸困难不明显，但气胸持续存在，形成支气管胸膜瘘，易引起继发感染。

（3）张力性气胸：胸膜裂口呈单向活瓣，气体随吸气进入胸膜腔，呼气时瓣口关闭，气体无法排出，使胸膜腔内的气体越来越多，胸腔内压力不断增高，气管和纵隔明显移向健侧。透视有时可见气管和纵隔随呼吸左右摆动，张力性气胸属急重症，应立即给予处理。

二、传统胸腔穿刺及闭式引流术的适应证、分类、方法

对于胸腔积液及积气患儿，传统胸腔穿刺术相对来说是一种比较简单的临床操作方法，既可以作为一种诊断方法，也可以作为一种治疗方法。简便易行，但一次抽液不应过多、过快，需反复穿刺，易损伤血管及神经等组织，容易增加感染概率，且患儿多不合作，目前有条件的医院多不采用。

（一）传统胸腔穿刺术

分为胸腔积液穿刺术及气胸穿刺术。

1. 胸腔积液穿刺术

（1）适应证

● 为明确胸腔积液的性质，诊断性穿刺（行细菌涂片、培养、穿刺液静置24h观察固体量及性质等化验检查）。

● 大量积液产生肺压迫症状者以及脓胸患者须抽液进行治疗时，3d内可采用每天穿刺抽脓减少粘连促进肺扩张。

● 任何时间积液明显增多或有张力时，均应先穿刺。

● 向胸腔内注射药物治疗等。

（2）胸腔穿刺术的禁忌证

● 体质衰弱、病情危重难以耐受穿刺术者。

● 对麻醉药过敏。

● 凝血功能障碍，严重出血倾向，在未纠正前不宜穿刺。

● 穿刺部位或附近有感染。

（3）穿刺方法

● 定位：穿刺点选在胸部叩诊实音最明显部位或应用超声定位，液体较多时一般常取肩胛线或腋后线第7～8肋间；有时也选腋中线第6～7肋间或腋前线第5肋间为穿刺点。

● 术前准备：小儿术前多给予药物镇静，较大儿童做好思想工作尽量取得其配合。

● 体位：根据患者年龄及病情而定，多由医师端坐于椅子上，小儿面向医师予以强制固定，较大儿童自行面向椅背端坐，双臂环抱椅背，前胸与椅背中间可放置软垫，增加舒适度。

● 常规消毒，局麻。

● 术者以左手示指与中指固定穿刺部位

的皮肤，右手将穿刺针后的乳胶管用止血钳夹住，再进行穿刺，将穿刺针在定位的穿刺点处沿肋间隙上缘缓慢刺入，当针锋抵抗感突然消失时，助手用止血钳协助固定穿刺针，以防刺入过深损伤肺组织。接上注射器，松开止血钳，抽吸胸腔积液，抽满后再次用血管钳夹闭胶管，取下注射器，反复抽取，记录抽液量并送检。

- 抽液结束后，夹闭胶管，拔出穿刺针，消毒穿刺部位，无菌敷料覆盖并长胶布固定。

2. 气胸胸腔穿刺术

（1）适应证

- 大量积气产生肺压迫症状者。
- 任何时间积气明显增多或有张力时，均应先穿刺。

（2）气胸胸腔穿刺术的禁忌证：无绝对禁忌证。

（3）穿刺方法：闭合性气胸如胸腔积气量大，有呼吸困难的表现、胸闷，应做胸腔穿刺抽气。抽气可加速肺复张，迅速缓解症状。

- 定位：通常选择患侧胸部锁骨中线第 2 肋间为穿刺点，局限性气胸则要选择相应的穿刺部位。
- 体位：坐位须面向术者端坐在操作椅上，或于床上仰卧位。
- 消毒，局麻。
- 皮肤消毒后用气胸针或细导管直接穿刺入胸腔，随后连接于 50ml 或 100ml 注射器或气胸机抽气并测压，直到患儿呼吸困难缓解后，速度不宜过快，尽量抽空，每天或隔天抽气 1 次。

（4）注意事项：张力性气胸病情危急，应迅速解除胸腔内正压以避免发生严重的并发症，紧急时需立即胸腔穿刺排气，无其他抽气设备时，为了抢救患儿生命，可用粗针头迅速刺入胸膜腔以达到暂时减压的目的。亦可用粗注射针头，在其尾部扎上橡皮指套，指套末端剪一小裂缝，插入胸腔进行临时排气，高压气体从小裂缝排出，待胸腔内压减至负压时套囊即塌陷，小裂缝关闭，外界空气即不能进入胸膜腔。

闭合性气胸若经反复抽气治疗，疗效不佳时，或开放性气胸，胸膜破口大，有明显呼吸困难，应作胸腔闭式引流，促使破口关闭肺复张；张力性气胸胸腔穿刺抽气不能缓解呼吸困难，必须行胸腔闭式引流，此方法能迅速缓解症状，肺复张快，疗程短。

（二）传统的胸腔闭式引流术

当胸腔积液或积气达到一定数量或体积时需行胸腔闭式引流术（closed drainage）。维持胸腔负压，引流胸腔内积气、积液，排出病原微生物、减少毒素吸收，间接达到清创作用，促进肺扩张的重要措施。其目的是为了更好地改善胸腔负压，使气、液从胸膜腔内排出，并预防其反流，促进肺复张及胸膜腔闭合；平衡压力，预防纵隔移位及肺受压。分为胸腔积液闭式引流术及气胸闭式引流术。

1. 胸腔积液闭式引流术

（1）适应证：除诊断性穿刺外，其他同传统的胸腔穿刺术。

（2）禁忌证：同传统的胸腔穿刺术。

（3）引流方法：胸腔闭式引流术的定位、术前准备、体位、局麻、消毒同传统的胸腔穿刺术。与传统胸腔穿刺术的不同之处就是沿肋间走行切开皮肤 2cm，沿肋骨上缘伸入血管钳，分开肋间肌肉各层直至胸腔；见有液体涌出时立即置入引流管，引流管伸入胸腔深度不宜超过 4～5cm，以中号丝线缝合胸壁皮肤切口，并结扎固定引流管，覆盖无菌纱布，纱布外再以长胶布环绕引流管后粘贴于胸壁。引流管末端连接消毒长橡皮管至水封瓶。

水封瓶是一个无菌引流瓶，可倒入无菌生理盐水，其连接长引流管，管口的位置位于水封瓶内液面下 3～4cm，水封瓶可维持胸膜腔内负压，当胸腔内压力增加时，保证胸腔内的气体或者液体只能向外排出，不能逆流进入胸腔内，保证了胸腔内的负压状态，而胸腔内负压对于维持肺的复张和静脉血的心脏回流意义重大。由于气体和液体只能由胸腔单向向外排出，水封瓶内的液体相对无菌，保持胸腔内相对无菌的状态，减少了胸腔感染。且可以动态观察胸腔内的压力、气体和液体的变化，利于观察病情。

有些脓胸病例，经引流后基本已不再积留脓液，但因病程较长，脓性纤维蛋白渗出物已形成较厚的脓腔壁，妨碍肺叶扩张及空腔的闭合，可行手术将胸膜纤维板剥除。较大的支气管胸膜瘘，引流 3 周以上仍有大量漏气但全身情况已明显好转，应将有瘘的支气管结扎或行部分肺切除。

2. 气胸闭式引流术

（1）适应证

● 闭合性气胸反复抽气治疗，疗效不佳时。

● 开放性气胸若胸膜破口大，有明显呼吸困难。

● 张力性气胸胸腔穿刺抽气不能缓解呼吸困难。

（2）气胸闭式引流术的禁忌证：无绝对禁忌证。

（3）引流方法：一般多取锁骨中线外侧第 2 肋间或腋前线第 4～5 肋间，如为局限性气胸，则应根据胸部叩诊、X 线胸片或胸部 CT 影像学提示，选择适当部位进行排气引流。在局麻下沿肋骨上缘平行作 1.5～2cm 皮肤切口，用套管针穿刺进入胸膜腔，拔去针芯，通过套管将灭菌胶管插入胸腔。亦可在切开皮肤后，经钝性分离肋间组织达胸膜，再穿破胸膜将导管直接送入胸膜腔。导管固定后，另一端可置于水封瓶的水面下 1～2cm，使胸膜腔内压力保持在 0.098～0.196kPa（1～2cmH$_2$O）以下，插管成功则导管持续逸出气泡，呼吸困难迅速缓解，压缩的肺可在几小时至数天内复张。

（4）注意事项：对肺压缩严重、时间较长的患儿，插管后应夹住引流管分次引流，避免胸腔内压力骤降产生肺复张后肺水肿。

如未见气体和液体溢出，1～2d 气急症状消失，可夹管 24～48h，复查 X 线胸片，肺全部复张后可以拔除导管。

三、中心静脉导管胸腔闭式引流术

目前多研究显示临床工作中传统胸腔穿刺和闭式引流术虽可抽出和引流患儿的胸腔积液、积气，前者需反复多次进行才能达到预期效果，容易并发感染、气胸、血胸或损伤胸壁，后者需手术切开，管径粗，创伤大，在胸腔积液量较少时穿刺更易发生气胸。

应用中心静脉导管行胸腔闭式引流操作简单、安全、方便，具有微创、损伤小，在排液、排气和注药过程中患者咳嗽、深呼吸等不会造成肺组织的损伤，不易发生气胸、切口感染等并发症，减轻了患儿的恐惧感。有研究表明单孔中心静脉导管置入引流，易发生堵塞，引流不畅，而多侧孔中心静脉导管则可以引流彻底，导管可送入胸腔底部，能够充分引流胸腔积液，使胸腔积液在胸腔的停留时间大大缩短，降低胸膜包裹、肥厚以及粘连等发生率；有效地防止胸膜增厚及复张性肺水肿的发生。目前应用多侧孔中心静脉导管行胸腔闭式引流术治疗，已逐步代替传统治疗方法。

（一）适应证及禁忌证

同传统胸腔穿刺及闭式引流术。

（二）操作方法

1. 术前准备 与传统的胸腔穿刺及闭式引流术不同之处的物品为中心静脉导管穿刺包和水封瓶（图 4-6-1、图 4-6-2）。

2. 定位、体位、局麻、消毒 同传统的胸腔穿刺及闭式引流术。

3. 穿刺针进针 方法同胸腔穿刺术，回抽有胸腔积液后即确定到达胸腔内，停止进针，助手协助固定穿刺针，术者插入 J 型导丝，穿过穿刺针进入胸腔，即固定导丝，缓慢退出穿刺针，将扩皮器穿过导丝穿入，行

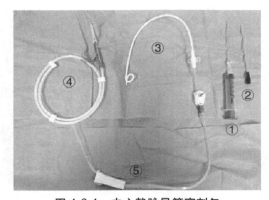

图 4-6-1　中心静脉导管穿刺包
①穿刺针；②扩皮器；③中心静脉导管；④导丝；
⑤延长管

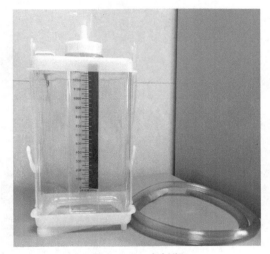

图 4-6-2　水封瓶

扩皮处理，扩皮成功后撤出扩皮器，将中心静脉导管穿过导丝置入胸腔内,置入 7～8cm 后，缓慢抽出导丝，用透明贴膜将导管呈横 U 形固定于胸壁上，覆盖穿刺部位，中心静脉导管另一端通过延长管连接水封瓶。延长管有控制阀可调控引流的速度和量。此后，视皮肤情况每 3 天更换 1 次敷贴或及时更换污染的敷贴（操作过程见图 4-6-3）。

术后复查胸片了解置管深度及有无气胸等并发症。应嘱患儿更换体位时动作应缓慢，幅度不宜过大，预防过度牵拉引起引流管滑脱。

如胸腔积液有分隔或胸膜增厚者，可通过导管注入尿激酶 5 万 U（用生理盐水 10～20ml 稀释）后夹闭引流管，根据胸腔积液性质及分隔情况一般于 4～24h 放开引流管引流，如超声显示仍有胸腔积液及分隔可重复注入尿激酶。观察引流液体量及有无血性液体，如有鲜红色液体停止再次注入，或超声显示分隔消失可停用尿激酶。

4.拔管指征　引流液少于 5～10ml 时夹闭引流管，3d 后打开引流管引流液仍少于 5～10ml，并经超声证实胸腔内无或几乎无胸腔积液时可拔管；而超声证实胸腔积液仍较多时，考虑管路堵塞，给予更换引流管或中心静脉导管。

整个操作穿刺过程中，胸壁伤口小，即使有少量的出血，固定的导管及敷料能达到有效的压迫止血，对胸壁的伤口完全封闭，不会存在胸腔与外界相通的任何机会，基本杜绝了感染或皮下气肿的发生，减少了对胸腔积液者反复穿刺致气胸、胸膜反应、疼痛等并发症的发生率，降低了临床医师的医疗风险，在疗效增加的同时可缩短病程和住院日，减少患者的住院费用。

中心静脉导管头部柔软，整体圆滑柔韧与组织相容性好，对局部组织刺激小，患者耐受性好，即使积液（气）引流完全，也不至于损伤心脏和肺组织，且导管细，引流速度缓慢，胸腔引流亦不易出现纵隔摆动及复张性肺水肿等并发症，故安全性大大提高。一般在一次置管后可持续引流并可配合在胸腔注射药物治疗，增加临床疗效。导管固定后，可根据临床诊治需要随时引流留取标本，指导治疗。对于胸腔积液者导管引流封管后，患者基本上可自由活动，不影响睡眠，患者乐于接受。

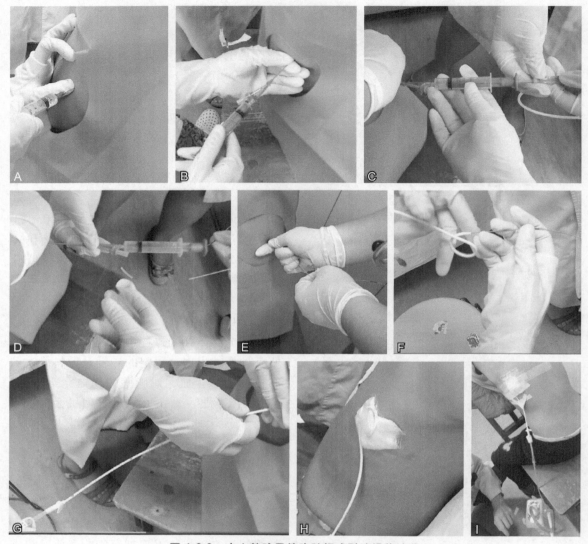

图 4-6-3 中心静脉导管胸腔闭式引流操作流程

A. 定位穿刺点局麻；B. 穿刺针进针；C. 穿刺成功后插入 J 型导丝；D. 固定导丝，退出穿刺针；E. 扩皮器穿过导丝扩皮固定于胸壁上；F. 扩皮成功退出扩皮器；G. 静脉导管穿过导丝置入胸腔内；H. 置入 7～8cm 后缓慢抽出导丝导管呈；I. 导管另一端接延长管连接水封瓶

（安淑华　王艳艳）

主要参考文献

[1] Jiang-Bing Jin, Xian-Xiang Song, Yong-Hai Zhou. Application of continuous thoracic close drainage using central venous catheter in the treatment of tuberculous pleurisy in children [J]. Chinese Journal of Contemporary Pediatrics, 2013, 15(7): 526-529.

[2] Boshuizen RC, Burgers JA, Vanden Heuvel MM. Comments on Predictors of Clinical Use of Pleurodesis and/or Indwelling Pleural Catheter Therapy for Malignant Pleural Effusion[J].Chest, 2015, 147(6): 231-232.

[3] Shuhai Wu, Miao Zhang.Central venous catheter for coal workers pneumoconiosis complicated with pleural effusion and pneumothorax efficacy analysis[J].Chinese Journal of Industrial Hygiene and Occupational Diseases, 2015, 33(1): 51-53.

[4] Yeo CD, Kim JW, Kim KH, et al. Detection and comparison of EGFR mutations in matched tumor tissues, cell blocks, pleural effusions, and sera from patients with NSCLC with malignant pleural effusion, by PNA clamping and direct sequencing[J].Lung cancer: Journal of the International Association for the Study of Lung Cancer, 2013, 81(2): 07.

[5] Dutt N.Therapeutic thoracentesis in tuberculous pleural effusion: Needs more ammunition to prove[J].Ann Thorac Med, 2013, 8(1): 65.

[6] 王德新，张晓林，方文妃，等.中心静脉导管胸腔内置管引流治疗胸腔积液 98 例 [J].临床医学，2014, 34(4): 101.

[7] 高文杰，王亚坤，安淑华，等.中心静脉导管在小儿肺炎旁胸腔积液中的应用价值 [J].中华全科医学，2013, 11(9): 1336-1337.

[8] 郑常龙，符永玫，周伟雄，等.急诊使用中心静脉导管治疗原发性自发性气胸的疗效 [J].实用医学杂志，2014(12): 1909-1911.

[9] 余月娟，纪静娴.中心静脉导管引流胸腔积液 42 例的护理 [J].中国误诊学杂志，2012, 12(9): 2236.

[10] Riccardo E, Vandoni, et al. Randomised comparison of complications from three different permanent central venous access systems[J]. Swiss Medical Weekly, 2009, 139(21): 313-316.

第七节 呼吸道感染的预防与控制

急性呼吸道感染（acute respiratory infection）是儿童时期常见的感染性疾病，分为上、下呼吸道感染，是全球特别是发展中国家，重症患病及死亡的主要原因。数据显示，2013 年全球发生上呼吸道感染 188 亿人次，发生下呼吸道感染达 1.5 亿人次，造成 2600 万人死亡。社区获得性肺炎（CAP）是儿童期尤其是婴幼儿期常见的下呼吸道感染性疾病，5 岁以下儿童发病率最高，是导致患儿住院的最常见原因，也是 5 岁以下儿童死亡的首位原因。呼吸道感染消耗大量的医疗卫生资源，给家庭和社会造成极大的经济负担，故做好预防和控制势在必行。

引起呼吸道感染的病原体主要有细菌、病毒、非典型微生物、真菌等，不同的季节及地区、不同的患儿年龄，致病原不完全相同，可采取不同的疾病预防及控制措施，预防和控制方法简述如下。

一、疫苗接种

疫苗接种对于提升我国人口群体基础健康水平和疾病抵抗能力，在降低疾病的发病率和病死率方面已经取得了卓越的成就，国家免疫规划疫苗接种人群为＜ 15 岁的儿童。

除国家免疫规划一类疫苗外，目前已证实多种疫苗包括流感、b 型流感嗜血杆菌、肺炎球菌等疫苗已显示出对免疫人群的保护性，降低了疾病的发生率和就诊率，RSV 疫苗已经在部分国家上市，目前腺病毒疫苗处于研发阶段，已证明在各类疾病的预防和控制中，疫苗接种为最有效的方式。

二、药物的预防与控制

针对不同的呼吸道疾病，采取不同的预防措施，包括物理及药物疗法。

物理方法从略；药物疗法可以补充维生素，口服免疫调节剂等。针对不同的呼吸道感染病原，可以给予不同的药物进行控制，在控制性药物的应用中，应选择疗效好、安全性高、针对性强的药物，这样才能提升防治效果，要合理把握应用剂量、疗程等，切忌滥用药物。

三、一般预防措施

保持良好的个人卫生习惯是预防呼吸道感染性疾病传播的重要手段，主要包括：增强体质、劳逸结合、勤洗手、保持环境清洁和通风；尽量减少到人群密集场所活动；避免接触呼吸道感染患者。

四、建立完善的管理机制

针对预防医院呼吸道感染，医院应制订严格的规章制度，增加监督检查力度，不断强化防控意识，使医务人员充分认识严格执行控制呼吸道感染标准的重要性，减少呼吸道感染的发生。

（一）做好消毒隔离工作

加强对病房的消毒。要加强对儿童呼吸病区整体环境的监测及消毒处理，感染患者与非感染患者分开安置，特殊感染患者单独隔离。在冬春季节一些比较容易发生感染的高发性季节，尽管细菌是有意义的病原，但是急性呼吸道感染大多数常见病原是病毒，病毒是急性呼吸道感染（ARIs）的主要病原，最常见的病毒依次为流感、呼吸道合胞病毒、副流感病毒和腺病毒，这些病毒在呼吸道分泌物中大量排出。也是院内感染暴发的主要病原，来自中国香港的实验室资料表明甲型流感病毒和乙型流感病毒占50%，呼吸道合胞病毒占20%，副流感病毒、腺病毒占15%，鼻病毒占3%，目前的证据表明，急性呼吸道感染的主要传播途径是通过飞沫传播，但也可通过接触（手部污染）和各种大小气溶胶以及某些病原短距离内传播（称为"机会性"空气传播）。呼吸道感染病原和病毒通过咳嗽播散到空气中，飞沫落在患者1m内的范围，所以呼吸道疾病患者隔离至少相隔1m。

当患者离开医院之后，还需要对患者使用过、接触过以及周围环境的医疗器械及物品进行全面的消毒。

（二）建立档案管理、加强宣传教育

医院对患者建立疾病防控档案，长期监测随访，对免疫力较弱的患者给予重视，是预防和控制的重要方法。此外，宣传呼吸道疾病知识，可以让人们加深了解呼吸道疾病的病因、传播方式、临床症状及防治方法；教育人们经常开窗通风，加强手卫生，避免去人员密集的场所，加强体育锻炼，保证休息等，从而减少呼吸道疾病的发生。

综上所述，全面地、系统地、有效地预防和控制呼吸道感染，可大大减低呼吸道疾病的发生率和病死率，因此呼吸道疾病的预防和控制至关重要。

（安淑华　孙　伟）

主要参考文献

[1] GBD 2016 Lower Respiratory Infections Collaborators. Estimates of the global, regional, and national morbidity, mortality, and aetiologies of lower respiratory infections in 195 countries, 1990-2016: a systematic analysis for the Global Burden of Disease Study 2016 [J].Lancet Infect Dis, 2018.19.pii: S1473-3099(18)30310-4.

[2] GBD 2013 Mortality and Causes of Death Collaborators. Global, regional, and national age- sex specific all- cause and cause-specific mortality for 240 causes of death, 1990-2013: a systematic analysis for the global burden of disease study 2013 [J] . Lancet, 2015, 385(9963): 117-171.

[3] 卢凤燚，李新爱，周美青.呼吸护理对急性左心衰竭患者预防院内呼吸道感染的护理效果观察 [J].吉林医学，2012, 6(11): 1613-1614.

[4] Seto WH, Conly JM, Pessoa-Silva CL, et al. Infection prevention andcontrol measures for acute respiratoryinfections in healthcare settings: an update[J].East Mediterr Health J, 2013, 19(Suppl 1): S39-47.

[5] Zarei AE, Almehdar HA, Redwan EM. Hib Vaccines: Past, Present, and Future Perspectives[J]. Journal of Immunology Research, 2016, 1: 1-18.

第5章
儿科呼吸系统支持技术

第一节　人工气道

呼吸道梗阻是小儿呼吸心搏停止的重要原因，通气不畅影响复苏效果。人工气道是指为保证气道通畅在生理气道与气源之间建立有效的连接。

一、开放气道

未建立人工气道时徒手开放气道是保障有效通气的重要方法，在清除患者口咽的分泌物基础上，根据气道的解剖结构，使患儿头部后仰，畅通气道，实现有效通气。手法开放气道通常使用以下三种方法：

1. **仰头提颏法**　抢救者将一手掌小鱼际（小拇指侧）置于患儿前额，下压使其头部后仰，另一手的示指和中指置于靠近颏部下颌骨下方，将颏部向前抬起，帮助头部后仰，气道开放。必要时拇指可轻牵下唇，使口微微张开。

此法适用于无头、颈部外伤损伤的患儿，使用此方法使其咽喉壁、喉和气管成直线，保障气道通畅。

2. **仰头抬颈法**　患儿仰卧，抢救者一手抬起其颈部，另一手以小鱼际侧下压患儿前额，使其头后仰，保障气道开放。

3. **双手抬颌法**　患儿平卧，抢救者用双手从两侧抓紧其双下颌并托起，使头后仰，下颌骨前移，打开气道。

此法适用于颈部有外伤的患儿，以下颌上提为主，不能将患儿头部后仰及左右转动。不宜采用仰头提颏法和仰头抬颈法，以避免加重或导致进一步脊髓损伤。

二、口咽及鼻咽通气管

（一）口咽通气管

1. **形状、结构及材料**　目前使用的口咽通气管有两种形状，一种是"S"形，有口咽导气管、口盖及口外通气管3部分组成；另一种形状呈"?"形，形似弧状。口咽通气管是由弹性橡胶或塑料材料制成的硬质扁管型人工气道，呈弯曲状，其弯曲度与舌及软腭相似。

2. **口咽通气管适应证**　常用于如下情况：

（1）昏迷、神志不清的患儿，防止舌根后坠，堵塞气道，保持呼吸道通畅。

（2）作为牙垫，避免牙关紧闭，咬闭或压迫气管导管。

（3）便于口腔护理，利于口咽部分泌物引流或吸引。

3. **口咽通气管型号的选择**　口咽通气管有多种型号（图5-1-1），大小不等，在使用时根据患儿具体情况选择合适的型号，其长度选择为门齿至下颌角距离。口咽管太短不能达到舌根部，太小容易误入气管，选择方法是：宁长勿短，宁大勿小，确保气道开放。

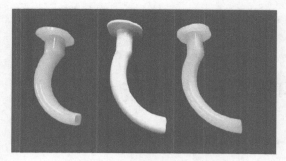

图 5-1-1　不同型号的口咽通气管

4. 口咽通气管置管方法　先清洁口腔内分泌物、呕吐物，抬起下颌角，主要采用以下两种方法。

（1）直接放置：用舌拉钩或压舌板作为辅助工具，将通气管的咽弯曲沿舌面顺势送至上咽部，将舌根与口咽后壁分开。

（2）反向插入法：把口咽管的咽弯曲部分先插入口腔，当其在内口接近口咽后壁时（已通过悬雍垂），旋转180°，借患儿吸气时顺势向下推送至合适位置，气流通畅后胶布妥善固定。

5. 口咽通气管固定　置管成功后，传统的固定方法是用2条胶布固定口咽通气管于口角，避免移位，保持呼吸道通畅。

6. 口咽通气管的护理

（1）保持管道通畅：及时吸痰，清理呼吸道，防止误吸，甚至窒息。吸痰前后应吸入高浓度氧，并注意加强呼吸道温化、湿化，打开负压装置，插入10～16号吸痰管刺激患者呛咳后旋转边吸边退出吸痰管，每次吸痰时间控制在15s左右，达到清理呼吸道的作用。

（2）监测生命体征：严密观察病情变化，并记录病情进展，在口咽通气管治疗过程中若患者呼吸频率、血氧饱和度进行性下降甚至呼吸骤停，应配合医师拔除口咽通气管，迅速改行气管插管，胸外心脏按压，球囊辅助呼吸或呼吸机机械通气。

（3）注意氧疗及湿化：加强呼吸道的湿化、温化。口咽通气管外口盖一层生理盐水湿纱布，既湿化气道，又防止吸入异物与灰尘。吸氧时接温水湿化瓶或加热器，使吸入氧气温度维持在32～35℃；也可适时经口咽通气管滴入无菌注射用水，或在吸痰时将2～5ml生理盐水缓慢滴入，然后吸出也能达到湿化目的。

（4）口腔护理：昏迷者口咽管可持续放置于口腔内，每隔2～3h要清洁口腔一次并更换口咽管，防止痰痂堵塞。换下的口咽通气管浸泡消毒液内，清水冲洗后晾干备用。

（二）鼻咽通气管

鼻咽通气管是解除鼻咽部阻塞的一种声门外通气装置，用于保持上呼吸道气道通畅。

1. 形状、类型及材料　外形类似于气管插管的小型气管导管，弧度与硬腭和鼻咽部后壁曲度相适宜，咽端斜口较短且圆钝。有单鼻孔型和双鼻孔型2种，其中单鼻孔型常用。由质地柔软的医用透明PVC材料制成。

2. 鼻咽通气管使用适应证

（1）舌根后坠造成不完全呼吸道梗阻患儿。

（2）呼吸困难通过鼻咽通气管进行氧气吸入者。

（3）咽气道狭窄、塌陷或关闭者。

（4）咳痰无力，需经上呼吸道进行吸引者。

（5）防止反复经鼻腔吸引易引起鼻腔黏膜破损者。

（6）牙关禁闭不能经口吸痰者。

3. 鼻咽通气管使用禁忌证　息肉、鼻腔出血或有出血倾向、鼻外伤、鼻腔畸形、鼻腔炎症、鼻中隔明显偏曲、凝血机制异常、颅底骨折、脑脊液耳鼻漏的患者禁用。

4. 型号选择　鼻咽通气管置入的理想位置是从患儿鼻腔插入咽腔后，咽端位于声门外0.5cm处。长度约相当于鼻外孔至下颌角的距离，不同年龄患儿选择不同型号鼻咽通气管（图 5-1-2）。

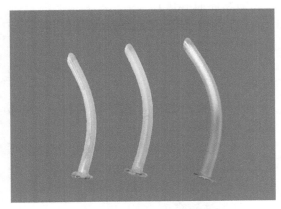

图 5-1-2　不同型号鼻咽通气管

5.鼻咽通气管放置方法

（1）检查鼻腔，确定大小和形状，是否有明显的鼻中隔偏移等禁忌证。

（2）选择合适型号的鼻咽通气管。

（3）鼻腔黏膜表面喷洒血管收缩药和局部麻醉药，如呋麻合剂或麻黄素稀释液、利多卡因。

（4）用液状石蜡棉球润滑鼻咽通气管将鼻咽通气管的弯曲面对着硬腭入鼻腔，顺随腭骨平面向下推送至硬腭部，直至在鼻咽部后壁遇到阻力。通气管逆时针旋转 90°，使其斜面对向鼻咽后部黏膜，通过咽后壁后，旋转回原位，并推送至适宜深度。

6.鼻咽通气管取出方法

（1）拔出前，先吸净鼻腔及口腔分泌物，于呼气期拔出，以免误吸。

（2）当拔除过程中遇到阻力时，可暂停，待用润滑剂或水湿润后反复转动通气管，待其松动后，再行拔除。

7.鼻咽通气管护理

（1）病情观察：鼻咽通气管留置期间，应注意评估患者的意识、生命体征、血氧饱和度、呼吸情况的变化，定时听诊两肺呼吸音，必要时行痰细菌培养、药物敏感试验，遵医嘱选择敏感抗菌药物治疗。一旦病情变化或不能有效维持气道通畅时，应及时报告医师，改气管插管或气管切开治疗。

（2）维持气道通畅应做到恰当固定；每天更换一个鼻孔插管，注意清洗消毒通气管，避免痰液黏附管壁而导致通气管不畅；定时翻身、拍背及其他胸部物理疗法，以促进痰栓松动，痰液排出；勤吸口咽部及通气管内的分泌物，以防止阻塞和误吸，因为患者放置鼻咽通气管也会使咳嗽功能受限，可在吸痰的同时向通气管内注入少量生理盐水，刺激咳嗽反射、声门开放，更利于吸痰管进入气管内吸痰。具体吸痰次数根据喉头痰鸣音、分泌物多少以及血氧饱和度情况而定。

（3）防止并发症：选用大小合适的通气管型号；定时湿化插管鼻腔；加强口腔护理；严格按气管内吸痰操作，防止交叉感染；注意观察是否有鼻窦炎的迹象。

三、简易呼吸器

面罩分为经鼻及经口鼻面罩，其中经口鼻面罩更为多见，与复苏气囊构成了简易呼吸器，用于心肺复苏、窒息、呼吸困难或需要提高供氧量等人工呼吸急救的场所。具有使用方便、痛苦轻、并发症少、便于携带、有无氧源均可立即通气的特点。

（一）简易呼吸器组成（图 5-1-3）

1.面罩（面罩材质有硅胶，PVC）。

2.单向阀。

3.球体。

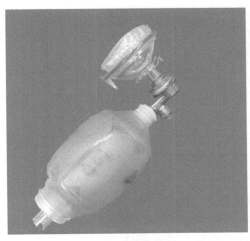

图 5-1-3　简易呼吸器

4. 储气安全阀（有些呼吸器的储气阀在呼吸器尾部。有些储气阀不在呼吸器尾部，与储气袋相连）。

5. 氧气储气袋（或粗波纹管）。

6. 氧气导管（氧导管另一端与氧容器相连）。

7. 部分球囊还配有毒气过滤器、开口器、口咽通气道等。

8. 简易呼吸器有不同型号，供不同年龄选择。

（二）简易呼吸器使用的适应证

1. 心肺复苏。

2. 各种中毒所致的呼吸抑制。

3. 神经、肌肉疾病所致的呼吸肌麻痹。

4. 各种电解质紊乱所致的呼吸抑制。

5. 各种大型的手术。

6. 配合氧疗作溶疗法。

7. 运送病员：适用于机械通气患者作特殊检查，进出手术室及科室间转运等情况。

8. 临时替代机械呼吸机（指有创呼吸机，不包括无创人工气道）：遇到呼吸机因障碍、停电等特殊情况时，可临时应用简易呼吸器替代。

（三）简易呼吸器使用操作方法

1. 将患者去枕仰卧。

2. 开放气道，清理口咽分泌物。

3. （此环节可不做）插入口咽通气道，防止舌咬伤和舌后坠。

4. 抢救者应位于患者头部的后方，将头部向后仰，并托牢下颌使其朝上，使气道保持通畅。

5. 将面罩扣住口鼻，并用 CE 手法固定面罩，即拇指和示指紧紧按住面罩，其他的手指则紧按住下颌。

6. 用另外一只手挤压球体，将气体送入肺中，规律性地挤压球体提供足够的吸气 / 呼气时间（儿童 14 ~ 20 次 / 分，婴儿 35 ~ 40 次 / 分，新生儿 40 次 / 分）。

7. 抢救者应注意患者是否有如下情形以确认患儿处于正常的换气。

（1）注视患者胸部上升与下降（是否随着压缩球体而起伏）。

（2）经由面罩透明部分观察患儿嘴唇与面部颜色的变化。

（3）经由透明盖，观察单向阀是否适当运用。

（4）在呼气当中，观察面罩内是否呈雾气状。

（5）简易呼吸器抢救无效时，把简易呼吸器与面罩分离，将呼吸机与面罩连接，建立无创人工气道。

（四）注意事项

1. 面罩大小合适。

2. 未接氧气前，请将储气袋卸下，以免阻碍进气。

3. 面罩、球体勿接触油、润滑液或其他化学物品，以免老化损害。

4. 污染后及时消毒处理。

5. 勿清洗弹簧，以免造成压力误差增大。

6. 洗涤后应按照要求测试后再使用。

（五）面罩日常维护

所有简易呼吸器中，只有硅胶材质才可反复进行消毒，其余材质只能消毒剂擦拭消毒并且只供一次性使用，单个患者可重复使用。

1. 消毒方法

（1）将简易呼吸器各配件依顺序拆开，置入 2% 戊二醛碱性溶液中浸泡 4 ~ 6h。

（2）取出后使用灭菌蒸馏水冲洗所有配件，去除残留的消毒剂。

（3）储气袋只需擦拭消毒即可，禁用消毒剂浸泡，因易损坏。

（4）如遇特殊感染患者，可使用环氧乙烷熏蒸消毒。

（5）消毒后的部件应完全干燥，并检查是否有损坏，将部件依顺序组装。

（6）做好自检工作，备用。

2. 简易呼吸器自检方法

（1）检测入气情况：按压球囊，堵塞通气阀，球囊迅速回弹，说明入气通畅。

（2）检测贮气装置密闭性：堵塞通气阀，按压球囊，球囊不可下压，说明贮气装置无漏气。

（3）检测通气情况：连接贮气袋于通气阀，按压球囊，贮气袋充盈，鸭嘴阀开放与闭合方向正确，通气顺畅，表明通气阀通畅，通气方向正确。

（4）检测通气情况：充盈贮气袋后，按压贮气袋，通气阀瓣膜上下摆动，说明肺内气体可呼出，患者有自主呼吸时气体可排出体外。

（5）检测气体补充情况：充盈贮气袋，接贮气袋于入气阀，按压球囊，贮气袋迅速排空，说明当通气不足时，可从贮气袋内摄入补充。

（6）检测过多气体排出情况：充盈贮气袋，接贮气袋于入气阀，按压贮气袋，贮气袋瓣膜上下摆动，说明当通气过量时，可经贮气阀排出。

（7）检测氧气入口通畅情况：按压球囊排出球囊内气体堵塞空气入气口，球囊缓慢回弹，说明氧气入口通畅，球囊内可获氧气充盈。

四、喉罩

喉罩（laryngeal mask airway，LWA）是一种特殊的声门上气道工具。其包括通气导管及通气罩两部分，通气导管一端与麻醉机或呼吸机相连，另一端连接通气罩，通气罩多呈椭圆形，内管空腔，在通气导管与通气罩的入口处，有 2 条垂直栅栏。通气罩近端连有注气管，LMA 已广泛应用于临床麻醉的气道管理（图 5-1-4）。

（一）喉罩的发展

LMA 可在盲探下插入，不需要使用喉镜显露声门，有不同型号，分别适用于不同年龄和体重患者。

第一、二代喉罩具有许多优点：①使用简单，可迅速建立人工气道；②放置成功率高，未经训练的医护人员的成功率为 87%，总成功率为 99.81%；③通气可靠；④避免咽喉及气管黏膜损伤；⑤刺激小，心血管反应小；

⑥可用于急救。但是传统的一、二代喉罩与呼吸道密封不完全，口腔分泌物增加，易移位，无法有效隔离呼吸道和消化道，可引起胃胀气，严重时并发反流或误吸，限制了其在临床麻醉中的应用。

第三代喉罩于 2000 年由发明人 Brain 设计并用于临床，近年来随着材料和技术的进步，出现了多种改进型的第三代喉罩。

第三代喉罩继承了一、二代喉罩的许多优点，同时更具有自己的特点，主要有：①主管成 90° 弯曲，有通气管和引流管的设计，引流管可插入胃管引流胃液，防止胃胀气和反流误吸；②双气囊设计，通气罩与咽喉部解剖更匹配，密封性更好；③喉罩远端位于食管开口，固定好，不易移位。临床研究表明，临床手术中使用第三代喉罩具有操作简单、置管成功率高、血流动力学稳定、诱导期用药少和发生并发症少的优点，有效性和安全性大大提高，易于在临床麻醉中推广应用。

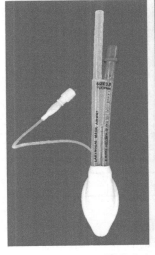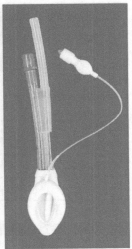

图 5-1-4　喉罩

（二）喉罩的适应证

1. 短小的外科手术。

2. 困难气道估计难以气管插管的患者。

3. 颈椎活动能力下降等原因引起气管异常者，禁用喉镜和气管插管的患者。

4. 紧急情况下通气道的建立和维持。

5. 短时间内多次诊断性检查。

（三）喉罩的禁忌证

1. 绝食、未禁食，具有反流危险者，应列为绝对禁忌证。

2. LMA 不能防止气管受压和气管软化患儿麻醉后发生气道梗阻，是使用的绝对禁忌证。

3. 肺顺应性降低或气道阻力高需要正压通气者。

4. 咽喉部病变导致呼吸道梗阻时。

5. 已知有困难插管患者或预知插管困难的患者，应将使用 LMA 列为绝对禁忌证。

6. 侧卧、仰卧位患者或麻醉医师远离手术台时应列入相对禁忌证。

（四）喉罩（图 5-1-4）的型号（表 5-1-1）及结构

表 5-1-1　喉罩型号

型号	患者体重	气囊最大充气量 /ml	能通过的 ET/mm	能通过的 FOB/mm
1	新生儿/婴儿 < 5kg	4	3.5	2.7
1.5	婴儿 5 ～ 10kg	7	4.0	3
2	婴儿 / 小儿 10 ～ 20kg	10	4.5	3.5
2.5	小儿 20 ～ 30kg	14	5.0	4
3	小儿 / 瘦小成人 > 30kg	20	6.0	5
4	正常成人	30	6.0	6
5	大成人	40	7.0	6.5

（五）喉罩的使用方法

1. 适当型号，并检查通气导管和通气罩是否完好证实通气罩无漏气，然后抽掉内部空气，使其形成一个边缘后翻的椭圆形盘，用高压蒸汽、环氧乙烷消毒。

2. 润滑：气导管下端和通气罩涂上适量润滑油（水溶性为佳）。

3. 麻醉前准备、术前用药同气管内插管（推荐术前给予抗胆碱能药物如：盐酸戊乙奎醚）。

4. 静脉诱导吸入麻醉，上述诱导若配伍肌松剂可提高 LMA 成功率；待睫毛反射消失后，置入 LMA。

5. 清醒患者也可在良好咽喉部麻醉下置入 LMA。

（六）喉罩的并发症

1. 呼吸道梗阻

（1）LMA 位置不当。

（2）喉罩边缘和会厌下垂遮住声门或 LMA 通气导管旋转 90° ～ 180° 造成呼吸道梗阻。

（3）麻醉深度不够或肌肉松弛不良。

（4）LMA 在咽喉壁处遇阻不能进入咽喉部，或喉罩型号选择不当。

（5）存在小嘴、大舌、扁桃体增大，难以将 LMA 安置到正确位置。

（6）喉痉挛：多与麻醉深度不够有关。

（7）呼吸道分泌物过多。

2. 反流和误吸

（1）LMA 置入有 10% ～ 15% 的患者其食管开口位于通气罩内。

（2）LMA 在喉部的密封性不完全。

（3）喉罩大小选择不当。

（4）应用 LMA 施行人工通气时，若气道压力过高将大量气体压入胃内。

3. LMA 周围漏气

（1）LMA 型号、位置及通气罩充气不适当。

（2）正压通气时压力过高。

4. 术后咽喉部疼痛

（1）LMA 盲插过程中损伤了悬雍垂和肥大的扁桃体。

（2）喉罩高容量充气，损伤了咽喉部黏膜。

5. 神经损伤

（1）套囊压力过高。

（2）LMA 位置不当（绝大多数可在 6 个月内缓解）。

五、食管 - 气管联合通气管

保持气道通畅，进行正确的气道建立

是急危重患者抢救时的首要措施。1986 年，Frass 设计了食管 - 气管联合通气管（ETC），并将其应用于急救中，目前食管 - 气管联合通气管在院前急救紧急建立气道中发挥了重要的作用。

（一）ETC 的结构和使用方法

ETC 是一双腔、双囊导管，一侧管腔尖端开放，类似气管导管，称为气管腔，另一管腔盲端封闭，其远端有一系列侧孔，称食管腔。整个导管外周远端有一白色球囊，可充气 10 ～ 15ml，用于保持食管或气道与导管壁的密闭性；近端有一蓝色球囊，可充气 80 ～ 100ml，充气后可压迫舌根、软腭，并密闭口、鼻腔，且其充气后使导管自动固定。

插管时，一手推下颌，另一手将 ETC 沿咽腔自然弯曲度置入，直至其上一环状标记线位于门齿之间，分别将两球囊按预定容量充气，先将呼吸囊与食管腔衔接，听双肺呼吸音，若呼吸音正常且无胃扩张，则其位置正确，若双肺无呼吸音且无胃扩张，则提示可能 ETC 插入过深，可外拔 2 ～ 3cm 至听诊正确，若双肺无呼吸音而胃扩张阳性，则换呼吸囊接气管腔，这时听双肺呼吸音正常，即可实施通气，此时的 ETC 等同于标准的气管导管。

（二）ETC 的护理要点

1. 密切观察患者神志、生命体征、瞳孔、皮肤及血氧饱和度等指标，判断心肺复苏及通气情况，观察呼吸机运转及人机协调等情况。

2. 检查气囊充气情况是否良好。在抢救时，不便使用过于繁复的气囊检查方法，常使用感觉法——以鼻尖及嘴唇之间的柔软度为宜。咽部白色气囊充气不应过胀，防止咽部黏膜过度受压；而蓝色球囊充气不足易于松动气管滑脱，影响通气等。

3. 注意 ETC 的深度，保持导管在固定长度，防止导管过深使咽部气囊直接压迫喉部入口而不能进行有效的通气。

4. 保持气管通畅，及时清除气管内痰液。当 ETC 在气管位置，可按常规吸痰，并定

时开放蓝色气囊吸出分泌物；但 ETC 处于食管位置时，不能进行气管内吸引，因此不利于清除气道内分泌物，不适于长期机械通气患者。

5. 备好经鼻或者经口插管的物品及器械，以使患者病情稳定时更换气管导管。

6. 拔管时要放尽气囊内气体。

（三）ETC 的临床应用优势及意义

ETC 在临床中的普及应用，具有显著的优势。

1. 该管具有双腔，无论插入食管或者气管均能进行有效通气，因而可应用于各种情况，如颈部粗短、张口受限和颈椎异常者，躺在房间狭窄的地板上或交通事故中挤压在车内，在光线较弱的条件下等，置入时也无需喉镜，声门暴露困难已不是障碍。

2. 口咽部气囊充气后，不需另行固定，与以往传统插管方式比较，可防止不慎滑脱而再次插管的情况发生。

3. 避免了反流误吸的危险，可用于大出血或胃液反流需反复吸引的患者。

4. 由于操作技术简单，在基层医院不仅急诊科医师、护士能熟练掌握，其他医疗辅助人员亦能有效使用，所以在基层医院容易推广。

（四）ETC 的禁忌证与不足

1. ETC 禁忌证　患者有食管狭窄病史、食管疾患、摄入腐蚀性毒物、喉头水肿喉头梗阻时禁用。

2. ETC 不足　咽部气囊充气约 85ml，压力较大，容易导致咽喉部充血水肿；留管时间不宜过长，一般只保留 1 ～ 2d，时间过长会造成咽部、食管黏膜坏死；不适用于气管内分泌物过多者，如 ETC 插入食管无法进行气道内吸引，故需保留时间较长时，待病情稳定，还需要更换普通气管插管或气管切开。

食管 - 气管联合导管操作简便易学、迅速、有效、一次性操作成功率高，且不受环境因素和操作经验不足的影响，插入食管也可迅速建立通畅的气道，避免反流误吸，缩短操作时间，提高现场复苏的成功率。在心肺复

苏中非常有效，适于院前急救中饱胃患者行心肺复苏。但操作前应清除口腔内的分泌物和异物，咽部气囊充气不应过胀，防止咽部黏膜过度受压，同时注意导管深度，防止导管过深使咽部气囊直接压迫喉部而不能进行有效的通气。

六、气管内插管技术

气管内插管术是指将特制的气管导管，通过口腔或鼻腔插入患者气管内。它是建立人工气道，保障呼吸道通畅，达到机体氧的需求与二氧化碳排泄的重要措施，是通气支持与呼吸治疗的关键技术。

（一）气管插管适应证

1. 各种原因所致的呼吸衰竭，需人工通气。

2. 保护气道：不能自行清除上呼吸道分泌物、胃内反流物和出血，随时有误吸危险者，下呼吸道分泌物过多或出血需要反复吸引者。

3. 各种原因通气障碍：上呼吸道阻塞、狭窄、损伤、气道食管瘘，气管内肿瘤，重症肌无力、多发肋骨骨折等影响正常通气者。

4. 心肺复苏及各种全麻手术者。

（二）气管插管相对禁忌证

1. 喉头水肿、急性喉炎、严重凝血功能障碍插管致严重的出血。

2. 升主动脉瘤压迫气管，颈椎骨折脱位、咽喉部灼伤、肿瘤或异物为相对禁忌证。

3. 颅底骨折为经鼻气管插管禁忌证。

（三）经鼻气管插管

1. 适度镇静 保留患儿的自主呼吸和合作能力，并提高抗伤害耐受力。小儿常用负荷剂量的右美托咪定，小剂量芬太尼和（或）瑞芬太尼持续泵注。

2. 鼻腔、咽部、喉头及气管内表麻 鼻腔内可给予缩血管药、局麻药及润滑剂，并检查鼻腔的通畅度。给予镇静药及阿片药后，可用视频喉镜（UE）检查评估气道管理的困难度（小口畸形除外），评估声门暴露的困难度，并进行喉头及气管内表麻。也可经环甲膜穿刺行气管表面麻醉满意后进行插管。

3. 导管准备 根据年龄选择不同型号的气管插管经鼻气管插管（表 5-1-2），插管前导管前端应涂抹液状石蜡。

表 5-1-2　小儿气管插管的选择及置管深度

年龄	导管内径 /mm	经口插管 长度 /cm	经鼻插管 长度 /cm
早产儿	2.5 ～ 3	6 ～ 8	8 ～ 10
足月儿	3 ～ 3.5	8 ～ 9	12
6 月龄	3.5 ～ 4	11	13
1 岁	4 ～ 4.5	12	14
2 岁	4.5	13	15
4 岁	5.0	15	17
6 岁	5.5	16	18
8 岁	6.0	18	20
10 岁	6.5	20	22
12 岁	7.0	21	23

4. 插管过程 将导管经通畅度好的鼻孔插入，达到声门前。操作者用手心在导管外口感知患者的温热呼出气流，或用耳朵在导管外口倾听患者的呼吸气流音。气流最强，或呼吸音最强时，导管内口和声门的距离最近。在呼气末进行试探性插管，若不成功，可左右调整导管位置。导管进入气管后，患儿可有轻度呛咳反应。插管成功后加深麻醉，固定导管，接呼吸机进行手控或机控呼吸。

（四）经口气管插管

1. 气管插管准备

（1）一般物品：手套、口罩、吸引器、吸痰管、氧气、润滑剂，注射器、听诊器。

（2）一般器材：气管导管（图 5-1-5）、导管芯、牙垫及胶布、面罩、呼吸囊。

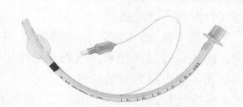

图 5-1-5　有囊气管导管

（3）喉镜准备：将喉镜片与喉镜手柄相连，确认连接稳定，并检查光源亮度。不同型号的喉镜片（图 5-1-6）和喉镜。

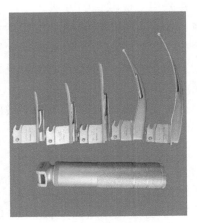

图 5-1-6　不同规格的喉镜叶片

（4）气管导管准备：①不同年龄选择不同的气管导管（图 5-1-7）及置管长度；②检查导管气囊是否漏气：注入气体使气囊膨胀，完好无漏气；③管芯准备：将管芯插入气管导管内并塑形，管芯前端不能超过导管斜面（图 5-1-8）；④润滑：用润滑剂充分润滑气管套囊表面及气管导管前端。

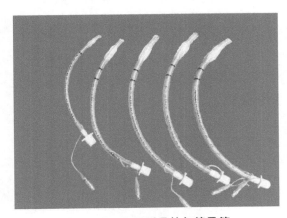

图 5-1-7　不同型号的气管导管

（5）插管前评估：检查患者口腔、牙齿、张口度、颈部活动度、咽喉部情况，判断是否为困难气道。

2. 气管插管方法

（1）体位：患者枕部垫一薄枕，使口、咽、

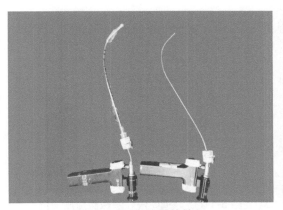

图 5-1-8　气管插管管芯

喉三轴线尽量呈一致（图 5-1-9）。

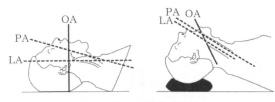

图 5-1-9　气管插管体位

（2）站位：插管者站于头侧，双眼与患者保持足够的距离以便直视观察（图 5-1-10）。

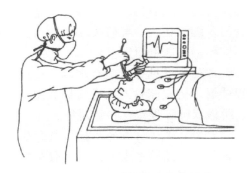

图 5-1-10　气管插管实施者位置

（3）给氧：球囊面罩"EC 法"（图 5-1-11）加压给氧，吸入纯氧 2 ～ 3min，频率约 12次 / 分。

（4）暴露：左手握住喉镜，右手张开患者口腔，将镜片从患者右侧口角送入，逐渐移到中央，把舌体推向左侧，缓缓插入镜身至会厌和舌根连接处，左侧伸直，向前、向

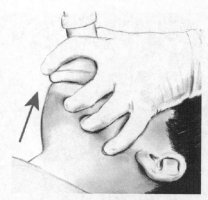

图 5-1-11 "EC 法"法球囊加压给氧

上约 45°提拉喉镜，看到会厌边缘，暴露声门（多角度呈现）（图 5-1-12）。

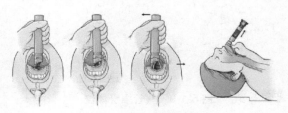

图 5-1-12 暴露声门图

（5）插管：右手握毛笔式持气管导管，从患儿右侧口角将导管沿镜片插入，斜口端对准声门送入气管内，套囊进入气管内，拔除管芯，继续送入，导管尖端距门齿距离根据不同年龄和体重而定。

3. 评估 可见导管上有水汽，连接简易呼吸球囊，挤压球囊人工通气见双侧胸廓起伏，听诊双肺呼吸音存在且对称。

4. 固定 确认气管导管插入气管后，立即放置牙垫，然后退出喉镜，用胶布将导管与牙垫一起固定，胶布长度以不超过下颌角为宜，粘贴牢靠，不可粘住嘴唇。

5. 检查 将患者头部复位，再次听诊检查双侧呼吸音是否对称，吸出呼吸道分泌物，如有需要立即连接呼吸机。

6. 注意事项

（1）插管前，检查插管用具是否齐全合用，特别是喉镜是否明亮。

（2）插管动作要轻柔，操作迅速准确，

勿使缺氧时间过长，以免引起反射性心搏、呼吸骤停。

（3）喉镜的着力点应始终放在喉镜片的顶端，并采用上提喉镜的方法。

（4）如果调整好喉镜镜片位置后仍看不到会厌或声带，可能由于镜身插得太深或未准确放置在正中线，可慢慢退出镜身，直到会厌或声带出现。

（5）声门显露困难时，请助手按压喉结部位，可能有助于声门显露。

七、环甲膜穿刺技术

环甲膜穿刺（thyrocricocentesis）是声门下开放气道的一种方法，可用于声门上途径无法建立气道的紧急情况。在医院急诊抢救应用较少，主要用于院外急救或有人因各种原因引起喉梗死而发生突然呼吸窒息等意外情况时的临时性抢救措施。在婴幼儿年龄组中，环甲膜较难定位。

（一）适应证

1. 各种原因引起的上呼吸道完全或不完全阻塞。

2. 牙关紧闭，经口、鼻插管失败。

3. 喉头水肿及颈部和颌面部外伤所致呼吸道阻塞需立即通气急救者。

4. 3 岁以下儿童不宜做环甲膜切开者。

5. 注射表面麻醉药，为喉、气管内其他操作做准备。

6. 注射治疗药物。

7. 导支气管留置给药管。

（二）禁忌证

1. 绝对禁忌证 无。

2. 相对禁忌证 凝血功能严重异常，有出血倾向者。

（三）操作方法

1. 术前准备：环甲膜穿刺针或 14、16、18G 粗针头、T 型管、氧气及氧气管道。

2. 体位：患儿取仰卧位，去掉枕头，肩部垫起，头部保持正中，尽可能后仰。

3. 确定环甲膜的位置：以消毒的左手示

指和中指摸清甲状软骨与环状软骨间正中线上的柔软凹陷处即环甲膜（图 5-1-13）。

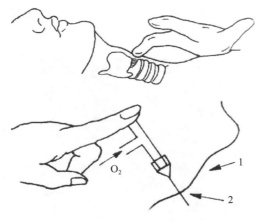

图 5-1-13　环甲膜的穿刺示意图

4. 局部常规消毒后，用 1% 普鲁卡因 1ml 局部麻醉。

5. 左手示指和中指固定环甲膜两侧，右手持粗注射器针头自环甲膜垂直下刺，通过皮肤、筋膜及环甲膜，到达喉腔有落空感，回抽注射器有空气抽出，患者可出现咳嗽反应。

6. 穿刺过程中有落空感时即挤压双侧胸部，如有气体自针头逸出或用空针抽吸时很易抽出气体时，即以 T 型管的上臂一端与针头连接，并通过 T 型管的下臂接氧气瓶而输氧。可以左手固定穿刺针头，以右手示指间隙抵堵塞 T 型管上臂的另一端开口处而行人工呼吸。根据患者的需要而调节间隙正压人工呼吸的频率。

7. 注射器固定于垂直位置可注入少量表面麻醉药，然后再根据穿刺目的进行其他操作。若以紧急开通呼吸道为目的，则需 20 ～ 22 号大针头刺入，以解除呼吸道阻塞造成的通气障碍。

8. 拔出注射器，穿刺点用消毒干棉球压迫片刻。

9. 若导入气管留置给药管，则在针头退出后用纱布包裹并固定。

（四）注意事项

1. 环甲膜穿刺仅是呼吸复苏的一种急救措施，不能作为确定性处理。因此，在初期复苏成功后应改做正规气管切开或立即消除病因（如异物的摘除等）。

2. 环甲膜穿刺通气用的针头及 T 型管应作为急救常规装备而消毒备用。接口必须紧密不漏气。

3. 个别情况下穿刺部位有较明显的出血时应注意止血，以免血液返流入气管内。如发生皮下气肿或少量出血，给予对症处理。

八、气管切开术

最早用于感染所致上呼吸道阻塞，随着医学技术的发展，气管切开术（tracheotomy）已应用于多种原因引起的喉源性呼吸困难，长期气管插管，稳定气道的建立及下呼吸道分泌物清理等方面。

（一）适应证

1. 上呼吸道梗阻治疗　上呼吸道异物，口腔、喉、咽和气管炎性肿胀，喉及气管损伤不能用常规方法插管，双侧声带麻痹。

2. 下呼吸道分泌物潴留　严重的神经系统感染、脑损伤以及原发/继发性神经肌肉病等。

3. 下呼吸道异物　下呼吸道异物因病情危急或条件有限时，可经气管切开取出异物。

4. 需长期有创机械辅助通气　合计气管插管时间＞ 4 周者，在气管插管后 7 ～ 10d 选择性气管切开。

5. 预防性气管切开　部分口腔、鼻咽、颌面、咽、喉部手术的前驱手术。

（二）禁忌证

没有绝对的禁忌证。

相对禁忌证：凝血功能明显异常，全身情况严重衰竭，气管畸形、管腔狭窄、颈前肿物等。

（三）手术方法

1. 术前准备

（1）器械准备：除准备手术器械外，并应备好氧气、吸引器、气管插管或气管镜，以及各种抢救药品。

（2）儿童患者：特别是婴幼儿，术前先行插管或置入气管镜，待呼吸困难缓解后，再作气管切开，更为安全。

（3）选择合适的气管套管：有气囊小儿气切套管、无气囊小儿气切套管，有气囊小儿气切套管型号见表 5-1-3，儿童一般型号选择：3～5 号。

表 5-1-3　有气囊小儿气管套管型号（单位：mm）

年龄	气管套管外径	气管套管最小内径
12 岁	10～11	5～7
7 岁	9～10	5
5 岁	8.5～9.5	4～5
3 岁	8～9	4
1 岁	7～8	3～4

2. 体位　仰卧、肩枕、头后伸，使颈段气管前隆，保持气管正中位。

3. 麻醉　有呼吸困难者，忌用全身麻醉，非昏迷患儿多用局部浸润麻醉。

4. 切口　预防性气管切开多选用横切口，紧急气管切开多采用纵切口。纵切口为自环状软骨下缘至胸骨上切迹，沿颈中线做纵行切口，切开皮肤、皮下达颈前筋膜，沿白线正中做锐性切口或钝性分离，用拉钩侧牵两侧胸骨舌骨肌、胸骨甲状肌。边分离边以手指触诊，确定气管位置，注意务必气管保持中线位置，可向上牵拉甲状腺峡部充分暴露气管。

5. 切开气管　用弯形尖刀切开第 3～4 软骨环（图 5-1-14），避免损伤气管后壁，用气管扩张器扩开切口，插入大小适宜的气管套管（图 5-1-15），患儿若有咳嗽反射，立即取出套管管芯，听诊双肺呼吸音对称。

6. 缝合套管　缝合套管上方创口，下方创口不予缝合，以免发生皮下气肿。缝合后垫以消毒纱布，固定系带将套管束于颈部，间隙以一横指为宜，宜打死结，以防松脱，忌用绷带。

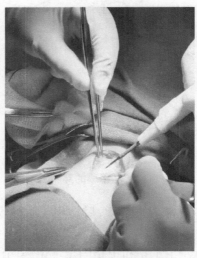

图 5-1-14　纵行切开气管

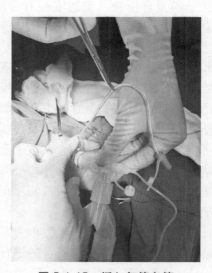

图 5-1-15　插入气管套管

7. 术后胸片　查气管切开套管已插入合适位置。

（四）术后护理及并发症护理

儿童气道狭窄、血运丰富，局部长时间压迫，容易造成气道出血和肉芽形成。一般术后第 5～7 天，窦道多形成良好。术后早期并发症常见有出血、感染、吞咽障碍，晚期并发症有气管 - 无名动脉瘘、气管损伤（气管狭窄、肉芽形成）、气管食管瘘、气管皮肤瘘、失声。再次发生呼吸困难的原因有套管堵塞、感染、脱管、套管长度不合适或套管弯曲度不合适、手术切口出血、发生呼吸调节障碍及发生纵隔气肿。

护理中应注意：

1. 避免颈部体位变化过大，切开处固定，避免成角。

2. 密切观察呼吸状况，使气流畅通，保持气道内充分湿化，及时清除套管内分泌物，吸痰时操作轻柔，负压适宜，防止黏膜损伤。

3. 使用正确的吸痰方法，嘱咐患儿勿用力咳嗽，小儿还需镇静或约束，以防止气管切开套管意外滑出。

（五）拔管

1. 病因清除及全身情况好转后，可考虑拔管。

2. 拔管前先堵管 24 ～ 48h，严密观察。

3. 长期带管者，因切开部位上皮长入瘘孔内与气管黏膜愈合，形成瘘道，需行瘘孔修补术。

九、人工鼻

人工鼻又称呼吸过滤器、温湿交换器（heat and moisture exchanger，HME）等，它将呼出气中的热和水气收集和利用以温热和湿化吸入的气体。基于骆驼鼻子像涡轮机样的工作原理制造的人工鼻，用于连接呼吸机和气管导管，为人工气道进行保湿、加温、滤过，替代鼻子相关功能。20 世纪 80 年代后开始使用，其应用越来越广泛。

（一）人工鼻的原理

HME 的基本物理原理　通过人工鼻内聚氨酯（海绵）的材料，吸收机体呼出的水分和热量，再吸入的气体通过人工鼻时，把水分和热量带回到气道中，能改善肺功能，降低肺部感染发生率。HME 两侧间的温度梯度是 HME 的效率或输出功率的指数，

HME 内气体的温度越高，它能提供的湿度水平也越高。

（二）人工鼻的分类及使用

1. 根据作用分类　①单纯滤过人工鼻；②单纯加湿人工鼻；③单纯加热人工鼻；④多功能人工鼻。

2. 根据连接人工气道的不同　①气切人工鼻（图 5-1-16）；②气管插管人工鼻（图 5-1-17）；③接呼吸机回路人工鼻；④多用人工鼻。

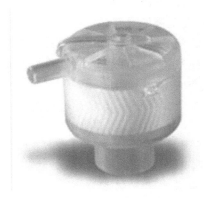

图 5-1-16　气切人工鼻

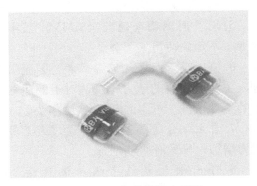

图 5-1-17　气管插管人工鼻

3. 根据使用年龄不同　①儿童使用人工鼻；②成人使用人工鼻；③儿童、成人双用人工鼻。

（三）人工鼻的优缺点

1. 人工鼻的优点　①应用方便，无须特殊技术；②可避免湿化过度及不足的情况；③不会输入温度过高的气体，避免气道烫伤危险；④有滤过细菌作用，减少肺部感染机

会；⑤无效腔量少，不会增加无效通气。

2.人工鼻的缺点　①不是理想的湿化装置；②有些内部无效腔大，不利于撤机；③质量不佳，不能避免细菌污染。

（四）人工鼻使用注意事项

1.HME 是一次性应用，每隔 24h 更换一次，不可重复使用。

2.痰黏稠者注意气道湿化和及时吸痰，以免痰液黏在滤过膜上引起气道堵塞。

3.不可将应用于机械通气管道上的长人工鼻作为气管切开患者使用。

（五）人工鼻的禁忌证

1.分泌物多者　人工鼻内芯如果黏上分泌物，可使气道阻力明显增加，使患者呼吸做功明显增加。

2.潮气量非常小和非常大的患儿　小潮气量 < 0.15L 时，人工鼻的无效腔可损害通气，导致二氧化碳潴留。大潮气量 > 1.0L 时，人工鼻对吸入气的湿化不足。

3.低体温患者　体温低于 32℃，不应当应用人工鼻。

4.雾化治疗　应首先卸下人工鼻。

5.同步间隙指令通气（SIMV）频率较低者　不建议使用人工鼻。

6.自主呼吸而通气储备低者　因流量通过人工鼻所需要的压力下降，对于低通气储备的患者来讲，可引起呼吸能力的减低。

7.自主每分通气量大者　通过人工鼻时阻力增加，导致呼吸功增加。

8.呼出潮气量低于吸入潮气量 20% 者　可能没有足够的呼出气量通过人工鼻。

（张　琪　李　宁　卢秀秀
孙中媛　陈源美）

主要参考文献

[1] 管军，杨兴易.危重患者紧急人工气道的建立[J].中华急诊医学杂志，2002，11(1): 68-69.

[2] 詹红，马中富，梁艳冰，等.序贯性气道开放对紧急心肺复苏及其预后的影响[J].中国危重病急救医学，2006，18(4): 240-241.

[3] 窦丽.口咽通气管在院前急救护理中的应用[J].实用临床护理学电子杂志，2018，3(19): 172, 174.

[4] 谢君军.口咽通气管在院前急救中的应用及护理[J].医药前沿，2018，8(34): 282-283.

[5] 矫秀清.经口咽通气管吸痰法和经鼻咽吸痰法的护理疗效分析[J].中国医药指南，2015(7): 275-275.

[6] 叶纪录，濮雪华，陈小枫.无创通气联合鼻咽通气管在脑卒中患者中的应用研究[J].中华急诊医学杂志，2017，26(4): 451-454.

[7] 江伟，杨建平，陈星玲.鼻咽通气道的临床应用进展[J].护士进修杂志，2015，30(1): 42-45.

[8] 兰修文，周影，田锦辉，等.喉罩在院前急救中的应用价值[J].中国实用医药，2018，13(4): 19-21.

[9] Harless J, Ramaiah R, Bhananker SM. Pediatric airway management[J]. Int J Crit Illn Inj Sci, 2014, 4(1): 65-70.

[10] Zhang X, Cheng J, Wu L, et al. An overview of an artificial nose system[J].Talanta, 2018, 184: 93-102.

第二节　有创呼吸支持技术

机械通气是危重症医学里程碑式的生命支持技术，1952 年 Bjorn Ibsen 首先使用正压通气治疗呼吸衰竭获得成功，从而影响了 1953 年脊髓灰质炎在北欧流行时的治疗，从负压通气改用正压通气后，丹麦哥本哈根市脊髓灰质炎患者的病死率从 87% 下降到 15%。1953 年 3 月被看作是现代机械通气治疗呼吸衰竭的生日。60 余年过去了，机械通气患者的病死率已经显著下降，但是现今 PICU 中呼吸衰竭和机械通气特别是长时间机械通气的患者越来越多，病情也越来越复杂。微电子及软件编程技术的进步，使呼吸机出现了更多的通气模式，有了更好的人 - 机配合，操作界面更加人性化，同时对

PICU 的医师和呼吸治疗师也提出了更高的要求。

　　机械通气适用于任何原因所致的呼吸衰竭，儿科常见的临床适应证有：急性呼吸窘迫综合征、重症哮喘、中枢神经系统疾病、上呼吸道梗阻、外伤和大手术后的呼吸支持、休克、肺水肿、新生儿疾病等。虽然机械通气无绝对禁忌证，但在大咯血或严重误吸引起窒息性呼吸衰竭、肺大疱或肺囊肿、气胸或纵隔气肿、气管食管瘘、低血容量休克应用中必须仔细权衡利弊。

一、常频机械通气

　　不同于成人的有创呼吸机，儿童 / 新生儿专用呼吸机需要有更高的精度、更灵敏的反应能力，如新生儿专用的呼吸机要求最小潮气量（VT）能达到 1ml，同步灵敏度能在 0.02s 内响应，因此许多婴儿呼吸机的传感器安放在靠近气管导管处。对管道无效腔通气量也是一个不容忽视的因素，因为对一个 VT 需要 20ml 的新生儿如果管道无效腔量达 10ml，患儿将会处于严重的通气不足状态。因此目前市面上的儿科专用呼吸机大多有新生儿模式、儿童模式和成人模式，儿科呼吸机大多只能提供至 15kg 以下儿童通气量，所以体量超过 15kg 以上的儿童，呼吸机模式需要切换至成人模式，否则容易造成"小马拉大车"的情况，也即呼吸机的供气量跟不上患儿的呼吸，同样容易造成通气不足的表现。

　　目前常频机械通气（CMV）是目前国际上儿科呼吸专科、PICU、NICU 有创通气的主流，通气模式经过近 30 余年的发展，有多种模式供临床上选择：容量控制、压力控制、压力调节容量保证（PRSV）、同步正压指令通气（SIPPV）、同步间歇指令通气（SIMV）、压力支持（PS）、双水平支持通气（BiPAP）、持续呼末正压支持（CPAP）等多种模式，国内市面上儿科常用的呼吸机有迈柯维、德尔格、斯蒂芬尼等，均能提供多种模式的通气方式，适合于从严重呼吸功能障碍至撤机过程的不同肺部损害状况下的有创通气支持。欧洲小儿呼吸协会和儿科重症协会于 2017 年在 *Intensive Care Med* 杂志上发表了《儿科机械通气共识会议（PEMVECC）对重症儿童机械通气的建议》，共识认为，不能对 18 岁以下儿童正常或病理性肺疾病的呼吸机模式进行建议（强烈一致），如果为了恢复呼吸通气功能，可以考虑使用压力支持通气。呼吸机模式应该由临床经验或理论证据来决定。如果 CMV 失败的话，可以考虑高频通气，随着肺部病情的严重程度的进展，呼吸支持可以从无创通气 - 常频机械通气 - 高频机械通气 - 体外膜肺逐步升级。

（一）常频呼吸机的常用设置参数

　　潮气量（VT）：新生儿 4 ～ 6ml/kg，儿童 6 ～ 8ml/kg，虽然目前没有最佳的 VT，PEMVECC 仍建议避免 VT > 10ml/kg，在一些肺发育不全的患儿中，最佳 VT 可能小于生理 VT。

　　呼吸频率（f）：按儿童正常的呼吸频率：新生儿，40 ～ 44 次 / 分；1 个月 ～ 1 岁，30 次 / 分；1 ～ 3 岁，24 次 / 分；4 ～ 7 岁，22 次 / 分；8 ～ 14 岁，20 次 / 分；15 ～ 18 岁，16 ～ 18 次 / 分。

　　吸入氧浓度（FiO_2）：根据动脉血氧分压或血氧饱和度设置 21% ～ 100%。

　　呼气末正压（PEEP）：防止肺萎陷改善氧合的重要参数，没有肺损伤的生理值为 4 ～ $7cmH_2O$。根据氧合及弥散障碍的严重程度在 4 ～ $15cmH_2O$ 甚至更高区间设置，但对于重度的 ARDS，PEEP 的设置可能需要 > $15cmH_2O$，也有通过压力 - 容量环的下拐点来设置最佳 PEEP 值，一般根据疾病的轻中重设置 4 ～ $7cmH_2O$、7 ～ $10cmH_2O$、10 ～ $15cmH_2O$ 或以上。应注意 > $10cmH_2O$ 以上的 PEEP 会影响回心血量，可能加重循环功能障碍，因此必须在改善氧合与血流动力学之间寻求最佳平衡点。

　　吸气峰压（PIP）：根据肺部病变的严

重程度设置：轻度 10～15cmH$_2$O，中度 15～20cmH$_2$O，重度＞20cmH$_2$O。在没有肺损伤的情况下，PIP 压力可＜10cmH$_2$O，过高的峰压可能导致气压伤、剪切伤甚至气胸形成，而且有报道高 PIP 与死亡率之间存在直接关系。

触发灵敏度（trigger）：有压力触发、容量触发及神经反馈触发（NAVA）。来自成人的数据表明，CMV 期间保持同步自主呼吸可以使肺部的通气更加均匀。但在患有严重肺疾病时使用控制通气模式，强烈建议使用镇静剂及肌松药物。

吸呼比（I∶E）生理状态为 1∶（1～2），有的呼吸机是以吸气时间（0.3～1.0s）与呼吸频率来调整吸呼比 I∶E、吸气时间与呼吸频率三者关系可以公式表达：RR=60/（T$_I$+T$_E$）（式中 T$_I$ 为吸气时间，T$_E$ 为呼气时间，RR 为呼吸频率）。

湿化：气管插管模式下，应保证气道湿化 100%，吸入气体温度 37℃。

（二）常频呼吸机的监测参数

平均气道压（MAP）：大多数的呼吸机参数监测上均有自动计算出 MAP，此值受吸入峰压、呼末正压、吸气时间及胸内压力影响。在没有肺压力测量的情况下，建议吸气平台压限制在 28cmH$_2$O 以内。根据氧合指数 OI（血氧分压）/OSI（血氧饱和度）将有创通气的 ARDS 分为轻中重度，OI 或 OSI：OI ＝（FiO$_2$× 平均气道压力 ×100）/ PaO$_2$，轻度：4～8；中度：8～16；重度：＞16。OSI ＝（FiO$_2$× 平均气道压力 × 100）/ SpO$_2$，轻度：5～7.5；中度：7.5～12.3；重度：＞12.3。因此可根据病情需要设置最佳 MAP。

呼吸频率（f）：尽可能地符合儿童的生理呼吸频率，但疾病状态下，一般设置触发灵敏度使实际呼吸频率比设置频率高 10～15 次。应注意过高的呼吸频率可导致吸气时间过短而影响换气功能。

分钟通气量（MV）：正常生理需要量 0.2～0.3L/kg，过高的 MV 导致 CO$_2$ 降低，而过低的 MV 会使 CO$_2$ 上升。

潮气量：根据年龄及病情需要使监测值为 4～10ml/kg。

动脉血氧分压：监测范围 80～120mmHg。

血氧饱和度：调整呼吸参数使其在 88%～96%。应注意在重度贫血、CO 中毒、休克等循环障碍情况下会影响准确性。

PEEP：监测范围 4～15cmH$_2$O 甚至更高，应密切监测氧输送、呼吸系统顺应性及血流动力学的标志物获得最佳 PEEP。

呼气末二氧化碳浓度（CO$_2$%）：某些呼吸机的配置上有呼气末 CO$_2$ 的监测，正常范围 35%～45%，但与血气的 CO$_2$ 分压有一定误差。

此外，目前的大多数呼吸机参数监测上还有流速容量环、压力容量环、压力曲线、容量曲线，动态静态肺顺应性、气道阻力等图形或参数监测，实际应用中必须结合所有参数综合评估以期达到最佳的呼吸机设置。文献报道儿童机械通气超过 48h 其拔管失败率为 8%～20%，而过早撤机同样会带来严重不良预后。

（三）撤机

机械通气作为呼吸衰竭的主要支持治疗在 PICU 中广泛应用，机械通气作为一项非生理性的有创治疗，其并发症呼吸机相关损伤、呼吸机相关肺炎及对心血管功能的影响仍不容忽视，因此上机的目的是为了尽早撤机，因此有必要对呼吸机的撤机进行管理。

撤机前应对患儿进行全面评估，需满足以下基本条件。

1. 导致呼吸衰竭的原发疾病解除或好转，如肺部感染的控制、中枢性呼吸衰竭的神经系统情况改善、神经肌肉病变呼吸肌力量的恢复、休克状态的纠正等。

2. 自主呼吸强且呼吸中枢驱动完整。

3. 呼吸道通畅，咳嗽反射完备，呼吸道具备清理分泌物的能力。

4. 血流动力学稳定。

5. 在 24h 内未使用肌松剂且镇静镇痛药物未加量。

6. 内环境电解质稳定。

7. 适当的气体交换，呼气末正压（PEEP）≤ 8cmH$_2$O（1cmH$_2$O=0.098kPa）及吸入氧浓度（FiO$_2$）≤ 50%。国内学者认为，随着病情好转，逐渐降低呼吸机参数，直到基本上患者以自主呼吸为主（如间歇指令通气或 CPAP），FiO$_2$ < 30%，临床上无明显呼吸困难表现，呼吸道分泌物不多，血气基本正常，胸片肺部无广泛或较严重的病变，则可考虑撤机。原则上，上呼吸机时间越长则撤机需要的时间也会长。如肺部病变仍很重者，虽然血气正常，但盲目撤机可能会失败。

二、高频机械通气

（一）高频机械通气定义

高频通气是应用近于或少于解剖无效腔的潮气量（约为 2ml/kg），以高于正常通气频率 4 倍以上的频率，在较低的气道压力下进行通气的一种特殊通气方法。较传统常频机械通气既克服了呼气末肺泡萎缩和吸气末肺泡过度膨胀问题，又保证了肺有足够的弥散和氧交换。一段时间以来得到重症医学界的广泛关注，儿科自新生儿 NICU 最早开始应用后逐渐推广至 PICU 应用。

（二）高频机械通气分类及原理

高频通气从原理上分为三类：高频振荡通气（HFOV）、高频喷射通气及高频气流阻断。高频振荡呼吸机产生方形波或吸气波形存在切迹提示更多复合谐波合成，可能有更多能量传递至肺部。理论上采取鼓膜或隔膜振荡的呼吸机所产生的能量最大，如 Sensormedics 系列，而活塞振荡产生能量次之，如 Sophie 高频呼吸机，应用喷射气流产生高频气流的能量（SLE5000）大于呼气阀阻断原理产生的高频气流能量（Babylog 系列 - 正弦波形）。其临床提示意义包括：在早产儿、低体重儿、肺保护避免肺部气压伤方面，采用气流阻断原理的呼吸机（Babylog 系列，包括 VN500）较鼓膜振荡高频呼吸机更有优势；双向喷射气流原理高频呼吸机（SLE5000）通常应用于足月新生儿，如果需要更高能量支持的婴幼儿或严重的呼吸衰竭可能鼓膜振荡高频呼吸机（Sensormedics 系列、Sophie）作为首选更佳。

（三）高频振荡通气参数设置

以 HFOV 为例，其设置参数包括偏流、MAP、振幅（△P）、频率（Hz）、吸呼比或吸气时间和 FiO$_2$。偏流设置范围一般早产儿 10 ～ 15LPM，足月儿 10 ～ 20LPM，小儿 15 ～ 25LPM，年长儿 20 ～ 30LPM。MAP 是改善氧合的重要参数，也是维持肺泡开放的主要设定指标。高水平 MAP 可降低肺组织炎症介质表达，但过高则会导致部分正常通气的肺泡过度膨胀，加重肺损伤。通常肺顺应性差的患儿如急性呼吸窘迫综合征采用高容量 / 高压力通气策略，MAP 的设置比 CMV 高 1 ～ 2cmH$_2$O（10% ～ 30%），一般最大 30cmH$_2$O，避免肺过度通气，存在间质性肺气肿时采用低容量 / 低压力通气策略，MAP 要比 CMV 低 1 ～ 2cmH$_2$O。最佳 MAP 接近并低于压力容积曲线高位拐点的压力，此时可使尽可能多的肺泡复张又不会造成肺泡的过度膨胀。选择最佳 MAP 方案有 P-V 曲线法、最大氧合法、胸部 CT 监测法、电阻抗断层显像技术，但后两种因可重复性差，未在临床上大量开展。目前临床通常根据胸片肺膨胀情况（膈面位于 8 ～ 9 肋）及血氧分压确定。

（四）高频振荡通气的预后

高频振荡（HFO）是传统机械通气（CMV）的替代方法，有时用于治疗急性呼吸窘迫综合征患者，但对氧合、死亡率和不良临床结果的影响尚不确定。*Cochrane Database Syst Rev* 杂志上分别于 2004 年、2013 年发表了 HFOV 与 CMV 在 ARDS 中的应用比较，并在 2016 年再次更新，文章收集了 8 个 RCTs

试验 1850 名中重度 ARDS 患儿纳入分析，结果显示与 CMV 相比，住院 30d 的死亡率无显著差异，6 个月的死亡率也没有显著差异；机械通气的持续时间没有显著差异；有 6 个试验观察到 HFOV 降低了治疗失败的风险；在治疗的 24h、48h 和 72h，HFOV 将 PaO_2/FIO_2 提高了 18% ～ 26%，但对氧合指数无显著差异；HFOV 比 CMV 平均气道压增加了 16% ～ 30%；在不良事件报告中，对气压伤、低血压、分泌物堵塞导管、HFOV 技术并发症及设备故障与 CMV 相比差异无显著性。研究结果不支持将 HFO 用作 ARDS 机械通气患者的一线策略。

（吴谨准）

第三节　无创呼吸支持技术

临床上，呼吸支持分为 2 类：有创通气（invasive ventilation）和无创通气（noninvasive ventilation）。两者的区别主要在于呼吸机和呼吸道的连接方式不同。越来越多患有急性或者慢性呼吸衰竭的儿童接受无创通气治疗。因此，急诊就诊或者需要再住院的长期接受无创通气治疗的患儿，也越来越常见。虽然很多急性和慢性儿科疾病可以通过无创通气进行治疗，但其应用却有别于成年人。

无创通气治疗在儿童中应用的安全性、有效性，临床上已经得到肯定，因此应用无创通气，能够缓解或者改善儿科某些疾病的临床进展，或者改善儿童的生活质量。无创通气亦可以在家中长期使用，它在家中使用的要求需要适当的诊断程序，准确的压力滴定，能够合作并经过培训的家庭，以及有着完善的后续随访计划。但无创通气治疗亦有局限性，特别是针对婴幼儿，通气性能、鼻面罩的选择、通气不良反应等问题尚未完全解决。

一、持续气道正压通气（CPAP）

目前，国内外针对儿童应用无创通气治疗的标准仍在不断完善中。凡是因呼吸负荷增加、呼吸肌肉无力或神经控制的通气异常而引起的疾病，均可以给予无创通气治疗。临床上，无创通气可用于轻、中度急慢性呼吸衰竭的早期干预，亦可用于有创通气之后的辅助撤机。凡是存在轻 - 中度呼吸衰竭的

肺部疾病（支气管肺炎、心源性肺水肿、急性呼吸窘迫综合征、毛细支气管炎、支气管哮喘急性发作等）、气管支气管软化症、轻 - 中度阻塞性睡眠呼吸暂停低通气综合征（obstructive sleep apnea hypopnea syndrome, OSAHS）、神经肌肉疾病、胸廓畸形等，均可应用 CPAP 呼吸支持（图 5-3-1）。

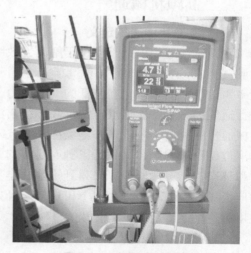

图 5-3-1　CPAP 治疗仪

（一）CPAP 适应证及禁忌证

参照国内外文献，其总体应用指征可概况如下：

1. 轻度 - 中度的呼吸困难，或者合并辅助呼吸肌做功增加，存在呼吸急促、鼻翼扇动、吸气性三凹征阳性、血氧饱和度（SpO_2）下降等表现。

2. 动脉血气指标异常 pH < 7.35，$PaCO_2$ > 45mmHg（1mmHg=0.133kPa），或氧合指

数 < 250mmHg[氧合指数 = 动脉血氧分压（PaO_2）/ 吸入氧浓度（FiO_2）]。

3. 经有创通气治疗后，已经恢复较好的自主呼吸能力，气道分泌物明显减少，咳嗽反射存在，可作为辅助撤机。

当然，无创通气治疗并不适用于全部疾病，当患儿处于：①呼吸心跳停止；②自主呼吸微弱，频繁呼吸暂停，或者是分泌物多，排痰和吞咽能力低下；③合并其他脏器功能损害如消化道穿孔或大出血、脑出血、失代偿性休克；④近期面部创伤、烧伤，胸腹部手术后；⑤严重颜面畸形、先天性膈疝、纵隔气肿、气胸、上气道梗阻；⑥严重感染、频繁呕吐或者极度不配合者，均属于禁忌范畴。

值得注意的是，使用无创通气治疗过程中，应密切监测患儿的生命体征如意识状态、SpO_2、呼吸频率、呼吸节律、心率、血压等变化。治疗过程中，如果 SpO_2 维持正常，发绀缓解、呼吸急促、鼻翼扇动、吸气性三凹征阳性等呼吸困难症状逐渐改善，提示无创通气治疗有效。但应在无创通气治疗后的 1 ~ 2h 复查动脉血气，以判断无创通气治疗效果，或者进行参数调整。如果经无创通气治疗 1 ~ 4h 后，病情无好转，需给予气管插管或者气管切开，进行有创通气治疗。

（二）CPAP 作用原理

CPAP 是一种呼吸机自发的方式，完全独立于患者呼吸之外的无创通气模式。其工作原理较为简单，在整个呼吸周期仅提供一个预先设定的压力，此压力在吸气相和呼气相均恒定。CPAP 的作用是作为上气道机械支架，防止咽部塌陷，增加上气道横截面，主要是使上气道的侧方向和咽侧壁变薄，它对软腭和舌头的影响较小。通过提高上气道的腔内压力，使其高于导致上气道塌陷的临界跨壁压力。这种压力使气道畅通，促进气道平滑肌松弛，减少上气道和胸廓的吸气肌活动。CPAP 还可以防止肺泡萎缩，增加功能残气量，防止肺不张的发展。通过这一

系列的机制，CPAP 可以改善氧合，减轻吸气肌的呼吸做功。此外，CPAP 降低左心室的传导压力，减轻心脏后负荷，增加心排血量。CPAP 使用的压力通常为 5 ~ 12cmH_2O。

（三）CPAP 的压力滴定

选择合适的治疗压力在无创通气过程中尤为关键，也是临床医师必须重视的一步。通气压力的选择是临床医师在使用无创通气改善症状和最大程度减少无创通气副作用之间，寻找折中的过程。而无创通气训练应以较低的压力开始，当患儿在整个夜间能够持续性耐受压力时，可根据病情需要，逐渐增加压力。

对于无创通气的患儿，一旦达到良好的耐受性，就必须进行压力滴定研究，优化呼吸机压力。压力滴定是指刚开始有效治疗时所设置的压力参数。患儿从完全的自主呼吸过渡到正压通气，通常需要给予比较低的吸气压力，避免产生人机对抗。当患儿逐渐适应正压通气后，可逐渐调整吸气或者呼气时的压力，在保证无创通气效果的同时，提高无创通气的舒适性，增加患儿的依从性。在整个无创通气的治疗过程中，还需要根据病情的变化或者血气分析的结果，适当调整通气参数，最终达到缓解气促、增加潮气量和改善氧合等目标。

1. **压力滴定参考指标** 压力滴定的要求取决于患儿的临床状况，必须从监测的各项指标中综合评估。根据明确的临床诊断、多导睡眠检测（polysomnography，PSG）、心脏呼吸睡眠监测、SpO_2 监测、非侵入性 CO_2 监测等方面，进行综合评估，以此来确定无创通气治疗的起始压力。

（1）血氧饱和度监测（SpO_2）：是初步判断无创通气效率的最常用方式。SpO_2 的测定是基于氧合血红蛋白（氧合血红蛋白和脱氧血红蛋白）在红光和红外光谱中吸收光的具体特征，通过计算红光和红外光谱的吸收比值，计算出氧合血红蛋白的百分比（SpO_2）。其应用的局限性包括黑皮肤色素沉

着、心律失常（尤其是快速心律失常）和电磁能量干扰等。当探头处于不适当的位置，特别是新生儿和婴幼儿的手指时，可能会出现较低的 SpO_2 读数。强烈的白色或红外光可能会干扰血氧测量，导致虚低的 SpO_2 读取。异常或变异的血红蛋白分子亦可能会干扰血氧测量，出现可能影响临床决策的不准确结果。

（2）非侵入性 CO_2 监测：CO_2 的监测可以帮助临床医师在特定的医疗条件下进行评估，从而作出重要的治疗决定。非侵入性 CO_2 监测包括：呼气末 CO_2 检测和经皮 CO_2 检测。

检测呼气末 CO_2 的技术是建立在通过呼气末二氧化碳仪检测呼气末 CO_2 浓度的基础上的。呼气末二氧化碳仪的传感器可以计算出呼吸样品中的 CO_2 浓度。这种方法可以检测出呼气平稳期的 CO_2 值。

另一种无创 CO_2 检测是经皮 CO_2 检测技术。这种技术是通过皮肤传感器检测到 CO_2 的值。但随着时间的推移，传感器会改变其灵敏度，因此需要频繁校准。与呼气末 CO_2 检测相比，经皮方法可提供更缓慢的 CO_2 值读取。它对机械通气的患者尤其有用，因为传感器是安放在患者气道和呼吸机管路之外。经皮 CO_2 分压（$TcPCO_2$）与动脉 CO_2 分压（$PaCO_2$）的相关性可能受各种因素的影响，如皮肤损伤或水肿、不适当的监护位置、皮肤和传感器之间的接触不足。如果监测部位高灌注，$TcPCO_2$ 读数通常会偏高。如果监测部位有丰富的皮下脂肪，$TcPCO_2$ 的读数就会偏低。此外，该传感器工作时会产生一定的温度，对于新生儿皮肤可能存在烫伤的风险，使用时必须注意。

（3）多导睡眠（polysomnography，PSG）和心脏呼吸睡眠监测：在睡眠实验室所做的 PSG 是诊断呼吸障碍的黄金标准。然而，PSG 是一项昂贵且耗时的过程，由于有限的可用性和长时间的监测，临床应用比较困难，特别是在婴幼儿群体中。为了解决这一问题，心脏呼吸睡眠监测越来越多地被用于简易测试，它是基于相同的 PSG 通道，但除外脑电图。

2. 无创通气压力滴定的方法　应用无创通气治疗时，需要根据所患疾病类型及治疗效果进行压力滴定。现将儿科疾病需要无创通气的压力滴定进行分类阐述。

（1）轻 - 中度呼吸衰竭：CPAP 压力滴定：当启动 CPAP 进行通气前，要根据呼吸、氧合情况（SpO_2、氧合指数）来调节通气参数。初调参数为：压力 $4 \sim 6cmH_2O$，初始流量为婴儿 $6 \sim 12L/min$，儿童 $8 \sim 20L/min$，根据氧合情况设置 FiO_2。如果呼吸困难、低 SpO_2 无缓解，可每次增加 $1 \sim 2cmH_2O$ 的吸气压力，最高压力一般不超过 $10cmH_2O$。提高吸气压力的同时，应以每次 $0.05 \sim 0.10$ 的幅度提高 FiO_2。若呼吸困难减轻、SpO_2 维持稳定，应每次下调 $1cmH_2O$ 的吸气压力或以 0.05 的幅度逐渐降低 FiO_2，两者交替进行，逐渐降低参数直至用最小的压力和 FiO_2 维持。吸气压力最低可达 $2 \sim 3cmH_2O$。

（2）儿童阻塞性睡眠呼吸暂停低通气综合征（obstructive sleep apnea hypopnea syndrome，OSAHS）：CPAP 压力滴定：起始压力设置 $4cmH_2O$，如果患儿的体重指数（body mass index，BMI）过高、本次压力滴定为再次压力滴定，可适当提高起始压力，推荐最大压力：< 12 岁患儿为 $15cmH_2O$，$\geqslant 12$ 岁患儿为 $20cmH_2O$。升压速度：以每 5 分钟升压 $1cmH_2O$ 的幅度进行升压，观察 30min 后，直至所有的呼吸暂停事件、呼吸努力相关觉醒（respiratory effort-related arousals，RERAs）、SpO_2 下降、鼾声等不良事件被消除，或者是已经到达最大压力水平。压力滴定过程中，如果患儿醒来并告知压力过大，应将压力调至更为舒适的低水平，使患儿能够再次入睡并重新开始压力滴定。

（四）鼻面罩的选择

适用于连接无创呼吸机的有接口器、鼻罩、鼻枕、面罩、口鼻罩等，部分患儿也可用头盔通气。鼻面罩的选择将影响通气的效果，临床上需根据患儿的年龄、体重、面部特征、鼻腔通畅程度、合作程度、呼吸障碍的严重程度等特征来选择合适的鼻面罩，减少漏气，避免不良反应，鼻塞和鼻罩容易固定且耐受性好，儿童依从性高，也比较容易护理，临床上最常用。但无论使用何种鼻面罩，防止漏气是最基本的要求，因为漏气会直接降低通气效率。

患儿能够接受所佩戴的鼻面罩，是成功进行无创通气的第一步。鼻面罩的选择则直接影响着无创通气的效果。合适的鼻面罩可降低患儿的不适感、副作用的产生和面部畸形的形成。首先，鼻面罩的质量应小，且应是透明的，透明性有助于更容易和立即检查正确的定位。其次，鼻面罩要具有良好的附着力，对气流有较低的阻力。最后，鼻面罩应该对皮肤施加较小的压力，使其能够与有效的通气相适应，应使无效腔通气量尽量减少（图 5-3-2）。

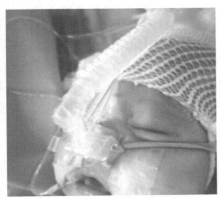

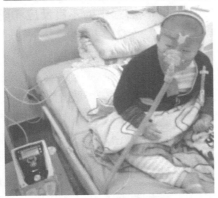

图 5-3-2　选择合适的鼻面罩是无创通气的基本保障

（五）CPAP 的气道管

保持气道通畅是进行无创通气治疗的前提。使用无创通气辅助呼吸时，呼吸功能的改善，很大程度上取决于对无创呼吸机和气道的管理。因此，在设置适宜参数的基础上，应重视对气道的管理。而对气道的管理，不应只是对气道的监测和护理，还应包括对呼吸机、患儿本身的管理。

1. **常规监控**　无创通气治疗过程中，严密的监测是非常重要的，以保证无创通气治疗的有效性和安全性。监测的水平和类型应与患儿的临床状况相对应。对于危重症患儿，住院期间主要是通过临床医师对患者的评估以及心肺监护仪持续监测而实现的。患儿必须给予严密的临床观察，需要经常评估患儿的舒适度、呼吸频率、呼吸困难、SpO_2、呼吸机的同步与否、鼻面罩是否耐受、呼吸机有无漏气、有无腹胀、面部皮肤损伤等。在无创通气实施的 1 ～ 2h 后，或者对呼吸机参数进行每一次修改后，应对动脉血气分析进行评估。当然，在某些情况下，还应该注意监测其他参数，包括心电图、潮气量、吸气峰压、呼气峰压等。这些监控指标，很大程度上可以反映患儿的气道状况，有助于快速进行临床评估。

2. **对呼吸机的管理**　在应用无创呼吸机前，必须常规进行使用前测试，保证仪器功能的正常运行。必须确保口鼻罩、呼吸机管道的密封性完好。应重视呼吸机管道的加温湿化管理。为防止冷凝水倒灌入气道，湿化器放置的位置应低于头部水平，还可以加温管道或使用管道隔热套，减少冷凝水形成。同时，应及时排空管道内的冷凝水。

此外，还应根据病情选择适宜的呼吸机参数；治疗过程中也应根据呼吸改善情况、血气分析结果、氧合情况，及时调整参数。合适的参数有助于改善肺通气，改善氧合，降低气道压力损伤和容量损伤，减少气道分泌物的产生。

3. **对患儿的管理**　无创通气前，应检查鼻腔是否通畅，如有鼻腔分泌物，应先给予清除；必要时给予鼻腔镜检查，了解有无鼻腔堵塞、鼻黏膜受损、鼻中隔偏曲、鼻息肉、后鼻孔闭锁或狭窄等情况。患儿可能对鼻面罩存在恐惧感，出现躁动不安，甚至排斥使用，故应选择合适的鼻面罩，增加患儿舒适度，必要时应适当镇静，减少通气过程中的漏气。对于卧床患儿，可垫高头部或半坐位，防止冷凝水回流入气道。

4.对气道的管理

（1）保持气道通畅：无创通气治疗由于增加了气道压力，气道容易产生分泌物，如果气道湿化不完全，导致分泌物黏稠，增加气道阻力，甚至堵塞气道，因此，应给予充足的水分供应以保证气道湿化完全；同时应加强对患儿的翻身拍背，促进分泌物排出；定期给予口鼻腔吸痰，每4～6小时一次，如分泌物多时可增加吸痰频率，但每次吸痰时间不超过15s；如肺部分泌物多或痰栓堵塞致肺不张，可给予机械排痰促进痰液排出；如合并细菌感染，应根据痰培养结果，选择敏感的抗生素治疗；必要时可行纤维支气管镜肺泡灌洗。而对于鼻塞患儿，可给予麻黄碱滴鼻液或者色甘酸钠滴鼻液滴鼻减轻症状，应用以不超过3d为宜。

另外，无创通气治疗时，应抬高体位防止误吸，尽量闭口呼吸减少鼻面罩漏气，也可雾化吸入减轻气道炎症。当鼻面罩被分泌物污染时，应及时清除，必要时给予更换；应定期对呼吸机管道进行消毒，以免造成或者加重肺部感染，以进一步保证气道通畅。

（2）气道加温湿化：吸入气体的湿化是影响气道分泌物清除效率的重要因素。湿化不足可降低纤毛黏液系统的功能，导致清除分泌物的能力降低；湿化不足还导致气道水分不足，黏膜干燥，分泌物黏稠，增加气道阻力。湿化过度则导致冷凝水产生过多，干扰呼吸机的触发，严重者可导致呼吸机管道中的冷凝水回流至气道。因此，对呼吸机湿化程度的调控十分重要。理想的湿化程度

要求呼吸机送入气体的温度和湿度达到正常口咽部的水平，即32～34℃，相对湿度为80%～90%。临床上以呼吸机管道出现雾状小水珠、管道内冷凝水生成少、口腔黏膜湿润、痰液稀薄等作为湿化效果良好的评估标准。

临床上有2种类型的湿化装置：加热湿化器（heated humidifier，HH）和温-湿交换过滤器（heat and moisture exchanger，HME）。HH能够对吸入气体加温并增加水蒸气的含量，达到加热和湿化吸入气体的目的。无创通气治疗推荐首选使用HH，但应注意以下几点：必须使用与HH相匹配的加热导丝或者呼吸机管道，否则可能会导致管道过热，致使气道灼伤；使用HH时，应密切观察气道湿化情况，防止冷凝水形成过多，甚至出现冷凝水回流至气道，严重者可造成窒息；使用HH时，如果管道内冷凝水过多，会影响呼吸机性能，造成人机不同步。HME亦称人工鼻，其具有过滤功能，并能将呼出气中的热量和水分保留下来，使用过程中也应注意：HME是由多层滤过膜构成的装置，会增加无效腔量并增加气道阻力，促使呼吸机额外做功，进而会降低无创通气的效果；而且，HME只是利用呼出气体来温热和湿化吸入气体，如果HME漏气过多，增加呼吸机额外做功的同时，不能提供足够的水分，将会降低对吸入气体的湿化效率；亦应注意及时清理气道分泌物，防止分泌物堵塞HH。

（六）CPAP治疗中的不良反应和防治

1.无创通气的监护和护理 无创通气治疗过程中，监护和护理的作用尤为关键。密切监护患儿生命体征是判断疗效、合理调节参数及发现不良反应的重要措施，也是避免因护理不到位而导致治疗无效的重要环节。

监护和护理内容包括：①应密切观察鼻面罩是否在位，注意调整鼻面罩的位置，适当调整固定带的松紧度，防止漏气，同时应防止因固定带太紧而压迫局部皮肤。②呼吸道护理：适当抬高患儿头部，及时清理口鼻

腔的分泌物，保持呼吸道通畅，尤其是家庭护理人员应掌握吸痰技术；应定期去除呼吸机管道的冷凝水，防止倒灌入呼吸道。③注意监测呼吸频率、心率、SpO_2、血压等的变化。在家中进行无创通气治疗时，应将无创通气治疗的参数和患儿生命体征稳定在出院前数日的水平。如突然出现监测指标的变化，应排查原因，观察是否因分泌物堵塞、鼻面罩漏气、管道冷凝水过多所致，如排除上述因素后，可适当调节通气压力、吸入流量和吸入氧浓度。但长期家庭无创通气治疗时，并不建议过大幅度调整参数，如需大幅度调整参数方可改善症状，应再次医院就诊以排查原因。④胃肠道护理：无创通气时，患儿比较容易出现烦躁、哭闹不安而吞入气体，出现腹胀、呕吐等表现，因此可留置胃管；对于年长儿童，还应给予引导或安抚，增加对无创通气治疗的接受度。⑤翻身拍背：对于长期卧床的患儿，应每隔 1 ~ 2h 给予翻身拍背，促进呼吸道分泌物的排出；通过翻身拍背改善全身血液循环，有助于减少压疮的发生，亦可防止肌肉萎缩。

2.无创通气的不良反应和防治　事实上，经过医学治疗后，虽然可以处理一些无创通气所产生的不良反应，但因医疗资源有限或者患儿疾病本身的进展，不可避免出现一些不良反应。对患儿的细致护理有助于预防不良反应的发生或者恶化。

（1）漏气：是无创通气治疗中最常见的不良反应。发生漏气的短期因素主要是因为患儿依从性较差或者固定带太松，导致鼻面罩移位所致。而长期因素可能为鼻面罩老化或者颜面部长时间压迫与鼻面罩不吻合，导致密封性不够所致。当然，呼吸机管道老化破裂，或接口不严，也会产生漏气。因此，应经常将鼻面罩调整到合适的位置，预防和减少漏气的发生。

（2）局部损伤：最常见的局部损伤是颜面部皮肤损伤。主要是因为固定太紧压迫局部皮肤，或者因为患儿头部频繁扭动，而导致鼻面罩、固定带与皮肤摩擦增多，导致颜面部皮肤损伤。其预防措施为在颜面受压部位贴敷料，有助于保护皮肤完整；选择大小合适的鼻面罩，及时调整鼻面罩的正确位置；固定带松紧度要适宜；如患儿躁动不安，安抚无效时可适当镇静处理。其次是鼻黏膜受损如鼻腔干燥、鼻出血、充血、鼻黏膜糜烂等。其预防措施可给予加热或者湿化呼吸机管道等方式解决，必要时可局部用药减轻鼻黏膜受损程度。

（3）腹胀和吸入：与成人相比，儿童无创通气时出现腹胀和吸入的风险，在理论上更大，因为儿童无法保护自己迅速摘除鼻面罩。儿童对无创通气的接受度和配合度不高、佩戴鼻面罩的不适感，比较容易出现烦躁、哭闹不安等导致吞入气体，出现腹胀、呕吐，甚至导致吸入性肺炎，严重者造成窒息。因此，可留置胃管，随时抽出气体减轻腹胀，也可通过胃管鼻饲，减轻呼吸做功，减少误吸风险；对于年长儿童，可通过安抚增加患儿对无创通气治疗的接受度，减少胃内容物反流。另外，应给予头高位或半坐卧位，可减少吸入的发生。

（4）CO_2 潴留：无创通气时出现 CO_2 潴留的主要原因是呼吸道不通畅。呼吸道的分泌物增多且未及时清理、呼吸机管道中冷凝水过多、管道扭曲等，均可导致气道阻力增大，CO_2 无法排出。而其他的原因如呼吸机呼气压力过高、漏气等导致的无效腔残气量增多，也可造成 CO_2 潴留。预防措施主要是：及时吸痰以减轻分泌物堵塞，设置合适的湿化温度减少冷凝水形成、及时排空管道中的冷凝水，设置合适的压力，检查有无漏气等。

（5）影响心血管功能：当 CPAP 压力达 $10cmH_2O$，BiPAP 压力达 $15cmH_2O$ 时，可能影响心脏功能。无创通气压力过高时，胸腔内压升高，导致肺毛细血管床受压、肺动脉阻力增加、中心静脉压升高，引起回心血量、心排血量降低；压力过高也可造成肺过度通气，可使肺循环阻力增加，增加右心后负荷，亦导致心排血量减少。预防措施主要是在住院期间必须完善压力滴定，设置最合适的压力，减轻对心血管功能的不良影响。

（6）面部发育异常：长期无创通气时，通气装置长时间压迫颜面部，可影响儿童颌面部骨骼发育。这可能导致颜面部骨骼发育畸形、产生或恶化阻塞性睡眠呼吸暂停。其预防措施主要是：对接受长期无创通气的儿童而言，必须定期监测下颌骨的生长。为了避免或减轻这种不良反应，必须定期改变面罩或口鼻罩等面具的压力点，以防止发育不良。

二、双水平气道正压通气（BiPAP）

双水平气道正压通气（bi-level positive airway pressure therapy，BiPAP）是指不经人工气道（气管插管或气管切开）在呼吸周期内提供周期性压力变化进行呼吸支持的通气方式。因其无须建立有创人工气道，因而能减轻患儿痛苦，减少有创通气并发症，目前已经成为临床上常用的辅助通气技术之一。患儿无法耐受 CPAP 治疗，存在明显的人机对抗时；或者由于神经 - 肌肉疾病、胸廓畸形、慢性肺不张、反复呼吸道感染、中枢性通气控制异常等原因引起的通气不足，CO_2 潴留明显，针对此类患儿，可给予 BiPAP 呼吸支持。

（一）BiPAP 工作原理

BiPAP 在呼吸周期两个不同的水平提供呼吸支持。这种方法是基于维持气道通畅的压力在同一呼吸周期内不同的原理，并要求吸气相较高的压力和呼气相较低的压力。呼气末保持一定的压力，防止呼气时气道闭合；吸气时维持的压力促使在吸气时完全打开气道，解除气道部分狭窄。BiPAP 可以单独调节吸气相气道正压（inspiratory positive airway pressure，IPAP）和呼气相气道正压（expiratory positive airway pressure，EPAP）。当吸气流速达到每秒 40ml 时，压力切换到 EPAP。EPAP 可防止在呼气相发生上气道闭合。在吸气相，采用较小的吸气流量触发预置的 IPAP，可避免吸气相的压力下降。因此，IPAP 能有效防止吸气相产生的咽腔内负压和随之出现的气道闭合，增加肺部有效通气量。但是，如果没有足够的 EPAP 就可能发生呼气相上气道闭合，也就不能触发 IPAP，甚至发生呼吸暂停。因此，调整合适的 IPAP 和 EPAP 压力非常重要，主要是调整为较低的 EPAP 和较高的 IPAP。当 EPAP 需要增加时，IPAP 也应该增加。

IPAP 在吸气动作中增加吸入气流，能够放大吸气功能并提高其效果。因此，吸气压力可以提高患儿的自发性吸气行为，应尽可能与患儿的呼吸同步进行。增加 IPAP 的主要目标是达到理想体重 6 ～ 10ml/kg 的潮气量，减少呼吸做功，降低呼吸频率，减少 $PaCO_2$ 潴留。通常，IPAP 在 6 ～ 14cmH_2O 之间调整。

而 EPAP 能够消除气体过度呼出，有助于保持上气道开放，增加功能残气量，减少肺不张，而且能够防止 CO_2 再次呼吸，从而改善氧合。建议使用 3 ～ 5cmH_2O 的较小的 EPAP。

（二）BiPAP 工作模式

临床上，BiPAP 可采用两种不同的压力管理模式：压力支持通气（PSV）和压力控制通气（PCV）。

在 PSV 模式下，呼吸机确保气道内吸气压力的最大值与操作者预先设定的最大吸气压力值相等。PSV 模式的使用使患儿能够在保持自主呼吸的同时，减少患儿的呼吸过度工作。患儿的吸气活动激活一个"触发"，呼吸机就开始提供预设的压力水平，并保持它直到患儿的吸气活动停止。PSV 模式使用于能够自主呼吸和能够激活呼吸循环的患儿。相反，对于严重意识障碍、严重肌肉泵或呼吸泵功能损害的患儿不推荐使用。

在 PCV 模式下，操作者需要设置没有自主呼吸的情况下，呼吸机的吸气时间、呼吸频率、吸气：呼气比值（I：E）。PCV 模式的使用允许由患儿触发，但呼吸机输送的呼吸活动认为是预先设定的呼吸活动。如果自发呼吸频率低于预设值，则形成自主呼吸和呼吸机控制行为相结合的模式。PCV 模式适用于肌肉泵或呼吸泵功能严重损伤的重症患儿。

因此，BiPAP 形成 3 种不同的工作模式：自主模式（S）、时间限定模式（T）、自主 / 时间限定模式（S/T）。自主模式（S）是指呼吸机和患儿呼吸频率保持完全同步，由患儿的自主呼吸触发，呼吸机的压力感受器感受呼吸过程中气道内压力的变化而触发吸气。呼吸机在吸气相保持预先设定的 IPAP 压力，在呼气相保持预先设定的 EPAP 压力。若患儿自主呼吸停止，呼吸机也停止工作。时间限定模式（T）是指呼吸机按照预先设定好的吸气时间和呼气时间，将吸气压力转为呼气压力。呼吸机在吸气相保持预先设定的 IPAP 压力，在呼气相保持预先设定的 EPAP 压力。呼吸机工作患儿的自主呼吸不同步，是由机器进行吸气时间和呼气时间的切换，属于强制性通气。自主 / 时间限定模式（S/ T）是指呼吸机预先设定后备呼吸频率，若患儿的自主呼吸频率高于呼吸机预设的频率，则由患儿的自主呼吸触发机器，机器和患儿的呼吸频率保持完全同步。但如果患儿的自主呼吸频率低于呼吸机预设的频率，机器将按照预设定的后备呼吸频率，按照时间限定模式进行工作。相比 CPAP 的通气模式，BiPAP 模式在压力控制的基础上，亦考虑到患儿的自主呼吸情况，因此人机同步性较好，舒适程度较高。

（三）BiPAP 参数调节

当以 BiPAP 作为无创通气模式，应对吸气和呼气压力同时设置，还必须根据患儿的年龄、体重，设置潮气量、呼吸频率、吸气时间等。起始设置时，EPAP 设置为 3 ～ 5cmH$_2$O，IPAP 设置为 8 ～ 10cmH$_2$O。根据治疗效果和患儿的耐受性，EPAP 的设置范围为 2 ～ 20cmH$_2$O，IPAP 的设置范围

为 2 ～ 25cmH$_2$O。对于潮气量，新生儿为 3 ～ 5ml/kg，婴幼儿为 4 ～ 6ml/kg，儿童为 6 ～ 8ml/kg；初始流量以 1 ～ 2L/kg 进行估算。FiO$_2$ 可根据氧合情况进行调整，但原则上不宜超过 0.6。另外，应根据患儿年龄设定呼吸频率，同时还需设定吸气时间（Ti）：新生儿及婴儿 0.4 ～ 0.8s，幼儿 0.8 ～ 1.5s。在治疗过程中，应根据患儿呼吸、SpO$_2$、血气分析结果，调整压力和 FiO$_2$，直至用最小的压力和 FiO$_2$ 维持（图 5-3-3）。

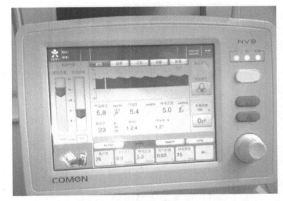

图 5-3-3　可进行同步或非同步的无创正压双水平通气治疗仪

（四）疗效判断

急性呼吸困难通常是因为病变严重或者病情恶化的表现，病情变化迅速。在无创通气治疗后 1 ～ 2h，应根据呼吸困难改善情况、SpO$_2$、血气结果等方面，对治疗的有效性进行综合评估。若病情无改善或者继续加重，持续性低氧血症和（或）高碳酸血症时，不可盲目增加无创通气的参数而延误病情，当符合气管插管指征时，应立即气管插管行有创通气。

（五）不良反应及其防治

同 CPAP。

三、高流量鼻导管氧疗（HFNC）

HFNC 是一种新型的无创通气模式，通过鼻导管连接，可将加温、加湿后的高流量气体输送给患儿（图 5-3-4）。

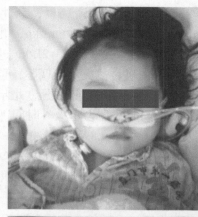

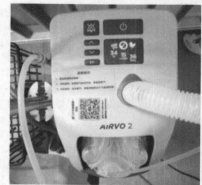

图 5-3-4 加温湿化高流量鼻导管氧疗仪

（一）HFNC 作用特点

1. 吸入的气体流量可调节，可于 2 ～ 70L/min 调整。

2. 吸入气体的氧浓度设置精准，可在 21% ～ 100% 的氧之间设置。

3. 适合的加温、加湿状态 37℃，100% 相对湿度。

（二）HFNC 作用机制

1. 改善氧合状态　HFNC 所提供的高流量氧气可以满足患儿的吸气流量。

2. 波动的低水平呼气末正压，产生气道正压　在整个呼吸周期中，HFNC 在上呼吸道产生的压力可以降低上呼吸道的阻力，在下呼吸道中产生一定的正压促进肺泡开放，防止肺不张的发生。

3. 降低无效腔通气　持续高流量气流的吸入可以减少上呼吸道的无效腔通气，增加有效肺泡通气量，降低 $PaCO_2$。

4. 减少呼吸做功　HFNC 通过提供符合生理所需的加温加湿，节省了患儿主动加温保湿的能量代谢；而一定的正压通气可降低吸气阻力，有助于缓解患儿的呼吸做功。

5. 保护气道黏液纤毛功能　HFNC 给予患儿适宜的加温加湿，保护了气道的黏液纤毛清除功能，促进分泌物排出，防止气道阻塞。

6. 减少吸气相下腔静脉的塌陷　HFNC 可以增加肺容积并维持一定气道内正压，由此一定程度降低了呼吸对于下腔静脉的影响。

7. HFNC　属于无创性操作，增加了患儿的舒适感和依从性。

（三）HFNC 的流量参数调节

一项针对毛细支气管炎及肺炎的患儿使用 HFNC 的研究表明，当流量设置在 1.5 ～ 2L/（kg·min）时能达到最小的呼吸做功，在 8kg 以下儿童表现得更为明显，2016 年 Mikalsen 等在 *PubMed*、*Medline*、*EMBASE* 和 *Cochrane* 检索有关 HFNC 在儿童中的应用，对 26 个临床观察研究进行荟萃分析，大多数普通儿科病房及 PICU 中应用的流速为 1.5 ～ 2L/（kg·min），在流量不超过 10L/（kg·min）应用中，没有观察到不良事件。

（吴谨准　林晓亮）

主要参考文献

[1] Amaddeo A, Frapin A, Fauroux B. Long-term non-invasive ventilation in children[J]. Lancet Respir Med, 2016, 4(12): 999-1008.

[2] 中华医学会儿科学分会急救学组，中华医学会急诊医学分会儿科学组，中国医师协会儿童重症医师分会．儿童无创持续气道正压通气临床应用专家共识 [J]. 中华儿科杂志，2016, 54(9): 649-652.

[3] 中华医学会儿科学分会急救学组，中华医学会急诊医学分会儿科学组，中国医师协会儿童重症医师分会．儿童双水平气道正压通气临床应用专家共识 [J]. 中华儿科杂志，2017, 55(5):

324-328.

[4] 中华医学会儿科学分会呼吸学组睡眠协作组，《中华实用儿科临床杂志》编辑委员会. 无创正压通气治疗儿童阻塞性睡眠呼吸暂停综合征专家共识（草案）[J]. 中华实用儿科临床杂志，2016, 31(19): 1451-1455.

[5] Li KK, Riley RW, Guilleminault C. An unreported risk in the use of home nasal continuous positive airway pressure and home nasal ventilation in children: mid-face hypoplasia[J]. Chest, 2000, 117: 916-918.

[6] Pavne M, Verrillo E, Caldarelli V, et al. Non-invasive positive pressure ventilation in children[J]. Early Hum Dev, 2013, 89(Suppl 3): S25-S31.

[7] Ingvild Bruun Mikalsen, Peter Davis3, Knut Øymar. High flow nasal cannula in children: a literature review. Scandinavian Journal of Trauma[J], Resuscitation and Emergency Medicine, 2016, 24: 93.

第四节　体外生命支持技术

一、体外膜肺氧合

体外膜肺氧合（extracorporeal membrane oxygenation，ECMO；也称为体外生命支持，extracorporeal life support，ECLS）作为一种有效的心肺支持技术，能够在不依赖患者心肺功能情况下给患者提供有效气体交换或含氧体循环血流，以此来替代和维持患者的心肺功能；可使患者心肺得到充分休息，功能恢复或为器官移植赢得时间，目前已成为儿科危重病急救的重要治疗手段。其本质是一种改良的人工心肺机，最核心的部分是膜肺和血泵，分别起人工肺和人工心的作用。ECMO 运转时，血液从静脉引出，通过膜肺吸收氧，排出二氧化碳。经过气体交换的血，在泵的推动下可回到静脉，也可回到动脉。前者主要用于体外呼吸支持，后者因血泵可代替心脏的泵血功能，既可用于体外呼吸支持，又可用于心脏支持。

我国 ECMO 技术起步较晚，2008 年才开始有儿科领域 ECMO 应用的报道，由于 ECMO 技术具有高技术和高风险特性，临床管理复杂，需要丰富临床经验积累。根据 2015 年体外生命支持组织（Extracorporeal Life Support Organization，ELSO）指南：儿童呼吸支持的适应证有：新生儿肺动脉高压、先天性膈疝、胎粪吸入综合征；低氧性呼吸衰竭、肺部感染、误吸和急性呼吸窘迫综合征；新生儿心脏支持指征包括先天性心脏病术后无法脱离体外循环；各种原因导致明确低心排综合征不能维持正常心排血量。体外心肺复苏支持（Extracorporeal Cardiopulmonary Resuscitation，ECPR）指征为出现心搏骤停患儿，经过两轮正规心肺复苏（胸外按压与人工呼吸比例 30 ：2），未能恢复自主循环或恢复自主循环但不稳定，家属知情并同意即给予 ECMO 支持。ECMO 的绝对禁忌证有：致命的染色体异常（如 13 或 18- 三体等）、严重的神经损害（如伴有广泛影响的颅内出血）、由肺浸润的同种异体骨髓移植接受者及无法治愈的癌症。相对禁忌证有：ECLS 前机械通气的持续时间 > 14d，近期的神经外科手术或者颅内出血（1 ～ 7d 内，取决于神经外科建议）；已经存在远期预后不佳的慢性疾病；监护人拒绝接受 ECMO 支持。

根据临床具体情况一般建立地点在手术室或儿童重症监护室，分别经右侧颈部血管、股动静脉或经胸插管建立 ECMO；心脏支持采用静脉 - 动脉（V-A）模式；呼吸支持患儿，体重 ≤ 15kg 采用 V-A 模式，> 15kg 则采用静脉 - 静脉（V-V）模式。其并发症主要有以下方面：出血是最常见的并发症，常由于全身肝素化、凝血因子缺乏及血小板减少所致。在应用 ECMO 治疗过程中要尽量避免或者减少一些非紧急的侵入性操作，以免发生难以控制的大出血。感染也是 ECMO

患者常见并发症，与手术创伤过大及置管时间过长有关，同时由于 ECMO 建立早期 ECMO 运行不稳定，流量波动大，出血等导致休克不能很快纠正，都将进一步挫伤患者的免疫力，增加了日后感染的机会。在机械并发症中，膜肺渗漏、氧合能力下降较常见，可能与静脉引流不良，负压过大，造成红细胞的机械性破坏相关。此外，由于凝血功能紊乱、激活凝血系统、活化血小板以及抗凝不充分等因素可引起血栓形成，导致不同部位的栓塞。

选择性能优良的 ECMO 耗材和设备十分重要，尽量减少机械并发症对患儿的损伤。正确掌握适应证，完善各项检测及评估技术，尽可能减少并发症，才能更好地提高 ECMO 对危重患者治疗的成功率。

二、体外二氧化碳清除装置

急性呼吸衰竭是临床常见的呼吸科危重症，传统的呼吸机治疗技术效果不佳，20 世纪 70 年代后期 Gattinoni 等学者研究出体外二氧化碳清除（extracorporeal carbon dioxide removal，$ECCO_2R$）装置，通过 $ECCO_2R$ 系统联合肺保护性通气，为高碳酸血症的呼吸衰竭患者提供部分呼吸支持。近年来，随着经皮置管、离心泵、中空纤维膜肺及肝素涂层管道等技术的发展及 CO_2 清除效率更高的整合 $ECCO_2R$ 系统的出现，该技术被更多地应用于危重呼吸衰竭患者中。

（一）$ECCO_2R$ 的概况

$ECCO_2R$ 系统研发以体外膜肺氧合技术（extracorporeal membrane oxygenation，ECMO）系统为基础，相对 ECMO 来说，$ECCO_2R$ 只能提供有限氧合，相当于部分 ECMO。其优点为 $ECCO_2R$ 系统的血流量较 ECMO 系统降低，减少置管的创伤和并发症的发生。$ECCO_2R$ 根据连接方式的不同分为动脉静脉二氧化碳清除（arteriovenous carbon dioxide removal，$AV-ECCO_2R$）和静脉静脉二氧化碳清除（venous venous carbon dioxide removal，$VV-ECCO_2R$）。

（二）分类

1. $AV-ECCO_2R$ 也称为无泵体外膜肺辅助技术。在 $AV-ECCO_2R$ 系统中，插管置于动脉和静脉（通常是股动静脉），动脉血经膜肺气体交换后通过静脉插管回到体内，膜肺直接连接在动静脉之间，不需要泵，血液借助患者自身的动静脉压力梯度流动。这种无泵系统对血液破坏较小，但需要的插管较大，要求患者动静脉压梯度 > 60mmHg（1mmHg=0.133kPa），不能用于血流动力学不稳定的患者。

2. $VV-ECCO_2R$ 类似改良的静脉静脉 ECMO（VV-ECMO），需要标准 ECMO 系统所有部件：插管、泵、膜肺。该系统大致分为两种：①泵与膜肺是分开的部件，使用时根据需要组装，过程复杂，而且血流量相对较大 > 1L/min；②泵和膜肺整合成一体。

（三）$ECCO_2R$ 的临床应用

1. $ECCO_2R$ 适应证 2016 年 8 月英国国立健康与临床优化研究所（National institute for Health and Care Excellence，NICE）发布的介入治疗指南关于使用 $ECCO_2R$ 治疗呼吸功能衰竭的适应证为：成人急性呼吸衰竭处于威胁生命的状态；极度异常的低氧血症或极度异常高碳酸血症；特别是成人急性呼吸衰竭中的严重 ARDS（由败血症、肺炎或胸部外伤导致）。

2. 操作管理 由外科医师在局部麻醉下完成置管，可以在超声或 X 线透视引导下经皮或经外科切口置入。置管位置为股动脉、股静脉或颈内静脉。$AV-ECCO_2R$ 系统置管需要双通路系统，使用一个动脉插管和一个静脉插管分别置于股动脉和股静脉。$VV-ECCO_2R$ 系统分为双通路系统和单通路系统。系统预充排气完毕，开始体外循环，将血流量逐渐提高至目标流量。调整呼吸机参数，进行肺保护性通气让肺"休息"。$ECCO_2R$ 系统运行过程中需要常规监测血气、激活全血凝固时间（ACT）、活化部分凝血活酶时间（APTT）、插管位置和下肢灌注。

3. 并发症　机械并发症包括：系统故障氧合不良，泵或热交换器故障，系统出现血栓、血浆渗漏和插管问题。患者相关并发症包括系统抗凝相关并发症（抗凝引起的出血）、插管部位出血、溶血、肝素诱导的血小板减少症、栓塞、动脉灌注减少引起的末端肢体缺血、静脉回流障碍引发末端肢体严重的淤血（缺血和水肿）、末端肢体的缺血和严重淤血有可能导致截肢。

三、血管内置式膜氧合器

Mortensen 于 1987 年设计研制成人血管内的氧合器（intravenous oxygenator，IVOX），为呼吸衰竭患者提供了又一种有效的治疗方法。与体外 ECMO 相比，IVOX 不需要附加体外循环回路，而是通过简单的外科手术置入人体腔静脉，利用人体本身的循环动力，减少了体外循环所必需的复杂装置，降低了感染的概率，患者的血液成分损伤小，热量损失少。另外，IVOX 不存在血液预充的问题，维护使用方便，大大降低了费用。

（一）工作原理

Mortensen 型 IVOX 是一个置入患者腔静脉内的细长的氧合器，长度 30 ～ 40cm，通常由一束数百根屈曲的聚丙烯中空纤维封端而成，各纤维长 40 ～ 60cm。进出 IVOX 的气体通过一根同轴的双腔气体导管完成，氧气从内管进入中空纤维，二氧化碳由外管排出体外。氧合器的中空纤维内走气，外走血，血气通过中空纤维壁上的微孔进行交换，O_2 和 CO_2 可以自由通过纤维膜，血浆和血液有形成分不能通过该膜。IVOX 在体内进行气体交换是根据梯度驱动的原理，即在气体交换时，由于膜两侧气体的分压不同，O_2 从气体压力较高的 IVOX 内向气体压力较低的静脉血中弥散，CO_2 从气体压力较高的静脉血向气体压力较低的 IVOX 中弥散。中空纤维由特殊压缩式聚合形成卷曲形状，根据 Bell house 效应，卷曲的中空纤维可使环绕纤维的血液产生湍流，从而增加血液与纤维壁的接触和交换时间，提高血气交换的效率。另外，中空纤维内的 O_2 与腔静脉向心回流的血液呈反方向流动，这样可增加氧合效率和促进 CO_2 排除。

IVOX 技术通过氧合静脉血，提高静脉血氧分压，最终提高动脉血氧分压，并排除 CO_2。静脉氧合的优点在于含氧较高的血液回流至肺部，有利于病变肺实质的恢复。低氧血症是肺循环阻力增加的首要因素，当有肺动脉高压时，氧是一种有效的肺血管扩张剂，所以静脉氧合对缓解肺动脉高压有一定意义。

（二）使用方法

植入 IVOX 前，患者先全身肝素化，在 IVOX 植入腔静脉期间，激活全血凝固时间（activated clotting time，ACT）通常维持在 200 ～ 260s。IVOX 一般通过切开的右股静脉或颈内静脉在 X 线或 B 超引导下置入上、下腔静脉内，进气口连接 O_2，出气口连接负压泵，负压泵通过可控制的低于大气压的压力将气体（CO_2 和 O_2）从中空纤维中引出。使用时中空纤维散开，使腔静脉回流血液以非层流的方式流动，最大限度地增加血液与中空纤维的接触面积，增加气体交换的面积。IVOX 置于患者体内的安全时限约为 21d。

（三）适应证

IVOX 主要用于治疗急性呼吸衰竭，尤其是急性呼吸窘迫综合征（acute respiratory distress syndrome，ARDS）患者，当使用机械通气效果不佳或出现机械通气相关并发症（如气压伤、容积伤等）时，可考虑使用 IVOX。即使在急性呼吸衰竭，肺仍保持一定的气体交换能力，故 IVOX 主要用作肺功能的辅助而非替代。

Conrad 等将 IVOX 应用指征定为：

1. 机械通气治疗超过 24h。

2. $FiO_2 \geqslant 0.5$ 时，$PaO_2 \leqslant 60mmHg$，气道峰压（peak airway pressure）$\geqslant 10cmH_2O$；每分通气量 $\geqslant 150ml/$（$min \cdot kg$）伴 $PaCO_2 > 40mmHg$。

（四）禁忌证

1. 不可逆的肺部疾病。
2. 多器官功能不全。
3. 有深静脉血栓或不能经深静脉穿刺。
4. 严重低心排。
5. 未控制的脓毒血症。
6. 存在不能抗凝的全身因素，如近期手术或外伤、有出血倾向的呼吸衰竭者。

（张 琪 赵 娟 许小菁 惠 秦）

主要参考文献

[1] 许煊，封志纯，洪小杨，等. 体外膜氧合支持治疗成功小儿重症肺炎合并心肺功能衰竭一例[J]. 中华儿科杂志, 2009, 47(11): 852-855.

[2] 杨春凤，李玉梅.《儿科呼吸体外生命支持适应证》解读 [J]. 中国实用儿科杂志, 2016, 31(5): 326-329.

[3] Guidelines for ECPR Cases [EB/OL].(2015-05-01)[2017-05-16]. https://www.elso.org/Resources/Guidelines.aspx.

[4] Morelli A, Del Sorbo L, Pesenti A, et al. Extracorporeal carbon dioxide removal(ECCO2R)in patients with acute respiratory failure[J].Intensive Care Med, 2017, 43(4): 519-530.

[5] Terragni PP, Birocco A, Faggiano C, et al. Extracorporeal CO_2 removal [J]. Contrib Nephrol, 2010, 165: 185-196.

[6] National Institute for Health and Care. Excellence. Extracorporeal carbon dixide removal for acute respiratory failure[EB/OL]. http: // www. nice/org.uk/guidance/ip9564. 2016-08/2071-03.

[7] H Fu, T Yan, A Qi, et al. Preliminary study of intravascular oxygenator in braid in vitro[J]. Sheng Wu Yi Xue Gong Cheng Xue Za Zhi, 2009, 26(6): 1345-1348, 1352.

[8] Kanamori T, Niwa M, Kawakami H, et al. Estimate of gas transfer rates of an intravascular membrane oxygenator[J].ASAIO J, 2000, 46(5): 612-619.

[9] Federspiel WJ, Golob JF, Merirl TL, et al. Ex vivo testing of the intravenous membrane oxygenator[J] .ASAIO J, 2000, 46(3); 261-267.

[10] 孟凡浩，李佳春，张俊权. 血管内置式膜氧合器的进展 [J]. 中国体外循环杂志, 2007, 5(1): 57-59.

第五节 肺 移 植

肺移植是目前终末期肺疾病可选择的唯一有效方法，已成为当今器官移植领域和普外胸外科最有潜力的治疗措施。目前全世界共完成单、双肺移植 20000 多例，并且以每年 1500～2000 例的速度增长。当前制约肺移植发展的主要障碍是供肺短缺、受者死亡率高、术后早期原发性移植物失功（primary graft dysfunction，PGD）、慢性排斥反应等，这也是国际上肺移植研究的焦点。因此，肺移植围术期管理和影响临床预后的因素的探索和研究具有重要临床意义。

（一）儿童肺移植的适应证

各种终末期肺病均为肺移植的适应证：

1. 特发性弥漫性肺纤维化（idiopathic diffused pulmonary fibrosis）。
2. 毒气中毒性肺纤维化。
3. 肺气肿、肺大疱。
4. 囊性纤维化。
5. α- 抗胰蛋白酶缺乏症。
6. 先天性支气管肺发育不全。
7. 肺泡蛋白沉积症。
8. 淋巴管平滑肌瘤病。
9. 闭塞性细支气管炎。
10. 原发性或继发性肺动脉高压。
11. Eisenmenger 综合征。
12. 嗜酸性肉芽肿。
13. 硬皮病。
14. 外源性过敏性肺泡炎。
15. 纤维化纵隔炎。
16. 成人呼吸窘迫综合征（ARDS）。
17. 肺部恶性肿瘤的肺移植也被证明在高度选择的患者中有效。

（二）肺移植的禁忌证

1. 严重肺部及肺外疾病如过去 2 年中有恶性肿瘤病史（非黑色素瘤皮肤肿瘤，如鳞状细胞癌和基底细胞癌除外）。

2. 其他重要器官严重功能障碍，如严重肾衰竭、肝衰竭、心力衰竭者，且功能不可恢复者。

3. 具有药物依赖、缺乏可靠社会支持通常不列入肺移植候选。

4. 血流动力学不稳是一种相对禁忌证。

5. 其他疾病如动脉高血压、胃食管反流病（gastroesophageal reflux disease，GERD）和骨质疏松在移植前需要最佳管理，功能状态显著降低且没有康复可能被视为相对禁忌证。

（三）手术方法

有单肺移植和双肺移植 2 种移植方式。双侧肺移植是儿童中最常进行的肺移植手术，常通过胸骨正中切开术进行，主干支气管和左右肺动脉通过端端吻合连接，从而使每个供体肺得到两个完整连接心房的肺静脉。这种手术方法最大限度地减少体外循环的时间，并减少相关并发症。

（四）术后并发症

肺移植术后并发症可分为：免疫相关并发症及肺移植手术为主因的并发症。

1. 免疫相关并发症

（1）免疫抑制不足为主因的并发症：包括常在移植术后 3 个月内发生，平均 3 ～ 4 次的急性排斥反应以及伴随终生的慢性排斥反应。

（2）免疫过度抑制为主因的并发症：各种机会病原微生物所致的感染和组织新生性疾病（如肿瘤等），以及高血压、肾功能不全等免疫抑制剂副作用。

2. 肺移植手术为主因的并发症

（1）肺移植所特有的原发性移植肺功能障碍。

（2）胸外科所共有的并发症：气胸、血胸、胸腔积液、肺栓塞等。

（3）出血：包括早期出血及晚期出血。

（4）缺血再灌注损伤：最常发生在移植术后 24 ～ 72h，并伴有急性呼吸窘迫综合征（ARDS），组织学通常证实弥漫性肺泡损伤。

（5）血管并发症：继发性梗阻和血栓形成。

（6）神经病变：①膈神经麻痹，较罕见，是肺移植的严重并发症，如双侧膈神经损伤致使膈神经麻痹，可能需要通过气管切开术或无创通气机械通气来延长通气支持；②喉返神经麻痹并导致声带麻痹。

（7）气道并发症：支气管吻合口的正常愈合是肺移植术后的主要挑战，早期因支气管动脉循环未重建，吻合口缺血易发生缺血、坏死，后期建立血液循环后可因肉芽增生引起吻合口狭窄等问题。

（8）吻合口感染。

（9）移植相关的血栓性微血管病，可累及各器官，致多器官衰竭发生。

（五）术后营养管理

在术后即刻，维持足够的营养摄入是首要任务，能量和蛋白质需求同普通外科手术，如口服摄入不足，应及时补充肠内营养。在移植术后，需常规监测脂溶性维生素水平，常有维生素 A 和维生素 E 增多症的发生。术后即刻或使用高剂量类固醇治疗急性排斥反应（AR）期间，通常需要胰岛素来定制营养管理以优化血糖控制，否则会增加新发继发性糖尿病的风险。在术后早期胃肠道并发症也很常见，患儿有远端肠梗阻综合征（DIOS）腹部大手术史及婴儿期存在胎粪性肠梗阻者，易发生便秘和 DIOS，因 DIOS 与肠穿孔及严重感染、脓毒症等严重并发症有关，有中心建议所有肺移植患儿均须进行术前肠道准备。术后提供充足膳食纤维摄入量，确保术后 48 ～ 72h 内进行排便，未排便者应用导泻或灌肠等方法协助排便。

1. 儿童肺移植的适应证　各种终末期肺病均为肺移植的适应证：

（1）特发性弥漫性肺纤维化（idiopathic diffused pulmonary fibrosis）。

（2）毒气中毒性肺纤维化。

（3）肺气肿、肺大疱。

（4）囊性纤维化。

（5）α- 抗胰蛋白酶缺乏症。

（6）先天性支气管肺发育不全。

（7）肺泡蛋白沉积症。

（8）淋巴管平滑肌瘤病。

（9）闭塞性细支气管炎（bronchiolitis obliterans，BO）。

（10）原发性或继发性肺动脉高压。

（11）Eisenmenger 综合征。

（12）嗜酸性肉芽肿。

（13）硬皮病。

（14）外源性过敏性肺泡炎。

（15）纤维化纵隔炎。

（16）急性呼吸窘迫综合征（ARDS）。

（17）肺部恶性肿瘤的肺移植也被证明在高度选择的患者中有效。

2. 肺移植的禁忌证

（1）严重肺部及肺外疾病：如过去 2 年中有恶性肿瘤病史（非黑色素瘤皮肤肿瘤，如鳞状细胞癌和基底细胞癌除外）。

（2）其他重要器官严重功能障碍，如严重肾衰竭、肝衰竭、心力衰竭者，且功能不可恢复者。

（3）具有药物依赖、缺乏可靠社会支持通常不列入肺移植候选。

（4）血流动力学不稳是一种相对禁忌证。

（5）其他疾病：如动脉高血压、胃食管反流病（GERD）和骨质疏松在移植前需要最佳管理，功能状态显著降低且没有康复可能被视为相对禁忌证。

3. 手术方法 有单肺移植和双肺移植 2 种移植方式。双侧肺移植是儿童中最常进行的肺移植手术，常通过胸骨正中切开术进行，主干支气管和左右肺动脉通过端端吻合连接，从而使每个供体肺得到两个完整连接心房的

肺静脉。这种手术方法最大限度地减少体外循环的时间，并减少相关并发症。

4. 术后并发症 肺移植术后并发症可分为：免疫相关并发症、肺移植手术为主因及手术相关的并发症。

（1）免疫相关并发症：①免疫抑制不足为主因的并发症：包括常在移植术后 3 个月内发生，平均 3～4 次的急性排斥反应以及伴随终生的慢性排斥反应，②免疫过度抑制为主因的并发症：各种机会病原微生物所致的感染和组织新生性疾病（如肿瘤等），以及高血压、肾功能不全等免疫抑制剂副作用。

（2）肺移植手术为主因的并发症：①肺移植所特有的原发性移植肺功能障碍。②胸外科所共有的并发症：气胸、血胸、胸腔积液、肺栓塞等。③出血：包括早期出血及晚期出血。④缺血再灌注损伤：最常发生在移植术后 24～72h，并伴有急性呼吸窘迫综合征（ARDS），组织学通常证实弥漫性肺泡损伤。⑤血管并发症：继发性梗阻和血栓形成。⑥神经病变：膈神经麻痹，较罕见，是肺移植的严重并发症，如双侧膈神经损伤致使膈神经麻痹，可能需要通过气管切开术或无创通气机械通气来延长通气支持；喉返神经麻痹并导致声带麻痹。⑦气道并发症：支气管吻合口的正常愈合是肺移植术后的主要挑战，早期因支气管动脉循环未重建，吻合口缺血易发生缺血、坏死，后期建立血液循环后可因肉芽增生引起吻合口狭窄等问题。⑧吻合口感染。⑨移植相关的血栓性微血管病，可累及各器官，致多器官衰竭发生。

5. 术后营养管理 在术后即刻，维持足够的营养摄入是首要任务，能量和蛋白质需求同普通外科手术，如口服摄入不足，应及时补充肠内营养。在移植术后，需常规监测脂溶性维生素水平，常有维生素 A 和维生素 E 增多症的发生。术后即刻或使用高剂量类固醇治疗急性排斥反应（AR）期间，通常需要胰岛素来定制营养管理以优化血糖控制，

否则会增加新发继发性糖尿病的风险。在术后早期胃肠道并发症也很常见，患儿有远端肠梗阻综合征（DIOS）腹部大手术史及婴儿期存在胎粪性肠梗阻者，易发生便秘和DIOS，因 DIOS 与肠穿孔及严重感染、脓毒症等严重并发症有关，有中心建议所有肺移植患儿均须进行术前肠道准备。术后提供充足膳食纤维摄入量，确保术后 48 ～ 72h 内进行排便，未排便者应用导泻或灌肠等方法协助排便。

（六）长期管理

肺移植远期治疗重点是免疫抑制和感染治疗管理，目标是提高长期存活率和减少同种异体移植的排斥反应。排斥反应包括急性期（acute graft failure）和慢性排斥反应（chronic rejection）。移植后终末期肺病是指慢性肺移植功能障碍所致的闭塞性细支气管炎最常见死亡结局，约有 50% 的患者在移植后 5 年内诊断闭塞性支气管炎，诊断后中位生存期为 3 ～ 5 年，远期治疗主要针对该症进行相关治疗。肺移植后需终生接受抗排斥治疗，而在抗排斥治疗同时有增加感染和恶性肿瘤的风险，及时药物调整非常必要，如环孢素治疗同时如果导致闭塞性细支气管炎，应及时改用他克莫司，停用环孢素，短暂增加维持皮质类固醇的剂量，直至血清他克莫司水平达到 5 ～ 15ng/ml。移植后涉及感染监测与抗感染治疗，感染导致短暂的气道细菌定植、咳嗽反射受损、气管纤毛功能失调、淋巴回流障碍及免疫抑制，从而引起闭塞性支气管炎等严重并发症。主要的社区获得性呼吸道病毒感染包括甲型和乙型流感、呼吸道合胞病毒、副流感病毒、肠病毒、鼻病毒和腺病毒，肺移植后社区获得性感染发病率 30% ～ 86%，死亡率 2% ～ 12%，其他病原体如巨细胞病毒、中性粒细胞、铜绿假单胞菌、真菌和曲霉菌均为常见病原。感染会增加排斥反应及引起终末期肺病的风险，早期识别及时恰当使用抗生素至关重要，常用方法：口服阿奇霉素每天 250mg 连续 5d，再口服 250mg 每周 3 次持续 3 个月。静脉注射免疫球蛋白也已被用于联合抗病毒预防，并显示出更低的肺部感染死亡率。

另外，当移植肺的发育与儿童体格发育不相匹配时，则需要进行二次肺移植。

（张　琪　何丹妮）

主要参考文献

[1] Benden C. Pediatric lung transplantation[J]. J Thorac Dis, 2017, 9(8): 2675-2683.

[2] Bryant R 3rd, Morales D, Schecter M. Pediatric lung transplantation[J]. Semin Pediatr Surg, 2017, 26(4): 213-216.

[3] Dellon E, Goldfarb SB, Hayes D, et al.Pediatric lung transplantation and end of life care in cystic fibrosis: Barriers and successful strategies[J]. Pediatr Pulmonol, 2017, 52(S48): S61-S68.

[4] Siddiqui FM, Diamond JM.Lung transplantation for chronic obstructive pulmonary disease: past, present, and future directions[J]. Curr Opin Pulm, 2018, 24(2): 199-204.

[5] Kirkby S, Hayes D, Jr.Pediatric lung transplantation: indications and outcomes[J]. J Thorac Dis, 2014, 6(8): 1024-1031.

[6] Gauthier JM, Li W, Hsiao HM, et al. Mechanisms of Graft Rejection and Immune Regulation after Lung Transplant[J]. Annals of the American Thoracic Society, 2017, 14(Supplement-3): S216-S219.

[7] Yeung JC, Keshavjee S.Overview of clinical lung transplantation[J]. Cold Spring HarbPerspect Med, 2014, 4(1): a015628.

[8] Verleden SE, Vos R, Vanaudenaerde BM, et al.Chronic lung allograft dysfunction phenotypes and treatment[J]. J Thorac Dis, 2017, 9(8): 2650-2659.

第 6 章
儿科呼吸系统介入治疗

"呼吸系统介入治疗"来源于 2002 年 ERS/ATS（欧洲呼吸学会 / 美国胸科学会）的报告，定义为"针对呼吸系统疾病的诊断和侵入性治疗的一门科学"，也称为"介入肺脏学"。精通这一门技术，除了要掌握常规的呼吸病学知识之外，还需要更多专业训练。目前临床常用的儿科呼吸系统介入治疗技术包括以下 3 个方面：支气管镜介入治疗、胸腔镜介入治疗和呼吸系统血管内介入治疗（表 6-0-1）。

表 6-0-1　儿童呼吸系统常用的介入治疗技术范围

项目	介入技术	应用范围
呼吸内镜技术	纤维支气管镜	气道及肺内疾病
	电子支气管镜	气道及肺内疾病
	硬质支气管镜	气道及肺内疾病
	胸腔镜	
	内科胸腔镜	胸腔及肺内疾病
	外科胸腔镜	胸腔及肺内疾病
影像引导下经皮穿刺术	血管介入	
	栓塞	肿瘤、出血
	支架置入和溶栓	血管栓塞

第一节　支气管镜介入治疗

无论是成人还是儿童，气道狭窄、占位等气道内病变一直是临床工作中经常遇到且颇为棘手的一类疾病，其中不同原因引起的中重度中心气道狭窄造成的气道梗阻，尤其使婴幼儿呼吸功能受到更严重的损害。选择麻醉过程短、微创、简便的儿童气道内介入治疗方式，具有非常重要的意义。传统的外科手术治疗儿童气道病变因受器械、技术等多个层面的限制，会使部分存在气道狭窄需要治疗的患儿无手术指征，部分接受气道狭窄外科手术的病例亦有较高的病死率。随着20 世纪 90 年代中期介入呼吸治疗学的兴起以及 20 世纪末儿科支气管镜检查治疗技术

的蓬勃发展，介入呼吸治疗学中的支气管镜下微创治疗技术，为儿童气道内以及肺部病变的治疗开拓了一个新的领域，通过该方法使得有更多的适应证、更少的术后并发症及更好的生活质量。

近年来，随着呼吸介入技术的不断发展，呼吸内镜下介入治疗气道狭窄的方法和手段越来越多，概括起来主要有毁损切除和支撑扩张两个方面。毁损切除：机械切除（钳取，硬质镜斜面切割等）；热消融（钬激光治疗、氩等离子凝固术）；冷冻（二氧化碳冷冻冻切术）。支撑扩张：分为即时扩张及恒久扩张，包括高压球囊及硬镜扩张，主要用于气

道狭窄；后者为支架置入，前者可用于良、恶性气道狭窄或软化，主要用于恶性气道狭窄或软化。

充分利用现有的支气管镜介入治疗技术，聚焦儿童气道内异物取出、气道内球囊扩张、热消融治疗技术、冷冻治疗、气道支架的使用和内镜引导下气管插管的临床应用。

一、儿童气道内异物取出

气道异物是儿童常见的呼吸道急症，好发于 1～3 岁，若不能及时有效诊断和治疗会导致严重并发症甚至危及生命。在最近的文献分析中，174 篇相关儿童气道异物报道的 30 477 例病例，其中 16% 出现严重的并发症，其中包括 4.4% 的心肺停止和 6.2% 患儿死亡。儿童气道异物因其多样性及隐匿性，临床医师易误诊及漏诊，进而导致患儿呼吸道阻塞、反复喘息、慢性咳嗽、迁延性肺炎和咯血等并发症，甚至危及生命，严重影响儿童的健康成长。

气道异物应及时诊断、尽早取出，意外呛入的异物需要尽量在 24～48h 内取出，运送气道异物患儿的过程中需要注意尽量保持患儿能自由呼吸的体位，避免过度的翻动和转动，以免异物向上嵌顿主气道引起窒息。监护人通常会提供异物吸入病史，结合病史情况以及孩子的年龄和症状特点，接诊医师可以通过体格检查发现患儿双侧呼吸音不对称，亦可以通过影像学（胸部平片和胸部

CT 气道重建评估）明确气道异物的诊断（图 6-1-1、图 6-1-2）。

异物取出术方法主要有可弯曲支气管镜、喉镜及硬质气管支气管镜等异物取出术及外科手术气道异物取出术。

1. 硬质气管镜　是气道异物传统的诊疗方式，用于异物提取，成功率较高，硬质气管镜亦可被称为"通气气管镜"，操作中可以保持良好的气道通气状态，可作为急诊异物或较大型异物吸入气道的首选治疗方法（图 6-1-3、图 6-1-4）。但其局限性包括：必须在全身麻醉下操作；不能弯曲，两肺上叶和深部支气管异物取出困难；可能出现牙、唇、声带和气管损伤等并发症。对于有异物长时间滞留气道的儿童，部分异物容易嵌顿在气道黏膜内，推荐使用可弯曲支气管镜检查，可探查吸入异物外气道阻塞的因素、定位异物嵌顿部位、了解异物性质和异物对气道黏膜的影响。

2. 可弯曲支气管镜　可结合不同的介入手段进行气道异物的取出，根据不同的异物特点可以选用不同介入方式，包括经支气管镜负压吸引术、支气管肺泡灌洗异物清除术、异物钳取出术、篮型异物钳取出术、球囊介入异物取出术、冷冻异物取出术、多种介入方法联合异物取出术等，对气道异物的诊断率及治愈率明显提高。可弯曲支气管镜的优势包括：可在局部麻醉或全身麻醉下操作；镜体纤细、可弯曲、视野广，能到达两肺的

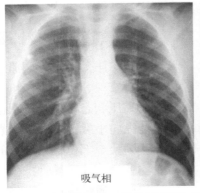
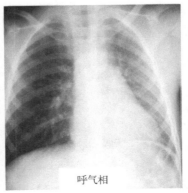

吸气相　　　　　呼气相

图 6-1-1　右主支气管异物，吸气相 CXR 未显示任何异常，而呼气相显示有空气滞留

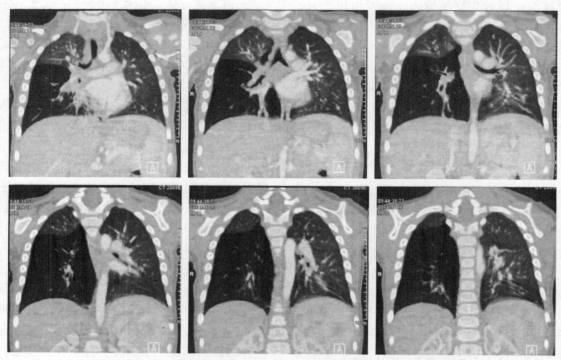

图 6-1-2　右主气管异物病例，胸部 CT 气道重建显示右主支气管阻塞

上叶或深部支气管；对气道损伤小。

如果吸入异物体积较大，嵌顿在主气管引起了窒息症状，医师可以用气管插管、支气管镜等将异物推向一侧主支气管，恢复通气改善窒息症状，再用支气管镜取出异物。

如果吸入异物是圆滑的物体，如小珍珠、大理石或婴儿牙齿等，用普通的钳取方式可

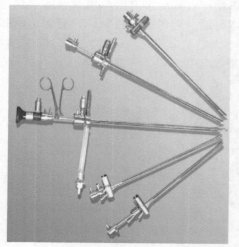

图 6-1-3　不同型号的带操作孔道的硬质气管镜系统

能会带来一定困难。可选择支气管镜下异物网篮或者球囊导管的方式将异物取出。

如果是气道远端残留异物，这些异物通常由花生碎片或小坚果组成，此类异物嵌顿时间较长容易形成局部的气道黏膜肿胀和新生肉芽形成，支气管镜介入治疗前，可做全身性类固醇激素配合广谱抗生素应用 1 周左右，介入治疗中可选择局部喷洒 1：10 000 稀释的肾上腺素，并适当使用支气管舒张药物，提供良好的视野，协助支气管镜下异物的取出。

二、气道内球囊扩张成形术

球囊扩张成形技术的原理是将球囊导管放置于狭窄段，通过高压枪泵向球囊导管内注水呈高压状态，使狭窄部位的气道全周产生多处纵向小裂伤，裂伤处被纤维组织充填，从而达到狭窄部位扩张的目的，以解除或缓解管腔狭窄。球囊导管扩张术引入儿科呼吸治疗领域，通过快速、无创、简单的方法扩

张狭窄气道管腔，增加气流量，可以有效地治疗儿童中心气道狭窄。

具体操作过程如下：操作者可以通过呼吸内镜操作孔道或者并行支气管镜进入球囊扩张导管，在内镜直视下，球囊被移动到气道狭窄处，并尽量覆盖气道狭窄段。球囊导管有压力计相连的手动压力泵，压力泵中通过充入/释放填充生理盐水溶液或空气，监测球囊内的压力变化，使压力到达最合适的扩张直径。暂时没有明确建议球囊充气的最佳时间，可以持续充气扩张 30～60s，或者出现明显氧合下降时停止充气。操作过程中同一个球囊或更大的球囊重复多次，扩张后可用稀释的肾上腺素局部气道黏膜喷洒，同时使用静脉和局部或静脉皮质激素，防止球囊扩张后的气道表面黏膜渗血和水肿。

球囊扩张成形术可以是单一的气道成形技术（图 6-1-5），也可以与其他技术（激光、氩气刀、冷冻、支架等）联合应用，可提高儿童中心气道狭窄的治疗效果（图 6-1-6）。

针对外科气道狭窄根治术后，新生肉芽或者瘢痕组织引起的再狭窄，可以用氩气刀、冷冻分别对气道内新生肉芽进行消融、冻取，再用合适直径的球囊进行扩张，有效地减少新生肉芽复发概率，缩短了治疗时间，并巩固了外科气道成形术的效果。

三、热消融治疗技术

热消融技术是呼吸内镜下气道膜性狭窄和瘢痕狭窄最常用的治疗技术，气道热消融治疗技术包括射频治疗、微波治疗、氩气刀治疗、激光治疗、高能聚焦超声治疗（HIFU）等。在儿科呼吸内镜下呼吸治疗中，常用的热消融治疗技术有氩气刀治疗和激光治疗。

1. 氩气刀（argon plasma coagulation，APC）治疗技术　是一种新型的高频电刀。带有探头的电极电离氩气形成氩等离子体，在探头和组织之间形成非接触式电流，通过非接触式热凝切技术，有效地使病变组织失活并干燥，可成功地对气道内良、恶性病变进行切

除或消融，具有高效的止血效应。烧灼深度在 3mm 内，一般不会引起气管壁穿孔，正确操作情况下很少出现并发症。常应用于气道内出血后的止血、支气管内膜结核的治疗、瘢痕形成的气道狭窄治疗和阻塞气道的良、恶性肿瘤热消融的治疗。由于阻塞气道的新生物血供差异，部分血供较好的组织常规切除均会有出现大出血的并发症，而采用支气管镜下的冷冻冻取配合 APC 治疗，可快速有效地切除肿块，缓解气道阻塞，同时保证术中不会发生严重的出血。APC 治疗是一项比较容易掌握的技术，但实际操作中必须甄别气道中正常或异常的组织后再进行治疗，还必须控制好每一次烧灼的时间以及气道内氧体积分数，以避免气道内着火造成机体和器械的伤害（图 6-1-7）。

2. 激光治疗　激光可使组织气化、凝固、坏死，还可用于止血。激光治疗主要用于切除肉芽肿、气管支气管内止血及精确疏通气道，也可用于诱导气管软骨环后壁薄弱点的分离，但可导致气道纤维肌肉结构破坏。目前常用的激光主要有：掺钕钇铝石榴石激光（YAG）、二氧化碳激光、磷酸氧钛钾激光（KTP）及钬激光。

鉴于钬激光的特性，目前在儿科支气管镜下热消融治疗应用较广。钬激光有以下应用优势：①钬激光是固体脉冲式激光，波长 2100nm，非常接近水的 1950nm 的吸收峰，具有亲水性、接触式激发，对周围组织热损伤很小，仅有 0.5～1.0mm 的热损伤带，针对病变组织进行"精细雕刻"，组织损伤轻，可以避免后续的再狭窄发生。②钬激光石英光纤有 200μm、365μm、550μm、1000μm 几种不同的规格，因为光纤纤细，可适用于婴儿以及新生儿，可以顺利通过直径 2.8mm、操作管道 1.2mm 的支气管镜。③被切割的组织周围热凝固损伤较小，同时可产生有效的止血效果，使操作基本在无血视野中进行。④气道内钬激光治疗功率较弱，控制在 8～12W，组织温度保持于 38～40℃，对

局部气道黏膜产生生物刺激作用，促进局部组织的代谢，刺激正常组织黏膜的生长。

使用钬激光作为主要的热消融治疗方式，同一狭窄增生部位消融切割时间 < 5s，松解瘢痕组织和新生肉芽不宜治疗面积过大，残留的阻塞气道的组织可通过冷冻治疗冻取或异物钳清除。婴幼儿中重度中心气道狭窄以良性病变为主，在满足适应证的情况下，可应用损伤小、操作精确的钬激光技术联合其他微创治疗技术，尽早解除严重的气道阻塞增加通气面积，改善疾病的预后（图 6-1-8）。

婴儿喉软化症的治疗，符合吸气时声门萎陷、发育停滞、阻塞性呼吸暂停、肺心病、严重反流和清醒时也发生窒息等适应证可以通过激光治疗改善症状。内镜下可确定喉软化症病变部位，激光治疗可从会厌外侧开始沿杓会厌皱襞顺时针方向作环状或楔状治疗，消融组织，形成瘢痕挛缩，使向声门倒伏的组织回缩，增加上气道通气面积（图 6-1-9）。

四、支气管镜下冷冻治疗技术

CO_2 冷冻治疗是根据 Joule-Thomson 原理，高压 CO_2 气体通过小孔释放、节流膨胀制冷产生低温，最低温度可达 $-80℃$，在冷冻探头的前端迅速形成一定大小的冰球。根据临床需求不同，冷冻治疗可分为 2 种类型：冻取和冻融。将冰冻探头的金属头部放在组织表面或推进到组织内，使其能在周围产生最大体积的冰球，在冷冻状态下将探头及其黏附的组织取出，可以反复插入探头，直至将腔内的异常组织全部取出，称为冻取。如将冰冻探头的金属头部放在组织表面或推进到组织内，使其能在周围产生最大体积的冰球，持续冷冻 $1 \sim 3min$，复温后再进行另外 2 个冷冻 - 复温周期，移动探头，直至将所有能看到的组织全部冷冻，组织原位灭活，不必将冷冻组织取出，称为冻融。

冻取治疗是冷冻治疗的主要方式，气道内坏死物和异物的取出是经气管镜冷冻治疗的适应证之一。冻取主要用于摘除儿童气道内良、恶性新生肿物，异物、坏死物质等，并可对取出的组织进行病理学分析，可在硬质镜或可弯曲性支气管镜下进行。冻取后会有不同程度的出血，应术前评估患儿的出凝血状态并术中结合 APC 治疗或止血药止血。"冻融"多应用于儿童良性气道狭窄的治疗，包括常见的气道内创伤蹼、炎性增生的肉芽组织以及气道内膜结核等（图 6-1-10）。

对于瘢痕病变，冷冻冻取技术无法实施，则采用冻融治疗，冻融治疗不促进肉芽组织增生。通常在热消融治疗接近气道壁时或球囊扩张后采用冻融治疗处理剩余病变，有利于减轻瘢痕再狭窄发生的速度与程度。此外，与热消融相比，冷冻不易导致软骨的损伤，因此冷冻治疗很少发生气道软化、塌陷的并发症。应该注意的是，严重气道狭窄在开通气道之前不要使用冻融，因其可引起气道水肿，加重气道狭窄从而导致窒息。

和热消融治疗相比，冷冻治疗有其劣势和不足。激光、APC 等热消融治疗对于组织有止血作用，冷冻冻取是通过将冷冻探头接触目标组织进行冷冻后，利用冷冻的机械性黏附作用，将探头拽出气道时会将部分组织撕脱下来带出体外，其过程类似于机械切除，容易出血发生，建议确定组织血供后再决定是否进行冻取治疗（图 6-1-11、图 6-1-12）。

五、支气管镜下气道支架置入的使用

气道支架置入术已广泛应用于成人呼吸科，常用于腔内占位、腔外压迫及气管支气管壁软化引起的气道狭窄的治疗。与成人呼吸科不同，儿科支架置入术主要用于治疗气管支气管软化及狭窄，其中以软化为主，两者均可引起气道管壁塌陷，但两者置入支架的目的不同，前者仅为支撑管壁，后者在支撑同时还需逐渐扩张气道。此外，支架置入术还可用于气管食管瘘、气管胸膜瘘的治疗。随患儿年龄的不断增长，其气道管径和长度会随之改变，因此，儿科选用的支架要兼具长期支撑和持续扩张的特点。支架置入后常需要联合其他多种介入治疗方法，以维持气道通畅（图 6-1-13）。

1. 气道支架置入的适应证　气道软化症是儿童置入支架的主要适应证，是指气道塌陷以至于空气无法顺利通过整个呼吸系统，可以是原发的软骨发育异常，也可以是继发因素，常见的是由外部压迫（比如血管、囊肿或肿瘤）造成。当气道软化症导致以下严重情况时，介入治疗就显得非常必要：①气道闭合时引发呼吸暂停或心动过缓；②喂养困难引起严重的生长发育迟缓；③慢性呼吸困难引起氧气需求及热量消耗增加（图 6-1-14）。

2. 不同支架类型的选择　支架可根据材料分类。第一类为硅酮类支架，优点是内腔表面光滑且外壁有钉状突起以增强支架的固定性，且易取出，缺点是支架管壁厚、管腔小。第二类为普通金属支架，优点是管壁薄、管腔大、质硬且支撑力大，缺点是缺乏外展性弹力、需球囊扩张、柔韧性差且并发症发生率较高。第三类为记忆合金支架，优点是质软、可塑性好、扩张力大、支撑力强、管壁薄、管腔大、耐磨、耐蚀、可永久放置，缺点是一旦置入即难以取出、可压迫、刺激、损伤周围组织（特别是血管），甚至引起致命的大咯血。

（1）硅酮类支架：支架主要由硅酮或硅胶制成，其内壁光滑，外壁有钉状突起，便于支架固定，具有价格便宜、容易重新定位、肉芽增生发生率较低、易移出或更换的优点（图 6-1-15）。但该类支架管壁较厚，管腔小，对气流影响较大，贴壁性差，易发生移位，支架置入后破坏了纤毛功能，引起分泌物滞留和黏液栓形成的概率增加。此外，放置该类支架时需使用硬质镜及推送器装置，操作相对复杂，不能达到迅速放置、支撑呼吸道的目的。反之，若支架膨胀不良，则会堵塞呼吸道，加重呼吸道梗阻。

（2）普通金属支架：早期临床应用的金属支架均为球囊扩张式支架，折叠后可经支气管镜的工作孔道，将其推送至目标位置，经球囊扩张后即可迅速支撑气道。其优点为放置方法简便，能有效解除气道狭窄，还可通过后续扩张，一定程度上满足气道继续生长需求。缺点是易造成气道黏膜损伤，并发肉芽肿形成，引起再狭窄，常需反复多次介入处理。在治疗气管支气管软化及狭窄患儿中，金属支架置入仅作为危急状态下挽救患儿生命的手段，但不适用于非急重症患儿，国外已禁止在非急重症患儿中使用（图 6-1-16）。

（3）记忆合金支架：由形状记忆合金制成。低温时小型的支架在接触体温后可膨胀到设计的直径大小。已经证实这种材料不同于钢质，具有很好的组织相容性和耐腐蚀性。因其稳定的记忆特性和超弹性，已广泛应用。镍钛记忆合金支架因反复压缩后对呼吸道的损害小且移位次数少，已被认为是至今用于人类气道支架的最佳材料（图 6-1-17）。有文献报道，气管软化患儿置入镍钛合金气道支架，术后患儿呼吸道阻塞情况顺利解除，恢复正常通换气功能，随访至术后 2 年，症状无反复。

3. 支架置入的方法和相关并发症　气道支架置入要求操作者具有丰富的使用支气管镜检查的经验，术前需通过影像学检查掌握病变性质并挑选合适大小的支架。术者在选择支架前需考虑到置入后所有可能发生的近期及远期并发症。对于良性病变应尽可能选用不覆膜的金属网眼支架，以求最大限度地保存气道黏膜的湿化和纤毛上皮的清除功能；对于气道软化症应选用移位发生率较低的自动膨胀式金属支架。支架置入的方法分为手术置入法及非手术置入法，随着支架本身及推送装置的不断改进，目前除少数类型（如 T 型管）外绝大多数支架均可通过非手术方法，即借助支气管镜和特殊的支架推送装置，将其准确地置入到狭窄部位。

支架置入可使气道开放，改善临床症状，但需在手术及药物治疗都无效的情况下慎重选择，且一旦置入支架（尤其是金属支架），即应考虑其永久性。最近许多研究都集中于儿童置入支架后严重甚至致命性的并发症，比如肉芽组织增生、支架移位、支架本身的机械性损伤及支架穿透气道壁。为达到最佳临床疗效，细致的随访和并发症的预测都是必需的，除了呼吸困难和呼吸道感染等症状的进展或消失，影像学检查、肺功能测定、支气管镜检查都可以监测支架置入的效果。气道会随着儿童的成长而扩大，大多金属网眼支架可通过合适的球囊扩张术满足气道不断扩大的需求。

六、支气管镜引导下气管插管

为保证新生儿和婴儿重症疑难气道问题的气管插管，可选择在支气管镜引导下进行，利用可弯曲支气管镜的直视优势可引导气管插管。一般可选择的支气管镜的直径有 2.2mm 和 2.8mm 的超细支气管镜，气管插管前需要对支气管镜进行充分润滑，并且需要操作医务人员具备娴熟的技术（图 6-1-18）。

具备以下情况，在直视喉镜下气管插管困难时，可以考虑进行支气管镜引导下气管插管：气管上段存在有气管狭窄、下颌面部发育不全及局限性关节强直、口咽畸形或肿瘤（巨舌、淋巴管瘤、畸胎瘤、肉瘤等）、喉部异常（会厌炎，获得性或先天性声门下狭窄）、颈椎骨折或脱位等。

七、经支气管镜肺泡灌洗术

（一）概述

支气管肺泡灌洗（bronchoalveolar lavage，BAL）术是通过支气管镜工作孔道向支气管肺段内注入生理盐水或药物，并随即抽吸清除呼吸道和（或）肺泡中滞留的物质，解除气道阻塞，改善呼吸功能，控制感染的治疗方法。BAL 是可获取远端气道和肺泡表面标本最常用的方法。即抽吸肺泡表面衬液，可以进行炎症、免疫细胞及可溶性物质的检查。在儿童呼吸系统疾病的诊断，评价疗效和判断预后以及研究肺部疾病的发病机制等方面有重要的价值。同时 BAL 对儿童呼吸系统疾病的疑难、重症患儿治疗可以获得常规治疗难以达到的疗效。根据实际应用可分为全肺灌洗和部分肺叶段灌洗、诊断性灌洗和治疗性灌洗。

（二）BAL 的适应证

在儿童呼吸系统疾病诊断方面：反复性和（或）顽固性肺部浸润；肺间质/弥漫性肺泡浸润；肺部感染病原学检查；嗜酸性肺部疾病的诊断、疗效及预后评估；过敏性肺炎；怀疑误吸（内源性/外源性）的诊断；支气管、肺恶性肿瘤；肺出血性疾病如肺含铁血黄素沉着症；细胞活性及炎性介质分析等。

在儿童呼吸系统疾病治疗方面：重症肺部感染黏液栓、坏死组织、血栓等清除；减轻局部黏膜充血水肿；外源性吸入物（尤其对于粉剂、油剂等）清除；肺泡蛋白沉着症全肺灌洗；局部的止血；重症哮喘；局部给药（ICS、黏液溶解剂等）等。

（三）BAL 的操作方法及技巧

1. 术前准备　经支气管镜肺泡灌洗可在全身麻醉、局部麻醉和镇静下进行。阿托品可作为麻醉前给药减少迷走神经诱导的心动过缓和减少气道分泌物；利多卡因在气道黏膜的局部麻醉。

2. 操作方法及技巧　支气管肺泡灌洗术是将支气管镜的前端嵌顿在段气管的口上。部位通常在气道受累最严重的部位 [通过肺部影像和（或）支气管镜下所见]，有时可能需要灌洗多个肺叶。对于弥漫性肺部病变可以优先选择右中叶和左舌叶，因为该部位可获得较好的液体回收量。而对于婴幼儿可以选择右下叶。如果 BAL 和肺活检同时进行，先进行 BAL 术后再进行肺活检。灌洗的部位应当避开活检的部位。用 37℃ 生理盐水，此温度较少引起咳嗽反射、支气管痉挛和肺功能下降，所获的细胞数量多。总灌洗量为 3 ～ 5ml/kg 的无菌生理盐水，对于 < 20kg 的儿童，将灌洗量分为 3 ～ 5 次分次灌洗，对于 > 20kg 的儿童，每次的灌洗量可为 20ml。并用吸引器以 100 ～ 200mmHg 的负压（选择的负压值以吸引时支气管腔不塌陷为宜）立即将液体回吸。在操作过程中，避免在吸取标本前通过活检孔道吸引上呼吸道的分泌物，防止自上气道分泌物的污染，或者可用防污染毛刷和顶端带气囊的灌洗导管进行病原学检测研究从而有效降低肺泡灌洗液的污染。首份肺泡灌洗液应用于微生物学分析，其余的肺泡灌洗液用于分析其细胞和非细胞成分（如果其中一份灌洗液有染血则不应把灌洗液合并在一起，灌洗液中存在大量黏液可以用无菌纱布滤过）。建议支气管肺泡灌洗液的回吸收率应该 ≥ 40%，在 4℃ 条件下保存以维持细胞的活性。

全肺灌洗（whole-lung lavage，WLL）通常是在全身麻醉（肌肉松弛）下进行，因此全肺灌洗在具有丰富经验的支气管镜和麻醉团队的临床中心才能开展。对于 8 岁及以上的儿童，方法同成人，使用双腔气管导管（endotracheal tube，ETT）。对于婴幼儿及小龄儿童，可以尝试不同的方法如延长型带袖套的 ETT 或者球囊导管，或者使用 2 个 ETT：一个用于灌洗，一个用于通气。通过支气管镜的灌洗通道实施有两种技术手段，一种是使用狭窄的 ETT，伴行的支气管镜可以挤开 ETT 到达灌洗肺叶；另外一种是选择稍大型号的 ETT，支气管镜可以经 ETT 进行灌洗。

全肺灌洗每次仅允许用温生理盐水灌洗一侧肺。每次 WLL 总的灌洗量为 200 ～ 300ml/kg，每次的注入量为 20 ～ 100ml。灌洗直至回收的灌洗液澄清。全肺灌洗最常见的并发症是低氧血症及高碳酸血症。全肺灌洗常用于肺泡被异常物质填充的肺部疾病，最常见的是肺泡蛋白沉积症，亦可用于代谢性疾病如赖氨酸尿蛋白不耐受症、尼曼 - 匹克疾病和类脂性肺炎等。

3.BAL 安全性和并发症　BAL 需要在心电监护密切监护下进行，是一种相对比较安全的操作方式，出现的并发症同支气管镜检查相似，如气道黏膜损伤、感染播散、低氧血症、气道痉挛等。

（四）BAL 在儿童呼吸系统疾病中的应用

1. 儿童肺部化脓性感染疾病中的应用　儿童肺部化脓性感染为临床特征的疾病有迁延性细菌性支气管炎、慢性化脓性肺疾病、原发性纤毛运动障碍、囊性纤维化等。BAL 对这类疾病有病原学诊断意义。其次，慢性反复性肺部化脓性感染可产生大量的脓性分泌物、黏液栓或坏死组织堵塞管腔，尤其是对于纤毛运动异常或者黏液黏滞性增加使黏液纤毛的清除功能下降的患儿，多次 BAL 能清除脓性分泌物、黏液栓或坏死组织，使支气管管腔恢复通畅，有显著的治疗意义。

值得提出的是，在无症状、新近诊断儿童囊性纤维化（cystic fibrosis，CF）监测 BAL 可以辨别新的微生物感染。但是根据 BAL 培养的结果对 CF 肺病直接进行抗微生物治疗仍然是有争议的，因为 CF 肺部病原的分布具有不均一性，从单个肺叶取样的 BAL 可能未检测到潜在致病气道微生物。但是多个肺叶进行灌洗取样可能会增加并发症的风险。

2. 吸入性肺炎中的应用　吸入性肺炎是指食物、口咽部分泌物、胃内容物或刺激性液体等吸入至喉部和下呼吸道，或溺水及其他外源性异物等吸入引起的肺部综合征。支气管镜对于明确吸入性肺炎的病因非常重要，气管镜可直接评估吞咽功能，判断是否存在支气管异物。BAL 对特殊类型的液体吸入性肺炎如外源性类脂性肺炎、钡剂吸入等有诊断和治疗意义，BAL 液镜下可见油滴或者载脂巨噬细胞的存在多提示类脂性肺炎。BAL 对吸入性肺炎的治疗作用主要体现在清除支气管树内大量的外源性物质。及时、多次的 BAL 对外源性液体异物的清除，促进疾病的恢复有重要意义。

3. 血痂清除 小儿肺部发育不完善，肺泡少、血管多，毛细血管通透性差，凝血机制缺陷等易导致毛细血管破裂出血和缺氧性微血管损伤而发生肺出血。其次，小儿因肺部感染，引起缺氧等导致黏膜下血管破裂，使血液渗出形成血痂，严重者可影响通气和换气功能。通过 BAL 清除血痂。

4. 在塑性支气管炎 (plastic bronchitis, PB) 中的应用 PB 又名纤维素性支气管炎、管型性支气管炎等。是指内生性异物局部或广泛性阻塞支气管导致肺部分或全部通气功能障碍的一种疾病。临床表现主要取决于内生异物的生成速度及阻塞范围，症状以低氧血症为主。表现为发热（多为中高热）、咳嗽、气促、呼吸困难，甚至呼吸衰竭。治疗的关键是及时诊断，抑制管型生成和及时通过 BAL 取出导致支气管梗阻的内生管型。

5. 在肺出血性疾病中的应用 肺出血是由于肺泡腔、气管、支气管腔出血导致的急性呼吸道出血性疾病，可见于多种疾病，主要与内在因素和外在诱因相关，其发病机制尚未完全阐明。临床表现为大量咯血或肺泡出血综合征，一些疾病可通过 BAL 检查明确诊断，如特发性肺含铁血黄素沉着症以贫血、咯血和肺浸润三联征为典型表现。BAL 中经铁染色后可见大量巨噬细胞中充满含铁血黄素颗粒确诊。

6. 肺间质性肺病中的应用价值 BAL 中特殊的检验或病理结果对肺泡蛋白沉积症、嗜酸性肺疾病等间质性肺病有诊断意义，同时具有治疗价值。正常的灌洗液细胞分类可除外过敏性肺炎。肺泡蛋白沉积症需要全肺灌洗治疗，灌洗液过碘酸雪夫染色阳性。灌洗液中 CD1a 阳性细胞提示朗格汉斯组织细胞增生症可能；以淋巴细胞为主的肺泡灌洗液中，如果 CD4/CD8 比例 > 2 提示结节病累及肺部的可能。

7. 在胆道 - 支气管瘘 (bronchobiliary fistula, BBF) 中应用 是一种少见的临床综合征，儿童往往继发于上腹部手术或外伤，在胆道和支气管之间产生病理性的交通支。临床症状多样可表现为发热、阵发性咳嗽、气促、呼吸困难以及腹部疼痛等。临床表现最显著的特点为原本胆管内存在的胆汁经过病理通道由痰液中咳出，即"胆汁样"痰。可经支气管镜 BAL 进行胆红素测定有助于诊断该病。

第二节 胸腔镜介入治疗

胸腔镜介入治疗包括外科胸腔镜介入和内科胸腔镜检查，通过微创的手段，患儿自主呼吸情况下进行胸膜腔检查和治疗，了解胸膜病变情况、胸腔积液成因以及严重程度，进行胸膜以及周边组织的病理活检，以及相关病灶的内镜下治疗，对不明原因胸腔积液的诊断率可达 90% ～ 100%。

内科胸腔镜在局麻下或加用静脉镇静即可进行，一般不需要全身麻醉操作，在内镜室即可进行。相对于硬质胸腔镜，半硬质可弯曲的内科电子胸腔镜可在直视下进行活检和治疗，创伤小，医疗费用低，并且诊断和治疗有效率高、并发症少，目前在临床上已得到广泛应用。

一、内科胸腔镜检查的适应证和禁忌证

各种经其他方法不能明确诊断的胸腔积液、胸膜结节及外周肺组织病变以及结核性胸膜炎、脓胸、难治性胸腔积液及自发性气胸等，均可通过内科胸腔镜进行诊断和治疗。胸腔镜检查要求有足够的胸膜腔空间，如胸腔积液患儿胸膜壁层、脏层分离，穿刺后会造成人工气胸，使壁层、脏层胸膜进一步分

离，但粘连严重或胸膜腔闭塞者，壁层、脏层不易分离，术中容易出血，且容易伤及肺脏，甚至造成术后支气管胸膜瘘。广泛的胸膜粘连、胸膜闭锁、肺包虫、囊虫病是内科胸腔镜检查的绝对禁忌证。相对禁忌证主要包括出血性疾病、严重低氧血症、严重心血管疾病等。

内科胸腔镜作为一项诊断性操作，为弥漫性肺疾病、胸腔积液和顽固性气胸的诊治提供了一个金标准，其适应证主要包括诊断不明原因弥漫性肺疾病、胸腔积液的病因以及胸腔占位肿瘤的活检和分级（图 6-2-1）；治疗方面适用于复发性胸腔积液、脓胸和顽固性的气胸（图 6-2-2）。

二、内科胸腔镜检查前准备

术前要与患儿家长沟通病情，告知胸腔镜检查的必要性及操作过程，以及术中、术后可能出现的并发症及处理措施等，务必取得家长的充分理解及书面签字同意。

必备的设备包括：穿刺鞘管、胸腔镜、活检钳、单极电凝钳、光源、视频系统、吸引系统、切开缝合器械、胸管和引流系统以及气管插管、监护系统和心肺复苏设备。外科多选择硬质胸腔镜，内科多选择可弯曲的半硬质胸腔镜。无胸腔镜时可用支气管镜代替胸腔镜进行胸膜腔检查。术前需要备血，准备血凝酶、垂体后叶素、肾上腺素及其他抢救药品及设备，术前需要对患侧进行胸部 B 超检查。

三、胸腔镜操作过程

由于儿童不能充分配合，局麻下难以进行胸腔镜检查，故必须在全身麻醉、喉罩通气甚至气管插管下进行。操作体位选择健侧卧位，患侧向上，上肢举高与身体成直角，下胸壁垫一圆垫，使脊柱上侧呈弓形，充分暴露患侧肋间隙。B 超引导下定位穿刺点，一般在患侧腋前线、腋中线或腋后线 6～8 肋间。术中操作在胸腔穿刺点平行肋骨横切一约 1cm 切口，钝性分离皮下各层直至暴露胸膜脏层，垂直于肋间隙置入 TROCAR（专用穿刺器），胸腔积液较多时要及时吸引。

经 TROCAR 置入胸腔镜，遵循内、前、上、后、侧、下的顺序观察胸膜，病变部位刷检或用活检钳钳夹组织送病理。粘连严重处用手术钳钝性分离或电凝分离，粗大的粘连及时间较长的粘连带中可有小血管，要小心分离，避免出血，可先用肾上腺素局部喷洒，多点分段电凝，慎用电切。术后处理：术后经 TROCAR 置入胸腔闭式引流管，缝合固定。当 24h 引流量＜20ml 且复查胸部 B 超无明显积液时可拔除引流管。

四、胸腔镜检查的并发症及预防

标准的内科胸腔镜操作是一项安全有效的胸膜和肺疾病的诊疗方法，尽管风险很低，但对每一位患儿的风险和受益比都应纳入考虑；同时在手术中需使用推荐的操作技术，并监测心脏和血流动力学参数以及血氧饱和度。

常见的并发症有术后胸痛及发热、出血、心血管意外（包括心律失常、心搏骤停等）、低氧血症、支气管胸膜瘘、皮下气肿等。

对于危及生命的大出血，可以局部用血凝酶、肾上腺素喷洒，或用电凝止血，出血量较大时需静脉用垂体后叶素，一旦损伤较大血管可造成致命性大出血，需要紧急开胸止血。术者应熟悉胸腔内结构，操作时避开血管。术前要准备充足的止血药，备好血，并与外科做好沟通，如有紧急情况，外科医师能立即到位参与抢救。

第三节 血管内介入治疗

咯血的栓塞术和血管栓塞的溶栓术是儿科血管内介入治疗的主要应用范围。

一、咯血的栓塞术

咯血是指喉及喉以下呼吸道任何部位的出血经口排出的一种临床症状，可表现为痰中带血或咯鲜血。轻、中度咯血通过非手术治疗大多有效，如控制原发病，静脉应用止血药物，支气管镜注入血管收缩剂或灼烧、电刀止血和气囊导管止血等。24h 内咯血量 > 8ml/kg 或 200ml 的大咯血属于儿科的急重症，外科手术治疗和支气管动脉栓塞（bronchial artery embolization，BAE）是有效的治疗方案，其中 BAE 已成为大咯血和反复咯血最有效和最安全的一线治疗方案。

咯血是儿童少见但严重的症状。随着近年来导管和栓塞材料的改进，栓塞成功率的提高，介入栓塞治疗也已成为儿童大咯血和反复咯血的一线治疗，极大提高了大咯血住院患儿的生存率，并为明确诊断或手术治疗争取宝贵时间。

肺脏具有肺动脉与支气管动脉的双重供血，前者主要参与气体交换，后者主要滋养气道的支撑结构、肺实质内的支气管小分支、肺动静脉壁、主动脉壁、横膈、脏层胸膜、中央食管以及隆突下淋巴结。90% 的大咯血来自支气管动脉和异常情况下供血肺部的非支气管性的体动脉，10% 来自肺动脉。

1. 栓塞术的适应证　药物治疗无效的中重度咯血是介入栓塞治疗的适应证。慢性和反复咯血若符合以下情况之一也可行栓塞治疗：发生过大咯血、病因治疗疗程结束 2 周内复发、药物治疗无效、肺移植前缓解症状。

2. 术前准备　除了常规的血细胞，肝、肾和凝血功能检查，介入栓塞治疗前最重要的是明确病变部位和定位责任血管。X 线胸片和支气管镜分别能发现患者的出血部位，但若出血量大或弥漫时易影响支气管镜的视野。胸部 CT 血管造影（CT angiography，CTA）检查则更加敏感，有助于判断肺实质或纵隔病变，定位出血部位（肺泡或气道）。

3. 栓塞术操作方式　儿童介入栓塞治疗建议在全麻呼吸机辅助通气下进行，以便于获得更好的数字减影图像并减少患儿痛苦。可选择的造影导管包括 Cobra、Simmon、RLG 等，由于支气管动脉最常起源于 T_{5-6} 水平，因此先行胸主动脉造影寻找支气管动脉和可能存在的非支气管性体动脉，即便造影未见明显异常，也应该选择性支气管动脉造影。若支气管动脉确认无异常，再根据已知的出血部位仔细寻找非支气管性体动脉，包括肋间、锁骨下和膈下动脉。若怀疑肺下叶出血，应行低位胸部或上腹部主动脉造影明确是否膈动脉来源。若均未发现体动脉来源责任血管，应行肺动脉造影除外肺动脉瘤和肺动静脉畸形。最后再行胸主动脉造影以寻找之前造影未发现的支气管动脉或侧支。责任血管的造影表现为支气管动脉增粗扭曲（> 2mm）、局部血管丰富和许多新生血管、支气管动脉血流直接进入肺动脉或肺静脉和支气管动脉瘤。在确认责任血管后，进一步判断能否进行栓塞。栓塞剂选择的栓塞材料为颗粒或微球，大小的选择取决于血管过度增生化程度、体肺分流和导管大小。最常用的栓塞剂是聚乙烯醇（Polyvinyl Alcohol，PVA）、微球、α - 氰基丙烯酸丁酯和弹簧圈。

4. 栓塞术的并发症　最常见的并发症为胸痛和吞咽困难，其次为脊髓缺血和截瘫，前者表现为横贯性脊髓炎。

二、血管栓塞的溶栓术

肺栓塞（pulmonary embolism，PE）是内源性或外源性栓子阻塞肺动脉引起肺循环障碍的临床和病理生理综合征，包括肺血栓栓塞症、脂肪栓塞综合征、羊水栓塞、空气栓塞、肿瘤栓塞等。肺血栓栓塞症（pulmonary thromboembolism，PTE）：来自静脉系统或右心的血栓阻塞肺动脉或其分支所致疾病，以肺循环和呼吸功能障碍为其主要临床和病理生理特征，是最常见的肺栓塞类型。大块肺栓塞是指肺栓塞 2 个肺叶或以上，或 < 2 个肺叶伴血压下降（体循环收缩压 < 90mmHg，或下降超过 40mmHg/5min）。肺梗死（pulmonary infarction，PI）：是指肺栓塞发生后引起肺组织出血或坏死。此类疾病是呼吸系统血管栓塞的溶栓术介入治疗的适应证。

溶栓治疗目的是溶解肺动脉内血栓，迅速降低肺动脉压，改善右心功能；减少或消除对左心室舒张功能影响，改善左心功能及心源性休克；改善肺灌注，预防慢性肺动脉高压及远期预后；溶解深静脉血栓、防止反复栓塞。主要适应证是经 V/Q（肺通气 / 灌注显像）、CT、MRI、肺动脉造影确诊的大面积或次大面积肺栓塞，急性症状加重或证实栓子脱落在 30d 之内。禁忌证是 6 个月内有活动性内出血或自发性颅内出血。溶栓前留置导管针，常用药物为尿激酶、链激酶及组织型纤维蛋白溶酶原激酶（rtPA）。其作用均是激活体内纤维蛋白溶酶原、加速纤维蛋白溶解。rtPA 优点在于其选择性作用于已形成血栓内的纤维蛋白溶酶原，因而可减少出血概率。

（殷　勇　张　磊　卢　根）

主要参考文献

[1]　Bolliger CT, Mathur PN, Beamis JF, et al.ERS/ATS statement on interventional pulmonology. European Respiratory Society/American Thoracic Society[J].Eur Respir J, 2002, 19: 356-373.

[2]　Faro A, Wood RE, Schechter MS, et al. Official American Thoracic Society technical standards: flexible airway endoscopy in children [J]. Am J Respir Crit Care Med, 2015, 191: 1066-1080.

[3]　Donato LL, Thi MHT, Clement A, et al. Pediatric interventional bronchoscopy [J]. Clinics in Chest Medicine, 2013, 34(3): 569.

[4]　国家卫生健康委员会人才交流服务中心儿科呼吸内镜诊疗技术项目专家组 . 中国儿童气道异物呼吸介入诊疗专家共识 [J]. 中华实用儿科临床杂志 , 2018, 33(18): 1392.

[5]　Monnier P. Pediatric airway surgery [M]. Springer Berlin Heidelberg, 2011.

[6]　Hayashi K, Hecht P, Peters DM, et al. The biologic response to laser thermal modification in an in vivo sheep model[J]. Clin Orthop Relat Res, 2000, 373(373): 265-276.

[7]　中华医学会呼吸病学分会 . 良性中心气道狭窄经支气管镜介入诊治专家共识 [J]. 中华结核和呼吸杂志 , 2017, 40(6): 408.

[8]　孟晨 . 胸腔镜对胸腔积液的诊断价值 [J]. 中国实用儿科杂志 , 2017(3): 35-37.

[9]　Syha R, Benz T, Hetzel J, et al. Bronchial Artery Embolization in Hemoptysis: 10-Year Survival and Recurrence-Free Survival in Benign and Malignant Etiologies - A Retrospective Study [J]. Rofo Fortschritte Auf Dem Gebiete Der Rontgenstrahlen Und Der Nuklearmedizin, 2016, 188(11): 1061-1066.

第 7 章
儿科呼吸系统药物治疗

第一节 抗感染药物

一、概述

儿童呼吸道疾病是常见病、多发病。抗感染治疗是主要的治疗方法。抗感染药物是指用于治疗各种病原体如细菌、病毒、真菌、支原体、衣原体、结核、螺旋体、原虫、蠕虫等所致感染性疾病的药物。此类药物选择性地作用于病原微生物，杀灭或抑制病原体。主要包括抗菌药物、抗病毒药物和抗真菌药物。

二、抗感染药物分类

（一）抗菌药物分类

抗菌药物指对细菌有抑制或杀灭作用的药物。主要分为九大类：β- 内酰胺类、氨基糖苷类、四环素类、氯霉素类、大环内酯类、林可霉素类、磷霉素类、多肽类、喹诺酮类和磺胺类抗菌药物。临床常用抗菌药物如下：

1. **β- 内酰胺类** 是指化学结构中具有 β- 内酰胺环的一大类抗菌药物，包括临床最常用的青霉素类和头孢菌素类，以及碳青霉烯类、头霉素类、氧头孢烯类、单环 -β- 内酰胺类和 β- 内酰胺类酶抑制剂及其复合制剂。

（1）青霉素类：是细菌繁殖期杀菌剂，可分为五组：①天然青霉素如青霉素、青霉素 V 等，主要作用于革兰氏阳性球菌、革兰氏阴性球菌、嗜血杆菌属、螺旋体等；②耐酶青霉素有甲氧西林、萘夫西林、苯唑西林、氟氯西林等，具有抗金黄色葡萄球菌 β- 内酰胺酶的活性，但对其他细菌的活性则逊于青霉素；③广谱青霉素包括氨苄西林、阿莫西林等，其抗菌谱扩大至流感杆菌、大肠埃希菌、奇异变形杆菌等革兰氏阴性菌，但对 β- 内酰胺酶不稳定，对假单胞菌属无效；④对假单胞菌有活性的广谱青霉素如羧苄西林、哌拉西林、替卡西林等；⑤主要作用于革兰氏阴性菌的青霉素有福米西林、替莫西林等。

药代动力学：大部分青霉素（除外青霉素 V、阿莫西林和部分耐酶青霉素）在胃内被胃酸破坏，不宜口服，需经胃肠外给药。青霉素的消除半衰期 $t_{1/2}$ 为 30min，多数其他青霉素类约为 1h。多数青霉素类在体内不代谢，主要经肾小管分泌和肾小球滤过排泄。

不良反应：青霉素类不良反应有皮疹、药物热、血管神经性水肿、血清病样反应及严重的过敏性休克。

注意事项：①使用青霉素类制剂前必须先做皮试，皮试阴性者不能完全排除出现过敏反应的可能。②青霉素类其水溶液不稳定，放置时间越长分解越多，宜在临用前溶解配制。③青霉素类在 pH 为 6～7 的近中性溶液中较稳定，酸性或碱性增强均可加速分解。静脉滴注时溶于 0.9% 氯化钠注射液中为宜，而葡萄糖溶液 pH 偏酸，药物可有一定程度分解。④肾功能减退者根据肌酐清除率调整用药剂量和给药间隔时间。⑤青霉素可经乳汁排出，哺乳期妇女应用青霉素后宜暂停授乳。

（2）头孢菌素类：是一类半合成的广谱抗菌药物，至今已发展到第四代。常用的有 30 余种。药物分类及临床作用见表 7-1-1。

不良反应：①过敏反应如皮疹、哮喘、药物热、血清病样反应及过敏性休克；②胃肠道反应和菌群失调，也可致假膜性肠炎及念珠菌感染；③肝毒性如氨基转移酶、碱性磷酸酶等升高；④头孢菌素抑制肠道菌群产生维生素 K，长期大量应用有导致出血可能，偶可致血细胞减少；⑤肾损伤，以头孢噻啶的肾毒性为强。

注意事项：①对青霉素过敏及过敏体质者慎用；禁用于对头孢菌素类药物有过敏史者。②用药前做皮试。③头孢菌素类药物与高效利尿剂或氨基糖苷类联合应用可增加肾毒性，应避免联合应用。

2. 大环内酯类　包括红霉素、克拉霉素、罗红霉素、阿奇霉素、麦迪霉素、吉他霉素等。大环内酯类抗菌药物是抑菌剂，抗菌谱包括葡萄球菌、肺炎链球菌、百日咳杆菌、布氏杆菌、军团菌、肺炎支原体、衣原体、化脓和草绿色链球菌等。主要不良反应为胃肠道症状、肝毒性、耳鸣、听力障碍及过敏反应和局部刺激等。与茶碱联用用药时，可使茶碱血药浓度增高而导致中毒。

阿奇霉素：

适应证：大环内酯类抗生素是儿童社区获得性肺炎推荐用药，特别是支原体、衣原体和军团菌感染。阿奇霉素因每天 1 次用药，使用天数少，生物利用度高、细胞内浓度高，依从性和耐受性均较高，成为治疗首选。

用法用量：①口服：10mg/（kg·d），qd，连用 3d，或第 1 天 10mg/kg，qd，以后 5mg/（kg·d），qd，连用 4d。②静脉滴注：10mg/（kg·d），qd，静脉浓度 ≤ 1.0～2.0mg/ml，滴注时间 ≥ 60min。但对婴儿，阿奇霉素的使用特别是静脉制剂的使用要慎重。治疗肺炎支原体肺炎，轻症疗程 3d，重症可连用 5～7d，4d 后可重复第 2 个疗程。

药代动力学：$t_{1/2}$ 为 35～48h，组织内 $t_{1/2}$ 为 2～3d，约 50% 以原形自胆管排出，12% 从尿液排出。

不良反应：胃肠道反应为 9.6%。偶有肝功能异常、外周血白细胞计数下降等。

注意事项：对大环内酯类药物过敏者禁用。肝功能不全者慎用。

3. 氨基糖苷类　如庆大霉素国内应用较少，国外较多。氨基糖苷类包括两大类：一类为天然来源，由链霉菌和小单胞菌产生，如链霉素、卡那霉素、妥布霉素和庆大霉素等，另一类为半合成品，如阿米卡星、奈替米星等。

（1）适应证：氨基糖苷类主要用于敏感

表 7-1-1　头孢菌素分类及临床作用

分类	代表药物	G⁺ 菌	G⁻ 菌	酶稳定性	肾毒性
第一代	头孢唑林、头孢硫脒	++++	+	-	++
第二代	头孢呋辛、头孢孟多	+++	++	+	+
第三代	头孢噻肟、头孢曲松	+	+++	++	+
第四代	头孢吡肟、头孢匹罗	++	++++	+++	-

注：+～++++. 作用逐渐增强

需氧 G¯杆菌所致的全身感染。如呼吸道、泌尿道、胃肠道及皮肤软组织等感染，但对于肺炎、脑膜炎等严重感染，单独应用可能失败，需联合应用其他抗 G¯杆菌的抗菌药，如广谱半合成青霉素、第三代头孢菌素及氟喹诺酮类等，用法用量见表 7-1-2。

（2）药代动力学：氨基糖苷类口服很难吸收，多采用肌内注射，吸收迅速而完全。为避免血药浓度过高而导致不良反应，通常不主张静脉注射给药。药物主要以原形经肾小球滤过，除奈替米星外，均不在肾小管重吸收，迅速排泄到尿中。$t_{1/2}$ 为 2 ～ 3h。

（3）不良反应：氨基糖苷类主要的不良反应是耳毒性和肾毒性，其与服药剂量、疗程有关，也因不同药物而异，甚至在停药以后，也可出现不可逆损伤。

（4）注意事项：①用药过程中经常询问患者是否有眩晕、耳鸣等先兆症状；②儿童、老年人慎用，孕妇尽量不用；③避免与其他有耳毒性药物合用；④用药时定期检查肾功能，肾功能减退者慎用或调整治疗方案；⑤做血药浓度监测。

4. 喹诺酮类 自 1962 年发现第一代喹诺酮类药物以来，目前已研发至第四代。1979 年第三代喹诺酮——氟喹诺酮类出现，包括诺氟沙星、环丙沙星、氧氟沙星和左氧氟沙星；20 世纪 90 年代后期至今新研制的氟喹诺酮为第四代，包括莫西沙星、加替沙星、吉米沙星、加雷沙星。

第三代喹诺酮类对流感嗜血杆菌、肺炎克雷伯菌、产气肠杆菌、阴沟肠杆菌、变形杆菌属、沙门菌属、志贺菌属等肠杆菌科细菌均具有强大的抗菌活性。左氧氟沙星、加替沙星、莫西沙星等明显增强对呼吸道感染常见病原菌如肺炎链球菌的抗菌活性，同时对肺炎支原体、肺炎衣原体等非典型病原体也有良好的抗菌活性。体内外研究显示，喹诺酮类仍然对肺炎支原体有强大的抑菌活性与临床疗效。但因本药可能对骨骼发育产生不良影响，18 岁以下儿童使用受到限制。对耐药肺炎支原体肺炎，个别病例治疗效果不佳，尤其是病情危重时，可在家长知情同意基础上使用氟喹诺酮类治疗。

表 7-1-2　常用抗菌药物的用法用量

抗菌药物	剂量及给药间隔（mg/kg）	给药途径
青霉素类		
青霉素 G	每次 2.5 万～ 5.0 万 U/kg，q6h	肌注或静滴
	大剂量每次 5.0 万～ 10.0 万 U/kg，q6h	肌注或静滴
阿莫西林	常用剂量 10 ～ 15，q6 ～ 8h	
	大剂量 25 ～ 30，q6 ～ 8h	口服
苯唑西林	25 ～ 50，q6 ～ 8h	静滴
氨苄西林＋舒巴坦	（规格 2 ：1 注射剂）	静滴
	（25.0/12.5）～（75.0/37.5），q6 ～ 8h	
阿莫西林＋克拉维酸	（规格 7 ：1 口服剂）	口服
	（20.00/2.85）～（30.00/4.29），q8h	静滴
	（规格 5 ：1 注射剂）（25.00/5.00），q6 ～ 8h	
头孢菌素类		
头孢唑林	15 ～ 25，q6 ～ 8h	肌注或静滴
头孢克洛	10 ～ 15，q8h	口服

续表

抗菌药物	剂量及给药间隔（mg/kg）	给药途径
头孢呋辛	10 ～ 15，q12h	口服
	15 ～ 25，q6 ～ 8h	肌注或静滴
头孢噻肟	50，q8h	静滴
头孢曲松	40 ～ 80，qd	肌注或静滴
头孢哌酮 + 舒巴坦	（规格 2：1 注射剂）常用剂量	静滴
	（15.0/7.5）～（30.0/15.0），q6h ～ q12h	
	大剂量（40.0/20.0）～（80.0/40.0），q6h ～ q12h	
头孢吡肟	30 ～ 50，q8 ～ q12h	肌注或静滴
大环内酯类		
红霉素	10 ～ 15，q8h	口服
	10 ～ 15，q12h	静滴
罗红霉素	2.5 ～ 5，q12h	口服
阿奇霉素	10，qd，连用 3d	口服
万古霉素	10，q6h，或 20，q12h	静滴
利奈唑胺	10，q8h	口服或静滴
氨曲南	30，q6 ～ 8h	肌注或静滴
厄他培南	15，q12h	静滴
亚胺培南	15 ～ 25，q6h	静滴
美罗培南	10 ～ 20，q8h	静滴

（二）抗病毒药物分类

抗病毒药物的作用是抑制病毒的繁殖，使宿主免疫系统能抵御病毒的侵袭，修复被损伤的组织等。

根据抗病毒药物的化学类型，分为 3 类：①抗 DNA 病毒药物：阿昔洛韦、更昔洛韦、喷昔洛韦、阿糖腺苷等；②抗 RNA 病毒药物：奥司他韦、帕拉米韦、金刚烷胺、金刚乙胺等；③广谱抗病毒药物：干扰素、利巴韦林。几种抗病毒药物药理特性及临床应用见表 7-1-3。

（三）抗真菌药物分类

抗真菌药物是指具有抑制或杀灭真菌生长或繁殖的药物。根据化学结构的不同可分为以下几类：①多烯类：两性霉素 B、制霉菌素等。②唑类：按结构可分为咪唑类和三氮唑类。咪唑类如克霉唑、酮康唑，三氮唑类有氟康唑、伊曲康唑、伏立康唑等。③棘白霉素类：卡泊芬净、米卡芬净等。④其他：氟胞嘧啶、托萘酯、环吡酮胺等。几种临床常用抗真菌药物如下。

1. 两性霉素 B

（1）适应证：用于敏感真菌所致的深部真菌感染，如血流感染、肺部感染、心内膜炎、脑膜炎等。

（2）用法用量：静脉注射：新生儿 1mg/kg，每天 1 次；初始剂量为 0.1mg/(kg·d)，7d 后可减至 1mg/kg，隔天 1 次。1 个月～ 18 岁开始时 0.1mg/（kg·d）给药，如可耐受，继续加至 1mg/（kg·d），严重感染可增加剂量 1.5mg/（kg·d）或 1.5mg/kg，隔天 1 次。

表 7-1-3 抗病毒药物药理特性及临床应用

分类	代表药物	适应证	用法用量	作用环节	不良反应	禁忌	注意事项
抗DNA病毒	阿昔洛韦	单纯疱疹病毒首选，EB病毒、水痘等有效	治疗单纯疱疹脑炎：3个月～12岁 6mg/（kg·次），≥12岁及成年人 10mg/（kg·次），每8小时1次，共10d。静脉滴注时间>1小时/次	阻滞病毒DNA合成	最常见为胃肠道功能紊乱、头痛、皮疹	不可肌内注射或静脉推注	严重肝肾功能减退慎用；<2岁幼儿慎用
抗DNA病毒	更昔洛韦	巨细胞病毒感染	诱导期：静脉滴注，每次5mg/kg，每12小时1次，疗程14～21d 维持期：静脉滴注：5mg/（kg·d），每天1次，每周3次	抑制病毒DNA	骨髓抑制	对更昔洛韦或阿昔洛韦过敏禁用；中性粒细胞<500×10⁶/L或血小板计数<25×10⁹/L时禁用	疗程中应定期监测血常规；每次滴注时间应>1h
抗RNA病毒	奥司他韦	甲型和乙型流感	1岁以下儿童推荐剂量：0～8月龄，每次3.0mg/kg，9～11月龄，每次3.5mg/kg，1岁及以上年龄儿童：体重<15kg，每次30mg，体重15～23kg，每次45mg，体重23～40kg，每次60mg，体重>40kg，每次75mg，每天2次，连服5d	选择性抑制流感病毒神经氨酸酶	常见恶心、呕吐、失眠、头痛头晕、乏力，腹痛、腹泻	使用流感减毒活疫苗2周内不应使用本品，使用本品48h内不能注射流感减毒活疫苗	严重肾功能减退患者须适当减量

还可以鞘内注射和雾化吸入。

（3）药代动力学：静脉滴注血清 $t_{1/2}$ 为 24～48h，组织 $t_{1/2}$ 长达15d。体内分布以肝脾最高，肺与肾含量相对较低，药物缓慢经肾排出。

（4）不良反应：①毒性较大，可致发热、寒战、头痛、恶心呕吐等；静脉注射可致血栓性静脉炎。②肾脏毒性：蛋白尿、管型尿。③滴注速度过快或浓度过高、用量大，可致心率加快，甚至心室颤动。④可有白细胞计数下降、贫血、肝损害等。⑤可诱发低血钾。

（5）注意事项：①重度肾功损害者需延长给药间期或减量，应用最小有效量；②肝病者慎用；③治疗期间定期检血、尿常规、生化，心电图等；④中断治疗≥7d再使用本品从小剂量开始；⑤药液静脉滴注时，避免外漏；⑥滴注时宜避光缓慢静脉滴注，1次滴注时间需6h以上。

两性霉素B是治疗危重深部真菌感染的有效经典药物，但毒性大、不良反应多见，选用时要权衡利弊后作出决定。

2.伏立康唑

(1) 适应证：侵袭性曲霉菌、对氟康唑耐药的念珠菌侵袭性感染等。

(2) 用法用量：2 ~ 12 岁，静脉滴注 7mg/ (kg·d)，每天 2 次；口服：200mg/ d，每天 2 次。≥ 12 岁及成年人，静脉注射，负荷量（第 1 个 24h）为 6mg/ (kg·次)，每 12 小时给药 1 次；维持量（24h 后）为 4mg/ (kg·次)，每天 2 次；口服，负荷量为体重 < 40kg 者 200mg/ 次，体重 ≥ 40kg 者 400mg/ 次，每 12 小时给药 1 次。维持量：体重 < 40kg 者 100mg/ 次，体重 ≥ 40kg 者 200mg/ 次，每天给药 2 次。

(3) 药代动力学：口服吸收迅速，1 ~ 2h 达峰浓度，经肝脏代谢，代谢产物主要随尿液排出。

(4) 不良反应：常见的有发热、皮疹、视觉障碍、恶心、呕吐腹泻、头痛、腹痛、周围性水肿等。

(5) 注意事项：①不推荐 2 岁以下儿童使用；②肝肾功能不全者慎用；③口服本品应在餐后或餐前至少 1h 服用；④滴速最快不超过每小时 3mg/kg，每瓶滴注时间需 1 ~ 2h。

3.氟康唑

(1) 适应证：治疗全身性念珠菌病、隐球菌病等；免疫功能低下患者真菌感染的预防和治疗。

(2) 用法用量：治疗系统性念珠菌病和隐球菌感染：> 4 周龄 6 ~ 12mg/ (kg·d)，最大量为 600mg/d；< 2 周龄的新生儿每次 6mg/kg，每 72 小时给药 1 次；出生后 3 ~ 4 周龄的患儿给予相同剂量，每 48 小时给药 1 次。

(3) 药代动力学：能够很好地渗透到各种体液中。儿童 $t_{1/2}$ 为 15.2 ~ 25h，主要排泄途径为肾脏，接近 80% 剂量的药物在尿中以原形排出。

(4) 不良反应：常见头痛、皮疹、腹痛、腹泻、恶心、肝毒性、过敏反应等。

(5) 禁忌：禁止同时服用西沙必利、特非那定。与其他唑类药物可发生交叉过敏反应，对任何一种唑类药物过敏者禁用氟康唑。

(6) 注意事项：①定期监测肝、肾功能，用于肝肾功能减退者需减量应用；②对有潜在引起心律失常病情的患者慎用。

（四）抗结核药分类

抗结核药分类如下：一线抗结核药：疗效高、不良反应较少、患者较易耐受，包括异烟肼、利福平、乙胺丁醇、吡嗪酰胺、链霉素；二线抗结核药：疗效较差、有较大的毒副作用，包括对氨基水杨酸、卡那霉素、阿米卡星、氨硫脲、卷曲霉素等；新一代抗结核药：疗效较好、毒副作用相对较小，如利福定、利福喷汀、司帕沙星、新大环内酯类等。

抗结核药物的抗菌作用取决于两方面：病变中结核菌的代谢状态和药物浓度。结核菌在人体病变中以三种菌群存在：①分裂活跃菌：在空洞壁内和细胞外大量繁殖，链霉素杀菌作用最强，其次是异烟肼和利福平。②闭合干酪病灶内的细菌：间断分裂繁殖。利福平疗效较好，异烟肼次之，其他抗结核药物均难起作用。③巨噬细胞内的细菌：偶尔分裂繁殖，吡嗪酰胺有特殊的灭菌作用，利福平和异烟肼亦有较强作用。治疗疗效也取决于药物浓度，一般认为抗结核药物浓度达到试管内最小抑菌浓度（MIC）10 倍以上时，发挥杀菌作用，< 10 倍，发挥抑菌作用。二线抗结核药主要用于对一线抗结核药产生耐药性或用于与其他抗结核药配伍使用。新一代抗结核药在耐多药结核病的治疗中起重要作用（表 7-1-4）。

不良反应：一线抗结核药异烟肼可以导致肝毒性、末梢神经炎、过敏、皮疹和发热；而利福平除有肝毒性外，还有恶心、呕吐和流感综合征；乙胺丁醇有视神经炎；吡嗪酰胺有肝毒性、高尿酸血症、关节痛、过敏和发热；链霉素主要可以引起第Ⅷ对脑神经损

表 7-1-4　几种常用抗结核药物剂量、用法

抗结核药物	剂量	给药途径
异烟肼（H）	10（7～15）最大 300mg/d	口服、肌注、静滴
利福平（R）	15（10～20）最大 600mg/d	口服
吡嗪酰胺（Z）	35（30～40）	口服
乙胺丁醇（E）	20（15～25）	口服
链霉素（S）	20～30最大 0.75g/d	肌注

害、肾毒性、过敏、皮疹和发热。鉴于链霉素的毒副作用，WHO建议：链霉素不应作为一线治疗方案的药物用于儿童肺结核或周围淋巴结结核。

三、抗感染药物在儿童呼吸治疗中的应用

（一）抗菌药物治疗

儿童期尤其婴幼儿是感染性疾病的高发人群。特别是肺炎仍是5岁以下儿童死亡的主要原因之一。重症难治性支原体肺炎和腺病毒肺炎等遗留的气道闭塞，是造成儿童慢性气道性疾病，影响生活质量的重要原因。儿科抗菌药物使用的基本原则是有效、安全和低潜在耐药性。在明确药物指征的前提下，合理选择抗菌药物。儿童呼吸道感染常见细菌和非典型病原是：革兰氏阳性细菌如肺炎链球菌（Streptococcus pneumoniae，SP）、金黄色葡萄球菌（Staphylococcus aureus，SA）、A群链球菌等；常见革兰氏阴性细菌如流感嗜血杆菌（Haemophilus influenza，HI）、大肠埃希菌、肺炎克雷伯杆菌和卡他莫拉菌（Moraxella catarrhalis，MC）等。非典型病原有肺炎支原体（Mycoplasma pneumoniae，MP）、衣原体（Chlamydia pneumoniae，CP）和嗜肺军团菌。

初始治疗均是经验性选择抗菌药物，轻度呼吸道感染，包括轻度社区获得性肺炎（community acquired pneumonia，CAP）口服抗菌药物治疗。重度的CAP多选择静脉途径给药。一旦病原菌明确，针对病原菌用药。

1. SP感染　青霉素敏感肺炎链球菌（PSSP）首选青霉素或阿莫西林，青霉素低度耐药肺炎链球菌（PISP）首选大剂量青霉素或阿莫西林，青霉素高度耐药肺炎链球菌（PRSP）或有肺大叶实变、坏死性肺炎、肺脓肿患儿，首选头孢曲松、头孢噻肟，备选万古霉素或利奈唑胺。

2. HI、MC感染　首选阿莫西林/克拉维酸，氨苄西林/舒巴坦或阿莫西林/舒巴坦，对氨苄西林耐药时可以选用2～3代头孢菌素或新一代大环内酯类。

3. 葡萄球菌感染　甲氧西林敏感金黄色葡萄球菌（MSSA）、甲氧西林敏感凝固酶阴性金黄色葡萄球菌（MSCNS）首选苯唑西林或氯唑西林、第一～二代头孢菌素。甲氧西林耐药金黄色葡萄球菌（MRSA）、甲氧西林耐药凝固酶阴性金黄色葡萄球菌（MRCNS）首选万古霉素或替考拉宁、利奈唑胺或联合夫西地酸。

4. 肠杆菌科细菌（大肠埃希氏菌、肺炎克雷伯杆菌等）感染　不产超广谱β-内酰胺酶（ESBLs）菌，首选第三代或第四代头孢菌素或哌拉西林等广谱青霉素，产ESBLs菌轻中度感染首选替卡西林/克拉维酸、哌拉西林/他唑巴坦，重症感染或其他抗菌药物治疗疗效不佳时可以选用厄他培南、亚胺培南、美罗培南和帕尼培南。产AmpC酶者首选头孢吡肟，备选亚胺培南、美罗培南和帕尼培南。

5. A群链球菌感染　首选大剂量青霉素、阿莫西林、氨苄西林，备选头孢曲松、头孢噻肟。

6. MP感染　首选大环内酯类。治疗MP感染主要是大环内酯类第一代红霉素和第二代阿奇霉素、罗红霉素和克拉霉素。四环素类的多西环素、米诺环素应用于8岁以上患儿。喹诺酮类抗菌药物对MP有抑制作

用，但可能对骨骼发育产生不良影响，18岁以下儿童使用受到限制。

7. CP、嗜肺军团菌感染　首选大环内酯类。

（二）抗病毒药物治疗

病毒种类繁多，约 60% 的人类流行性传染病是由病毒所致。然而目前有肯定疗效的抗病毒药物较少，选择抗病毒药物要针对致病病毒的作用机制。

1. 呼吸道合胞病毒（respiratory syncytial virus，RSV）　利巴韦林能有效阻碍病毒核酸的合成，是广谱的抗病毒药物。对 DNA、RNA 病毒如 RSV、流感病毒、单纯疱疹病毒等有效。但因抑制骨髓等副作用临床已较少应用。吸入利巴韦林治疗 RSV 的有效性仍存在争议，考虑到气溶胶管理、本品对健康护理者潜在的毒性作用及其疗效等问题，不推荐用于 RSV 肺炎的治疗。

干扰素是广谱抗病毒药，通过作用于细胞上的受体，诱导和激活细胞抗病毒蛋白分子的基因，起到抑制病毒的作用。儿科主要用于流行性感冒、呼吸道病毒感染，有注射剂、鼻喷雾剂。目前国内儿科有用干扰素 α1b 雾化吸入治疗小儿 RSV 感染，用药后症状减轻，病程缩短，无严重不良反应发生。

2. 流感病毒　奥司他韦、帕拉米韦和扎那米韦是神经氨酸酶抑制剂，对流感甲型、乙型均有效。儿童口服奥司他韦最常见的不良反应是轻度恶心和呕吐，要警惕可能引起的精神障碍等不良反应。帕拉米韦：< 30d 新生儿 6mg/kg，31 ～ 90d 婴儿 8mg/kg，91d ～ 17 岁儿童 10mg/kg，静脉滴注，每天 1 次，1 ～ 5d，重症患者疗程可适当延长。不良反应是腹泻，少见严重皮肤反应，短暂神经精神症状。扎那米韦是吸入喷雾剂型，可用于 7 岁以上的青少年患者。强调在发病 36 ～ 48h 内用药，病情严重或进行性恶化者在症状出现 48h 后进行治疗仍有效。

金刚烷胺和金刚乙胺是 M2 膜蛋白离子通道阻滞剂。仅对甲型流感病毒有效，对乙型流感病毒无效。但对目前流行的流感病毒株耐药，不建议使用。

3. 巨细胞病毒　更昔洛韦用于巨细胞病毒感染的治疗，分为诱导期和维持期治疗两部分；而预防免疫缺陷患者合并巨细胞病毒感染，用法用量同诱导期治疗，疗程为 7 ～ 14d；继以 5mg/kg，每天 1 次，连用 7d。要注意该药的骨髓毒性，当外周血中性粒细胞计数 ≤ 0.5×10^6/L 或血小板计数 ≤ 25×10^9/L 时必须停药。

4. 疱疹病毒感染和 EB 病毒感染　阿昔洛韦抗病毒谱为抗 I 型、II 型单纯疱疹病毒和水痘、带状疱疹病毒、EB 病毒等其他疱疹病毒。为治疗单纯疱疹病毒感染的首选药。对复制的 EB 病毒有抑制作用，可用于治疗 EB 病毒感染，而对停止复制或潜伏的病毒无效，常不用于清除 EB 病毒感染。

（三）抗真菌药物治疗

真菌感染根据感染部位不同分为浅部真菌感染和侵袭性真菌感染。浅部真菌感染指体癣、股癣、手足癣等疾病，一般用外用药即可治愈。侵袭性真菌感染是指侵袭深部组织和内脏以及全身的真菌感染，肺部是侵袭性真菌感染最常见部位。侵袭性肺部真菌感染（invasive pulmonary fungal infections，IPFLs）是指真菌侵入气管支气管及肺组织引起的感染，不包括真菌寄生和过敏引起的肺部病变。

肺念珠菌病：病情较轻者首选氟康唑。病情较重者或对氟康唑耐药者应用两性霉素 B（除外季也蒙念珠菌和葡萄牙念珠菌），可联合 5- 氟胞嘧啶（5-FC），或卡泊芬净、伏立康唑、伊曲康唑。棘白素类如卡泊芬净也可用于克柔和光滑念珠菌感染的首选治疗药物。

侵袭性肺曲霉菌病：可选择一种抗真菌药物治疗，在病情严重者可以联合两种抗真菌药物治疗。两性霉素 B 是治疗侵袭性肺曲霉菌病的传统药物。病情较重者，可首选伏立康唑。卡泊芬净适用于患者对其他治疗无效或不能耐受其他药物时的治疗。

肺隐球菌病：轻度感染或无免疫功能缺

陷的患者首选氟康唑，重症感染或有合并脑膜炎、腹腔隐球菌病患者或免疫功能缺陷患者选用两性霉素 B，并联合 5- 氟胞嘧啶，病情好转后改用氟康唑维持治疗。

肺接合菌病：目前唯一有效的抗真菌药物是两性霉素 B，或与 5- 氟胞嘧啶联合治疗。

肺孢子菌肺炎：首选复方磺胺甲基异噁唑（TMP-SMZ）。对 TMP-SMZ 耐药或重症患者可用卡泊芬净治疗。

肺组织胞浆菌病：病情较轻患者，可选用氟康唑、伊曲康唑治疗。重症患者选用两性霉素 B 治疗，也可以有效后用伊曲康唑维持治疗。

（四）抗结核药物治疗

20 世纪 80 年代中期，我国结核病疫情出现回升。而且儿童各型肺结核有增多、病情加重趋势。肺结核治疗目前推荐应用 WHO 短程化疗方案，治疗原则为早期、适量、联合、规律和全程。分为两个阶段治疗：①强化治疗期：是化疗的关键阶段。用强有力的药物联合治疗，迅速消灭生长分裂活跃的细菌，限制结核病进展和播散、减少获得性耐药的风险。强化阶段一般联合使用异烟肼、利福平、吡嗪酰胺和乙胺丁醇。②巩固治疗期：消灭持存菌，巩固治疗效果，防止复发。巩固阶段一般使用异烟肼、利福平（表 7-1-5）。

表 7-1-5　新发结核病推荐治疗方案

结核病诊断类别	强化治疗期	巩固治疗期
HIV 低发（或 HIV 阴性）和异烟肼低耐药地区		
涂阴肺结核	2HRZ	4HR
广泛肺部病变、涂阳肺结核	2HRZE	4HR
HIV 高发和（或）异烟肼高耐药地区		
涂阳肺结核、涂阴肺结核伴或不伴广泛肺实质病变	2HRZE	4HR

注：异烟肼（H）、利福平（R）、吡嗪酰胺（Z）、乙胺丁醇（E）；每个治疗阶段前的数字表示本治疗阶段持续的月数

对于治疗中断、失败、复发或复治的涂阳肺结核选用 2HRZES/1HRZE/5HR 方案。

对于疑似（确诊）肺结核或结核性周围淋巴结炎的 0 ～ 3 月龄儿童，治疗中应由有儿童结核病临床经验的医师根据儿童年龄和可能发生的毒副作用进行剂量调整。

四、注意事项

（一）使用指征明确

抗菌药物的使用范围为临床拟诊的细菌性感染患者或经病原学检查确诊的细菌感染者；支原体、衣原体、结核分枝杆菌、非结核分枝杆菌、真菌、螺线体、立克次体、部分原虫等病原微生物所致的感染也有应用抗菌药物指征。应尽早确定病原菌，并进行体外抗菌药物敏感试验，有针对性地选择抗菌药物。

（二）合理选择

各种抗菌药物有不同的抗菌谱，即使有相同抗菌谱的药物还存在药效学和药动学的差异。在选择抗菌药物时应注意机体、细菌和药物三者之间的相互关系，按照有效安全的原则，根据感染部位、严重度、病程、患儿年龄、先期抗菌药物使用情况和全身脏器功能状态及当地细菌耐药的流行病学资料，综合考虑，选择适宜的抗菌药物。

（三）剂量和用法

在使用抗菌药物时要考虑是时间依赖性抗菌药物还是浓度依赖性抗菌药物，要注意选择在病变浓度高的抗菌药物。例如 β- 内酰胺类抗菌药物是时间依赖性抗菌药物，其血清浓度超过最低抑菌浓度之后持续的时间至少达到用药间隔时间的 40% 以上（头孢曲松除外）才能达到最高细菌清除率，所以必须 6 ～ 8h 使用一次。而且儿童处于动态发育之中，如新生儿宜按日龄调整剂量或给药间期，儿童用药剂量多按体表面积或体重计算。

（四）联合用药

联合用药的适应证：①不明病原体的严重细菌性感染可联合用药，一旦细菌明确后

根据药敏结果调整用药；②单一抗菌药物不能控制的感染；③减少用药剂量和提高疗效，降低毒副作用。如两性霉素 B 在治疗隐球菌脑炎时合用氟胞嘧啶，减少两性霉素 B 的毒性反应。

（五）药物不良反应

注意药物的不良反应，特别是儿童用药的特殊性。

（六）疗效评估和随访

长期治疗如抗结核治疗，在治疗开始 2 周后，强化治疗结束时，以及每 2 个月直到完成治疗时都应进行评估。

（孙　珺）

主要参考文献

[1] 杨宝峰. 全国高等学校教材药理学 [M]. 9 版. 北京：人民卫生出版社，2018.

[2] 王丽. 儿科临床药理学 [M]. 北京：人民卫生出版社，2015.

[3] 万瑞香. 新编儿科药物学 [M]. 3 版. 北京：人民卫生出版社，2013.

[4] 中华医学会儿科学分会呼吸学组，《中华儿科杂志》编辑委员会. 儿童社区获得性肺炎管理指南 (2013 修订)[J]. 中华儿科杂志，2013，51(10): 745-862.

[5] 中华医学会儿科学分会呼吸学组，《中华儿科杂志》编辑委员会. 儿童侵袭性肺部真菌感染诊治指南 (2009 版)[J]. 中华儿科杂志，2009，47(2): 96-98.

[6] 中华医学会儿科学分会呼吸学组，《中华实用儿科临床杂志》编辑委员会. 儿童肺炎支原体肺炎诊治专家共识 (2015 版)[J]. 中华实用儿科临床杂志，2015，30(17): 1304-1308.

[7] 尚云晓，黄英，刘恩美，等. 雾化吸入重组人干扰素 α1b 治疗小儿急性毛细支气管炎多中心研究 [J]. 中华实用儿科杂志，2014，29(11): 840-844.

[8] 焦伟伟，孙琳，肖靖，等. 国家结核病规划指南 - 儿童结核病管理 (第 2 版)[J]. 中国循证儿科杂志，2016，11(1): 65-74.

[9] 李惠民. 儿童原发肺结核诊断与治疗 [J]. 中国实用儿科杂志，2012，27(12): 889-892.

[10] 陈志敏，赵顺英，王颖硕，等. 肺炎支原体感染的若干问题 [J]. 中华儿科杂志，2016，54(2): 84-87.

第二节　祛　痰　药

一、概述

呼吸道分泌的黏液是由气管、支气管中杯状细胞分泌的黏蛋白、黏膜下腺体分泌的水、糖类、蛋白质、脂类及矿物质组成的混合物。正常分泌的气道黏液具有保护、湿润气道作用，但在炎症和理化因素的刺激下，呼吸道黏液分泌异常或分泌过多，黏液成分发生改变，形成痰液。祛痰药是一类使痰液变稀，黏稠度降低，或者加速呼吸道黏膜纤毛运动，促进痰液排出的药物。

二、祛痰药分类

目前祛痰药的分类不一，按作用机制不同祛痰药分为痰液稀释药和黏痰溶解药两类。

1. 痰液稀释药　口服后能增加痰液中水分含量，稀释痰液。分为恶心性祛痰药和刺激性祛痰药。恶心性祛痰药口服后刺激胃黏膜，通过迷走神经反射促进支气管腺体分泌增加，使痰液稀释；同时药物分泌至呼吸道，提高呼吸道内渗透压，保留水分而稀释痰液。代表药物氯化铵。刺激性祛痰药可刺激支气管分泌，促进痰液稀释易于咳出。代表药物愈创甘油醚。

2. 黏痰溶解药　是一类能改变痰中黏性成分，降低痰的黏滞性，使之易于咳出的药物。包括 4 类：

（1）黏液溶解剂：降低黏液稠度，达到化痰效果。代表药物乙酰半胱氨酸，其结构中含巯基的氨基酸，使黏蛋白分子裂解，从而降低痰液的黏稠度。

（2）黏液调节剂：抑制气道黏液高分泌，以抗胆碱能药物为代表，如短效抗胆碱能药物（SAMA）；使痰液中酸性黏蛋白纤维断裂，降低黏稠度的药物，如溴己新、氨溴索。

（3）黏液动力促进剂：刺激表面活性物

质产生，增加纤毛清除功能。代表药物氨溴索、氨溴特罗、桃金娘油等。

（4）黏液清除剂：高渗盐水有助于促进痰液排除。对于支气管扩张、原发性纤毛运动障碍，5%～7%高渗盐水雾化吸入，有助于促进黏液排出。

几种祛痰药的药理作用及临床应用见表7-2-1。

三、祛痰药在儿科呼吸治疗中的应用

咳痰是呼吸道感染时的常见症状，当呼吸道炎症病变时，呼吸道液体成分发生改变，形成痰液。痰液包括有黏液、异物、病原微生物、各种炎症细胞和坏死脱落的黏膜上皮细胞等。痰液的黏稠度增加主要是痰中的酸性糖蛋白含量增加，形成一种凝胶网。而且在呼吸道感染时，大量炎症细胞核破坏产生的 DNA 使痰液的黏稠度提高，形成脓痰。

祛痰药物常从以下 4 个方面发挥其药理作用：①改变痰液的理化特性，降低痰液黏滞度，有利于痰液排出；②恢复呼吸道上皮黏液层的正常结构及纤毛清除功能；③促进纤毛运动，加快黏液转运；④抑制黏蛋白产生及分泌，减少高黏度黏液生成。临床祛痰药主要用于急、慢性支气管炎，肺炎、肺脓肿及具有气道黏液高分泌特性的支气管扩张症、慢性阻塞性肺疾病、支气管哮喘、肺囊性纤维化等慢性气道炎性疾病。

在急性支气管炎、上呼吸道感染等呼吸道炎症发病初期，痰少而稠不易咳出，建议选用恶心性祛痰药，能够有效减轻症状。恶心性祛痰药氯化铵，因引起恶心、呕吐、胃痛等不良反应，剂量不宜过大，以免引起呕吐。因能促使胃酸分泌增加，溃疡病患者应慎用，目前临床已较少应用。刺激性祛痰药愈创甘油醚口服后对胃黏膜有刺激性，能反射性引起支气管腺体分泌增加，降低痰液黏度。兼有轻度的镇咳和防腐作用，可减少痰液的恶

臭味。常用制剂有复方制剂，使用时要注意复方制剂成分。

黏液动力促进剂氨溴索是溴己新在体内的有效代谢产物，其祛痰作用显著超过溴己新。具有促进肺表面活性物质的分泌，增加支气管纤毛运动；促进呼吸道黏膜浆液腺分泌，减少黏液腺分泌，降低痰液黏度，降低痰液与纤毛的黏着力，促进痰液排出等作用。对痰液黏稠而不易咳出的患者，可选用盐酸氨溴索。长期服用能显著减少慢性支气管炎的急性发作。有研究证实，在慢阻肺患者中，氨溴索有助于降低急性加重发作的频率。新的研究证据发现，对于合并肺部感染的患者，氨溴索与抗菌药物具有协同作用。有口服液、注射和雾化液 3 种剂型。

对咳痰困难及肺合并危急状态的患者可用黏液溶解药如羧甲司坦、N- 乙酰半胱氨酸。N- 乙酰半胱氨酸可降低痰液的黏稠度，促进黏液排出。近年来，多项研究结果显示，雾化吸入 N- 乙酰半胱氨酸可用于特发性肺纤维化的治疗，可改善患者肺功能，尤其适用于早期患者。在慢性阻塞性肺疾病全球倡议中，N- 乙酰半胱氨酸可作为预防慢阻肺急性加重的药物。

黏液调节剂抗胆碱能药物 SAMA 可有效阻断 M_3 受体，抑制气道黏液高分泌。黏液清除剂高渗盐水有助于促进痰液排除，但对于气道慢性炎性疾病，由于可能会出现喘憋和诱发呼吸困难，不建议使用。

四、注意事项

1. 病因治疗　应积极查找病因，在病因治疗的同时，根据咳痰性质、咳痰程度选择祛痰药。

2. 选择祛痰药　痰液稀释药使痰液稀释，易于咳出；黏痰溶解药改变痰液分子结构，恢复呼吸道上皮黏液层的正常结构及纤毛清除功能，增加支气管纤毛运动，促使肺表面活性物质分泌等。所以要根据病情、咳痰性质选择祛痰药。

表 7-2-1　几种祛痰药的药理作用及临床应用

分类	代表药物	适应证	用法用量	药代学	不良反应	禁忌	注意事项
痰液稀释药	愈创甘油醚（商品名：甘油愈创木酯，格力特）	用于支气管炎，慢性化脓性支气管炎，肺脓肿，支气管扩张等	口服：每次 15mg/kg，每 6 小时 1 次，糖浆剂 10～15ml/ 次，每天 3 次	口服 1～3h 后达血药浓度峰值。大部分自肠道排出，少量从尿中排出	恶心，头晕，嗜睡，过敏	急性胃肠炎，肺出血，肾炎患者禁用	
黏液调节剂	溴己新（又名盐酸溴己新）	用于痰多黏稠而不易咳出者	口服：6 岁以上儿童 4～8mg/ 次，每天 3 次，肌内或静脉滴注 4mg/ 次，8～12mg/d	口服后约 1h 血药浓度达峰值，血清 $t_{1/2}$ 6.5h，经肝代谢，大部分经尿中排出	偶有恶心，胃部不适，少数患者用药后血清转氨酶一过性增高，可自行恢复		胃炎，胃溃疡患者慎用；过敏体质者慎用
黏痰溶解剂	乙酰半胱氨酸（商品名：易维适，富露施）	用于痰液黏稠不易咳出的呼吸系统疾病	口服：儿童 0.1g/ 次，每天 2～4 次。喷雾：10% 溶液（临用前用生理盐水配成）1～3ml/ 次，每天 2～3 次	雾化吸入 1min 内起效，最大作用时间 5～10min，吸收后在肝内分解代谢	有时引起呛咳或支气管痉挛，偶见恶心，呕吐，极少见皮疹，偶可引起咯血	支气管哮喘，胃溃疡患者禁用	使用时应新鲜配制，剩余溶液保存在冰箱里，48h 用完；肝功能不全者应适当减量

3. 注意儿童用药特点　在选择祛痰药时应选择不良反应轻、儿童依从性好、易于口服的药物。

（孙　珺）

主要参考文献

[1] 杨宝峰. 全国高等学校教材药理学 [M]. 9 版. 北京：人民卫生出版社, 2018.

[2] 王丽. 儿科临床药理学 [M]. 北京：人民卫生出版社, 2015.

[3] 徐淑云. 中华临床药物学 [M]. 北京：人民卫生出版社, 2003.

[4] 万瑞香. 新编儿科药物学 [M]. 3 版. 北京：人民卫生出版社, 2013.

[5] 慢性气道炎症性疾病气道黏液高分泌管理中国专家共识编写组. 慢性气道炎症性疾病气道黏液高分泌管理中国专家共识 [J]. 中华结核和呼吸杂志, 2015, 38(10): 723-729.

[6] 中华医学会儿科学分会呼吸学组，《雾化吸入疗法在呼吸疾病中的应用专家共识》制定专家组. 雾化吸入疗法在呼吸疾病中的应用专家共识 [J]. 中华医学杂志, 2016, 96(34): 2696-2708.

[7] 黎巧明. 祛痰药在儿科临床应用分析 [J]. 中国当代医药, 2015, 22(24): 12-14.

[8] 中华医学会儿科学分会呼吸学组慢性咳嗽协作组，《中国实用儿科杂志》编辑委员会. 中国儿童慢性湿性咳嗽的诊断与治疗专家共识 (2019 年版)[J]. 中国实用儿科杂志, 2019, 34(4): 256-264.

第三节　平　喘　药

一、概述

平喘药是指能作用于哮喘发病的不同环节，缓解或预防哮喘发作的一类药物。平喘药分为 6 类：① β 肾上腺素受体激动剂；② M 胆碱受体拮抗剂；③磷酸二酯酶抑制剂；④过敏介质阻滞剂；⑤糖皮质激素；⑥白三烯调节剂。

二、平喘药分类

（一）β₂ 受体激动剂

根据 β_2 受体激动剂作用起效时间和作用持续时间的不同，可分为短效与长效、速效与缓效。

短效 β_2 受体激动剂（SABA）主要是沙丁胺醇和特布他林，也是速效 β_2 受体激动剂。长效 β_2 受体激动剂（LABA）有沙美特罗、福莫特罗、丙卡特罗、克伦特罗、班布特罗和妥洛特罗。常用 β_2 受体激动剂药理特点比较见表 7-3-1。

SABA 是目前临床应用最广泛、最有效的支气管扩张剂，尤其是吸入型 β_2 受体激动剂是缓解哮喘急性症状的首选药物，也可

表 7-3-1　常用 β_2 受体激动剂药理特点比较

	作用强度（4 级）	起效及作用时间	给药途径			不良反应
			口服	吸入	注射	
特布他林	3	吸入 5min 起效，持续 4 ～ 6h	+	+	+	震颤、强直性痉挛、心悸
沙丁胺醇	4	吸入 5 ～ 15min 起效，持续 4 ～ 6h	+	+	+	震颤、恶心、心动过速
福莫特罗	4	吸入 2 ～ 5min 起效，持续 12h	+	+	-	震颤、头痛、心悸、心动过速等
沙美特罗	4	吸入 10 ～ 20min 起效，持续 > 12h	+	+	-	震颤、头痛、心悸等

注：作用 1 ～ 4 级由弱变强，4 级为最强

用于运动性哮喘的预防药物，包括雾化溶液、气雾剂、干粉剂。SABA 不宜长期单一使用，若 1d 用量超过 4 次或每月用量 ≥ 1 支气雾剂时应在医师指导下使用或调整控制治疗方案。甲亢、冠心病、高血压、糖尿病慎用；因可引起低钾血症，应监测血清钾浓度；长期应用可产生耐受性。

LABA 如福莫特罗和沙美特罗，主要用于经中等剂量 ICS 仍无法完全控制的 ≥ 6 岁儿童哮喘的联合控制治疗。鉴于临床有效性和安全性考虑，不应单独使用 LABA，应与 ICS 联合应用。由于福莫特罗起效迅速，可用于急性哮喘发作的治疗。哮喘夜间发作可于晚间给药 1 次。沙美特罗起效时间慢，不适宜用于控制哮喘的急性发作。

（二）M 胆碱受体拮抗剂

本类药物主要有短效抗胆碱能药物（SAMA）异丙托溴铵、长效抗胆碱能药物（LAMA）噻托溴铵。儿科临床常用的是 SAMA。

异丙托溴铵其作用比 β_2 受体激动剂弱，吸入后 5min 起效，作用维持 4 ～ 6h。常与 β_2 受体激动剂合用，使支气管舒张作用增强并持久，当哮喘患者应用较大剂量 β_2 受体激动剂不良反应明显时，可换用异丙托溴铵，尤其适用于夜间哮喘及痰多患者。长期使用不易产生耐药，偶有口干、口苦、恶心、干咳等。对阿托品类药物过敏者、幽门梗阻者禁用；闭角型青光眼者慎用。

（三）磷酸二酯酶抑制剂

氨茶碱具有舒张支气管平滑肌作用，静脉注射后 15 ～ 30min 达最大作用，口服后 2 ～ 3h 达最大效应，维持时间 5 ～ 6h，茶碱的有效血浓度为 10 ～ 20μg/ml，> 20μg/ml 即可产生毒性反应。静脉注射可引起头晕、心悸、心律失常、严重时惊厥甚至呼吸、心搏骤停。因此一般不作为首选用药。适用于对支气管舒张剂和糖皮质激素治疗无反应的重度哮喘。有条件应进行心电监测和血药浓度监测。

（四）糖皮质激素

糖皮质激素是治疗支气管哮喘的抗炎性平喘药。糖皮质激素有全身应用和局部应用，分别为口服、静脉注射、吸入 3 种剂型。

1. 全身型糖皮质激素 给药后 3 ～ 4h 即可显示明显的疗效。可根据病情选择口服或静脉给药，常用药物泼尼松或泼尼松龙、甲泼尼龙、琥珀酸氢化可的松。

2. 吸入型糖皮质激素（ICS） 目前有二丙酸倍氯米松、布地奈德、丙酸氟替卡松和复方制剂布地奈德/福莫特罗干粉吸入剂、沙美特罗/替卡松干粉吸入剂。现将常用吸入型糖皮质激素的特点加以比较，见表 7-3-2。

表 7-3-2　常用吸入型糖皮质激素比较

	布地奈德	二丙酸倍氯米松	氟替米松
与 GCR 结合*	9.4	0.4	18
水溶性/（mg/L）	14	0.1	0.04
气道黏液浓度	最高	略高	低
与黏膜结合	最高	略高	低
肺部沉积率	最高	低	略高
抗炎作用*	980	600	1200
生物利用度	6%～10%	20%	< 1%
肝清除率	1.4L/min	较慢，尤以 BMP 更慢	0.9L/min
周身反应	治疗量时很少见	治疗量时较多见	少见，反复应用易蓄积，多见

注：* 以地塞米松为 1；GCR. 人白细胞糖皮质激素受体，BMP. 丙酸倍氯米松，由二丙酸倍氯米松在体内水解转化而产生

长期应用全身型糖皮质激素（指超过 2 周）仅适用于重症未控制的哮喘患者，尤其是糖皮质激素依赖型哮喘。但因长期应用能引起下丘脑 - 垂体 - 肾上腺皮质功能抑制，不良反应大，尽量避免长期使用。而 ICS 不

良反应轻，包括声音嘶哑、咽部不适和口腔念珠菌感染。通过吸药后清水漱口、加用储物罐或选用干粉吸入剂等方法可减少发生率。

（五）白三烯调节剂

白三烯调节剂包括白三烯受体拮抗剂孟鲁司特、扎鲁司特和白三烯合成酶抑制剂5-脂氧化酶。孟鲁司特是一种选择性的白三烯受体拮抗剂，可应用于轻度持续哮喘的治疗，与ICS联合治疗中重度持续哮喘，可以减少ICS的剂量，并提高ICS的疗效。可部分预防运动诱发性支气管哮喘和阿司匹林敏感的哮喘患者。也可用于伴有变应性鼻炎患者。孟鲁司特对<6岁儿童持续性喘息、反复病毒诱发性喘息及间歇性喘息部分有效，并可降低气道高反应性。一般耐受性良好，不良反应较轻微。

（六）过敏介质阻滞剂

色甘酸钠和酮替芬等，因临床应用较少，本节不做介绍。

三、平喘药在儿科呼吸治疗中的应用

（一）支气管哮喘

见第14章第五节阻塞性肺病。

（二）毛细支气管炎

支气管舒张剂在毛细支气管炎治疗中的应用存在争议。但对于有哮喘高危因素（哮喘家族史或个人史）或有早产儿肺部疾病史的毛细支气管炎患者，或重症患者，可以试用支气管舒张剂，然后观察临床疗效，用药后如症状无改善，则考虑停药。

推荐雾化吸入沙丁胺醇：<5岁，2.5mg/次，用药间隔根据病情轻重而定；特布他林：体重≤20kg，2.5mg/次，体重>20kg，5mg/次；每6～8小时1次；异丙托溴铵：<12岁，250μg/次，根据病情可重复给药。

（三）支气管肺发育不良

支气管舒张剂治疗支气管肺发育不良喘息症状。建议早产支气管肺发育不良患儿在给予机械通气治疗之前，在出生后第2周时

及早使用支气管舒张剂。推荐剂量：雾化沙丁胺醇或特布他林2.5～5.0mg/次，每6～8小时1次。

（四）急性喉气管支气管炎

急性喉气管支气管炎是儿科急症，好发于年幼儿，表现为突发的吸气性喉鸣、声嘶、犬吠样咳嗽和呼吸困难。多数研究选择雾化吸入布地奈德初始剂量1～2mg，此后每12小时雾化吸入1mg。也有应用2mg/次，每12小时一次，最多用4次。病情严重时，可使用雾化肾上腺素治疗。

（五）喘息性支气管炎和肺炎

对于有反复喘息的喘息性支气管炎，如哮喘预测指数阳性，按支气管哮喘进行规范化治疗；如无反复喘息病史的患儿，可以试用支气管舒张剂，如果有效，可以重复使用，如果症状无改善，则考虑停药。

肺炎出现喘息，特别是婴幼儿。对于2个月～5岁肺炎患儿，如出现喘息，可以吸入速效支气管舒张剂，有效则继续应用。

四、注意事项

（一）药物的相互作用

注意同时应用两种平喘药时的药物叠加作用，如特布他林和氨茶碱同时应用可降低茶碱的血药浓度，增加舒张支气管平滑肌的作用，但心悸等不良反应也可能加重。

（二）吸入装置和药物剂型

合理选择吸入装置，在哮喘急性发作时如具备雾化条件，雾化吸入作为首选。注意吸入药物的剂型及正确的使用方法，如气雾剂、干粉剂的药物剂型、使用方法、给药年龄均不同。

（孙　珺）

主要参考文献

[1] 杨宝峰.全国高等学校教材药理学.9版.北京：人民卫生出版社，2018.

[2] 王丽.儿科临床药理学.北京：人民卫生出版社，2015.

[3] 徐淑云.中华临床药物学.北京：人民卫生出

版社，2003.

[4] 万瑞香．新编儿科药物学．3 版．北京：人民卫生出版社，2013.

[5] 中华医学会儿科学分会呼吸学组，《中华儿科杂志》编辑委员会．儿童支气管哮喘诊断与防治指南 (2016 版)．中华儿科杂志，2016, 54(3): 167-181.

[6] 申昆玲，邓力，李云珠，等．支气管舒张剂在儿

童呼吸道常见疾病中应用的专家共识．临床儿科杂志，2015, 33(4): 373-379.

[7] 鲍一笑，陈志敏，程能能，等．吸入抗胆碱能药物治疗儿童喘息性疾病专家共识．中国实用儿科杂志，2017, 32(4): 241-244.

[8] 申昆玲，邓力，李云珠，等．糖皮质激素雾化吸入疗法在儿科应用的专家共识 (2014 年修订版)．临床儿科杂志，2014, 32(6): 504-511.

第四节　镇　咳　药

一、概述

咳嗽是儿童呼吸系统疾病的常见症状。一般情况下，咳嗽是一种重要的保护性反射，能促进呼吸道痰液和异物的排出，保持呼吸道通畅与清洁，防止感染的发生。但是，如果咳嗽剧烈而且持续存在，会影响患者的休息和睡眠，甚至加重病情，引起并发症。因此，在病因治疗的同时，采用镇咳药物治疗。

二、镇咳药物分类

目前镇咳药物（常见镇咳药见表 7-4-1）根据其药理作用机制分为两类：中枢性镇咳药和外周性镇咳药。

（一）中枢性镇咳药

中枢性镇咳药直接抑制延髓咳嗽中枢而发挥镇咳作用。可分为成瘾性和非成瘾性两类镇咳药。成瘾性中枢镇咳药主要指从罂粟壳中分离出的阿片类生物碱，如吗啡和磷酸可待因；非成瘾性中枢镇咳药对呼吸中枢抑制作用很弱，逐渐取代了易于成瘾的阿片类镇咳药。

（二）外周性镇咳药

外周性镇咳药是通过抑制咳嗽反射弧中的末梢感受器、传入神经和传出神经的传导而起到镇咳作用（表 7-4-1）。

三、镇咳药在儿科呼吸治疗中的应用

咳嗽是儿童呼吸系统疾病的常见症状之

一。咳嗽是通过咳嗽反射来完成的，包括：①咳嗽感受器：机械性感受器、化学感受器和肺牵张感受器；②传入神经：将咳嗽感受器的兴奋沿迷走神经传入纤维经延髓传至咳嗽中枢；③咳嗽中枢：位于延髓背侧部；④传出神经：支配声带肌的喉上神经和支配膈肌的膈神经，支配支气管和气管平滑肌的迷走神经传出纤维。

咳嗽病因很多，除呼吸系统疾病外，神经系统疾病、心血管疾病、耳源性疾病、某些药物和心理因素等也可以引起咳嗽。而呼吸系统疾病是咳嗽的最常见原因。咽喉炎、上呼吸道感染、支气管炎、肺炎、肺纤维化、肺结核及胸膜、纵隔疾病都可以导致咳嗽。咳嗽一方面作为机体的重要保护性反射，另一方面由于膈肌和呼吸肌的主动作用，胸腔内压的骤然加剧，可以导致自发性气胸、心力衰竭、晕厥、骨折、手术切口破裂、肺部感染扩散、呕吐等并发症。因此，临床对于频繁剧烈的咳嗽、刺激性干咳，影响患者睡眠和休息，有可能加重病情的咳嗽给予镇咳药。

儿科镇咳药很少。中枢性镇咳药磷酸可待因长期用药可产生耐药及成瘾性，小儿用量过大可致惊厥，容易造成儿童肝肾功能损伤，已被国家食品药品监督管理总局(CFDA)列为 18 岁以下青少年儿童禁用。福尔可定具有中枢性镇咳作用，兼有镇静和镇痛作用，但毒性及成瘾性较可待因弱。新生儿和儿童易于耐受，不致引起便秘和消化功能紊

表 7-4-1 镇咳药的药理作用及临床应用

分类	代表药物	适应证	用法用量	药代动力学	不良反应	禁忌	注意事项
成瘾性中枢镇咳药	福尔可定	用于剧烈干咳和中度疼痛	口服：每次0.08～0.25mg/kg，每天3次	一次服药作用可维持4～5h	偶见恶心、嗜睡反应	痰量多者禁用	有成瘾性，不可长期使用，应密封，在干燥处避光保存
非成瘾性中枢镇咳药	右美沙芬	用于剧烈干咳和刺激性咳嗽	口服：2岁以上者每次0.5～1mg/kg，每天3次	口服后15～30min起效，作用持续3～6h，经肝脏代谢，随尿排出	偶有头痛、头晕、困倦、食欲减退等	青光眼、有精神病史者禁用；2岁以下不宜应用	过量用药会呼吸抑制；肝肾功能不全者慎用；痰多患者慎用或与祛痰药合用
外周性镇咳药	苯丙哌林（商品名：咳快好）	用于多种原因引起的咳嗽，尤其刺激性干咳效果好	8岁以上儿童口服10～20mg/次，每天2～3次	口服后15～60min起效，作用持续4～7h	偶有口干、乏力、头晕、嗜睡、胃部不适、食欲减退、药疹等	对本品过敏者禁用	整片吞服，不可嚼碎

乱。右美沙芬镇咳作用强度与磷酸可待因相似，无镇痛作用，成瘾性及耐受性弱，治疗剂量不会抑制呼吸。右美沙芬与单胺氧化酶抑制剂合用时，可致高热、昏迷甚至死亡；奎尼丁可使右美沙芬血药浓度增高，合用可出现中毒反应。临床常用右美沙芬复合制剂。苯丙哌林镇咳作用较可待因强 2～4 倍，主要通过阻滞肺及胸膜感受器的传入神经冲动起镇咳作用，对咳嗽中枢有一定抑制作用，无呼吸抑制作用，对刺激性干咳疗效好，但仅用于 8 岁以上儿童。其他镇咳药如奥昔拉定（咳乃定）有表面麻醉作用及解痉作用，对呼吸中枢无影响。对各种原因引起的咳嗽均有较好疗效，不良反应轻，儿童剂量是成年人剂量减半。普诺地嗪有局麻和解痉作用，并有一定抗炎作用。适用于呼吸道感染、肺炎、哮喘和肺气肿所致咳嗽。儿童口服 25～50mg/ 次，一天 3～4 次。目前临床常用的还有镇咳药的复方制剂及兼顾止咳、祛痰的中成药制剂如肺力咳合剂、儿童咳颗粒、金振口服液。

四、注意事项

1. 病因治疗　咳嗽可由多种原因所致，主要是病因治疗。如呼吸道感染引起的咳嗽应在合理使用抗菌药物治疗的基础上，选择镇咳药。

2. 掌握适应证　中枢性镇咳药是一类特殊药品，对咳嗽中枢会产生较强的抑制作用，中枢性镇咳药长期服用有成瘾性，只适用于剧烈无痰干咳，应严格掌握适应证。

3. 药物用法用量　镇咳药多数无儿童用法用量，有些是无明确剂量，如非成瘾性中枢镇咳药氯苯达诺是药量儿童酌减；奥昔拉定儿童是成年人剂量减半。在用药前应详细阅读药品说明书。

（孙　珺）

主要参考文献

[1] 杨宝峰. 全国高等学校教材药理学 [M]. 9 版. 北京：人民卫生出版社，2018.
[2] 王丽. 儿科临床药理学 [M]. 北京：人民卫生出版社，2015.
[3] 徐淑云. 中华临床药物学 [M]. 北京：人民卫生出版社，2003.
[4] 万瑞香. 新编儿科药物学 [M]. 3 版. 北京：人民卫生出版社，2013.

第五节　呼吸兴奋药

呼吸兴奋药主要适用于中枢抑制为主、通气不足引起的呼吸衰竭。对于肺炎、肺气肿、弥漫性肺纤维化等病变引起的以肺换气功能障碍为主所导致的呼吸衰竭不宜使用呼吸兴奋剂。呼吸兴奋剂的使用原则是必须保持气道通畅，否则会促发呼吸肌疲劳，进而加重 CO_2 潴留；脑缺氧、水肿未纠正而出现频繁抽搐者慎用；对病情较重、支气管痉挛、痰液引流不畅的患者，在使用呼吸兴奋剂的同时，必须强调配合其他有效的改善呼吸功能措施，如建立人工气道、清除痰液并进行机械通气等，一旦有效改善通气功能的措施已经建立，呼吸兴奋剂则可停用。

一、尼可刹米（可拉明）

尼可刹米（nikethamide）能直接兴奋延髓呼吸中枢和通过刺激颈动脉体和主动脉体化学感受器反射性兴奋呼吸中枢，使呼吸加深、加快，提高呼吸中枢对 CO_2 敏感性，在呼吸中枢处于抑制状态时，兴奋作用尤为明显。对血管运动中枢和脊髓也有较弱的兴奋作用。

1. 适应证　主要应用于中枢性呼吸抑制、各类继发的呼吸抑制、慢性阻塞性肺疾病伴高碳酸血症及吗啡引起的呼吸抑制。

2. 药代动力学　吸收好，起效快，作

用时间短暂，一次静脉注射只能维持作用 5～10min，进入体内后迅速分布至全身，体内代谢为烟酰胺，然后再被甲基化成为 N-甲基烟酰胺经尿排出。

3. **用法用量** 皮下注射、肌内注射、静脉注射。成年人常用量：0.25～0.5g/次，必要时 1～2h 重复用药，极量 1.25g/次。儿童常用量：6 个月以下 75mg/次，1～3 岁 125mg/次，4～7 岁 175mg/次；或 10～15mg/（kg·次）。

4. **不良反应** 常见面部刺激症状、烦躁不安、抽搐、恶心呕吐等。大剂量时可出现血压升高、心悸、出汗、面部潮红、呕吐、震颤、心律失常、惊厥甚至昏迷。

5. **禁忌证** 抽搐及惊厥患者。

6. **注意事项** 作用时间短暂，应视病情间隔给药。与其他中枢兴奋药合用，有协同作用，可引起惊厥。如出现惊厥可及时注射苯二氮䓬类或小剂量硫喷妥钠控制。

二、山梗菜碱（洛贝林）

洛贝林（lobeline）刺激颈动脉体和主动脉体化学感受器，反射性地兴奋呼吸中枢。同时也能兴奋迷走神经和血管运动中枢。

1. **适应证** 各种原因引起的呼吸抑制。临床上常用于新生儿窒息、吸入麻醉药及其他中枢抑制药如吗啡或巴比妥类中毒、一氧化碳引起的窒息以及肺炎、白喉等传染病引起的呼吸衰竭。

2. **药代动力学** 作用迅速而短暂，一次给药维持 30min。

3. **用法用量** 肌注或皮下注射，成年人 3～10mg/次，极量 20mg/次。儿童 1～3mg/次。缓慢静注：成年人 3mg/次，极量 6mg/次。儿童 0.3～3mg/次。必要时每隔 30min 可重复 1 次。

4. **不良反应** 安全范围大，不良反应较轻微。可有恶心、呕吐、腹泻、头痛、眩晕和震颤；剂量过大可引起出汗、心动过速、呼吸抑制、血压下降、体温下降、强直性阵

挛性惊厥及昏迷。

5. **禁忌证** 低血压、心动过速或传导阻滞者禁用；高血压患者禁用。

6. **注意事项** 静脉注射时应缓慢。与尼可刹米联用或交替使用可以提高疗效及减少不良反应。

三、二甲弗林

二甲弗林（remefline）别名回苏灵（dimefline），能够直接兴奋呼吸中枢，其作用远比洛贝林、贝美格强，约比尼可刹米强 100 倍，促苏醒率也高。

1. **适应证** 用于各种原因引起的中枢性呼吸衰竭，以及麻醉药、催眠药引起的呼吸抑制。

2. **药代动力学** 静脉注射后能迅速兴奋呼吸中枢、起效迅速、持续时间短。

3. **用法用量** 肌注或静注，成年人 8mg/次；儿童 0.1～0.2mg/（kg·次）。静注时用等渗氯化钠溶液或葡萄糖溶液稀释，缓慢注入。

4. **不良反应** 有恶心、呕吐、皮肤烧灼感等。剂量过大，可引起肌肉震颤、惊厥等。

5. **禁忌证** 有惊厥病史、肝肾功能不全及孕妇禁用。

6. **注意事项** 静注速度必须缓慢，安全范围小，应随时注意不良反应。应准备短效巴比妥类，作惊厥时急救用。

四、咖啡因

咖啡因（caffeine）属于兴奋大脑皮质的药物，小剂量选择性兴奋大脑皮质，使精神振奋，睡意消失，提高效应；较大剂量兴奋呼吸中枢和血管运动中枢，可用于治疗中枢性呼吸衰竭。

1. **适应证** 用于治疗早产新生儿原发性呼吸暂停。

2. **药代动力学** 口服后吸收较好，不受喂养方式影响。静脉输注后几分钟内起效，可快速代谢，通过尿液排泄。在严重肾脏功

能受损时，考虑减少咖啡因日维持剂量。

3. 用法用量　枸橼酸咖啡因的负荷剂量为 20mg/kg（口服或静脉注射）（静注时间应 > 30min），24h 后以 5mg/（kg·d）的剂量维持，每 24 小时可增加 5mg/kg，最大不超过 20mg/（kg·d），除非出现不良反应。呼吸暂停消失后继续维持 4～5d。静脉给药时，只能采用输液泵或其他定量输液装置进行静脉输注。可不经稀释直接使用，也可用 5% 葡萄糖溶液或 0.9% 氯化钠溶液稀释后给药。

4. 不良反应　对中枢神经系统的兴奋刺激作用，例如易激惹、烦躁不安和颤抖；以及对心脏不良影响，如心动过速、高血压和每搏输出量增加。中毒可致惊厥。

5. 禁忌证　对本品中任何成分过敏者禁用。

6. 注意事项　应排出其他原因引起的呼吸暂停如中枢神经系统障碍、肺部疾病、贫血、败血症、代谢紊乱等。

五、纳洛酮

1. 适应证　纳洛酮（naloxone）为吗啡受体拮抗剂。用于阿片类药物复合麻醉药术后，拮抗该类药物所致的呼吸抑制，促使患者苏醒；用于阿片类药物过量，完全或部分逆转阿片类药物引起的呼吸抑制。

2. 药代动力学　静脉注射给药时，通常在 2min 内起效，肌内注射或皮下注射给药起效缓慢。作用持续时间长短取决于给药剂量和给药途径。肌内注射作用时间长于静脉注射。但是否需要反复给药取决于所拮抗的阿片类物质的给药剂量、类型和途径。

3. 用法用量　用于纠正术后阿片类药物抑制时，通常较小剂量即有效，每隔 2～3min 静脉注射本品 0.005～0.01mg，直到达到理想逆转程度，即有通畅的呼吸和清醒度，无明显疼痛和不适。用于逆转阿片类药物过量时，首次静脉注射 0.01mg/kg，如果此剂量没有在临床上取得满意的效果，则应给予 0.1mg/kg。如果不能静脉注射，可以分次肌内注射。必要时可用灭菌注射用水将本品稀释。

4. 不良反应　个别患者出现口干、恶心呕吐、厌食、困倦或烦躁不安、血压升高和心率加快，大多数可不用处理而自行恢复。但有报道，个别患者可诱发心律失常、呼吸困难、肺水肿和心脏停搏。

5. 禁忌证　对本品过敏的患者禁用。

6. 注意事项　必须严格掌握儿童用量。应慎用于已知或可疑的阿片类药物躯体依赖患者，包括其母亲为阿片类药物依赖者的新生儿和已经接受大剂量类阿片药物者，对这些病例，突然或完全逆转阿片作用可能会引起急性戒断综合征。

第六节　呼吸科常用镇静镇痛药

一、吗啡

吗啡（morphine）是天然的阿片生物碱，有强大的镇痛作用，同时也有明显的镇静作用，并有呼吸抑制、镇咳、抑制胃肠道蠕动、促进组胺释放、诱发哮喘等作用，对低血容量患者容易导致低血压，推荐用于血流动力学稳定的患者。

1. 适应证　为强效镇痛药，适用于其他镇痛药无效的急性锐痛，如严重创伤、战伤、烧伤、晚期癌症等疼痛。应用于心源性哮喘可使肺水肿症状暂时有所缓解。用于 ICU 术后和操作的镇痛。

2. 药代动力学　皮下和肌内注射吸收迅速，皮下注射 30min 后即可吸收 60%，吸收后迅速分布至肺、肝、脾、肾等各组织。消除 $t_{1/2}$ 1.7～3h，一次给药镇痛作用维持 4～6h。主要在肝脏代谢，大部分经肾脏排出，少量经胆汁和乳汁排出。

3. 用法用量　儿童持续静脉滴注，首剂

100μg/(kg·次)，维持量 10～40μg/(kg·h)。也可间歇使用，1～2h 重复。

4. **不良反应** 有恶心、呕吐、呼吸抑制、嗜睡、眩晕、便秘、排尿困难、胆绞痛等。偶见瘙痒、荨麻疹、皮肤水肿等过敏反应。连用 3～5d 即产生耐药性，1 周以上可成瘾，须慎用。

5. **禁忌证** 呼吸抑制、颅内压增高和颅脑损伤、支气管哮喘、肺源性心脏病代偿失调、甲状腺功能减退、皮质功能不全、前列腺肥大、排尿困难及严重肝功能不全、休克尚未纠正控制前、炎性肠梗阻等患者禁用。未成熟新生儿禁用。

6. **注意事项** 未明确诊断的疼痛，尽可能不用本品，以免掩盖病情，贻误诊断。因本品对平滑肌的兴奋作用较强，故不能单独用于内脏绞痛（如胆、肾绞痛），而应与阿托品等有效的解痉药合用，单独使用反使绞痛加剧。

二、芬太尼

为合成阿片类药物，广泛应用于 ICU 镇痛，其镇痛强度是吗啡的 80～180 倍，起效快，对循环的抑制较吗啡轻，被推荐用于血流动力学不稳定和无法耐受吗啡副作用的患者。

1. **适应证** 适用于手术前、后及术中的镇痛，也是目前复合全麻中常用的药物。

2. **药代动力学** 静脉注射 1min 即起效，4min 达高峰，维持 30～60min。肌注时 7～8min 起效，可维持 1～2h。本品主要在肝脏代谢，代谢产物与约 10% 的原形药由肾脏排出。

3. **用法用量** 儿童持续静脉滴注，首剂 1～2μg/(kg·次)，维持量 1～4μg/(kg·h)。

4. **不良反应**

（1）一般不良反应为眩晕、视物模糊、恶心、呕吐、低血压、胆道括约肌痉挛、喉痉挛及出汗等。偶有肌肉抽搐。

（2）严重不良反应为呼吸抑制、窒息、肌肉僵直及心动过缓，如不及时治疗，可发

生呼吸停止、循环抑制及心脏停搏等。

（3）本品有成瘾性，但较哌替啶轻。

5. **禁忌证** 支气管哮喘、呼吸抑制、对本品特别敏感的患者以及重症肌无力患者禁用。

6. **注意事项** 心律失常、肝肾功能不良、慢性阻塞性肺疾病，呼吸储备力降低及脑外伤昏迷、颅内压增高、脑肿瘤等易陷入呼吸抑制的患者慎用。

重复用药后由于蓄积和延时效应可导致呼吸抑制，延长复苏时间。可能引起呼吸抑制、心动过缓、肌肉强直、恶心呕吐等，可用吗啡拮抗剂（如纳洛酮、丙烯吗啡等）对抗。

三、舒芬太尼

舒芬太尼（sufentanyl）比芬太尼镇痛作用强，持续时间也更长，约为芬太尼的 2 倍。

1. **适应证** 适用于手术前、后及术中的镇静与镇痛。

2. **药代动力学** 注射后起效快，但持效时间短。终末消除 $t_{1/2}$ 约为 2.5h。血浆蛋白结合率为 92.5%，主要在肝内和小肠内代谢。用量的 80% 于 24h 内排出体外。

3. **用法用量** 儿童持续静脉滴注，首剂 0.1～0.3μg/(kg·次)，维持量 0.03～0.05μg/(kg·h)。

4. **不良反应** 与芬太尼相似，可引起呼吸抑制、奥迪括约肌痉挛、骨骼肌强直。偶有恶心、呕吐、支气管痉挛、心动过速、心律失常、瘙痒、红斑。

5. **禁忌证** 对本品敏感的患者禁用。

6. **注意事项** 有呼吸系统疾病和肝、肾功能不全的患者慎用。

四、地西泮

为苯二氮䓬类镇静药，为中枢抑制剂，主要用于催眠、抗焦虑、抗惊厥。

1. **适应证** 用于抗癫痫和抗惊厥；静脉注射，为治疗癫痫持续状态的首选药。用于 ICU 患者的镇静。

2. **药代动力学**　肌注吸收慢而不规则，亦不完全，急需发挥疗效时应静脉注射。肌注 20min 内、静注 1 ～ 3min 起效。开始静注后迅速经血流进入中枢神经，作用快，但转移进入其他组织也快，作用消失也快。肌注 0.5 ～ 1.5h、静注 0.25h 血药浓度达峰值，4 ～ 10d 血药浓度达稳态，$t_{1/2}$ 为 20 ～ 70h，血浆蛋白结合率高达 99%。主要在肝脏代谢，代谢产物经肾排泄。

3. **用法用量**　ICU 镇静，静脉缓慢滴注 0.1 ～ 0.3mg/（kg·次），最大量 10mg/ 次。新生儿慎用。

4. **不良反应**

（1）常见的不良反应有嗜睡、头晕、乏力等，大剂量可有共济失调、震颤。

（2）罕见的有皮疹、白细胞计数减少。

（3）个别患者发生兴奋、多语、睡眠障碍，甚至幻觉。停药后，上述症状很快消失。

（4）长期连续用药可产生依赖性和成瘾性，停药可能发生撤药症状，表现为激动或忧郁。

5. **禁忌证**

（1）孕妇、妊娠期妇女、新生儿禁用。

（2）本品含苯甲醇，禁止用于儿童肌内注射。

6. **注意事项**

（1）对苯二氮䓬类药物过敏者，可能对本药过敏。

（2）肝肾功能损害者能延长本药清除半衰期。

（3）癫痫患者突然停药可引起癫痫持续状态。

（4）严重的精神抑郁可使病情加重，甚至产生自杀倾向，应采取预防措施。

（5）避免长期大量使用而成瘾，如长期使用应逐渐减量，不宜骤停。

（6）对本类药耐受量小的患者初用量宜小，逐渐增加剂量。

（7）与阿片类合用时可协同产生极为严重的呼吸抑制。

五、咪达唑仑

为苯二氮䓬类镇静药，起效快、半衰期短、不良反应少、无注射痛，其镇静、抗焦虑作用强，顺行性遗忘作用强，并且易于与其他药物联合应用，是 ICU 中应用最广泛的镇静药物。

1. **适应证**　操作检查包括支气管镜检查等时镇静，ICU 中镇静，全麻诱导和维持。

2. **药代动力学**　肌内给药吸收迅速完全，生物利用度高达 90% 以上。在体内完全被代谢，60% ～ 70% 由肾脏排出体外。半衰期为 1.5 ～ 2.5h。

3. **用法用量**　为强镇静药，注射速度宜缓慢。肌注用 0.9% 氯化钠注射液稀释，静脉给药用 0.9% 氯化钠注射液、5% 或 10% 葡萄糖注射液、林格液稀释。剂量为 0.3 ～ 0.5mg/kg 静注，3 ～ 5min 起效，可持续作用 20 ～ 60min。对需要较长时间镇静者，连续静脉给药：首剂 0.1 ～ 0.3mg/（kg·次），维持 1 ～ 5μg/（kg·min）。调整输注速率以达到满意效果。

4. **不良反应**　较常见的不良反应为嗜睡、镇静过度、头痛、幻觉、共济失调、呃逆和喉痉挛。静脉注射还可发生呼吸抑制及血压下降，极少数可发生呼吸暂停、停止或心搏骤停。有时可发生血栓性静脉炎。

5. **禁忌证**　妊娠初期 3 个月内的妇女、对苯二氮䓬类过敏者禁用。

6. **注意事项**　肝肾功能不全时应调整剂量。静脉推注剂量可能导致血压下降，尤其在循环容量不足的情况下，持续静脉泵入循环安全性好。

六、异丙酚

异丙酚（propofol）为烷基酚类的短效静脉麻醉药，静注后迅速分布于全身，40s 内可产生睡眠状态，苏醒快，不易产生谵妄，容易控制镇静深度。

1. **适应证**　适用于诱导和维持全身麻醉

的短效静脉麻醉药，也用于 ICU 接受机械通气和诊断治疗操作过程中的镇静。

2. **药代动力学** 具有迅速分布（半衰期 2～4min）及迅速消除（半衰期 30～60min）的特点。分布广泛，并迅速从机体消除（总体消除率 1.5～2L/min）。主要通过肝脏代谢，从尿中排泄。

3. **用法用量** 诊断和治疗操作过程中的镇静：静脉注射首剂每次 0.5～1.0mg/kg，维持 1.5～4.5mg/（kg·h），调节剂量到需要的镇静深度。

4. **不良反应** 可能会发生低血压和短暂性呼吸暂停。长时间（＞48h）大剂量输注有可能引起丙泊酚输注综合征，表现为难治性的窦性心动过缓甚至心搏骤停等。

5. **禁忌证** 已知对异丙酚过敏者禁用。低血压或休克患者慎用或禁用。

6. **注意事项** 单次注射时可出现暂时性呼吸抑制、血压下降(与剂量相关)、心动过缓，特别是对于心功能差、低血容量的患者血压影响较大。用药期间应保持呼吸道畅通，备有人工通气和供氧设备。

七、水合氯醛

为镇静催眠药，比较安全，是新生儿和 3 岁以下患儿常用的镇静药。

1. **适应证**

（1）治疗失眠，适用于入睡困难的患者。作为催眠药，短期应用有效，连续服用超过 2 周则无效。

（2）麻醉前、手术前和需要睡眠的婴幼儿各种检查如肺功能、影像学检查等用药，可镇静和解除焦虑，使相应的处理过程比较安全和平稳。

（3）抗惊厥，用于癫痫持续状态的治疗，也可用于小儿高热、破伤风及子痫引起的惊厥。

2. **药代动力学** 消化道或直肠给药均能迅速吸收，1h 达高峰，维持 4～8h。血浆 $t_{1/2}$ 为 7～10h。在肝脏迅速代谢，经肾脏排出，无滞后作用与蓄积性。

3. **用法用量** 每次按体重 20～75mg/kg，口服或灌肠。极量每次为 1g。

4. **不良反应**

（1）对胃黏膜有刺激，易引起恶心、呕吐。

（2）大剂量能抑制心肌收缩力，缩短心肌不应期，并抑制延髓的呼吸及血管运动中枢。

（3）对肝、肾有损害作用。

（4）偶有发生过敏性皮疹、荨麻疹。

（5）长期服用，可产生依赖性及耐受性，突然停药可引起神经质、幻觉、烦躁、异常兴奋，谵妄、震颤等严重撤药综合征。

5. **禁忌证** 肝、肾、心脏功能严重障碍者禁用。

6. **注意事项** 起效和作用持续时间个体差异大，剂量上应注意个体化。胃炎及溃疡患者不宜口服，直肠炎和结肠炎的患者不宜灌肠给药。

第七节 微生态治疗药物

微生态制剂（microecological preparation）又称微生态调节剂，是根据微生态学原理，利用对宿主有益的正常微生物或其促进物质制备成的制剂，具有维持或调整微生态平衡，防治疾病和增进宿主健康的作用。微生态制剂包括益生菌、益生元和合生元。益生菌（probiotics）是指给予一定数量的、能够对宿主健康产生有益作用的活的微生物；益生元是指能够选择性地刺激宿主肠道内一种或几种有益菌的活性或生长繁殖，又不能被宿主消化和吸收的物质；合生元（synbiotics）是指益生菌与益生元制成的复合制剂。目前在临床上作为药物使用的主要是益生菌。

目前益生菌几乎均属于肠道有益菌或共生菌，其作用的部位和使用的范围主要在消化系统。随着对肠道菌群在全身各个系统中作用的认识，特别是其对抗感染和免疫调节作用的深入认识，益生菌对肠道外黏膜免疫的调节作用也得到了证实，包括对于呼吸道黏膜免疫系统的调节作用，这是口服益生菌对呼吸道系统疾病防治的基础。

与化学药物和传统的生物制品不同，益生菌作为一类特殊类型的药物，其药理学特点是具有菌株特异性。菌株特异性是指某些特定的益生菌菌株具有的作用和疗效是该菌株特有的，即特定菌株具有的作用并不代表所有该菌种或该菌属的益生菌均具有这一作用。国内临床常用的益生菌药物菌株和剂量等见表 7-7-1。国外常用的菌株有鼠李糖乳杆菌 GG（LGG）、乳双歧杆菌（B.lactis）和动物双歧杆菌 BB-12 等。

1. 适应证　在呼吸系统已经得到证实有效或潜在效果的适应证包括：预防儿童呼吸道感染，预防和治疗儿童肺炎继发腹泻，预防和治疗抗生素相关性腹泻（AAD），辅助

表 7-7-1　国内常用的益生菌药物

商品名	通用名	菌种（菌株编号）	cfu/ 包、袋或片 *	贮藏条件
常乐康	酪酸梭菌二联活菌散剂、胶囊	酪酸梭状芽孢杆菌（CGMCC0313.1） 婴儿型双歧杆菌（CGMCC0313.2）	$> 5 \times 10^7$ $> 0.5 \times 10^6$	2 ～ 8℃ 避光
宝乐安	酪酸梭菌活菌散剂	酪酸梭状芽孢杆菌（CGMCC0313.1）	$> 1.5 \times 10^7$	室温
米雅	口服酪酸梭菌活菌散剂	酪酸梭状芽孢杆菌（MIYAIRI 588）	$> 1 \times 10^6$	室温
培菲康	双歧杆菌三联活菌散剂、胶囊	长双歧杆菌（NQ-1501） 嗜酸乳杆菌（YIT2004） 粪肠球菌（YIT0072）	$> 1 \times 10^7$ $> 1 \times 10^7$ $> 1 \times 10^7$	2 ～ 8℃ 避光
贝飞达	双歧杆菌三联活菌肠溶胶囊	长双歧杆菌（NQ-1501） 嗜酸乳杆菌（YIT2004） 粪肠球菌（YIT0072）	$> 1 \times 10^7$ $> 1 \times 10^7$ $> 1 \times 10^7$	2 ～ 8℃ 避光
金双歧	双歧杆菌乳杆菌三联活菌片	长双歧杆菌（NQ-1501） 保加利亚乳杆菌（NQ-2508） 嗜热链球菌（NQ-5405）	$> 0.5 \times 10^6$ $> 0.5 \times 10^6$ $> 0.5 \times 10^6$	2 ～ 8℃ 避光
思连康 普乐拜尔	双歧杆菌四联活菌片	婴儿双歧杆菌（CICC6069） 嗜酸乳杆菌（YIT2004） 粪肠球菌（YIT0072） 蜡状芽孢杆菌（DM423）	$> 0.5 \times 10^6$ $> 0.5 \times 10^6$ $> 0.5 \times 10^6$ $> 0.5 \times 10^5$	2 ～ 8℃ 避光 2 ～ 8℃ 避光
整肠生	地衣芽孢杆菌活菌颗粒、胶囊、片剂	地衣芽孢杆菌（BL20386）	$> 2.5 \times 10^8$	室温
妈咪爱	枯草杆菌二联活菌颗粒	枯草杆菌（R-179） 屎肠球菌（R-026）	$> 1.5 \times 10^7$ $> 1.35 \times 10^8$	≤ 25℃ 避光
亿活	布拉酵母菌散	布拉氏酵母菌	$> 3.25 \times 10^8$	≤ 25℃ 避光

*cfu. 细菌菌落数（colony forming units），用于标识益生菌药物的剂量，即每个包装含有活菌的数量

治疗湿疹和预防过敏性疾病。

2. 药代动力学　给药途径：目前使用的益生菌几乎均是经过胃肠道（口服或灌肠）给药途径，其作用的部位基本在结肠。因此，需要考虑所使用的菌株在胃肠道中定植、存活和自我繁殖能力等许多影响因素，如是否能耐受胃酸和胆汁的灭活、对胃肠道中抗生素浓度的敏感性等。

吸收和移位：益生菌进入胃肠道以后，仅在局部发挥作用，一般情况下益生菌不会被胃肠道吸收而造成移位。但应该注意的是，在机体免疫功能严重受损的情况下，益生菌菌株有可能移位至肠道以外，引起系统性感染。

清除和排泄：摄入的益生菌菌株不可能永久定植于人类和动物肠道，其清除和排泄是通过以下两个环节实现的，第一是消灭，即摄入的益生菌被胃酸、胆汁及各种消化酶破坏杀死；第二是排泄，即通过肠道运动把益生菌排出体外。研究证实，摄入的益生菌一般在肠道存在 1 周左右，之后随粪便被排出。

3. 用法用量

（1）预防儿童呼吸道感染：推荐使用口服酪酸梭菌活菌散剂，酪酸梭菌活菌散剂，酪酸梭菌二联活菌散和双歧杆菌三联活菌散，疗程 2～3 个月。

（2）预防和治疗儿童肺炎继发腹泻：在常规治疗肺炎的基础上，口服益生菌预防和治疗肺炎继发腹泻。推荐使用酪酸梭菌二联活菌散、双歧杆菌三联活菌散、枯草杆菌二联活菌颗粒、地衣芽孢杆菌、布拉氏酵母菌和酪酸梭菌活菌散剂。

（3）预防和治疗抗生素相关性腹泻（AAD）：推荐使用布拉氏酵母菌、酪酸梭

菌二联活菌散、双歧杆菌三联活菌散／胶囊、双歧杆菌乳杆菌三联活菌片、酪酸梭菌活菌散剂、枯草杆菌二联活菌颗粒和地衣芽孢杆菌，在使用抗生素的同时口服益生菌。对于艰难梭菌相关性腹泻推荐使用布拉氏酵母菌。

（4）辅助治疗湿疹：对于婴幼儿湿疹，除了局部治疗以外，口服益生菌作为全身辅助治疗。推荐使用双歧杆菌三联活菌散、双歧杆菌乳杆菌三联活菌片、双歧杆菌四联活菌片、酪酸梭菌活菌散剂、酪酸梭菌二联活菌散、枯草杆菌二联活菌颗粒和布拉氏酵母菌散。疗程一般 1 个月。

（5）预防过敏性疾病：对于发生过敏性疾病高风险的婴儿，推荐口服使用益生菌预防婴儿过敏，特别是推荐母亲在妊娠后 3 个月和哺乳期使用，以及出生以后婴儿使用 3 个月。过敏性疾病高风险包括父母一方或双方，同胞中患有过敏性哮喘、过敏性鼻结膜炎或特应性湿疹／皮炎。推荐使用鼠李糖乳杆菌 GG（LGG）、乳双歧杆菌（B.lactis）、动物双歧杆菌 BB-12 或混合菌株。

4. 不良反应　安全性良好，几乎没有不良反应的报道。

5. 禁忌证　暂无。

6. 注意事项　益生菌为活的微生物，应避免与抗生素同时服用。若需同时应用抗生素，应加大益生菌剂量或错开服药时间，最好间隔 2～3h 以上。布拉氏酵母菌、酪酸梭菌和芽孢杆菌制剂对抗生素不敏感，可以与抗生素同时使用。另外，由于各种益生菌使用的菌株不同，发挥作用所需的剂量不同，需要对不同的益生菌的效果进行研究和进一步评价。

第八节　靶向治疗药物

一、注射用奥马珠单抗

奥马珠单抗（omalizumab）是重组人源

化抗 IgE 单克隆抗体，可抑制 IgE 与肥大细胞和嗜碱性粒细胞表面高亲和力的 IgE 受体（FCsRI）的结合。与表达 FCsRI 的细胞表

面结合的 IgE 减少，限制过敏反应介质的释放。是哮喘领域的第一个靶向治疗药物。

1. 适应证　适用于治疗确诊为 IgE（免疫球蛋白 E）介导的哮喘患者。适用于成年人、青少年（12 岁及以上）和儿童（6～12 岁）患者，用于经吸入型糖皮质激素和长效吸入型 β_2- 肾上腺素受体激动剂治疗后，仍不能有效控制症状的中 - 重度持续性过敏性哮喘。

2. 药代动力学　吸收：皮下给药后，本品吸收的平均绝对生物利用度为 62%。成年人和青少年哮喘患者接受单次皮下注射本品治疗后，其吸收缓慢，平均在给药后 7～8d 达到血清峰浓度。剂量 > 0.5mg/kg 时，本品的药代动力学呈线性。在哮喘患者中，本品多次给药后，稳态下 0～14d 药 - 时曲线下面积是首次给药后 0～14d 药 - 时曲线下面积的 6 倍。

分布：体外研究中，本品与 IgE 结合形成一定大小的复合物。在体外和体内研究中未发现复合物沉淀和分子量 > 100 万 D 的复合物。患者接受皮下注射给药后的表观分布容积为（78±32）ml/kg。

消除：本品消除包括 IgG 清除过程以及通过与靶向配体 IgE 特异性结合和形成复合物进行清除。肝脏消除 IgG 包括单核 - 吞噬细胞系统和内皮细胞降解。也可通过胆汁排出完整 IgG。哮喘患者中，本品血清消除半衰期平均为 26d，表观清除率平均为（2.4±1.1）ml/（kg·d）。体重加倍，表观清除率近似加倍。

3. 用法用量　总 IgE 水平是计算患者用药剂量的基础，根据患者治疗前测定的血清总 IgE（U/ml）和体重（kg），利用剂量表确定奥马珠单抗合适的给药剂量和给药频率（每 2 周或 4 周给药 1 次）。每次给药剂量为 75～600mg，若剂量≤150mg，则于一个部位皮下注射；若剂量 > 150mg，则按需分 1～4 个部位分别皮下注射。奥马珠单抗每次给药的最大推荐剂量为 600mg，每 2 周 1 次。我国奥马珠单抗说明书中，用于计

算剂量的患者基线血清总 IgE 水平的范围为 30～1500U/ml。患者总 IgE < 30U/ml 或 > 1500U/ml 均超出奥马珠单抗适应证，不建议使用奥马珠单抗。表 7-8-1 为换算表，表 7-8-2 和表 7-8-3 为成年人、青少年（12 岁及以上）和儿童（6～12 岁）的剂量确定表。

表 7-8-1　每次给药时，给药剂量与瓶数、注射次数和总注射体积的换算

给药剂量(mg)	注射次数(瓶数[a])	总注射体积 (ml)
75	1	0.6
150	1	1.2
225	2	1.8
300	2	2.4
375	3	3.0
450	3	3.6
525	4	4.2
600	4	4.8

a. 本品一瓶的最大给药体积为 1.2ml，相当于 150mg 奥马珠单抗（见【用法用量】）；0.6ml 给药体积相当于 75mg 奥马珠单抗

4. 不良反应　12 岁和 12 岁以上成年人和青少年患者，最常见不良反应为头痛和注射部位不良反应，包括注射部位疼痛、肿胀、红斑和瘙痒。6～12 岁儿童中，最常见的不良反应为头痛、发热和上腹痛。这些反应多为轻度或中度。

5. 禁忌证

（1）对奥马珠单抗活性成分或者其他任何敷料有过敏反应的患者（其活性成分为奥马珠单抗；敷料包括蔗糖、L- 组氨酸、L- 盐酸组氨酸 - 水合物和聚山梨酯 20）。

（2）奥马珠单抗不适用于哮喘急性加重或急性发作的治疗。

（3）总 IgE < 30U/ml 或 > 1500U/ml 的患者不在推荐剂量表范围内。

6. 注意事项

（1）药品保存及配制：奥马珠单抗应冷

表 7-8-2　每 4 周给药一次，皮下注射（剂量单位：mg/ 次）

基线 IgE IU/ml	体重（kg）									
	> 20 ~ 25	> 25 ~ 30	> 30 ~ 40	> 40 ~ 50	> 50 ~ 60	> 60 ~ 70	> 70 ~ 80	> 80 ~ 90	> 90 ~ 125	> 125 ~ 150
> 30 ~ 100	75	75	75	150	150	150	150	150	300	300
> 100 ~ 200	150	150	150	300	300	300	300	300	450	600
> 200 ~ 300	150	150	225	300	300	450	450	450	600	
> 300 ~ 400	225	225	300	450	450	450	600	600		
> 400 ~ 500	225	300	450	450	600	600				
> 500 ~ 600	300	300	450	600	600					
> 600 ~ 700	300		450	600						

表 7-8-3　每 2 周给药一次，皮下注射（剂量单位：mg/ 次）

基线 IgE IU/ml	体重（kg）									
	> 20 ~ 25	> 25 ~ 30	> 30 ~ 40	> 40 ~ 50	> 50 ~ 60	> 60 ~ 70	> 70 ~ 80	> 80 ~ 90	> 90 ~ 125	> 125 ~ 150
> 30 ~ 100	每 4 周给药一次：见表 7-8-2									
> 100 ~ 200										
> 200 ~ 300										375
> 300 ~ 400									450	525
> 400 ~ 500							375	375	525	600
> 500 ~ 600						375	450	450	600	
> 600 ~ 700		225				375	450	450	525	
> 700 ~ 800	225	225	300	375	450	450	525	600		
> 800 ~ 900	225	225	300	375	450	525	600			
> 900 ~ 1000	225	300	375	450	525	600				
> 1000 ~ 1100	225	300	375	450	600					
> 1100 ~ 1200	300	300	450	525	600	禁用 - 尚未获得推荐给药剂量数据				
> 1200 ~ 1300	300	375	450	525						
> 1300 ~ 1500	300	375	525	600						

藏保存（2 ~ 8℃），脱离冷藏条件的药品应于 8h 内注射，若不能及时注射，不能重新冷藏保存。制备奥马珠单抗皮下注射液的操作步骤应严格遵循药品说明书。

（2）药品注射：①注射地点：由于注射后有过敏反应的风险，应在具备留观条件和抢救过敏性休克相关医疗设施的医疗机构进行注射；②注射人员：须为经过培训的医师或护士；③注射部位：注射部位为上臂的三角肌区，如果因一些原因不能在三角肌区注射，也可在大腿部注射给药；④注射后观察：奥马珠单抗全球上市后的报告显示，严重过敏反应的发生频率为 0.2%。大多数过敏反应发生在给药后 2h 以内。在奥马珠单抗注射后的一段时期内，应密切观察是否有过敏反应的发生，推荐前 3 次注射后观察 2h；后续注射则观察 30min。

二、波生坦

波生坦（全可利）（bosentan）是双重内皮素受体拮抗剂，对 ETA（内皮素受体 A）和 ETB（内皮素受体 B）均有亲和力，可降低肺血管和全身血管阻力，从而在不增加心率的情况下增加心排血量。长期口服给药能降低肺血管阻力、重构肺血管和逆转右心室肥大。

1. 适应证　适用于治疗 WHO 功能分级 Ⅱ～Ⅳ 级的肺动脉高压(PAH)(WHO 第 1 组)的患者，以改善患者的运动能力和减少临床恶化。

2. 药代动力学　吸收：波生坦的绝对生物利用度约为 50%，且不受食物影响。口服给药后 3～5h 达到最高血浆浓度。目前已有成年人肺动脉高压患者的口服和静脉给药的药代动力学数据，数据显示波生坦在成年人肺动脉高压患者中的暴露量约为健康成年人受试者的 2 倍。

分布：本品的分布容积约为 18L，清除率约为 8L/h。波生坦与血浆蛋白（> 98%）主要是白蛋白高度结合。波生坦不能穿透红细胞。

代谢：波生坦在肝脏中被细胞色素 P450 同工酶 CYP3A4 和 CYP2C9 代谢。人血浆中可分离出三种波生坦代谢物。其中只有一种代谢物 Ro48-5033 具有药理学活性，该活性代谢物在成年人患者中的暴露量高于健康受试者，且占波生坦效用最高可达 25%。明确有胆汁淤积的患者，其活性代谢物的暴露量可能会增加。

排泄：波生坦主要通过胆汁清除。表面消除半衰期（$t_{1/2}$）为 5.4h。

3. 用法用量　成年人初始剂量为一天 2 次，每次 62.5mg，持续 4 周，随后增加至维持剂量 125mg，一天 2 次。高于一天 2 次、一次 125mg 的剂量不会带来足以抵消肝毒性风险增加的额外益处。本品应在早、晚进食前或后服用。在儿童患者中应用的安全性和有效性尚未确立，仅有少量经验，剂量见表 7-8-4。

表 7-8-4　波生坦的用法用量

体重 /kg	初始剂量	维持剂量
10～20	31.5mg, qd	31.5mg, bid
20～40	31.5mg, bid	62.5mg, bid
> 40	62.5mg, bid	125mg, bid

4. 不良反应　最常见的药物不良反应包括头痛、水肿 / 体液潴留、肝功能检查异常和贫血 / 血红蛋白减少。

5. 禁忌证　对于波生坦及本品所含任何组分过敏者；中度或重度肝功能损伤患者和（或）肝脏转氨酶的基线值高于正常值上限的 3 倍，尤其是总胆红素增加超过正常值上限的 2 倍的患者；合并使用环孢素 A 者；合并使用格列本脲（优降糖）者。

6. 注意事项　如果患者系统收缩压低于 85mmHg，须慎用本品。开始使用本品治疗前检测肝脏转氨酶水平，并在治疗期间每月复查一次。如果和胆盐输出泵抑制剂，如利福平、格列本脲和环孢素 A 联合使用时，发生肝功能损害的风险会增加。当给予本品出现肺水肿的症状时，应考虑合并肺静脉闭塞性疾病的可能性，停用本品。

三、其他药物

针对哮喘，目前还有抗 IL-5/IL-5R 单抗、抗 IL-4R/IL-13 单抗和抗胸腺基质淋巴生成素（TSLP）单抗药物，但是尚处于 2 期或 3 期临床试验阶段，没有在儿童应用。

（郑跃杰）

主要参考文献

[1] 中华医学会儿科学分会急救学组，中华医学会急诊医学分会儿科学组，中国医师协会重症医学医师分会儿科专业委员会．儿童重症监护治疗病房镇痛和镇静治疗专家共识(2013版)．中华儿科杂志，2014, 52(3): 189-193.

[2] 中华预防医学会微生态学分会儿科微生态学组．益生菌儿科临床应用循证指南．中国实用儿科杂志，2017, 32(2): 81-90.

[3] 奥马珠单抗治疗过敏性哮喘专家组，中华医学会呼吸病学分会哮喘学组．奥马珠单抗治疗过敏性哮喘的中国专家共识．中华结核和呼吸杂志，2018, 41(3): 179-185.

[4] 中华儿科杂志编辑委员会，中华儿科杂志．儿童过敏性疾病诊断及治疗专家共识．中华儿科杂志，2019, 57(3): 164-171.

[5] 何建国，黄丽．肺动脉高压靶向药物治疗进展．中国循环杂志，2017, 32(12): 1145-1148.

第 8 章
儿科呼吸系统免疫治疗

第一节　免疫治疗概述

免疫治疗（immunotherapy）是指应用免疫学原理，针对疾病的免疫相关发生机制和机体免疫功能的变化，人为地采取某种措施对失衡的免疫功能进行干预或调整所采取的措施。免疫治疗主要包括：①应用抗体、细胞因子、受体/配体及其拮抗剂、信号转导分子及其拮抗剂等免疫分子制剂；②应用免疫细胞（如干细胞、淋巴细胞等）、治疗性疫苗等制剂；③系统性调理全身性免疫功能，如应用免疫增强剂或免疫抑制剂，诱导免疫应答或耐受等。

呼吸系统是全身的一个组成部分，呼吸系统和泌尿生殖系统同消化系统存在"共同黏膜免疫效应"，即肠道黏膜免疫相关淋巴组织接触抗原物质后，受到抗原刺激的淋巴细胞可发生淋巴细胞再循环，参与再循环的淋巴细胞除返回到肠道黏膜定居外，还可定居于呼吸系统和泌尿生殖系统黏膜内，发挥免疫应答效应。因此，在对呼吸系统疾病进行免疫调理治疗时，应采取调理全身免疫系统功能为主，调理呼吸系统免疫功能为辅的治疗措施。

机体免疫系统存在正向和负向两套免疫应答机制，两者处于动态平衡状态下，免疫系统才能发挥正常功能，防止疾病的发生。临床治疗时需依据免疫功能的改变采取双向免疫调节（可以以正向调节或以负向调节为主）药物进行治疗。有关免疫治疗方法的分类有多种，本书将按特异性免疫和非特异性免疫治疗法分类。

第二节　免疫治疗方法

一、特异性免疫

特异性免疫治疗是指应用针对某种特定抗原物质的抗体制剂所进行的治疗。临床应用的特异性免疫治疗药物制剂可分为多克隆抗体制剂和单克隆抗体制剂。免疫血清就是针对抗原物质中多种抗原决定簇产生的多种抗体的混合物，即使是正常人的血清也含有针对多种抗原决定簇的抗体。多克隆抗体制剂可以是用传统技术将抗原（如类毒素）免疫动物制备的抗毒素血清和抗淋巴细胞丙种球蛋白制剂，也可以是从健康者血清分离纯化的球蛋白，称人丙种球蛋白。抗体成分主要存在于血清中的丙种球蛋白部分。单克隆抗体（单抗）是采用杂交瘤技术由单一克隆B细胞杂交瘤细胞产生的，只识别抗原分子某一特定抗原决定簇的、具有高度特异性的抗体。临床应用的制剂有鼠源性、鼠 - 人嵌合性和人源性单抗。

（一）多克隆抗体制剂

1. 丙种球蛋白制剂　从健康人群血清和胎盘血清提取纯化的丙种球蛋白制剂含有抗多种不同微生物抗原的特异性抗体成分。临床应用丙种球蛋白制剂就是使其中和毒素、病毒和杀死细菌，发挥增强机体抵抗力和抗感染作用。目前国内使用的丙种球蛋白制剂有丙种球蛋白、人免疫球蛋白和静脉注射用人免疫球蛋白、抗人 T- 细胞免疫球蛋白、抗毒素制剂等。

（1）丙种球蛋白：适应证包括：①主要治疗先天性丙种球蛋白缺乏症和免疫缺陷病；②川崎病（又称皮肤黏膜淋巴结综合征）；③预防传染性肝炎，如甲型肝炎和乙型肝炎等；④用于麻疹、水痘、腮腺炎、带状疱疹等病毒感染和细菌感染的防治；⑤与抗菌药物合并使用，可提高对某些严重细菌性和病毒性疾病感染的疗效；⑥也可用于内源性哮喘、过敏性鼻炎、湿疹等过敏性疾病治疗。

（2）人免疫球蛋白：主要用乙型肝炎的预防。与抗菌药物并用可提高某些严重细菌和病毒感染的疗效。

（3）静脉注射用人免疫球蛋白：用于原发性免疫球蛋白缺乏或低下症、原发性血小板减少性紫癜、重症感染的治疗。

（4）抗人 T 细胞免疫球蛋白：该制剂是用人 T 细胞免疫动物（猪或兔）制备免疫血清，从中分离纯化精制的免疫球蛋白，具有直接淋巴细胞毒和补体依赖性细胞溶解和免疫调理作用，抑制抗原刺激的淋巴细胞活化和致 T 细胞破坏。

适应证：主要用于器官移植受者，阻止移植排斥反应发生，延长移植物存活时间。也用于某些自身免疫病治疗。

2. 抗毒素制剂　抗毒素（即抗毒素血清）是细菌外毒素的特异性抗体，主要用于治疗和紧急预防细菌外毒素所致疾病。目前临床可应用于儿童的抗毒素制剂主要有精制破伤风抗毒素、精制白喉抗毒素和肉毒抗毒素。

（二）单克隆抗体制剂

英夫利昔单抗（infliximab）是目前可用于儿童呼吸病治疗的单克隆抗体制剂。英夫利昔单抗为抗 TNF-α IgG1 单抗，可特异阻断 TNF-α 与其受体的结合，减轻炎症介质 TNF-α 所致的内源性炎症反应。

适应证：①感染性疾病治疗；②类风湿关节炎等慢性自身免疫性炎性疾病治疗。

二、非特异性免疫

非特异性免疫治疗指的是应用免疫调节剂的治疗，免疫调节剂又可称为生物应答调节剂（biological response modifies，BRM），狭义是指具有促进生理性免疫功能的制剂，特别是免疫功能低下者有免疫促进作用，其作用不像抗体那样具有特异性。广义还应包括免疫抑制剂。在此，将 2 种免疫调节剂分别加以叙述。

（一）生物应答调节剂

1. 人工合成制剂

（1）注射用胸腺肽 α1（thymosin alpha-1，Tα1，日达仙）：主要成分为胸腺肽 α1，由 28 个氨基酸组成，其 N 末端丝氨酸被乙酰化。具有双向免疫调节作用。Tα1 促进 T 细胞成熟、CD8$^+$ 和 CD4$^+$T 细胞扩增；诱导 NK 细胞分化和活性增强；增加活化 T 细胞的细胞因子白细胞介素 -2（IL-2）、干扰素 -α（IFN-α）、IFN-γ、IL-3 和 IL-13 产生；增加 T 细胞表面 IL-2 受体的表达水平。Tα1 促进 IFN-γ 产生的 Th1 型应答，抑制 IL-4 产生的 Th2 型应答。Tα1 诱导树突状细胞（DC）TLR9 表达上调，使 DC 内 IDO（indoleamine 2，3-dioxygenase）活化；促使 CD4$^+$CD25$^+$ T 表达 FoxP3 成为 FoxP3+ 调节性 T 细胞（regulatory T cell），抑制免疫功能。

适应证：用于 18 岁以上慢性乙型肝炎患者，作为免疫损害病者的疫苗免疫应答增强剂。

（2）注射用胸腺五肽：活性成分为胸腺五肽（timopentin），即 N-{N-[N-（N-L- 精氨酰 -L- 赖氨酰）-L-α- 天冬氨酰]-L- 缬氨酰 }-L- 酪氨酸。具有调节和增强人细胞免疫功能，诱导和促进 T 细胞及其亚群分化、成熟和活化，调节 CD4$^+$/CD8$^+$T 细胞比例趋于正常，促有丝分裂原激活的外周血 T 细胞成熟，增加活化 T 细胞的细胞因子 IL-2、IFN-α、IFN-β、IFN-γ 和 IL-3 的合成分泌，增加 T 细胞表面 IL-2 受体表达，促 NK 细胞成熟。

适应证：①用于 18 岁以上的慢性乙型肝炎患者；②各种原发性或继发性 T 细胞缺陷病：如儿童先天性免疫缺陷病；③某些自身免疫性疾病：如类风湿关节炎、系统性红斑狼疮；④各种细胞免疫功能低下的疾病；⑤肿瘤的辅助治疗。

（3）匹多莫德口服液：主要成分为匹多莫德，即（R）-3-[（S）-（5- 氧 -2- 吡咯烷基）羰基]- 噻唑烷 -4- 羧酸。可促进单核 - 巨噬细胞和中性粒细胞的吞噬活性，提高其趋化性；激活 NK 细胞；促进有丝分裂原刺激的淋巴细胞增殖；升高 CD4$^+$/CD8$^+$T 细胞比值；刺激淋巴细胞的细胞因子 IL-2 和 IFN-γ 分泌，促细胞免疫应答增强。

适应证：用于慢性或反复发作的呼吸道感染和尿路感染的辅助治疗。

（4）盐酸左旋咪唑片：主要成分为盐酸左旋咪唑，即（S）-（-）-6- 苯基 -2，3，5，6- 四氢咪唑并 [2，1-b] 噻唑盐酸盐。作为抗寄生虫药，在对其作用机制深入研究中发现还具有免疫调节作用，因此也用于寄生虫以外的其他免疫功能治疗。

适应证：①小儿呼吸道感染和支气管哮喘治疗；②自身免疫性疾病（如系统性红斑狼疮、类风湿关节炎等）治疗；③恶性肿瘤化疗后免疫辅助治疗。

2. 基因工程制剂

（1）注射用重组人白介素 -2（rhIL-2）：是用分子生物学基因重组技术制备的生物调节剂。rhIL-2 能刺激 T 细胞增殖分化；诱导淋巴因子活化的杀伤细胞（lymphokine-activated killer，LAK）产生；增强 NK 细胞活性；刺激 B 细胞增殖分化、分泌抗体；诱导 IFN-γ 等细胞因子分泌。

适应证：①提高儿童免疫低下和缺陷的免疫力治疗；②抗呼吸道感染的治疗。

（2）干扰素 α-2a：该制剂是采用现代基因工程技术制备的一类具有多种生物学功能的糖蛋白。其功能包括免疫调节、抗病毒和抗肿瘤作用。

适应证：①病毒性疾病治疗：小儿病毒性肺炎及上呼吸道感染，慢性活动性乙型肝炎，急慢性丙型肝炎和丁型肝炎，尖锐湿疣，带状疱疹，慢性宫颈炎等。②抗肿瘤治疗：毛状细胞白血病、多发性骨髓瘤、非霍奇金淋巴瘤、慢性白血病、黑色素瘤等。

3. 生物提取制剂

（1）脾氨肽口服冻干粉：脾氨肽口服冻干粉（商品名：复可托）是一种从健康新鲜猪脾脏中提取的平均分子量 3500 左右的多肽和核苷酸复合物。属于双向免疫调节剂，具有较强的非特异性增强细胞免疫功能作用，可用于治疗细胞免疫功能低下、免疫缺陷和自身免疫功能紊乱性疾病。脾氨肽进入人体后，作用于免疫信息传递、淋巴细胞活化和受体调节三个环节，通过增强 T 淋巴细胞的杀伤效应、协同效应、增殖效应和复制效应，促进干扰素及淋巴因子的产生与释放，使患儿失调的免疫功能获得纠正、免疫功能紊乱的状况得到改善、可增强机体抗感染能力。用于儿科呼吸疾病治疗的临床研究显示脾氨肽对儿童免疫细胞（如 CD3$^+$、CD4$^+$、CD8$^+$）细胞的数量、CD4$^+$/CD8$^+$ 比值、免疫球蛋白（如 IgM、IgG、IgA 和 IgE）水平、补体（C3、C4）产生影响，从而改善机体免疫功能，降低感染发生率，减少发作次数。

适应证：①治疗细胞免疫功能低下、免疫缺陷和自身免疫功能紊乱性疾病（反复呼吸道感染、支气管炎、肺炎、哮喘、重症带状疱疹及牛皮癣等）；②恶性肿瘤患者放、化疗及术后提高生活质量；③降低各种原因引起的感冒、发热或其他感染发生率。

（2）转移因子：起始转移因子是从结核菌素反应阳性的患者（供体）的外周血白细胞破碎后经透析制备的一种小分子（分子量< 5000D）的多肽与核酸混合物，具有转移介导迟发性变态反应的细胞免疫功能作用。因转移因子不具有种属特异性，也几乎不具有免疫原性，所以目前临床应用的转移因子是用猪脾制备的同样分子量的多肽与核酸制剂。转移因子能将供体的某些细胞免疫力转移给受体，使受体获得相应的免疫力。

适应证：①病毒、真菌和胞内寄生菌等感染；②免疫缺陷性疾病；③过敏性疾病（湿疹、哮喘、荨麻疹等）；④恶性肿瘤辅助治疗。

4. 微生物制剂

（1）卡介菌多糖核酸：该制剂系从卡介菌提取多糖和核酸，配以灭菌生理盐水制成的卡介菌多糖核酸注射液。卡介菌多糖核酸可诱导单核 - 巨噬细胞、DC 和 T 活化及细胞因子 TNF-α、IFN-α、IFN-γ、IL-12 等产生，具有以促进固有免疫细胞和淋巴细胞免疫功能增强为主的免疫调理作用。

适应证：主要用于预防和治疗慢性支气管炎、感冒及哮喘。

（2）细菌溶解产物：是用流感嗜血杆菌、肺炎双球菌、肺炎克雷伯菌、臭鼻克雷伯菌、金黄色葡萄球菌、化脓性链球菌、草绿色链球菌、卡他奈瑟菌裂解产物冻干粉制成的胶囊剂型。可刺激机体 IgM、IgG 和 IgA 分泌水平升高，气管和肺泡内分泌型 IgA 产生增多，具有增强机体和呼吸系统黏膜局部体液免疫增强作用。

适应证：①呼吸道的反复感染及慢性支气管炎急性发作预防；②急性呼吸道感染治疗辅助用药。

（3）必思添（Biostim）：是从肺炎克雷伯菌中提取的糖蛋白。其免疫生物学效应为促进吞噬细胞的吞噬与杀伤功能；提

高 CD4$^+$/CD8$^+$T 比值，调节细胞免疫；提高 IgG 和 IgM 水平，有助于发挥体液免疫效应。

适应证：预防慢性反复性呼吸道感染。

（4）卡介苗（BCG）：是一种无毒牛型结核分枝杆菌活菌疫苗，接种机体后可刺激儿童产生对结核病特异性细胞免疫，降低儿童结核病的发病率及其严重性。

适应证：①预防结核病；②治疗哮喘性支气管炎及预防小儿感冒；③恶性肿瘤辅助治疗。

（5）益生菌制剂：是指含有足够数量的活菌，组成明确的微生物制剂。口服益生菌制剂可对黏膜免疫系统和全身免疫系统功能产生影响。黏膜免疫系统是由广泛分布于胃肠道、呼吸道、泌尿生殖道黏膜及固有层的淋巴样组织和免疫细胞组成。各部位黏膜之间通过"共同黏膜免疫系统"相互紧密联系，构成了口服肠道益生菌能够对呼吸道黏膜免疫发挥作用的基础。益生菌能增强吞噬细胞的吞噬功能；增强 NK 细胞杀伤活性；提高 IgG 类和分泌型 IgA 类抗体的产生水平；增加肺泡液中细胞因子 INF-γ、IL-6、IL-4、TNF-α 和 IL-10 等的浓度；阻止病原体的增殖和扩散。目前国内益生菌制剂有多种，已报道用于儿童呼吸系统疾病治疗的有双歧杆菌乳杆菌三联活菌片、双歧杆菌四联活菌片、酪酸梭菌活菌散剂、枯草杆菌二联活菌颗粒和酪酸梭菌二联活菌散等。其确切临床效果和免疫学机制尚需进一步研究。

适应证：①儿童呼吸道感染；②肠道菌群失调症。

5. 中药制剂

（1）施保利通片：是复方中药制剂，有研究提示具有刺激 Th 细胞、辅助抗体产生、提高体液免疫功能作用。

适应证：①小儿呼吸道感染；②抗病毒感染。

（2）香菇多糖：可刺激 Th 细胞和细胞毒性 T 细胞增殖；促 NK 细胞杀伤活性增

强；能提高巨噬细胞的吞噬功能；促 IFN-γ、IL-1、IL-3 等细胞因子产生；促补体 C3 合成等免疫生物学功能。

适应证：抗感染、抗肿瘤。

（3）槐杞黄颗粒：可提高 CD3$^+$T 细胞和 CD4$^+$T 细胞比率；增加 Th1 型细胞因子（IFN-γ 和 IL-12）产生水平；减低 Th2 型细胞因子（IL-4 和 IL-13）的产生水平；促调节性 T 细胞（Treg）增多；增加 IgG、IgM 和 IgA 的产生水平。

适应证：①儿童呼吸道感染；②支气管哮喘；③变态反应性肾炎。

（4）玉屏风颗散：主要成分是黄芪、白术和防风。许多研究报道玉屏风散总提取物及多糖具有显著免疫调节作用。玉屏风散能增强 Th1 细胞表达，抑制 Th2 细胞表达，可以提高 Th1/Th2 比值。抑制 Th17 细胞的致炎作用。在临床使用中也证实玉屏风散对 T 淋巴细胞亚群、总 IgE、炎性细胞因子等具有明确的调节作用，并可缓解气道炎性反应，从而改善临床症状及肺功能。

适应证：儿童变应性鼻炎、支气管哮喘、反复呼吸道感染、支原体肺炎、急性肾炎、肾病综合征和湿疹等疾病。

（二）免疫抑制剂

免疫抑制剂是能抑制机体免疫功能制剂，常用于感染性疾病的高热、变态反应性疾病和防止移植排斥反应发生的治疗。可用于儿童呼吸系统疾病治疗的主要有以下几种。

1. 肾上腺皮质激素类制剂　具有明显的抗炎和免疫抑制作用。对 T 细胞、B 细胞、单核 - 巨噬细胞、粒细胞均有较强的抑制作用；抑制肥大细胞合成组胺和磷酸二酯酶等生物活性生成；抑制多种细胞因子的产生；抑制补体合成等。

适应证：炎症性疾病治疗；超敏反应性疾病等。

2. 环孢素 A（cyclosporin A，CsA）为真菌代谢产物的提取物，目前已能化学合成。主要通过阻断 T 细胞内 II-2 基因的转录，抑制 IL-2 依赖的 T 细胞活化。

适应证：抑制免疫细胞活化诱发的炎症；移植排斥反应的防治。

3. 他克莫司（FK-506）　属大环内酯类抗菌药物，为真菌产物。其具有抑制 T 细胞钙离子依赖型信号转导和 T- 细胞特异性转录因子 NF-AT 活化作用；抑制 T 细胞活化及 Th 依赖性的 B 细胞增殖；抑制 IL-2、IL-3 和 IFN-γ 等细胞因子产生及 IL-2 受体的表达。

适应证：免疫细胞活化引起的炎症；慢性肾脏疾病等。

（吕昌龙）

主要参考文献

[1]　王卫平, 孙锟, 常立文. 儿科学 [M]. 9 版. 北京:人民卫生出版社, 2018.

[2]　田政, 钱旭波. 脾氨肽对儿童哮喘合并反复呼吸道感染的疗效观察 [J]. 临床儿科杂志, 24(7): 600-602.

[3]　吕昌龙, 李殿俊, 李一. 医学免疫学 [M] 版. 北京:高等教育出版社, 2015.

[4]　王晓川, 申昆玲. 反复呼吸道感染临床径 [J]. 中国实用儿科杂志, 2016, 31(10) 725.

[5]　中国医师协会儿科医师分会儿童E业委员会. 儿童反复上呼吸道感染管理专家共识 [J]. 中国实用儿科32(10): 721-725.

[6]　中华医学会儿科学分会呼吸学志编辑委员会. 儿童支气管哮南 (2016 年版)[J]. 中华儿科167-181.

[7]　Frans P Nijkamp, Michael J of Immunopharmacology Basel(Switzerland): Sprin

第9章
儿科呼吸系统液体疗法

人体内所含的液体称为体液。体液是一□溶液，溶剂是水，溶质是蛋白质、尿素、□糖等有机物质及 Na^+、K^+、Cl^-、Ca^{2+}、□HCO_3^-、PO_4^{2-} 等无机物。体液是人体□组成部分，保持体液平衡是维系机体□的重要条件。体液平衡包括容量、

渗透压、酸碱度及各种溶质浓度的稳定。外环境及机体各系统如消化道、神经、内分泌、肾脏和肺的变化和疾病均可导致体液失衡。小儿尤其是婴幼儿新陈代谢旺盛，机体调节和代偿能力差，容易出现体液失衡。呼吸系统在小儿体液平衡中，也发挥着重要作用。

第一节 液体疗法概述

□积与体液总量占体重比例较□体液的交换率较成年人快，□幼儿较成年人更易出现体

□液平衡特点和调节

□量和分布

□组成，年龄越小，体□越高，见表9-1-1。□（55%）较青春期□体液占体重比低，□、肌肉组织相□肉含水多。□组□Na□质成□液中组成以□电解质□胞外□，占

比92%，因此血 Na^+ 对维持血浆渗透压发挥主要作用。细胞内液的蛋白质和有机磷酸盐分子量大，不易透过细胞膜，维持了细胞内液溶质的相对稳定。细胞内外液的溶质成分稳定的保持，既有细胞膜的通透性原因，即各种溶质的分子量不同，通透性也不同，也与不同溶质转运方式等有关，如 Na^+、K^+ 在细胞内外各为主要的阳离子，并保持各自在细胞内外的巨大浓度梯度差，就是细胞膜上的"钠泵"即 Na^+-K^+-ATP 酶的作用结果。

表9-1-1 不同年龄的体液分布
（%，占体重的百分比）

年龄	体液总量	细胞内液	细胞外液	
			血浆	间质液
足月新生儿	78	35	6	37
1岁	70	40	5	25
2～14岁	65	40	5	20
成年人	55～60	40～45	5	15～20

除了新生儿生后数天血钾、氯、磷和乳酸偏高，血钠、钙及碳酸氢盐偏低外，小儿体液的电解质组成与成年人相似。

（三）小儿水的代谢特点

尽管每天摄入的水和电解质有很大的波动，但体内液体和电解质的含量保持相对稳定，即水的摄入量大致等于排泄量。小儿水代谢的特点主要包括有：小儿生长发育快，活动量大，新陈代谢旺盛；摄入热量、蛋白质和经肾排出的溶质量相对较高；体表面积相对较大，呼吸频率快，不显性失水较多。

1. 小儿水的摄入 人体水的来源有食物中含的水、食物和机体自身的糖、脂肪、蛋白质所产生的水（代谢 100kcal 可产生水 20ml）及饮用的水。进食食物还同时补充了需要的 Na^+、K^+ 等电解质。每天水的摄入量多少与摄入食物的种类、肾脏溶质负荷、呼吸及皮肤蒸发的不显性失水，以及是否有腹泻等消化道、肺炎等呼吸道疾病等有关。总体讲，年龄越小，千克体重的需水量越大。小婴儿每天需水量为 120 ～ 160ml/kg，而 10 ～ 14 岁的年长儿为 50 ～ 90ml/kg。

2. 小儿水的排泄 主要通过排尿、出汗和排便的显性丢失和通过皮肤、呼吸不断蒸发的不显性丢失来排泄出水分，同时还有 Na^+、K^+ 等电解质，需要通过饮水和进食加以补充。同水的摄入量一样，婴幼儿相对年长儿和成年人每天水的排泄量较多。

3. 不显性失水 是指皮肤和肺呼吸蒸发丢失的水分，不含电解质，失去纯水，主要起调节体温的作用。机体重度脱水时，与排尿减少或无尿的机体调节不一样，不显性失水仍旧丢失，即使长期不进水，机体也会用组织本身含有的水分来补偿不显性失水的丢失。受新生儿成熟度、体表面积、呼吸频率、体温及环境温度和湿度、活动量的影响。呼吸道疾病使呼吸频率加快会引起不显性失水增加。不显性失水多用饮水和 5% 葡萄糖液口服补充，若合并汗液丢失多或腹泻等疾病时的脱水，应注意补充含钠电解质液。

（四）小儿水代谢的调节

机体主要通过肾脏、抗利尿激素等的调节来维系体液中水、溶质、血浆渗透压和酸碱度等的平衡。年幼儿特别是小婴儿调节机制发育不完善，使得每天出入水量相对较多。

1. 血浆渗透压和尿渗透压 小儿血浆渗透压与成年人一致都是 280 ～ 310mOsm/L。正常成年人尿渗透压为 50 ～ 1400mOsm/L，新生儿及婴儿 50 ～ 700mOsm/L。婴儿稀释功能生后即达成年人水平，而浓缩功能很不成熟，年龄越小，肾脏浓缩功能越差。肾脏浓缩功能差是小婴儿每天排尿次数多的重要原因之一。

2. 抗利尿激素（antidiuretic hormone，ADH） 肾脏水的排出与 ADH 的分泌及肾小管上皮细胞对 ADH 反应性有密切关系。引起 ADH 分泌的血浆渗透压阈值为 280mOsm/L，血浆渗透压变化 1% ～ 2% 即可影响 ADH 的分泌，当机体脱水量达体重 8% 或以上时，ADH 分泌呈指数变化，脱水重的患者无尿，ADH 分泌是重要原因。

3. 肾脏溶质负荷的排出 肾脏是唯一通过其调节来控制细胞外液容量与成分的重要器官。蛋白质代谢产物尿素和盐类（主要是钠盐）是肾脏的重要溶质负荷，需要足够的尿量将其排出。若进食为肉类或食物加盐多时，需饮水就多，而这样才可以通过肾脏调节排尿排出溶质负荷。成年人排出 1mmol 溶质需带出 0.7ml 水，而小儿排出 1mmol 溶质需带出 1 ～ 2ml 水，所以小儿尿量偏多。由于婴幼儿生长发育旺盛，所需热量、蛋白质较多，故出入水量相对越多，婴儿每天水交换量为细胞外液的 1/2，而成年人为 1/7。年龄越小，肾脏排钠、排酸、产氨能力越差，因此，易发生高钠血症和酸中毒。由于年龄小，肾小球滤过率低，水排泄速度相对较慢，若摄入水量过多，又容易导致水肿和低钠血症。

二、水、电解质和酸碱平衡紊乱

当体液紊乱超过机体的调节能力时，就会造成包括容量、渗透压、酸碱度和不同溶质浓度的失衡状态，出现脱水、酸碱平衡、电解质代谢紊乱等。

（一）脱水

脱水（dehydration）指由于水的摄入不足和（或）丢失过多造成体液总量尤其是细胞外液的减少，同时伴有 Na^+、K^+ 等电解质的丢失。

1. 脱水的程度　指体液丢失量，可用占体重的百分比表示，分为轻度、中度和重度脱水。一般情况下，患儿瘦弱、营养不良，皮下脂肪菲薄时脱水程度易被估计重，而肥胖、营养过剩，皮下脂肪厚时脱水程度易被估计轻。不同程度脱水的临床表现见表 9-1-2。

2. 脱水的性质　指血浆渗透压改变，由于血浆中电解质与血浆渗透压有关，而血浆渗透压很大程度上取决于血浆阳离子，而

Na^+ 是血浆中最主要阳离子（占 92%），因此临床常以 Na^+ 浓度表示血浆渗透压的变化来体现脱水的性质。脱水的性质分为等渗性脱水、低渗性脱水和高渗性脱水，血 Na^+ 值分别为 130～150mmol/L、< 130mmol/L 和 > 150mmol/L。不同性质脱水的临床特征见表 9-1-3。

（二）钾代谢紊乱

正常血清 K^+ 浓度为 3.5～5.5mmol/L，< 3.5mmol/L 为低钾血症，> 5.5mmol/L 为高钾血症。血钾变化的速度较血钾浓度更能体现低（高）钾的临床表现。

1. 低钾血症　病因是钾摄入不足和丢失过多。包括长期不能进食，吐泻、胃肠引流、频繁灌肠等经消化道丢钾，酸中毒、频繁使用利尿剂等肾脏排出钾过多，肾上腺皮质功能亢进症、醛固酮增多症、应用糖皮质激素等原发性失钾症、碱中毒、家族性周期性麻痹、过多食糖类食物使胰岛素分泌增多、应激状态等体内钾分布异常。临床表现

表 9-1-2　不同程度脱水的临床特征（等渗性脱水）

程度	失水占体重		精神	前囟 眼窝	眼泪	口腔 黏膜	皮肤弹性	尿量	循环
	%	ml/kg							
轻度	5	50	稍差	稍下陷	有	略干	稍干，可	稍少	—
中度	5～10	50～100	烦躁萎靡	明显下陷	少	干	干，较差	少	肢冷
重度	> 10	100～120	淡漠昏迷	深陷眼闭不合	无	极干	干燥花纹，差	极少，无	休克

表 9-1-3　不同性质脱水的临床特征

脱水性质	病因	机制	体液容量	血 Na^+ (mmol/L)	症状体征
等渗性	腹泻，饥饿呕吐胃肠引流	失水＝失 Na^+ 常见	细胞外液↓↓ 细胞内液→	130～150	见表 9-1-2
低渗性	营养不良腹泻，烧伤利尿剂，失血	失水＜失 Na^+ 少见	细胞外液↓↓↓ 细胞内液↑	< 130	脱水征重 神经细胞水肿易休克
高渗性	新生儿，尿崩症不显性失水补含钠液多	失水＞失 Na^+ 罕见	细胞外液↓ 细胞内液↓	> 150	脱水征轻 神经细胞脱水 高热、烦渴、烦躁

有烦躁不安、情绪波动、无力，严重者精神不振、嗜睡、神志不清、昏迷。神经肌肉兴奋性降低，骨骼肌肌肉软弱无力，重症肢体瘫痪、呼吸肌麻痹，腱反射、腹壁反射减弱或消失。平滑肌出现麻痹性肠梗阻、胃扩张。各种心律失常，心音低钝，甚至心力衰竭。心电图表现为 T 波低宽、出现 U 波，QT 间期延长，T 波倒置及 ST 段下降。还可出现多尿，慢性低钾可使生长激素分泌减少，还有横纹肌裂解症。积极治疗原发病，轻度给含钾丰富的食物。补钾量为 3 ～ 6mmol/（kg·d）的 KCl[220 ～ 450mg/（kg·d），KCl = 10%KCl 2 ～ 4.5ml/（kg·d）]。浓度为液体中含 KCl 一般为 0.2%（27mmol/L），不超过 0.3%（40mmol/L）。静滴速度为 < 0.3mmol（22.35mg KCl）/（kg·h），静推及快速补钾可引起心搏骤停。见尿补钾是指治疗前 4h 内有尿或输液后排放可补钾。

2. 高钾血症　病因是排钾减少和摄入过多。包括肾衰竭、尿路梗阻、肾上腺皮质功能减退和使用保钾利尿剂，静脉或口服摄入钾过快过多、输入库存过久的全血。钾分布异常如休克、严重溶血、挤压伤及胰岛素缺乏等。临床表现有心率减慢而不规则，室性期前收缩和室颤，甚至心搏停止；心电图有 P 波高尖、P 波消失或 QRS 增宽、室颤和心搏停止；神经肌肉症状有萎靡嗜睡、手足感觉异常、腱反射减弱或消失，重者出现弛缓性瘫痪、尿潴留和呼吸麻痹。治疗包括积极治疗原发病，停用含钾的药物和食物。目的是防治致死性的心律失常和从体内排除过多的钾。血清 K^+ 浓度 > 6.5mmol/L 时，需检测心电图。拮抗高钾对心脏的毒性作用可用 10% 葡萄糖酸钙 0.5ml/kg，加等量的葡萄糖缓慢静注。促使钾转向细胞内，包括碱化细胞外液，5% NaHCO₃ 3 ～ 5ml/kg 快速静滴及应用葡萄糖（0.5 ～ 1.0g/kg）加胰岛素静滴，每 3g 葡萄糖加 1U 胰岛素。加速排钾用呋塞米、透析或血液净化等方法。

（三）酸碱平衡失调

正常机体保持血液 pH 为 7.35 ～ 7.45，若血液 pH < 7.35 为酸中毒，pH > 7.45 为碱中毒。由代谢失常引发的酸中毒或碱中毒是代谢性酸中毒或代谢性碱中毒，由呼吸紊乱引发的酸中毒或碱中毒是呼吸性酸中毒或呼吸性碱中毒。人体可通过缓冲系统，在一定范围内调节酸碱平衡失调和紊乱。

1. 代谢性酸中毒　病因：①体内碱性物质（HCO_3^-）大量丢失，见于腹泻、胃肠引流或瘘管；②细胞外液酸性产物（H^+）产生过多或排出障碍或摄入过多，见于进食不足或各种酮症，肾衰竭，乳酸血症，摄入酸性物质过多，如服用 $CaCl_2$、NH_4Cl，静滴某些氨基酸等。临床表现，轻度代酸（HCO_3^- 浓度为 13 ～ 18mmol/L）症状不明显，可有呼吸频率稍快，病史询问、血 HCO_3^- 和血气检查可诊断。中、重度代酸（HCO_3^- 浓度为 9 ～ 13mmol/L、< 9mmol/L）表现为精神烦躁不安或萎靡、呼吸深快（Kussmauls 呼吸）、心率快、面红和（或）唇红，危重者出现昏睡昏迷、呼吸不规则、心率缓慢、心律失常和发绀。治疗重要的是去除病因，治疗原发病，同时辅以补充碱剂。若未查电解质或血气，可先提高 HCO_3^- 5mmol/L。用 1.4% NaHCO₃ 3ml/kg 约可提高 HCO_3^- 1mmol/L。碱剂需要量 mmol=（-BE）× 0.3 × 体重（kg），5%NaHCO₃（ml）=（-BE）× 0.5 × 体重（kg）。一般先给予 1/2 量，视情况再补。纠酸中应注意：①避免频用高张液，以免体液高渗；②避免过快纠酸，以免发生碱中毒；③在纠酸中应注意补钾补钙。

2. 呼吸性酸中毒　儿童尤其是婴幼儿呼吸道狭窄、呼吸代偿机制差、免疫功能低下易致呼吸道感染造成气道分泌物增加阻塞气道，这些都可引起通气功能障碍，使 CO_2 潴留，引发高碳酸血症之呼吸性酸中毒。临床表现除原发病表现外，大多有呼吸困难，高碳酸血症可引起血管扩张，颅内血流增加，致头痛及颅压增高，严重者出现呼吸抑制。治疗主要是针对原发病，改善通气，必要时应用人工辅助通气。

3. 代谢性碱中毒　是由于血液中 H^+ 丢失或 HCO_3^- 蓄积所致。病因主要有：①胃肠引流和呕吐所致 H^+ 和 Cl^- 的丢失；②摄入或输入过多的 HCO_3^-；③严重的低钾血症，低钾血症常伴发代谢性碱中毒。特征性的临床表现不多，呼吸浅慢、头痛、烦躁、手足麻木、低钾血症及手足抽搐（由于血清游离 Ca^{2+} 降低所致）。治疗主要是去除病因，停用碱性药物，补液纠正低钠、低钾和低氯血症等电解质紊乱。轻症可给予生理盐水静滴，

重症（$pH > 7.6$，$HCO_3^- > 40mmol/L$，$Cl^- < 85mmol/L$）可用 NH_4Cl 静滴。

4. 呼吸性碱中毒　肺泡通气过度增加致血 CO_2 分压降低。病因主要有：①心因性或机械通气所致的通气过度；②低氧、贫血、肺炎、CO 中毒等所致的呼吸加快；③神经系统疾病如外伤、颅内感染和肿瘤等引发的呼吸频率加快等。临床表现主要：是原发病的表现，急性低碳酸血症可使神经肌肉兴奋性增加，尿液呈碱性。治疗主要是治疗原发病。

第二节　治疗方法

液体疗法包括口服补液和静脉补液两部分。

一、口服补液

用于预防脱水和治疗轻中度脱水，新生儿、明显呕吐、腹胀者不用。小儿急性呼吸道疾病如腹型感冒病初常合并腹泻，可考虑应用口服补液。现口服补液盐（ORS）常用的是电解质渗透压为170mOsm/L（总渗透压为245mOsm/L）的安全低渗配方，对保护肠黏膜屏障作用、减少水肿和口渴等更有优势。

二、静脉补液

当机体丢失的体液包括水分和电解质难以通过自身代偿时或丢失体液过快过多或疾病等因素影响食物摄入则需要补液，重者必须静脉补液。补液的液体中，葡萄糖尽管也有等渗（5% 葡萄糖液）和高渗（浓度 > 5% 葡萄糖液）之分，但由于其输入体内后很快被代谢利用提供热量，因此一般不计算张力。常用溶液及配制液成分及功用见表 9-2-1。静脉补液遵循三定四原则。三定为定量（脱水的程度即体液丢失的量，包括累积损失量、继续损失量和生理需要量）、定性（脱

水的性质，以血清 Na^+ 浓度判断等渗性、低渗性和高渗性脱水）和定速度（补充累积损失量是输液速度宜快，低渗性脱水宜快）。四原则先快后慢、先浓后淡、先盐后糖、见尿补钾。重度脱水应先扩容，液体为等张含钠液（2：1 等张含钠液），量为 20ml/kg，总量不超过 300ml，0.5 ~ 1h 输入。扩容量及时间亦计算在累积损失中。重度酸中毒时，应先用 1.4%NaHCO₃ 20ml/kg 纠正酸中毒，总量不超过 300ml，0.5 ~ 1h 输入，可起到扩容纠酸的作用。扩容纠酸后见尿补钾。累积损失量按脱水轻中重不同程度分别补充 50ml/kg、50 ~ 100ml/kg 和 100 ~ 120ml/kg，可先补 2/3 量，补充后评估机体调节状况再决定是否继续补充。

三、儿童静脉维持液的液体疗法

静脉补液常应用于口服摄入量显著缺乏的儿童，通过静脉补液维持水合作用可以挽救无数患儿的生命。然而，静脉补液可导致包括死亡在内的严重并发症。这与来自错误的补液量，静脉注射液的不适当成分，以及包括外渗、感染、血栓形成等静脉插管并发症有关。输液中常伴发低钠血症，鉴于对低钠血症的担忧，近年来的研究比较了低渗与

表 9-2-1　常用溶液及配制液成分（mmol/L）及作用

溶液	Na⁺	K⁺	Cl⁻	HCO₃⁻	Ca²⁺	渗透压(mOsm/L)	张力	作用
② 5% 或 10% 葡萄糖								供水、供热量
① 0.9%NaCl（生理盐水）	154		154			308	等张	供水、电解质
5% 葡萄糖氯化钠	154		154			308	等张	水电解质、热量
5%NaHCO₃	595			595		1190	3.6 张	供电解质、纠酸
③ 1.4%NaHCO₃	167			167		334	等张	供电解质、纠酸
10%KCl		1342	1342			2684	8.9 张	纠正低血钾
林格液	146	4	109		2.5	310		供水、电解质
2∶1 含钠液①∶③	158		100	58		316	等张	供水、电解质
2∶3∶1 含钠液①∶②∶③	79		51	28		158	1/2 张	水电解质、热量 补充等渗性脱水
4∶3∶2 含钠液①∶②∶③	106		69	37		212	2/3 张	水电解质、热量 补充低渗性脱水
1∶2 含钠液①∶②	54		54			108	1/3 张	水电解质、热量 补充高渗性脱水

等渗静脉液对儿童维持水化作用的影响。对于儿童来说，含有与血浆相似钠浓度的等渗液应该是维持体液平衡的标准静脉补充维持液。美国儿科学会推荐选择含有适当氯化钾和葡萄糖溶液的等渗静脉维持液，主要原因在于可以降低低钠血症的发生风险。而大量腹泻、严重烧伤和肾衰竭等需补充低渗液体以维持容量，避免高钠血症。

四、儿童呼吸系统疾病的液体疗法

儿童尤其是婴幼儿呼吸道感染时常伴有全身中毒症状影响进食进水导致饥饿性酮症、低钾血症、代谢性酸中毒和水入量不足脱水，高热呼吸频率加快不显性失水增多，合并消化道症状腹泻、呕吐可引起脱水。毛细支气管炎和肺炎的呼吸频率加快不显性失水增加、通气换气障碍引起呼吸性酸中毒。支气管哮喘急性发作等喘息性疾病也有呼吸性酸中毒和脱水等。在积极治疗原发病的基础上，液体治疗需注意：①酮症时的入量不足可补充 10% 葡萄糖，呕吐伴酮症可补充 5% 葡萄糖氯化钠液，中毒症状好转鼓励进食。②进食差的代谢性酸中毒时，若 HCO₃⁻ > 15mmol/L、呼吸道分泌物多、喘憋重，碱性液补充要慎重。注意改善通气，常规补液如用含部分碱性液的 1/2 张液即可。③重症肺炎补充液体时要注意保护心脏功能，液速 5ml/（kg·h）。④原则上若能进食进水，肺炎的每天静脉给药液量为 20 ~ 40ml/kg；若进食差、病情重，液量可酌情增加，一般不超过 60ml/kg。同时存在重度脱水可按上述脱水补充量的 1/2 补充后，再行评估后确定进一步补液量。⑤维持液的补充要注意张力不可过低，可补充含钾的液体提高张力，以免出现低钠血症。

（刘长山）

主要参考文献

[1]　王卫平 . 儿科学 [M]. 8 版 . 北京：人民卫生出

版社, 2013.

[2] 桂永浩, 薛辛东 [M]. 3 版 . 北京 : 人民卫生出版社, 2015.

[3] Kleinman RM, Stanton BF, St.Geme JW, et al.Nelson Textbook of Pediatrics[M].19th ed.Philadelphia: W.B.Saunders Company, 2011.

[4] Feld LG, Neuspiel DR, Foster BA, et al. Clinical Practice Guideline: Maintenance Intravenous Fluids in Children[J]. Pediatrics, 2018, 142(6): e20183083.

[5] McNab S.Intravenous maintenance fluid therapy in children[J]. J Paediatr Child Health, 2016, 52(2): 137-140.

呼吸系统在儿童发育阶段是容易发生疾病的系统，且儿童的营养状况与其生长发育密切相关，而呼吸系统的生长发育与营养密不可分。一个功能健全的呼吸系统能够使机体获得足够的氧气，满足细胞从大量营养物质中获取能量的需要，同时有利于清除代谢废物。而呼吸系统疾病患儿可出现营养障碍，影响身体的营养与代谢情况，存在营养风险，从而加重原发病，增加并发症，影响患者结局。体内营养的改善，可纠正患儿的营养状况，有助于缓解病情，恢复肺功能，对临床结局的改善有一定的影响。目前营养支持治疗已经受到了儿外科、重症监护室、消化内科及新生儿等重视并开展临床治疗，而在儿童呼吸内科仍缺乏相关的重视。

第一节　营养支持治疗概述

从 20 世纪 60 年代开始，由 Dudrick 开创了腔静脉置管输注全营养混合液以来，营养支持已逐渐广泛应用于临床。如今的营养支持作用不仅用于改善危重患者的营养状况，更多地已经扩展到了调节应激状态下的免疫、炎症、高分解代谢和内分泌状态，保护及改善器官功能，实现由"营养支持"（nutrition support）向"营养治疗"（nutrition therapy）的转换。

一、住院患者营养筛查与评估

对呼吸系统患者进行营养治疗时，营养筛查和营养评估是密不可分的组成部分。营养筛查是确定患者有无营养问题的第一步，当筛查认为患者存在营养风险时，则需要进行更全面的营养状态评估，以便通过更加详细的检查进一步确定这些患者的营养问题是否真的需要临床干预。营养筛查通常由营养师、护士、内科医师或其他有资格的医疗保健专业人员完成。营养筛查一旦完成，存在营养风险的患者应该由营养师来进行更深入的营养评估。

（一）营养筛查

目前临床基本和常用的营养筛查指标还是测量体重、身高及其变化（表 10-1-1）。

1. 年龄别体重（weight-for-age）　是反映近、远期营养状况的敏感指标。年龄的体重 < − 2SD 或 P3 提示能量和营养素供给不足。

2. 年龄别身高（height-for-age）　身高增长缓慢或停滞则反映有较长时间的营养亏空存在。年龄别身高 < − 2SD 或 P3 提示生长落后或身材矮小。

3. 身高别体重（weight-for-height）　即身高的标准体重，其优点是不依赖于年龄。< − SD 或 P3 提示营养低下即"消瘦"，可

能是急性饥饿或长期摄入不足造成的。

表 10-1-1　三种评价指标的营养不良
分级标准（中位数百分比）

分级	年龄别体重	年龄别身高	身高别体重
正常	90～110	＞95	＞90
轻度营养不良	75～89	90～94	80～90
中度营养不良	60～74	85～89	70～79
重度营养不良	＜60	＜85	＜70

（二）营养评估

目前儿科营养不良与风险评估的方法不少。主要的传统营养风险评估方法包括：膳食调查、人体测量以及实验室免疫生化检查指标等。传统方法评估过程中常使用单一指标和复合指标来衡量，单一指标主要如体重、身高、体重指数、血清白蛋白、前白蛋白、血红蛋白等，都有一定的局限性。近几年儿科中常用复合指标的筛查工具，包括主观全面营养评价（SGNA）、儿科 Yorkhill 营养不良评分（PYMS）、受损营养状况和生长风险筛查工具（STRONG）、儿科营养不良评估筛查工具（STAMP）、儿童营养风险评分（PNRS）、儿童营养筛查工具（PNST），但在使用过程中因存在耗时长、需要专业人员参与、部分工具主观性强等特点，均有一定局限性。

二、营养支持治疗的成分

（一）能量

能量供给旨在补充患儿的基本需求（基础代谢、活动、生长发育）和支持合成代谢。

人体消耗能量的形式有三：基础能量消耗（basal energy expenditure，BEE）、食物产热效应（thermic effect of food，TEF）和活动产热作用（activity thermogenesis，AT）。这三个组分组成了一个人每天的总能量消耗（total energy expenditure，TEE）。BEE 每天非常恒定，通常占 TEE 的 60%～70%。

能量消耗目前最常用的是间接测热法，这种方法是通过测量氧消耗（VO_2）、二氧化碳产生量（VCO_2）、呼吸商（RQ）来计算能量消耗。呼吸商是二氧化碳产生量与氧气消耗的比值，底物利用取决于 VCO_2 与 VO_2 的比值及尿氮（UrN）的排泄。葡萄糖、脂肪和蛋白质完全氧化产生的 RQ 为 1.0、0.7 和 0.85。对于呼吸功能不全的儿童来说，由于体内会有过量的二氧化碳产生，对高比例的糖类的热量摄入或管理可能会造成困难。

Weir 方程式是运用最广的来计算能量消耗（energy expenditure，EE）的方程：

$$EE\ (kcal) =3.941 \times VO_2\ (L) +1.106 \times VCO_2\ (L) - [2.17 \times UrN\ (g)]$$

碳水化合物是非蛋白质热量的主要部分，45%～65% 的能量摄入来自糖类，临床上常用的是葡萄糖。葡萄糖能够在所有组织中代谢，提供所需要的能量，是蛋白质合成代谢所必需的物质，是脑神经系统、红细胞等所必需的能量物质。过多能量摄入可能会引起高血糖，会增加 CO_2 的产生，增加呼吸肌做功、肝脏代谢负担和淤胆发生等。能量摄入不足则可能导致营养不良、免疫低下、生长迟缓，增加发病率和病死率。如支气管肺发育不良患儿因疾病急性期能量摄入减少，氧耗量增加，呼吸做功增加使生长率损害，可出现生长迟缓，可以增高能量需求以积极的营养治疗来支持。

（二）脂类

脂肪补充量一般为非蛋白质热量的40%～50%，摄入量可达 1.0～1.5g/（kg•d）。长链脂肪乳剂（LCT）和中长链混合脂肪乳剂（MCT/LCT）是目前临床上常选择的静脉脂肪乳剂类型。LCT 提供必需脂肪酸（EFA），由于 MCT 不依赖卡尼汀转运进入线粒体，有较高的氧化利用率，更有助于改善应激和感染状态下的蛋白质合成。

（三）氨基酸、微量营养素

因为生长发育所需，婴幼儿比成年人需

要更多的必需氨基酸。小婴儿的必需氨基酸还应包括组氨酸、牛磺酸、胱氨酸/半胱氨酸、酪氨酸、脯氨酸和甘氨酸。

微量营养素包括维生素和微量元素。维生素一般无法在体内合成，是多种酶的辅因子。微量元素是以微量存在的金属，可作为酶的辅因子或酶结构的一部分。肠内或肠外营养治疗一旦开始，所有患者都应该补充微量营养素。

三、营养不良对呼吸系统的影响

营养不良与呼吸系统疾病之间的关系已得到临床公认。营养不良可导致肺部结构、弹性及功能异常，影响呼吸肌数量、强度及持久力，肺部免疫防御机制以及呼吸运动的控制。

营养不良降低呼吸肌的肌力与耐力，使呼吸肌容易出现疲劳，发生或加重呼吸衰竭。对于热量摄入不足的重症患者，能量的来源是蛋白质分解与糖异生。蛋白质能量营养不良会影响骨骼肌体积和功能。膈肌与肋间肌正是有被分解危险的骨骼肌。在健康或者疾病状态下，营养不良都会消耗膈肌，降低膈肌质量。对没有肺部疾病的营养不良患者的研究发现，营养不良可导致呼吸肌力下降37%，最大通气量下降41%，肺活量下降63%。通气动力降低的后果包括有效咳嗽的减少以及无法排出呼吸系统的分泌物，导致肺不张，出现肺炎。血浆蛋白的减少，难以维持正常的血浆胶体渗透压，组织间隙水肿，肺的含水量增加，影响氧的弥散功能。若营养不良得不到控制，呼吸衰竭是必然结果。对于机械通气的患者，可能延长机械通气及在 ICU 住院时间，增加患者出现不良后果的风险，增加住院费用，延长康复的时间。

营养不良动用了体内的脂肪库，脂肪成为能量的重要来源，血浆中的游离脂肪酸和甘油水平增高，脂肪酸经过连续的氧化过程生成酮体：乙酰乙酸、β-羟丁酸与丙酮，大量的酮体可造成代谢性酸中毒，加重呼吸系统的负担，代偿性的过度通气，出现呼吸性碱中毒。

营养不良使免疫球蛋白的合成减少，分泌型 IgA 下降，补体系统活性降低，中性粒细胞杀菌活性减退，血液淋巴细胞减少，机体免疫功能下降，呼吸系统组织的防御与修复功能减退，使呼吸系统感染难以控制或出现新的感染。持续的营养不良将改变宿主的免疫应答，可能增加呼吸系统感染的概率。伴随着细胞免疫功能的降低，免疫球蛋白会发生转换，表面活性物质减少，肺损伤的修复能力降低，感染更难以控制。

电解质紊乱亦影响呼吸功能，如低磷血症影响红细胞代谢，降低对运输氧的能力，还直接影响骨骼肌功能而导致呼吸衰竭。

营养不良时体内激素水平分泌异常，如交感-肾上腺髓质兴奋，体内应激性激素大量产生，胰高血糖素、糖皮质激素等增加，肝糖原分解，糖异生作用增加，组织对糖的利用障碍，血糖升高常见，容易发生感染，甚至感染迁延不愈。

营养不良时胃肠道屏障功能减弱，肠道通透性增加，肠内细菌移位，导致肠源性感染，甚至诱发多器官功能障碍。

第二节　治疗方法

营养支持治疗方法包括肠内营养（enteral nutrition，EN）和肠外营养（parenteral nutrition，PN）。

一、肠内营养

肠内营养（EN）是临床营养支持的首选方式，如果患儿胃肠道功能存在，但不能或不愿进食以满足其营养需求，就应考虑通过各种方法给予肠内营养，当无法通过口服补充时，应选择管饲喂养。

（一）适应证

通常经口摄入不足持续 3 ~ 7d 可作为肠内营养支持的指征，但对于能量储备明显不足的患儿（如体重显著下降者等）或者分解代谢旺盛者，尽早进行营养干预更为合适（表 10-2-1）。

表 10-2-1　常见肠内营养途径及适应证

途径	适应证	注意事项
口胃管（OG）	多用于早产儿，或鼻后孔闭锁者	
鼻胃管（NG）	短期应用（< 4 ~ 6 周）且无吸入风险的患者	合并严重肺疾病患者应避免间隙推注造成短时的胃过度膨胀致膈肌上抬引起呼吸困难
鼻空肠管（NJ）	易发生吸入者；胃排空延迟，严重胃食管反流	置管前应用促胃动力药物有助于提高连续喂养成功率（推注式喂养易发生腹胀和腹泻）
胃造口（GT）	适用于需长期肠内营养的患儿	间歇或连续喂养
空肠造口（JT）	需长期 EN 同时伴有胃排空延迟或易吸入的患者	连续喂养（推注式喂养易发生腹胀和腹泻）
胃空肠管（GJT）	用于胃内减压 + 空肠内连续输注	

（二）禁忌证

完全性肠梗阻，如肠闭锁等先天性消化道畸形；坏死性小肠结肠炎；由于衰竭、严重感染、创伤及手术后消化道麻痹所致的肠功能障碍；高流量小肠瘘。此外，如上腭 - 面部手术等有可能增加机会性感染的情况则为管饲的相对禁忌证。当对适应证不确定的病例，可考虑短期试用。

（三）应用途径与方法

选择肠内营养途径时，应根据患儿的年龄、胃肠道解剖和功能、预计肠内营养时间和发生吸入的可能性综合判断。管饲喂养常用的方法有间歇推注、间歇输注和连续输注三种（表 10-2-1）。

（四）肠内营养制剂的选择

肠内营养制剂应根据患儿的年龄、营养素需求、肠道功能、目前的进食情况，以及是否有食物过敏等因素综合选择。在绝大多数情况下，母乳是婴儿的最佳食品。此外，市场上多种婴儿配方奶粉供特殊情况下的婴儿选用。

（五）并发症与监测

肠内营养有技术性、胃肠道以及代谢性并发症。鼻胃管可能发生移位、压迫鼻腔黏膜造成鼻黏膜充血或糜烂。胃造口置管常见的并发症如管道移位和阻塞。导管移位导致的肠穿孔是空肠喂养的最严重并发症。呕吐、腹泻、腹部不适是最常见的管饲并发症。右侧卧位或斜靠可以增强某些患儿的胃排空能力。此外，也可发生液体和电解质异常等。

肠内营养期间应当密切监测可能的不良反应和并发症。

二、肠外营养

适当的营养在婴幼儿、儿童时期至关重要。肠外营养可以作为肠内营养的补充或完全替代肠内营养。

（一）适应证

如因营养状况、疾病以及手术或药物等治疗，经肠内未能获得所需足够营养 5d 以上的患儿，则应考虑肠外营养支持。

（二）禁忌证

休克、严重水、电解质紊乱和酸碱平衡失调者，未纠正时禁用以营养支持为目的的补液。目前推荐：严重感染、严重出血倾向、出凝血指标异常者慎用脂肪乳剂。停止输注含有脂肪乳剂的肠外营养液 4 ~ 6h 后测定血清甘油三酯浓度，若 > 2.5mmol/L（227mg/dl），应暂停使用脂肪乳剂。严重肝肾功能不全者慎用脂肪乳剂及非肝/肾病专用氨基酸配方。

（三）输注途径与方法

中心静脉导管已普遍应用于临床，但在置管和应用时也可能出现相关并发症。因此，只有接受过相关培训的专业人员才能进行置管并对其进行维护。进行肠外营养治疗时，根据营养液输注天数与营养液配方渗透压浓度，选择合适的静脉置管途径。

（四）肠外营养素

1. 氨基酸　目前肠外营养配方为稀释的晶体氨基酸，以满足不同年龄患者的需要。小儿氨基酸已经有专门的配方来满足新生儿的需求。推荐 < 3 岁的婴幼儿选用小儿专用氨基酸，> 3 岁的儿童和青少年可选用成年人配方。各年龄段氨基酸推荐用量见表10-2-2。

表 10-2-2　儿童肠外营养能量、氨基酸和脂肪推荐用量表

年龄 / 岁	能量 [kcal/(kg·d)]	氨基酸 [g/(kg·d)]	脂肪 [g/(kg·d)]
~ 1	60 ~ 70	2 ~ 3.0	2 ~ 3.0
~ 3	50 ~ 70	1.5 ~ 2.5	1.5 ~ 2.5
~ 6	40 ~ 60	1.0 ~ 2.0	1.0 ~ 2.0
> 6	30 ~ 50	1.0 ~ 2.0	1.0 ~ 2.0

2. 脂肪乳　脂肪乳剂对静脉无刺激，能量密度高，而且可提供必需脂肪酸（表10-2-2）。在肠外营养配方中非蛋白能量以碳水化合物和脂肪共同提供，可促进蛋白质利用，改善氮平衡，并减少 CO_2 生成。

3. 碳水化合物　碳水化合物是能量的主要来源。葡萄糖通常是构成 PN 溶液渗透压的主要物质。葡萄糖耐量可能会受年龄、PN 输注周期、代谢状态和疾病的影响，需

要仔细监测。推荐量见表 10-2-3。

表 10-2-3　静脉输注葡萄糖推荐量 [g/(kg·d)]

	第 1 天	第 2 天	第 3 天	第 4 天
1 ~ 3 岁	6	8	10	12 ~ 14
> 3 ~ 6 岁	4	6	8	10 ~ 12
> 6 岁	3	5	8	< 10

4. 液体和电解质　大多数有关水和电解质代谢的文献是基于早产儿的研究，儿童的推荐剂量通常基于新生儿和成年人的数据（表 10-2-4）。

表 10-2-4　儿科患者肠外液体推荐量

年龄 / 岁	液体量 [ml/(kg·d)]	Na+ [mmol/(kg·d)]	K+ [mmol/(kg·d)]
~ 1	80 ~ 150	2.0 ~ 4.0	2.0 ~ 4.0
~ 2	80 ~ 120	2.0 ~ 4.0	2.0 ~ 4.0
~ 3	80 ~ 100	2.0 ~ 4.0	2.0 ~ 4.0
~ 6	60 ~ 80	2.0 ~ 4.0	2.0 ~ 4.0
> 6	50 ~ 70	2.0 ~ 4.0	2.0 ~ 4.0

5. 维生素及微量元素　肠外营养时需补充 13 种维生素，包括 4 种脂溶性维生素和 9 种水溶性维生素，临床上一般应用维生素混合制剂。

铁、铬、铜、碘、锰、钼、硒和锌是参与许多代谢过程的必需微量元素。临床上一般应用微量元素混合制剂。胆汁淤积患儿的微量元素水平应严密监测，防止铜中毒。肾功能损害的患儿无法排泄硒、钼和锌，应慎用。

（五）并发症及监测

肠外营养并发症包含 3 种：与中心静脉导管相关的、代谢性及其他组织系统（包括肠外营养液稳定性及其与加入药物的相互作用）的并发症。中心静脉导管相关的并发症包括感染、阻塞、中心静脉血栓、肺栓塞和意外损伤。代谢性并发症包括电解质、无机

盐、葡萄糖、必需脂肪酸、维生素和微量元素失调。肠外营养液和（或）潜在疾病可能损伤其他组织，导致肝胆疾病、代谢性骨病和生长障碍。

长期接受肠外营养的患儿需要常规监测生长和机体组分。包括摄入量、临床体征（皮肤弹性、囟门、黄疸、水肿等）、生长参数（体重、身长）、24h 出入量及定期实验室检查如血常规、电解质、肝肾功能、血糖、血脂、尿糖。

三、呼吸系统疾病的营养治疗

1. 慢性肺病和支气管肺发育不良　慢性肺病（CLD）与支气管肺发育不良（BPD）密切相关。对这些患儿连续多次且细致地进行营养评估是非常必要的，患儿的生长发育情况同样需要密切随访，这是评价药物和营养治疗效果的主要指标之一。肺的大小取决于身长，肺组织的健康生长也有赖于身长的线性生长，这也是该类疾病的最终解决办法。对 CLD 和 BPD 患儿生长发育模式的观察显示，这类婴儿生长发育迟缓，因此需要对呼吸系统和营养状况两方面进行仔细评估。

CLD 和 BPD 患儿因其肺部情况而对特殊营养的需求时间长短不一。营养治疗的总体目标是：提供充足的营养摄入，促进机体线性生长，维持体液平衡及培养与年龄相对应的喂养技巧。

2. 囊性纤维化（CF）　是由于外分泌腺受累而导致的反复慢性气道感染以及进行性的肺功能损毁是疾病主要的特点，与此相伴随的往往是进行性恶化的营养状态，而两者均是疾病预后重要的影响因素。容易发生营养不良的高危患者包括婴儿、幼童、青少年、妊娠及哺乳期妇女，无论其病情在医学上是否处于稳定状态，这类人群均应接受营养评估及监测。对于 CF 患者需要进行营养状况监测，对于 2 岁以下者需要监测体重、身长、头围变化，2 岁以上者需监测 BMI（儿童及青少年需参考生长曲线范围评价生长发育情

况并监测生长速度），成年人尚需监测每年身高的变化（以及时发现骨量脱失的症状）。

CF 患者的营养管理目标是实现正常生长和改善营养状况。主要干预措施包括：①胰酶替代疗法（PERT），以减少胰腺功能不全所造成的吸收障碍；②高能量、营养丰富的饮食，以补偿粪便营养丢失，提高的能量需求，以及由胃肠道及呼吸道并发症引起的饮食摄入减少（摄入减少常见于胃食管反流病、远端肠阻塞综合征以及肺部症状加重的囊性纤维化患者）；③维生素 / 矿物质补充剂，以防止微量元素缺乏。

相对健康的 CF 患儿当摄入高能量、中等脂肪含量的膳食再辅以 PERT 时能够保证正常的生长发育及能量储存。蛋白质的需要量或日推荐摄入量根据患者的性别、年龄及身高而定，通常至少占总能量需求的 15% ～ 20%。在患者能耐受的情况下，脂肪的摄入量应以能够提供总能量的 35% ～ 40% 为宜，不仅提供能量，还能提供必需脂肪酸（亚油酸、亚麻酸）及脂溶性维生素。补充脂溶性维生素是防止 CF 患者维生素缺乏所必需的，应当给予标准的适合年龄的多种维生素补充。年龄越小的 CF 患儿更易出现低钠血症，应补充适当盐分，对于年龄更大的儿童和青少年 CF 患者，可能没必要额外补充钠。其他微量元素并不需要常规补充，但对微量元素水平需要按照每个患者的具体情况进行评估。

此外需要进行膳食调整，其目的是满足 CF 患者对营养的额外需求。母乳喂养在免疫和社会心理方面对 CF 患儿及其家庭均有好处，应予以鼓励。对胰腺外分泌不良的婴儿，胰酶微球可以加入少量婴儿食品中或直接放入婴儿的嘴里。补充高能量配方奶对满足生长发育要求是必需的。对用配方奶喂养的婴儿，标准配方（20 ～ 27cal/oz，1oz ≈ 30g）外加胰酶通常足以满足患儿的需求。对儿童及成年人，可通过以下方式增加摄食，如规律的进餐时间，愉快的用餐氛围，增加每顿

食物的分量、额外给予零食以及选用高营养密度食物。对于无法经口进食的患者，可选择通过管饲补充营养。而肠外营养的最佳适应证是给予那些具有非常明显营养需求的患者（如胃肠手术恢复期的患者）提供短期的营养支持。

3. 肺炎　良好的营养状况及正确的喂养方法有助于预防肺部感染的发生。肺炎一旦发生，营养治疗的目标就是提供充足的液体和能量。轻度肺炎患儿不需要常规静脉补液，饮水和摄食可以保证液体入量，少量多次喂食可减轻对呼吸的影响。因呼吸困难或全身衰弱导致难以进食或频繁呕吐者需经鼻胃管喂养。不能进食者需予液体疗法，总液量为基础代谢正常需要量的 80%。有多项研究显示，营养不良是影响患儿重症肺炎的重要高危因素，营养支持疗法对患儿重症肺炎的转归有保护作用。

4. 哮喘　在哮喘的发病中，基因属性、环境暴露以及基因 - 环境相关作用均起一定作用。宫内和出生后的最初几年接受合理喂养及延长母乳喂养可能有助于降低儿童哮喘的发生。据统计，在遗传上具有罹患哮喘高风险的儿童，若在 1 岁之前超重，则罹患哮喘风险会降低，而且在 6 ～ 8 岁时会有比较好的肺功能；但如果过了婴儿期之后再发生超重，则其罹患哮喘的风险反而会增高。因此，幼儿期过后应该避免肥胖。

食物和某些营养素可能有助于哮喘的治疗。这些食物和营养素包括：大豆、ω -3 脂肪酸、ω -6 脂肪酸（降低导致支气管收缩的白三烯的生成）、抗氧化剂营养素（在氧化应激中保护气道组织）、维生素 D（抗感染营养分子）、镁（抗炎剂及平滑肌舒张剂）、咖啡因（支气管扩张剂）。

5. 呼吸衰竭　营养需求在这类患者中差别很大，主要取决于肺部基础病变进程、既往营养状况以及患者的年龄。这类患者可出现高分解状态或代谢亢进。呼吸衰竭患者机体组成成分的波动即为营养筛查的指标，若

条件允许，推荐使用间接测热法对患者能量需求进行更为准确的评估。

呼吸衰竭患者营养治疗目的是满足患者对营养的基本需求，保持去脂体重，恢复呼吸肌的数量和强度，维持体液平衡，提高对感染的抵抗力，以及在不超出呼吸系统清除二氧化碳的能力范围内提供足够的能量，使患者及早脱离氧疗和机械通气。

6. 其他　在我国儿童闭塞性细支气管炎（bronchiolitis obliterans，BO）的诊断与治疗建议指南中提出营养支持治疗：BO 的患儿能量消耗增加，需要给予足够热量和能量支持，以保证机体正常的生长发育及免疫功能，减少反复感染。在非囊性纤维化支气管扩张症中，由于疾病反复发作，支气管扩张和变形，增加肺通气阻力和呼吸肌做功，提高能量消耗，加重了营养不良的发生和发展，亟需重视和加强营养支持治疗。在儿童弥漫性肺实质 / 间质少见疾病的治疗建议中也提到需要预防和治疗营养不良的发生。

（韩志英　常　洁）

主要参考文献

[1] Blackburn GL, Wollner S, Bistrian BR. Nutrition support in the intensive care unit: an Evolving science[J]. Arch Surg, 2010, 145(6): 533-538.

[2] 中华医学会肠外肠内营养学分会儿科协作组 . 中国儿科肠内肠外营养支持临床应用指南 [J]. 中华儿科杂志，2010, 48(6): 436-441.

[3] 钟南山，刘又宁 . 呼吸病学 [M]. 2 版 . 北京：人民卫生出版社，2012.

[4] L.Kathleen Mahan, Sylvia Escott-Stump, Janice L Raymon. Krause 营养诊疗学 [M]. 13 版 . 杜寿玢，陈伟，主译 . 北京：人民卫生出版社，2017.

[5] Kleinman RE. 儿童营养学 [M]. 7 版 . 申昆玲，主译 . 北京：人民军医出版社，2015.

[6] Zhang Z, Lai HCJ, KA Roberg, et al. Early childhood weight status in relation to asthma development in high-risk children [J].J Allergy Clin Immunol, 2010, 126(6): 1157-1162.

[7] American Academy of Pediatrics. Nutritional

evaluation and treatment[M]. USA, 2009: 615-622.

[8]　中华医学会儿科学分会呼吸学组 . 儿童闭塞性细支气管炎的诊断与治疗建议 [J]. 中华儿科杂志 , 2012, 50(10): 743-745.

[9]　中华医学会儿科学分会呼吸学组全国儿童弥漫性肺实质 / 肺间质疾病协作组 . 儿童弥漫性肺实质疾病 / 肺间质疾病治疗建议 [J]. 中华儿科杂志 , 2019, 57(01): 5-8.

[10]　中华医学会儿科学分会呼吸学组，《中华儿科杂志》编辑委员会 . 儿童社区获得性肺炎管理指南 (2013 修订)(上)[J]. 中华儿科杂志 , 2013, 51(10): 745-752.

肺康复（pulmonary rehabilitation，PR）也称为呼吸康复，是康复医学中的分支。1940—1950 年在美国和其他国家已经开始对肺部疾病急性期后开始康复治疗，如肺结核急性期后的肺损伤、神经肌肉疾病导致的呼吸肌麻痹等。1970 年以后，肺康复的概念不断改进，加之检查手段不断完善和设备的逐步更新，肺康复扩展至更大的呼吸系统疾病领域，不仅应用到慢性阻塞性肺病（COPD）患者，还对非 COPD 患者所致的呼吸困难患者进行肺康复。

第一节　儿科肺康复概述

目前肺康复在成年人康复中应用较多，而在儿科呼吸系统的应用较少。儿童的呼吸系统无论在解剖上还是在生理上，都与成年人存在显著差别，而正是这些差别决定了儿科肺康复中对疾病的评估、治疗和具体诊治技术的选择性。

一、肺康复的概念

2013 年美国胸科学会（American Thoracic Society，ATS）和欧洲呼吸学会（European Respiratory Society，ERS）发布的《ATS/ERS 共识：肺康复要点与进展》给出了肺康复的定义：肺康复是根据患者详细的评估进行的一系列有计划的全面的干预措施，主要包括但不仅仅限于运动治疗、教育、行为改变。其主要目的是改善慢性肺疾病患者心理和生理条件，提高长期健康行为的依从性。

肺康复的主要目标是减轻症状，改善生活质量以及在日常活动中增加身体及情感的参与。

肺康复的对象是针对慢性呼吸系统疾病和继发性呼吸障碍，前者包括 COPD、支气管哮喘、囊性纤维化、继发性肺纤维化、肺减容手术前后等。后者主要包括其他原因造成的呼吸障碍的疾病，例如周围肌肉病、神经肌肉疾病、呼吸肌功能障碍、心肌损伤、社会心理异常等可能引起呼吸障碍的疾病或状态。

肺康复依靠的是多学科的康复小组，它是以患者和他的家庭为中心，由呼吸科医师占主导地位，与康复医师、护士、物理治疗师、呼吸治疗师、精神科医师、营养师、社会工作者共同组成的医疗康复小组。对于儿童的评估和治疗需要儿童、家长、多学科联合诊疗团队之间充分而巧妙的交流，且该种交流必须符合儿童的年龄特点。随诊儿童疾病诊断技术的提高，儿童肺部疾病的不断认识，肺康复方法也已逐渐应用在儿童哮喘、支气管扩张、肺不张、闭塞性细支气管炎、肺囊性纤维化及机械通气的患儿的呼吸管理中。

二、呼吸功能障碍的评估方法

对准备进行康复的患者进行综合评价对于制订一个适当的、个体化的康复方案是必要的。首先要对患儿的病史、体格检查和相关实验室检查进行全面了解；其次，对于患儿进行全面、精准的呼吸功能评估，包括肺功能评价、呼吸肌功能检测、呼吸系统疾病的影像学评价、运动试验、呼吸困难评定、日常生活活动能力评价、生活质量评价及康复心理评定，其中部分检测见第3章儿科呼吸系统检查与评估，而呼吸肌功能检测目前大部分还主要用于试验研究，未获得广泛应用。现仅就临床上儿童常用的一些评估方法进行介绍。

（一）运动试验

在对成年人和儿童疾病进行评估和治疗时，运动试验已成为一个非常重要的手段。运动可以激活正常生理功能的很多方面，包括通气和换气交换，心血管、神经肌肉和体温调节功能。静息时，心肺受限可能并不明显，但运动试验可能揭示气体交换功能不全和随之发生的功能障碍。

运动试验的适应证包括：诊断手段，确定已知疾病的严重度和功能影响，判断预后，治疗干预措施的结果评估，临床试验结果评估和协助改善健康和疾病人群的健康状况。

终止运动的时机：受试者感觉无论如何也无法继续运动；胸痛、肌肉痉挛、头痛、头晕、晕厥和头昏眼花；严重气短或疲劳；静息时 $SpO_2 < 90\%$；ECG 异常；ST段压低或抬高超过 3mm；室性期前收缩频繁出现；室上性心动过速；室性心动过速；房室传导阻滞；血压静息时下降，降低值 $> 20mmHg$，高血压（收缩压 $> 250mmHg$，舒张压 $> 100mmHg$）。

目前在儿科中应用的测试包括步行试验、功率自行车和平板运动。

1. 6分钟步行试验（six-minute walking test，6MWT） 是一项简单易行、耐受性好的亚极量运动试验，能很好地反映肺康复干预结果。

（1）6MWT 的检测方法：目前绝大多数研究按照 Bittner 等于 1993 年提出的试验方法，即让受试者在 30m 长廊上步行 6min，观察其 6min 的步行距离。试验前 2h 内避免剧烈运动。试验前测试患者的身高、体重、体重指数，并指导受试者沿直线尽可能快速行走，避免快速转身和走环形路线，同时告知测试者"本次试验的目的为观察你 6min 内最多能走多远"；试验过程中监测呼吸、脉搏、血压、经皮血氧饱和度（SpO_2），医师可以定时使用固定、平稳的鼓励性语言（如"你走得很好""继续走"），测试者在疲劳时可短暂休息（停止或在两端座椅上休息片刻），随后继续步行直到 6min 结束。若受试者出现呼吸困难、胸痛、冷汗、颜面苍白、发绀、骨骼肌疼痛、步伐蹒跚等即终止试验。

（2）结果判读及影响因素：大多数的 6MWT 是在干预前后进行，以此来判断患者是否有明显的改善。

目前多数研究采用步行距离作为评价运动耐量的指标，但步行距离常受到多种因素的影响，如身高、体重、腿长、年龄、种族等，有学者提出体重与距离的乘积作为衡量运动耐量的指标，试验中可同时监测患者的心率、血压以及 SpO_2 等指标来综合反映患者的运动耐量和心功能情况。

目前国际、国内仍无正常儿童的 6MWT 的参考值。有文献对在不同国家建立的健康儿童及青少年 6MWT 的步行距离的参考值和步行距离的回归方程进行系统评价，发现利用回归方程可得出步行距离的预计值，年龄、身高、体重、体重指数是影响个体步行距离的因素，除此之外，样本量大小、种族差异、鼓励性语言的频度、走廊长度以及重复试验次数将影响各研究步行距离的统一性和回归方程的适用性。

2. 功率踏车和运动平板试验 是极量运

动试验，即鼓励受试者达到其最大耐量水平，仍然是大多数成年人和儿童运动试验的基础。目前标准化的用于评估儿童运动能力的方法尚未出现。在美国胸科学会 / 美国胸科医师学院的指南中认为，大多数临床情况下运动平板优于踏车。

（二）呼吸困难评定

呼吸困难是指呼吸不畅或气短的感觉。美国胸科学会对呼吸困难的定义：是以主观上有呼吸费力的感觉为特征的症状，它在强烈的程度上是有明显区别的。这种呼吸费力的感觉可以是由于多学科因素相互作用所导致的，包括生理的、精神心理学以及社会和环境因素，这些因素可能诱导发生继发的生理学和行为学的反应。

评估呼吸困难主观感受的常用方法是改良的自觉呼吸困难 Borg 评分表（表 11-1-1）和标准的视觉模拟评分表。在实践中，Borg 评分表的应用存在一定困难，因为许多儿童很难理解这些术语，所以 Borg 评分最终经常采用与视觉模拟评分相同的方式来进行。

在 10cm 水平线的两端有两个标记点（分别表示 0 和 10cm）。受试者如果觉得他们的呼吸困难与刻度所代表的程度相吻合，就可以在这条线上做标记，然后测量该点与零点之间的距离（用 cm 表示）。

（三）日常生活活动能力评价

日常生活活动（activities of daily living，ADL）能力，是指个人为了满足日常生活的需要每天所进行的必要的活动的能力。通常分为基础性日常生活活动（basic activities of living，BADL）和工具性日常生活活动（instrumental activities of living，IADL）。Barthel 指数评定（the Barthel index of ADL）因其评定简单，可信度、灵敏度高，在临床上广泛使用。它包括 10 项内容，根据是否需要帮助及帮助的程度分为 0、5、10、15 四个功能等级，得分越高独立性越强（表 11-1-2）。

（四）生活质量评价

WHO 对生活质量的定义：个人处于自己的生活环境中，对本身生活的一种自我感受，涉及人们在生活中的文化和价值体系所

表 11-1-1　改良的自觉呼吸困难 Borg 评分表

评分	费力	呼吸困难	不适 / 疼痛	疲劳
0	无	无	无	无
0.5	非常非常弱的	非常非常轻的	非常非常轻的	非常非常轻的
1	很弱	很轻	很弱	很轻
2	弱	轻	弱	轻
3	温和	适度	温和	温和
4	有些强烈	有些困难	有些强烈	有些困难
5	强烈	困难	强烈	困难
6				
7	很强	很重	很强	很重
8				
9				
10	非常强烈 极限	非常困难 极限	非常强烈 极限	非常困难 极限

表 11-1-2　日常生活活动能力评价

日常活动项目	自理	稍依赖	较大依赖	完全依赖
进食	10	5	0	
洗澡	5	0		
修饰（洗脸、刷牙、刮脸、梳头）	5	0		
穿衣（包括系鞋带等）	10	5	0	
控制大便	10	5（偶尔失控）	0（失控）	
控制小便	10	5（偶尔失控）	0（失控）	
上厕所	10	5	0	
床椅转移	15	10	5	0
平地行走45m	15	10	5（需轮椅）	0
上下楼梯	10	5	0	

反映出与其生活的目的、期望、标准及其关注的关系。

目前已设计出多种量表来评价患者的健康相关生活质量（health-related quality of life，HRQL），即 HRQL 量表。有针对哮喘患者的 Juniper 哮喘生存质量问卷（asthma quality of life questionnaire，AQLQ），哮喘症状检查表（asthma symptoms checklist，ASC）；慢性呼吸系统问卷（Chronic Respiratory Questionnaire，CRQ）和圣乔治呼吸疾病问卷（St . George's Respiratory Disease Questionnaire，SGRQ）等。

（五）康复心理评定

康复心理评定是指运用心理学的理论和方法，对因疾病或外伤造成身体功能障碍的患者的心理状况（即认知功能、情绪、行为和人格等方面）进行量化、描述和诊断。常用的心理测验工具和评定量表主要有：韦氏智力测验、韦氏记忆测验、艾森克人格（个性）问卷（EPQ）、简易精神状态检查（MMSE）、自评抑郁量表（SDS）和自评焦虑量表（SAS）等。

第二节　肺康复治疗措施

呼吸系统的物理治疗主要是针对呼吸系统疾病的康复治疗，通过徒手疗法和物理因子疗法改善肺部的通气功能，提高呼吸的效率（换气运动和改善呼吸方式），另一方面指导患者自己咳痰，必要时治疗师给予帮助，同时促进肺残存功能最大限度的利用，达到维持和改善患者的运动耐力的目的。目前治疗方法均是以成年人为标准，但成年人可采用的大部分物理治疗技术也可应用于儿童，使用禁忌证也与成年人相同。

一、呼吸训练

对于长期呼吸功能障碍的患者，往往易习惯于呼吸效率低下的胸式呼吸，呼吸训练的目的就是指导患者急性高效率的呼吸法，包括：缩唇呼吸、腹式呼吸训练、部分呼吸法和强化呼吸肌训练。

（一）缩唇呼吸

缩唇呼吸（push in breathing）是吸气时用鼻子，呼气时嘴呈缩唇状以施加一些抵抗，慢慢呼气的方法（图 11-2-1）。其作用是增加气道阻力，减轻或防止小气道过早闭合，目的是改善通气换气功能，减少肺内残气量。

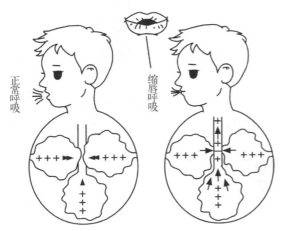

图 11-2-1　正常呼吸与缩唇呼吸比较

（二）腹式呼吸

腹式呼吸（abdominal breathing）中主要使用的呼吸肌为横膈，因此也称为横膈呼吸（diaphragmatic breathing），其目的是改善异常呼吸模式，减少呼吸辅助肌的使用，降低呼吸能耗。可以在坐位、仰卧位、步行等日常生活中使用。腹式呼吸训练中需注意把握患者的呼吸节律，刚开始时不要进行深呼吸，放松呼吸辅助肌，避免憋气、过分减慢呼吸频率，且量力而行，以不引起过度疲劳为宜。

1. 坐位的腹式呼吸　患者采用的体位是坐在床上或椅子上足跟着地，让患者的脊柱伸展并保持前倾坐位，吸气时腹部膨隆，呼气时腹部内凹（图 11-2-2）。

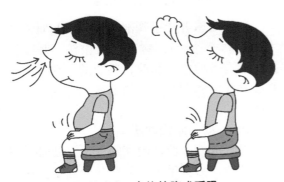

图 11-2-2　坐位的腹式呼吸

2. 仰卧位的腹式呼吸　首先让患者髋、膝关节轻度屈曲，全身处于舒适的仰卧位；然后经鼻吸气，隆起腹部，缩唇呼气，收缩腹肌，横膈上抬；吸气与呼气比例约为 1：2，训练的时间每次 5 ～ 10min，训练的效果随次数增加显现（图 11-2-3）。

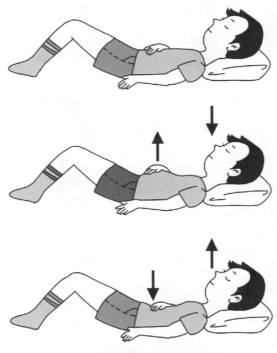

图 11-2-3　仰卧位的腹式呼吸

3. 步行时的腹式呼吸　这是把呼吸的类型与行走的步数协调一致的训练法。训练的目的是使患者在快速行走、长距离行走时也不出现呼吸急促，一般阻塞性肺疾患的患者在行走时吸气与呼气比例为 1：2，也就是两步吸气，四步呼气（图 11-2-4）。

（三）部分呼吸法

部分呼吸法（segmental breathing）是针对肺部某些区域可能出现换气不足，对肺部特定区域进行扩张训练。治疗师或患者把手放于肺部需加强呼吸训练的部位，嘱患者深呼吸，吸气时在胸部局部施加压力。包括下部胸式呼吸法（图 11-2-5）、后肺底区呼吸法、右中叶和左舌区呼吸法和肺尖部呼吸法。

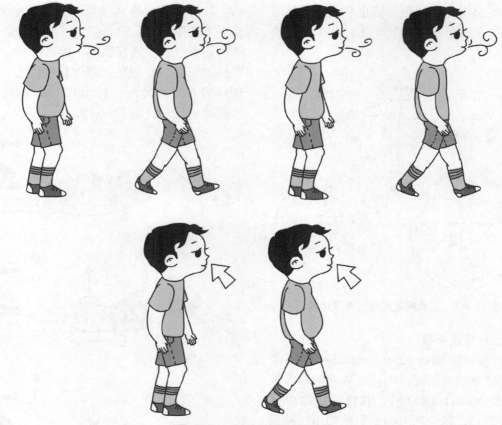

图 11-2-4 步行时的腹式呼吸

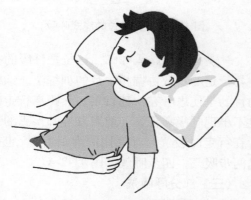

图 11-2-5 下部胸式呼吸法

(四) 强化呼吸肌训练

此方法是为改善通气功能, 改善呼吸急促的状态和运动能力。包括腹部重锤负荷法和利用呼吸训练器增强呼吸肌法。目前临床上常用呼吸训练器分为增强吸气肌和呼气肌两种, 前者也称为强制呼吸训练法, 特点为在吸气时施加抵抗, 具有提高吸气肌的抵抗的构造, 吸气时的气流量可通过视觉的反馈观察, 可提高患者训练的意欲; 后者称为 IDSPE 法, 特点是机械性地增加无效腔, 具有在呼气时施加抵抗的构造。列举目前临床上常用的呼吸肌训练器见图 11-2-6。

二、胸廓的放松训练

通过对患者徒手胸部伸张 (肋间肌松动术、胸廓松动法)、胸部的放松法、呼吸体操等能有效地维持和改善胸廓的活动度, 增强吸气深度和调节呼气的节律以达到改善呼吸的目的。

(一) 肋间肌松动法

患者取仰卧位, 治疗师一手沿肋骨向下走行放置, 另一手于相邻肋骨处固定。在呼气时捻揉, 吸气时去除压迫, 放松地进行,

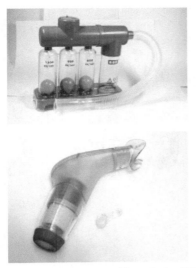
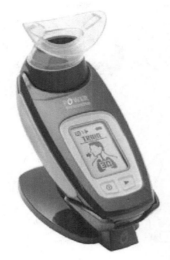

图 11-2-6　呼吸肌训练器具

下部肋骨到上部肋骨逐一肋间进行伸张，增加肋椎关节的可动性（图 11-2-7）。

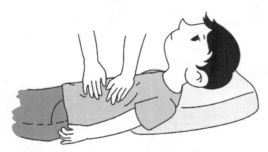

图 11-2-7　肋间肌松动术

（二）胸廓松动术

患者仰卧位，治疗师一手放于肩下，手腕固定肩关节，另一手放置于骨盆处，使患者上半身向上活动。胸廓的松动是进行胸廓捻揉，应在呼气时进行，吸气时不限制其呼吸运动（图 11-2-8）。

（三）胸部放松术

许多呼吸系统慢性病急性发作时，伴有重度的呼吸困难，同时也伴有恐惧和不安，这些因素都可以使患者的肌张力增高，进一步增强呼吸困难，过度地消耗能量。胸部放松术的目的就是去除精神、肉体的紧张，减轻疼痛，增大胸廓的活动性以及缓解呼吸辅助肌的紧张。放松的方法包括放松训练和放松体位，放松训练常用的有雅各布森放松法（Jacbson'progressive relaxation）、生物反馈、瑜伽等许多方法，这里介绍以雅各布森放松法为基础发展而成的放松法，此运动均在仰卧位进行。

1. 放松训练

（1）足部的放松：膝关节伸展，双侧足趾用力，让双侧踝关节跖屈（图 11-2-9 上），腹式深呼吸 3s，呼气的同时身体放松，最低反复做 3 次，缓缓地做强的肌肉收缩，出现呼吸困难时，在各动作之间进行 1 ～ 2 次的腹式呼吸，反复几次后，患者逐渐能体会放松的感觉。然后做踝关节的背屈，足跟用力压创面，反复运动（图 11-2-9 下）。

（2）腰部和背部：双手放在腰下，使肌肉收缩，让腰椎尽可能前凸（图 11-2-10 上），然后头部和肩胛带用力靠床面（图 11-2-10 下）。

（3）腕和手：手掌向下，做握拳的动作，随后便力握拳，边用力向床面压。手掌张开，腕关节用力背屈。

（4）肩胛带：双侧肩胛骨一起向内侧用力（图 11-2-11 上），双侧肩胛骨一起用力做举上动作（图 11-2-11 下）。

（5）颈部：头部用力压向床面（图 11-2-12 上），头部用力向右回旋，然后向左回

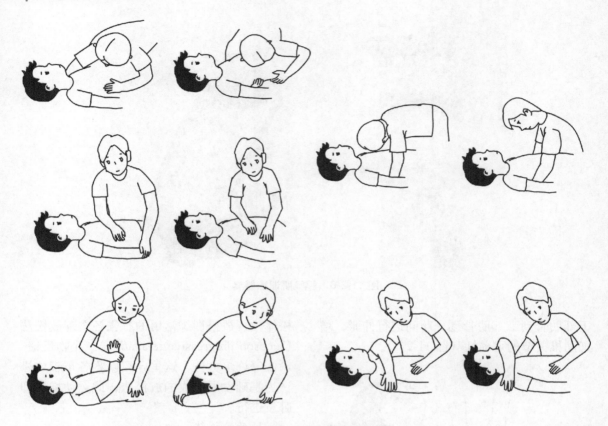

图 11-2-8 胸廓松动术

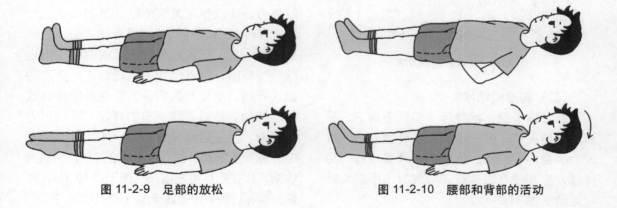

图 11-2-9 足部的放松　　　　　**图 11-2-10 腰部和背部的活动**

旋（图 11-2-12 中），下颌骨用力向胸骨方向收缩（图 11-2-12 下）。

（6）颜面：面部做皱眉、皱鼻的动作，强力叩齿，吸气时鼻腔张开，呼气时放松。

2. 放松体位　让患者采用舒适的放松体位，可以使全身的肌肉放松，特别是前倾位时可以增大横膈的收缩、呼吸困难易得到改善，如图 11-2-13 的姿势可在呼吸训练开始时或呼吸训练时采用，可有一定的效果。

（四）呼吸体操

换气运动和身体运动，特别是躯干和上肢运动的组合运动称之为呼吸体操。其目的是放松全身，特别是呼吸辅助肌；维持和获得良好姿势，维持和改善胸廓运动范围，改善其活动性；维持和改善全身耐力和精神支持作用。

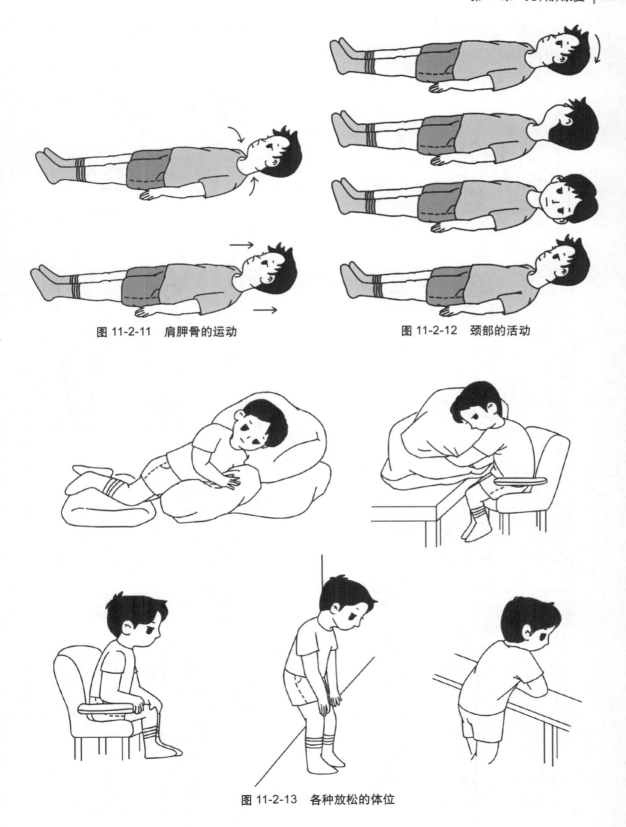

图 11-2-11 肩胛骨的运动

图 11-2-12 颈部的活动

图 11-2-13 各种放松的体位

方法：对儿童应确认能用鼻子吸气，尽可能在清洁安静的室内进行，有痰时应先进行排痰，具体方法见图 11-2-14。

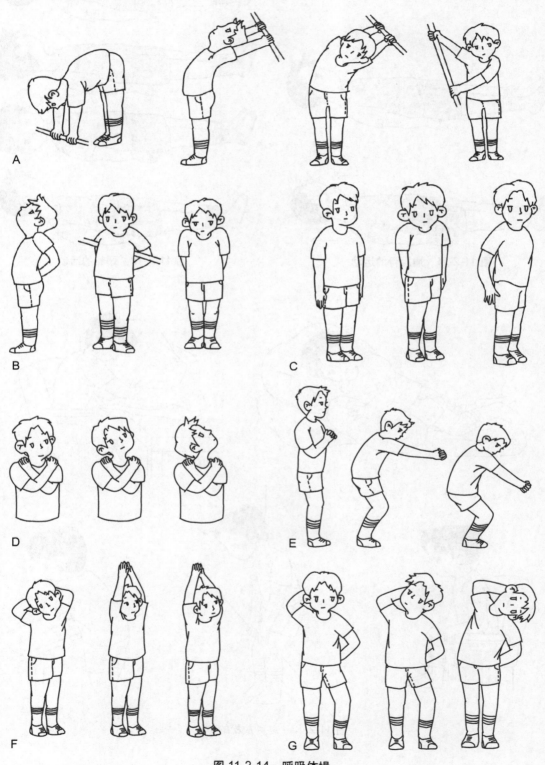

图 11-2-14　呼吸体操

三、胸科物理治疗

胸科物理治疗（chest physiotherapy, CPT）是在胸肺评估的基础上，通过体位摆放、振动摇动叩拍、气道吸引等手段，以促使分泌物从肺泡及小支气管转入大气管，从而达到清除分泌物，预防感染，改善通气及氧合，促进肺膨胀的一种手段。目前胸科物理治疗并不是一个统一的术语，也被称为气道廓清技术、胸科理疗等。

（一）主动循环呼吸技术

主动循环呼吸技术（active cycle of breathing techniques, ACBT）可以有效清除气道分泌物，改善肺功能和气道阻塞，改善氧合功能。ACBT 是由呼吸控制（breathing control, BC）、胸廓扩张运动（thoracic expansion exercises, TEE）、用力呼气技术（forced expiration technique, FET）组成。BC 可帮助患者情绪由紧张状态逐渐放松；TEE 强调吸气和呼气训练，通过最大肺容量位的屏息策略，可改善患者可能存在的低氧血症和减少肺组织的塌陷机会；FET 是在低肺容积位下呼气，可带动远端的小气道分泌物到近端大气道，再用咳嗽的方法可将气道分泌物排出体外。

对于训练量和训练强度目前还没有统一的规定，临床上多以症状出现为终止目标，治疗时不应引起患者心率和血压的明显变化为宜。另有研究指出 ACBT 可降低拔管患者的再次插管率，并在最短时间恢复有效咳痰能力。Cabillic 等对徒手气道廓清技术进行系统回顾分析发现，ACBT 在气道廓清效果方面具有较高的循证级别。国内外均有报道 ACBT 对机械通气撤机后患者自主咳痰能力的恢复和儿童气道廓清方面同样具有较好的效果。

（二）体位引流

呼吸道疾病时，分泌物会明显增多，通过改变患者的体位既有利于分泌物的排出，又有利于改善肺通气和血流的比例。引流的体位主要取决于病变的部位，肺段向主支气管垂直方向引流为宜。禁忌证包括：内科或外科急症，疼痛明显或明显不合作者，明显呼吸困难及患有严重心脏病者。

传统的体位引流是按肺段支气管走行方向确定体位，多为头低足高位，易导致呼吸困难以及对胃肠道的影响等弊端，并且往往在做体位引流时受到禁忌证和患者病情的限制。近年来采用改良的体位，常采取侧卧位、仰卧位和半坐卧位，并有研究证实两者在促进引流量和改善肺功能方面没有差异性。但在改善通气和灌注时，应考虑年龄因素，因成年人通气和灌注优先分布于下肺区域，儿童则是气体优先到达上肺区域，血流优先到达下肺部。

自主引流（autogenic drainage, AD）通常采取坐位或仰卧位，患者在不同肺容积位进行平静呼吸，以松解、移除和清除支气管分泌物。该技术要求缓慢呼吸，吸气过程中并保持上气道（口腔和声门）开放，类似于叹气运动；呼气力量要平稳，以使呼气流量达到可能的最高速度，而且不会造成气道压缩。当黏液被移除时，其过程可以被听见，也可以被感知（将手置于胸部）。

（三）胸部叩拍、振动和压迫技术

胸部叩拍是将手掌凹成杯状，手腕自然放松，以腕部有节奏的屈伸运动沿着支气管走行方向进行叩拍。在叩拍的同时要预防低氧血症、气管痉挛加重、呼吸功增加及颅内压增高等。

胸部振动和压迫可对胸壁造成挤压，增加气道内流速，增强分泌物剪切力，同时可增强呼气末时胸壁的弹性回缩力。方法是将双手掌交叉重叠，置于胸廓的适当部位，在呼气过程中进行胸部振动和压迫。对于有骨折和开放性损伤的患者，不适宜进行振动和压迫，过程中要注意患者的不舒服感，根据不同的患者做出适当的调整。

（四）呼气正压

呼气正压（positive expiratory pressure,

PEP）治疗在 20 世纪 70 年代最早报道于丹麦，随后在澳大利亚逐渐发展起来。它的装置由单向阀、可调节呼吸阻力装置、口件组成，呼气时阻力装置提供正向阻力维持气道持续开放，使气体能够到达终末细支气管，改善氧饱和度，预防肺塌陷。操作时，随着肺容积的增加，可使气体绕过小气管分泌物，协助分泌物的排出。

震荡呼气正压（oscillatory positive expiratory pressure，OPEP）治疗装置是在 PEP基础上增加一种机械的方式产生震荡气流，以松解痰液，有助于痰液的排出。目前新型的 OPEP 装置有瑞士生产的烟斗状的Flutter® 以及美国生产的 Acapella®（图 11-2-15）。相比与通过重力产生震荡作用的Flutter®，Acapella® 通过平衡磁阀产生震荡，不受体位限制，儿童配合度更好，其痰液清除作用效果明显。Walsh 等对 OPEP 在哮喘患儿中进行应用，发现 OPEP 不仅可以有效清除痰液，还可改善肺功能。

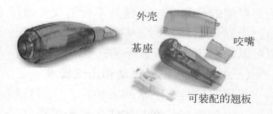

外壳
基座
咬嘴
可装配的翘板

图 11-2-15　呼吸训练器（Acapella）

（五）高频胸壁振荡

高频胸壁振荡（high frequency chest wall oscillation，HFCWO）是使用紧贴式充气背心压迫患者胸壁，通过调节与背心连接的气体脉冲发生器，提供间歇正压气流，引起气道内气流的"振荡"，通常以 5 ～ 20Hz的频率压迫胸壁（图 11-2-16）。气道内气流的"振荡"可使气流速度瞬间变化，分泌物剪切力增强，提高气道廓清能力。关于HFCWO 的临床效果仍有争议。

（六）激励式肺量计

激励式肺量计（incentive spirometry，IS）是患者通过口件吸入气体，通过视觉反馈将装置里的标志物吸入到预定容量或流速的标志点，屏气 2 ～ 3s，然后呼出气体。使用 IS 时应强调是运用预防术后并发症（postoperative complications，PPCs）的膈肌运动模式，而不是使用辅助呼吸肌的上胸廓模式。IS 的使用可能有一定的作用，它可为儿童和青少年提供动力，而且当患者无法活动时，该技术可以增加这些患者的术后肺容积。

（七）咳嗽刺激法

对于儿童及意识不清不能配合的患者，可用咳嗽刺激法促进排痰。当患者开始呼气时，将示指或拇指放在颈部前外侧抵住气管（即胸骨切迹上方），动作轻柔并坚实地压向气管刺激咳嗽。对于神经肌肉疾病或脊髓损伤患者，可以运用咳嗽器帮助把分泌物从大气道排出。

（八）徒手肺膨胀

徒手肺膨胀（manual hyperinflation）技术促进痰液排出的原理是，通过呼吸气囊将大于患者自主呼吸 1.5 倍的潮气量缓慢挤压送入患者肺内，模拟深吸气，使肺膨胀，在吸气末短暂停 2 ～ 3s 后快速放松呼吸气囊，模拟咳嗽以达到排痰的目的。徒手肺膨胀技

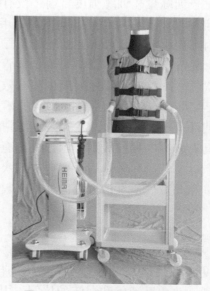

图 11-2-16　高频胸壁振荡系统

术对于痰液引流的有效性已得到国内外研究的证实。Goñi-Viguria 等对 ICU 中患者的呼吸物理治疗进行系统回顾分析，结果发现徒手肺膨胀技术对于气道痰液的清除是非常有效的方法。

（九）其他

其他治疗包括：吸痰、湿化雾化及物理因子治疗等。吸痰和湿化雾化已在相关章节中介绍。物理因子治疗多采用超短波治疗。有报道称中超短波外加热磁、低频磁等治疗方法对炎性物质吸收有很好疗效。

四、运动疗法

运动疗法主要为有氧运动训练和运动体操，其目的在于提高患者全身耐力，改善心肺功能，防止失用综合征。运动训练须确定目标心率，运动频率为 3～5 次 / 周，每次运动 20～30min。运动中尽量采用缩唇呼吸或腹式呼吸，出现呼吸困难时在各运动中做 1～2 回腹式呼吸，携带氧气进行运动时，注意氧流量的调节。如果自觉出现胸痛、重度的呼吸困难、强烈的疲劳感、头部的眩晕和恶心时需中止运动。运动的强度主要由患者的自觉症状、心率、呼吸数、血氧饱和度、氧的消耗量等综合判断决定。

实际的运动疗法包括：放松训练、胸廓的放松训练、步行训练、活动平板训练、四肢 / 躯干肌力的训练和日常生活动作训练。其中四肢肌力的训练可以用哑铃和悬吊重锤装置，在呼气时进行，躯干肌肉的强化主要以腹肌的强化为中心。把握患者在呼吸训练等各动作中的耐受水平，指导患者慢速进行活动，充分指导患者在日常生活中训练。

五、肺部疾病的物理治疗

（一）肺炎

许多肺炎病例都可见肺部组织密度改变，若出现痰液潴留，可选用合适的气道廓清技术；若无过度分泌物，物理治疗对疾病治疗未必有用。需要注意治疗肺炎的过程中需要多次评估患者痰液潴留情况。异物吸入时间过久导致的肺部感染，除施行支气管镜检查外，胸廓拍打法对清除多余的分泌物来说是必要的。在婴幼儿期常见的毛细支气管炎，如果出现呼吸窘迫并进行通气支持的患儿，物理治疗仅在患儿出现痰液潴留或黏液栓塞时进行。

（二）儿童哮喘

哮喘非药物治疗的关键内容是对儿童和父母进行哮喘和其他治疗方面的健康教育。可建议患儿增加体育锻炼，这对于哮喘患儿保持体能十分重要。对哮喘患者进行体育锻炼的系统回顾指出，体育锻炼可提高心肺耐力，但对肺功能无影响，未发现存在任何不良反应，建议哮喘患者应参与到日常体育锻炼当中。运动疗法是一种既经济又有效、既方便又可行的康复疗法，应鼓励患儿多参加如游泳、散步、慢跑等合适的体育活动。

急性哮喘发作的儿童物理治疗的介入并不是一定需要的，如果出现黏液栓塞或分泌物潴留时，胸部物理治疗效果更好，进行物理治疗前应确保支气管痉挛控制良好。尽管针对哮喘胸部物理治疗操作并无明确的操作规范要求，但对于急性哮喘导致持久性肺区段塌陷的儿童采用适当的气道廓清技术效果较好。若儿童支气管持续处于高敏状态中，父母在家中也需要进行物理治疗操作。

（三）百日咳

百日咳急性发作期间，任何物理治疗手段都会导致阵发性咳嗽及并发症，对于处于急性期的儿童患者，物理治疗方法禁止使用。儿童或婴儿需要通气支持时，物理治疗十分重要，可有效清除各类导致大小气管和气管插管所致的分泌物。儿童出现麻痹症状，应尽快通气支持，不必考虑可能引发的阵发性咳嗽。

阵发性咳嗽期结束后，患者肺部可出现持久性肺叶塌陷，这种病理改变通常是治疗时进行气道廓清操作造成的。除此之外，应该对患儿家属进行肺康复教育，促进患儿气管和肺部的恢复。

（四）支气管肺发育不良（BPD）

BPD 的患儿易发生肺部感染，在出生后前两年其住院率有增长趋势。如果存在气道分泌物滞留就须加强胸科物理治疗，在采取干预措施前，详细的预测评估是非常重要的。如果婴儿呼吸困难比较严重，在物理治疗之前，吸入 β_2 受体激动剂可改善肺部功能，且行之有效，改变体位排痰可能有用，但如果担心气道分泌物清除效果的话，可考虑使用鼻咽部吸痰。

对于较大的儿童，在急性感染发作期间或者分泌物清除不佳的时候，那就应该使用适当的呼吸道廓清技术。通过鼻导管吸氧的儿童，特别是婴儿往往有鼻腔干燥，所以需要进行湿化处理。

（五）囊性纤维化

囊性纤维化（cystic fibrosis，CF）存活率的改善归因于定期检测，注意营养干预和早期有效的多学科肺部疾病的治疗。传统上提倡在诊断时使用呼吸道清除法（通常以体位引流法和轻打按摩法的形式），但颇有争议。目前仍不清楚呼吸道廓清疗法对无症状的 CF 婴儿是否有效。CF 明确诊断后，就要向家长讲授适当的呼吸道廓清方法，并且要传授如何检查儿童胸廓，以及何时需要采取医治的知识。应当强调确诊后进行儿童身体锻炼的重要性，即使儿童不接受日常的呼吸道廓清疗法，也要鼓励家长让儿童每天进行一些身体锻炼，即使是在幼儿期。除改进后的体位引流法和胸部叩拍法之外，其他呼吸道廓清技术的使用，例如呼气正压，辅助自主引流和身体锻炼也越来越广泛地被用于治疗婴儿，随诊儿童年龄的增长，他们便可在治疗中发挥积极的作用。目前可以采用的呼吸道廓清方式有很多，治疗方案应根据个人的临床状况、年龄、社会环境来决定使用方法。

（六）非囊性纤维化型支气管扩张

物理治疗方法有助于解决患者的支气管分泌物过多、气喘、运动耐量减少以及肌肉骨骼源性胸壁疼痛等问题。可使用主动循环呼吸技术、自主引流技术，和使用 Flutter 或 Acapella 装置，鼓励患者自我治疗来清除呼吸道过多分泌物。鼓励患者通过运动改善身体素质，运动还有助于排出支气管分泌物。也有学者认为吸气肌训练可以提高运动耐量，改善生活质量。2018 年我国儿童支气管扩张症诊断与治疗专家共识中也提出了物理治疗是治疗支气管扩张的基础且有效的方法。

（七）原发性纤毛运动障碍

对原发性纤毛运动障碍（PCD）的儿童常常需要进行日常物理治疗。纤毛缺陷使气道分泌物常聚集在肺下叶、中叶以及舌叶，内脏转位时中叶可以位于左侧，故比舌叶更易受累，而治疗目标在于运用有效的吸痰技术使定植于肺叶的痰液被清除掉，同时应鼓励儿童和成年人有规则地拍打鼻部帮助分泌物排出，必要时可鼻咽部吸痰。从诊断出有 PCD 时就应向家长及患儿强调鼓励运动。定期评估技术、动员患者、鼓励父母是物理治疗的重要组成部分。如果坚持定期进行物理治疗，可以将慢性肺损害降到最低。

（八）危重患儿肺康复治疗

有创机械通气患儿呼吸治疗方法有吸气肌训练、徒手肺膨胀、主动循环呼吸技术、呼气正压、震荡呼气正压和自主呼吸试验等。同时应鼓励早期活动，虽然 ICU 中患者早期活动对机械通气时间的影响还存在争议，但不能否认的是适宜的早期活动有利于患者的心肺功能锻炼，对于生活质量的提升具有积极作用。ICU 患儿的呼吸康复是一项综合工作，需要 ICU 医师、康复科医师、呼吸治疗师、康复治疗师、护士等多学科之间协作与配合。ICU 患儿呼吸康复是一种新的康复理念，需要我们对相关知识及技术的掌握更加全面，要针对儿童自身的特点进行准确的评估及制订最佳的康复策略。

（韩志英　常　洁）

主要参考文献

[1] Society/European Respiratory Society statement: key concepts and advances in pulmonary rehabilitation[J]. Am J Respir Crit Care Med, 2013, 188(8): e13-e64.

[2] 孟申 . 肺康复 . 北京：人民卫生出版社 , 2007.

[3] [美]Donna Frown fetter, [美]Elizabeth Dean, 编著 . 心血管系统与呼吸系统物理治疗：证据到实践 [M]. 第 5 版 . 郭琪，曹鹏宇，喻鹏铭，主译 . 北京：北京科学技术出版社 , 2017.

[4] Cacau LA, de Santana-Filho VJ, Maynard LG, et al. Reference Values for the Six-Minute Walk Test in Healthy Children and Adolescents: a Systematic Review[J]. Braz J Cardiovasc Surg, 2016, 31(5): 381-388.

[5] 中国康复医学会重症康复专业委员会呼吸重症康复学组，中国老年保健医学研究会老龄健康服务与标准化分会，《中国老年保健医学》杂志编辑委员会，北京小汤山康复医院 . 中国呼吸重症康复治疗技术专家共识 [J]. 中国老年保健医学 , 2018, 16(5): 3-11.

[6] 李磊，李静，喻鹏铭，等 . 胸科物理治疗技术及临床研究进展 [J]. 中国康复 , 2015, 30(1): 49-53.

[7] Jennifer A Pryor, S Ammani Prasad. 成人和儿童呼吸与心脏问题的物理治疗 [M]. 4 版 . 喻鹏铭，车国卫，主译 . 北京：北京大学医学出版社 , 2011.

[8] Cabillic M, Gouilly P, Reychler G. Manual airway clearance techniques in adults and adolescents: What level of evidence?[J]. Rev Mal Respir, 2018, 35(5): 495-520.

[9] Roqué iFM, Giné-Garriga M, Granados RC, et al. Chest physiotherapy for acute bronchiolitis in paediatric patients between 0 and 24 months old[J]. Cochrane Database Syst Rev, 2016, 2: CD004873.

[10] Goñi-Viguria R, Yoldi-Arzoz E, Casajús-Sola L, et al. Respiratory physiotherapy in intensive care unit: Bibliographic review[J]. Enferm Intensiva, 2018, 29(4): 168-181.

第 12 章
儿科呼吸系统疾病中医治疗

中医儿科学是以中医药学理论体系为指导，以中医药防治方法为手段，研究小儿生长发育、预防保健和疾病诊治的一门临床医学学科。小儿肺脏娇嫩，形气未充，生机勃勃，发育迅速；发病容易，传播迅速，脏器清灵，易趋康复。无论是外感因素还是内伤因素，所导致的临床表现，常不同于成年人，所以中医儿科呼吸系统疾病具有其独特的治疗特色。

第一节　中医治疗

儿科呼吸系统的中医治疗可分为药物治疗和非药物治疗；其治疗途径可分为内治法和外治法等。

一、内治法

小儿肺系疾病临床常见病证：感冒、咳嗽、肺炎喘嗽、哮喘、反复呼吸道感染。

（一）感冒

相当于西医的急性上呼吸道感染。

1. 风寒感冒

主症：恶寒，发热，无汗，头痛，身痛，鼻流清涕，喷嚏，咳嗽，口不渴，咽无红肿及疼痛。

舌脉：舌淡红，苔薄白，脉浮数，指纹浮红。

治法：辛温解表。

基本方药：荆防败毒散（荆芥、防风、羌活、紫苏叶、桔梗、前胡、甘草）。

加减：头痛明显者，加葛根、白芷。

中成药：风寒感冒颗粒

【主要成分】麻黄、葛根、桂枝、防风、紫苏叶、白芷、桔梗、苦杏仁、陈皮、干姜、甘草。辅料为蔗糖、糊精。

【功能主治】解表发汗，疏风散寒。用于风寒感冒，发热，头痛，恶寒，无汗，咳嗽，鼻塞，流清涕。

【用法用量】口服，一次1袋，一天3次。

【不良反应】【禁忌】尚不明确。

2. 风热感冒

主症：发热重，恶风，少汗，鼻塞流浊涕，咽红肿痛，口干渴。

舌脉：舌质红，苔薄黄，脉浮数，指纹浮紫。

治法：辛凉解表。

常用药：银翘散加减（金银花、连翘、薄荷、桔梗、牛蒡子、大青叶、荆芥、淡豆豉、芦根、竹叶）。

加减：咳嗽重，痰稠色黄者，加桑叶、瓜蒌、浙贝母。

中成药

（1）开喉剑喷雾剂（儿童型）

【主要成分】八爪金龙、山豆根、蝉蜕、薄荷脑。

【功能主治】中医：清热解毒，消肿止痛。用于急、慢性咽喉炎，扁桃体炎，咽喉肿痛，口腔炎，牙龈肿痛。苗医：旭嘎凯沓痂，泱安挡孟。陡：纳，蒙宁宫，蒙嘎宫昂，江杠房，水嘎果西。

【用法用量】喷患处，每次适量，一天数次。

【禁忌】【注意事项】尚不明确。

（2）复方芩兰口服液

【主要成分】金银花、黄芩、连翘、板蓝根。辅料为蔗糖。

【功能主治】辛凉解表，清热解毒。用于外感风热引起的发热、咳嗽、咽痛。

【用法用量】口服，一次 10～20ml（1～2 支），一天 3 次；小儿酌减或遵医嘱。

【不良反应】【禁忌】尚不明确。

（3）小儿热速清糖浆

【主要成分】柴胡、黄芩、葛根、水牛角、金银花、板蓝根、连翘、大黄。辅料为蔗糖、苯甲酸钠。

【功能主治】清热解毒，泻火利咽。用于小儿外感风热所致的感冒，症见高热、头痛、咽喉肿痛、鼻塞流涕、咳嗽、大便干结。

【用法用量】口服，周岁以内，一次 2.5～5ml；1～3 岁，一次 5～10ml；3～7 岁，一次 10～15ml；7～12 岁，一次 15～20ml；一天 3～4 次。

【不良反应】【禁忌】尚不明确。

（4）热毒宁注射液

【主要成分】青蒿、金银花、栀子。辅料：聚山梨酯 80。

【功能主治】清热，疏风，解毒。用于外感风热所致感冒、咳嗽，症见高热、微恶风寒、头痛身痛、咳嗽、痰黄；上呼吸道感染、急性支气管炎见上述证候者。

【用法用量】静脉滴注。成年人剂量：一次 20ml，以 5% 葡萄糖注射液或 0.9% 氯化钠注射液 250ml 稀释后使用，滴速为每分钟 30～60 滴，一天 1 次。上呼吸道感染患者疗程为 3d，急性气管 - 支气管炎患者疗程为 5d，或遵医嘱。儿童剂量：3～5 岁，最高剂量不超过 10ml，以 5% 葡萄糖注射液或 0.9% 氯化钠注射液 50～100ml 稀释后静脉滴注，滴速为每分钟 30～40 滴，一天 1 次；6～10 岁，一次 10ml，以 5% 葡萄糖注射液或 0.9% 氯化钠注射液 100～200ml 稀释后静脉滴注，滴速为每分钟 30～60 滴，一天 1 次；11～13 岁，一次 15ml，以 5% 葡萄糖注射液或 0.9% 氯化钠注射液 200～250ml 稀释后静脉滴注，滴速为每分钟 30～60 滴，一天 1 次；14～17 岁，一次 20ml，以 5% 葡萄糖注射液或 0.9% 氯化钠注射液 250ml 稀释后静脉滴注，滴速为每分钟 30～60 滴，一天 1 次，或遵医嘱。

本品使用后需用 5% 葡萄糖注射液或 0.9% 氯化钠注射液冲洗输液管后，方可使用第二种药物。

【不良反应】①过敏或过敏样反应：皮肤潮红或苍白、皮疹、瘙痒、呼吸困难、心悸、发绀，过敏性休克等；②全身：畏寒、寒战、发热、疼痛、四肢发冷等；③皮肤：皮疹、潮红、苍白、多汗等，皮疹以荨麻疹、斑丘疹、红斑疹伴瘙痒为主；④呼吸系统：咳嗽、呼吸急促、呼吸困难等；⑤心血管系统：心悸、胸闷、发绀、血压下降等；⑥精神及神经系统：头晕、头痛、麻木、抽搐、烦躁不安、意识障碍等；⑦消化系统：口干、恶心、呕吐、腹痛、腹泻等；⑧用药部位：疼痛、静脉炎、红肿、皮疹、瘙痒等；⑨其他：眼睑水肿、眶周水肿、口唇肿胀、有喉水肿、肝生化指标异常病例报告。

【禁忌】①本品或含有青蒿、金银花、栀子制剂及成分中所列辅料过敏或有严重不良反应病史者禁用；②孕妇、哺乳期妇女禁用；③2 岁以下儿童禁用。

（5）三精双黄连口服液

【主要成分】金银花、黄芩、连翘。辅料为：

蔗糖。

【功能主治】疏风解表，清热解毒。用于外感风热所致的感冒，症见发热、咳嗽、咽痛。

【用法用量】口服。一次2支，一天3次；小儿酌减或遵医嘱。

【禁忌】对本品及所含成分过敏者禁用、风寒感冒者禁用。

（6）百蕊颗粒

【主要成分】百蕊草。

【功能主治】清热消炎,止咳化痰。用于急、慢性咽喉炎，气管炎、鼻炎、感冒发热、肺炎等。

【用法用量】开水冲服。一次5g，一天3次。

【不良反应】【禁忌】尚不明确。

（7）小儿清咽颗粒

【主要成分】板蓝根、青黛、连翘、蒲公英、玄参、牛蒡子（炒）、薄荷、蝉蜕、牡丹皮。辅料为蔗糖、糊精。

【功能主治】清热解表，解毒利咽。用于小儿外感风热引起的发热头痛，咳嗽音哑，咽喉肿痛。

【用法用量】开水冲服，一岁以内每次服3g，1～5岁每次服6g，5岁以上每次服9～12g，一天2～3次。

【不良反应】【禁忌】尚不明确。

（8）小儿柴桂退热颗粒

【主要成分】柴胡、桂枝、葛根、浮萍、黄芩、白芍、蝉蜕。

【功能主治】发汗解表，清里退热。用于小儿外感发热。症见：发热，头身痛，流涕，口渴，咽红，溲黄，便干等。

【用法用量】开水冲服，1岁以内，一次半袋；1～3岁，一次1袋；4～6岁，一次1.5袋；7～14岁，一次2袋；一天4次，3d为一个疗程。

【不良反应】【禁忌】尚不明确。

3. 暑邪感冒

主症：病发夏季，发热持续无汗，身重困倦，食欲缺乏。

舌脉：舌质红，苔黄腻，脉滑数，指纹紫滞。

治法：清暑解表。

常用药：新加香薷饮加减（香薷、金银花、连翘、厚朴、白扁豆）。

加减：偏热重者，加黄连、栀子；偏湿重者，加佩兰、藿香。

中成药：藿香正气水

【主要成分】苍术、陈皮、厚朴（姜制）、白芷、茯苓、大腹皮、生半夏、甘草浸膏、广藿香油、紫苏叶油。辅料为乙醇、水。

【功能主治】解表化湿，理气和中。用于外感风寒、内伤湿滞或夏伤暑湿所致的感冒，症见头痛昏重、胸膈痞闷、脘腹胀痛、呕吐泄泻；胃肠型感冒见上述证候者。

【用法用量】口服。一次5～10ml，一天2次，用时摇匀。

【不良反应】尚不明确。

【禁忌】对本品及酒精过敏者禁用，过敏体质者慎用。

4. 时疫感冒

主症：一方有多人发病，症状相似，起病急骤，全身症状重，发热恶寒，无汗或汗出热不解，目赤咽红，全身肌肉酸痛。

舌脉：舌红，苔黄，脉数，指纹紫。

治法：清瘟解毒。

常用药：银翘散合普济消毒饮加减（金银花、连翘、荆芥、羌活、贯众、栀子、黄芩、板蓝根、桔梗、牛蒡子、薄荷）。

加减：高热者，加柴胡、蚤休；肌肉酸痛者，加白芷、葛根；恶心呕吐者，加竹茹、姜半夏；泄泻者，加葛根、黄连、地锦草；腹痛者，加延胡索、白芍。

中成药：莲花清瘟颗粒

【主要成分】连翘、金银花、炙麻黄、炒苦杏仁、石膏、板蓝根、绵马贯众、鱼腥草、广藿香、大黄、红景天、薄荷脑、甘草。

【功能主治】清瘟解毒，宣肺泄热。用于治疗流行性感冒属热毒袭肺证，症见：发热或高热恶寒，肌肉酸痛，鼻塞流涕，咳嗽，头痛，咽干咽痛，舌偏红，苔黄或黄腻。

【用法用量】口服。一次 6g，一天 3 次。

【不良反应】【禁忌】尚不明确。

5. 兼证

(1) 夹痰

主症：在感冒病程中兼有咳嗽加剧，痰多，喉间痰鸣。

治法：辛温解表，宣肺化痰；辛凉解表，清肺化痰。

常用药：在疏风解表的基础上，风寒夹痰症加用三拗汤、二陈汤，常用炙麻黄、杏仁、半夏、陈皮。风热夹痰症加用桑菊饮加减，常用桑叶、菊花、鱼腥草、瓜蒌皮、浙贝母等。

(2) 夹滞

主症：在感冒病程中兼有脘腹胀满，不思饮食，大便不调。

治法：解表兼以消食导滞。

常用药：在疏风解表的基础上，加用保和丸加减。常加用焦山楂、焦神曲、鸡内金、莱菔子、枳壳。若大便秘结、小便短黄者，加大黄、枳实。

中成药：

①小儿豉翘清热颗粒

【主要成分】连翘、淡豆豉、薄荷、荆芥、栀子（炒）、大黄、青蒿、赤芍、槟榔、厚朴、黄芩、半夏、柴胡、甘草。

【功能主治】疏风解表，清热导滞。用于小儿风热感冒挟滞证，证见：发热咳嗽，鼻塞流涕，咽红肿痛，纳呆口渴，脘腹胀满，便秘或大便酸臭，溲黄。

【用法用量】开水冲服。6 个月～1 岁：一次 1～2g；1～3 岁：一次 2～3g；4～6 岁：一次 3～4g；7～9 岁，一次 4～5g；10 岁以上，一次 6g；一天 3 次。

【不良反应】【禁忌】尚不明确。

②健儿清解液

【主要成分】金银花、菊花、连翘、山楂、苦杏仁、陈皮。辅料为枸橼酸、单糖浆、苯甲酸。

【功能主治】清热解毒，消滞和胃。用于咳嗽咽痛，食欲缺乏，脘腹胀满。

【用法用量】口服。一次 10～15ml，婴儿一次 4ml，5 岁以内 8ml，6 岁以上酌加，一天 3 次。

【不良反应】经检索现有文献，未发现不良反应报道。

【禁忌】尚不明确。

(3) 夹惊

主症：在感冒过程中兼有惊惕哭闹，睡卧不宁，甚至抽搐。

治法：解表兼以清热镇惊。

常用药：在疏风解表的基础上，加用镇惊丸加减，常用钩藤、僵蚕、蝉蜕、珍珠母。

中成药：

①小儿金丹片

【主要成分】朱砂、橘红、川贝母、胆南星、前胡、玄参、清半夏、大青叶、关木通、桔梗、荆芥穗、羌活、西河柳、地黄、枳壳、赤芍、钩藤、葛根、牛蒡子、天麻、甘草、防风、冰片、水牛角浓缩粉、羚羊角粉、薄荷脑。

【功能主治】祛风化痰，清热解毒。用于外感发热、痰火内盛所致的感冒，症见发热、头痛、咳嗽气喘、咽喉肿痛、呕吐及急热惊风。

【用法用量】口服，周岁一次 2 片，周岁以下酌减，一天 3 次。

【不良反应】【禁忌】尚不明确。

②琥珀抱龙丸

【主要成分】山药（炒）、朱砂、甘草、琥珀、天竺黄、檀香、枳壳（炒）、茯苓、胆南星、枳实（炒）、红参。

【功能主治】清热化痰，镇静安神。用于饮食内伤所致的痰食型急惊风，症见发热抽搐、烦躁不安、痰喘气急、惊痫不安。

【用法用量】口服。一次 1 丸，一天 2 次；婴儿每次 1/3 丸，化服。

【不良反应】【禁忌】尚不明确。

【注意事项】慢惊及久病、气虚者忌服。

③小儿回春丹

【主要成分】珍珠、远志、地黄、麦冬、天竺黄、冰片、钩藤、琥珀、蜂蜜、蝉蜕。

【功能主治】清热化痰，息风定惊，解肌透表。小儿临夜发热，身热烦浊，痰热咳嗽，痰涎壅塞，绞肠痧痛，大便不通。

【用法用量】口服，一岁以下，每次1丸；1～4岁，每次2丸；5岁以上每次3丸，温开水化服，每天2次。

【不良反应】【禁忌】尚不明确。

（二）咳嗽

相当于西医的急性支气管炎。

◆外感咳嗽

1.风寒咳嗽

主症：咳嗽痰稀，鼻塞流清涕，恶寒无汗。

舌脉：舌质淡红，舌苔薄白，脉浮紧，指纹浮红。

治法：疏风散寒，宣肃肺气。

常用药：杏苏散（杏仁、紫苏叶、陈皮、茯苓、法半夏、桔梗、甘草）。

加减：外寒重者，加荆芥、防风、麻黄。

中成药：杏苏止咳颗粒

【主要成分】苦杏仁、紫苏叶、前胡、桔梗、陈皮、甘草。

【功能主治】宣肺散寒，止咳祛痰。用于感冒风寒，咳嗽气逆。

【用法用量】开水冲服，一次12g，一天3次。

【不良反应】【禁忌】尚不明确。

2.风热咳嗽

主症：咳嗽不爽，痰黄黏稠，鼻流黄涕，咽红。

舌脉：舌质红，苔薄黄，脉浮数，指纹浮紫。

治法：疏风清热，宣肃肺气。

常用药：桑菊饮（桑叶、菊花、薄荷、连翘、杏仁、桔梗、浙贝母、大青叶、牛蒡子、芦根、甘草）。

加减：咳嗽重者，加麻杏石甘汤。

中成药：

（1）小儿咳喘灵颗粒

【主要成分】麻黄、金银花、苦杏仁、板蓝根、石膏、甘草、瓜蒌。辅料为：乙醇、蔗糖。

【功能主治】宣肺、清热、止咳、祛痰。用于上呼吸道感染引起的咳嗽。

【用法用量】开水冲服。2岁以内一次1g，3～4岁一次1.5g，5～7岁一次2g，一天3～4次。

【不良反应】【禁忌】尚不明确。

（2）小儿清热止咳口服液

【主要成分】麻黄、苦杏仁（炒）、石膏、甘草、黄芩、板蓝根、北豆根。

【功能主治】清热宣肺，平喘，利咽。用于小儿外感风热所致的感冒，症见发热恶寒、咳嗽痰黄、气促喘息、口干音哑、咽喉肿痛。

【用法用量】口服。1～2岁一次服3～5ml，3～5岁一次服5～10ml，6～14岁一次服10～15ml，一天3次。用时摇匀。

【不良反应】尚不明确。

【禁忌】对本品过敏者禁用。

◆内伤咳嗽

1.痰热咳嗽

主症：咳嗽痰多，色黄黏稠，咳吐不爽，喉间痰鸣，尿少色黄，大便干结。

舌脉：色质红，苔黄腻，脉滑数，指纹紫滞。

治法：清热泻热，宣肃肺气。

常用药：清金化痰汤加减（黄芩、栀子、桑白皮、前胡、款冬花、鱼腥草、浙贝母、天竺黄、桔梗、麦冬、甘草）。

加减：咳痰多者，加鱼腥草、葶苈子、鲜竹沥；痰中带血、烦躁易怒者，加黛蛤散、夏枯草。

中成药：

（1）肺力咳合剂

【主要成分】黄芩、前胡、百部、红花龙胆、梧桐根、白花蛇舌草、红管药。

【功能主治】清热解毒，镇咳祛痰。用

于痰热犯肺所引起的咳嗽痰黄，支气管哮喘，气管炎见上述证候者。

【用法用量】口服，7 岁以内一次 10ml，7～14 岁一次 15ml，成年人一次 20ml，一天 3 次；或遵医嘱。

【不良反应】口干，胃肠道反应，潮红，发热。

【禁忌】尚不明确。

（2）金振口服液

【主要成分】山羊角、平贝母、大黄、黄芩、青礞石、生石膏、人工牛黄、甘草。辅料为甜菊素。

【功能主治】清热解毒、祛痰止咳的功能，用于小儿急性支气管炎符合痰热咳嗽者，表现为发热咳嗽、咳吐黄痰、咳吐不爽、舌质红、苔黄腻等。

【用法用量】口服，6 个月～1 岁，一次 5ml，一天 3 次；2～3 岁，一次 10ml，一天 3 次；4～7 岁，一次 10ml，一天 3 次；8～14 岁，一次 15ml，一天 3 次，疗程为 5～7d，或遵医嘱。

【不良反应】偶见用药后便溏，停药后即可复常。

【禁忌】风寒咳嗽或体虚久咳者忌服。

（3）儿童咳颗粒

【主要成分】本品主要成分为紫菀、百部、枇杷叶、前胡、甘草、苦杏仁、桔梗、麻黄、蓼大青叶。

【功能主治】本品清热润肺，宣降肺气，祛痰止咳。用于咳嗽气喘，吐痰黄稠或咳痰不爽，咽干喉痛，急慢性气管炎。

【用法用量】温开水冲服。1～3 岁一次半袋，4 岁以上一次 1 袋，一天 4 次。

【不良反应】【禁忌】尚不明确。

（4）小儿清肺化痰口服液：

【主要成分】麻黄、前胡、黄芩、紫苏子、石膏、苦杏仁（去皮炒）、葶苈子、竹茹等。

【功能主治】清热化痰，止咳平喘。用于小儿肺热感冒引起的咳嗽痰喘。

【用法用量】口服。1 岁以内每次服 3ml，1～5 岁每次服 10ml，5 岁以上每次服 15～20ml；一天 2～3 次，用时摇匀。

【不良反应】尚不明确。

【禁忌】糖尿病患儿禁服。

（5）小儿肺热咳喘口服液

【主要成分】麻黄、苦杏仁、石膏、甘草、金银花、连翘、知母、黄芩、板蓝根、麦冬、鱼腥草。

【功能主治】清热解毒，宣肺化痰，用于热邪犯于肺卫所致发热、汗出、微恶风寒、咳嗽、痰黄，或兼喘息、口干而渴。

【用法用量】口服。1～3 岁一次 10ml，一天 3 次；4～7 岁一次 10ml，一天 4 次；8～12 岁每次 20ml，一天 3 次，或遵医嘱。

【不良反应】大剂量服用，可能有轻度胃肠不适反应。

【禁忌】尚不明确。

2. 痰湿咳嗽

主症：咳痰清稀，色白量多，纳呆困倦。

舌脉：舌淡红，苔白腻，脉滑，指纹沉滞。

治法：燥湿化痰，宣肃肺气。

常用药：二陈汤加减（陈皮、法半夏、茯苓、甘草、炙麻黄、杏仁、白前）。

加减：胸闷不适，咳痰不爽者，加枳壳、桔梗。

中成药：橘红痰咳液

【主要成分】化橘红、百部（蜜炙）、茯苓、半夏（制）、白前、甘草、苦杏仁、五味子。辅料为蔗糖、蜂蜜、香精、薄荷脑、苯甲酸钠、羟苯乙酯。

【功能主治】理气化痰，润肺止咳。用于痰浊阻肺所致的咳嗽、气喘、痰多；感冒、支气管炎、咽喉炎见上述证候者。

【用法用量】口服，一次 10～20ml，一天 3 次。

【不良反应】尚不明确。

【禁忌】风热者忌用。

3. 气虚咳嗽

主症：久咳不愈，咳嗽无力，痰白清稀，气短自汗。

舌脉：色淡嫩，边有齿痕，脉细无力，指纹淡。

治法：益气健脾，化痰止咳。

常用药：六君子汤加减（党参、茯苓、白术、甘草、半夏、陈皮、薏苡仁、竹茹）。

加减：气虚重者，加黄芪、太子参。

4. 阴虚咳嗽

主症：久咳不愈，干咳少痰。

舌脉：舌质红，苔少或花剥，脉细数。

治法：养阴润肺，化痰止咳。

常用药：沙参麦冬汤加减（南沙参、麦冬、地黄、玉竹、天花粉、甘草、桑白皮、炙款冬花、炙枇杷叶）。

加减：低热不退者，加青蒿、地骨皮、胡黄连。

中成药：养阴清肺丸

【主要成分】地黄、玄参、麦冬、白芍、川贝母、牡丹皮、薄荷、甘草。辅料为蜂蜜。

【功能主治】养阴润燥，清肺利咽。用于阴虚肺燥，咽喉干痛，干咳少痰。

【用法用量】口服，一次6g，一天2次。

【不良反应】【禁忌】尚不明确。

（三）肺炎喘嗽

相当于西医的肺炎。

1. 风热闭肺

主症：发热，咳嗽，气急，咽红。

舌脉：舌红，苔薄黄，脉浮数，指纹浮紫。

治法：辛凉开闭，宣肺止咳。

基本方药：银翘散合麻杏石甘汤加减（金银花、连翘、炙麻黄、炒杏仁、生石膏、芦根、鱼腥草、甘草）。

加减：咳嗽痰多，加川贝母、瓜蒌皮、天竺黄。

常用中成药：

（1）小儿麻甘颗粒

【主要成分】石膏、麻黄、黄芩、桑白皮、紫苏子、苦杏仁、地骨皮、甘草。

【功能主治】平喘止咳，利咽祛痰。用于小儿肺炎喘咳、咽喉炎症。

【用法用量】口服，小儿一岁以下，一次0.8g；1～3岁，一次1.6g；4岁以上，一次2.5g，一天4次。

【不良反应】【禁忌】尚不明确。

（2）百蕊颗粒

【主要成分】百蕊草。

【功能主治】清热消炎，止咳化痰。用于急、慢性咽喉炎，气管炎、鼻炎、感冒发热、肺炎等。

【用法用量】开水冲服。一次5g，一天3次。

【不良反应】【禁忌】尚不明确。

2. 风寒闭肺

主症：恶寒发热，呛咳气急，无汗。

舌脉：舌淡红，舌苔薄白，脉浮紧，指纹浮红。

治法：辛温开闭，宣肺止咳。

基本方药：华盖散加减（炙麻黄、炒杏仁、紫苏子、陈皮、茯苓、白前、甘草）。

加减：口渴心烦者，加炒栀子；痰黄稠者，加炙桑白皮、黄芩。

常用中成药：通宣理肺丸

【主要成分】紫苏叶、前胡、桔梗、苦杏仁、麻黄、陈皮、半夏（制）、茯苓、枳壳（炒）、黄芩、甘草。

【功能主治】解表散寒，宣肺止嗽。用于风寒束表、肺气不宣所致的感冒咳嗽，症见发热、恶寒、咳嗽、鼻塞流涕、头痛、无汗、肢体酸痛。

【用法用量】口服，一次6g，一天2～3次。

【不良反应】【禁忌】尚不明确。

3. 痰热闭肺

主症：高热不退，咳嗽，气急鼻扇，痰黄黏稠，面赤口渴。

舌脉：舌红，苔黄腻，脉滑数。

治法：清热涤痰，开肺定喘。

基本方药：五虎汤合葶苈大枣泻肺汤加减（炙麻黄、炒杏仁、生石膏、细茶、葶苈子、莱菔子、瓜蒌、鱼腥草、甘草）。

加减：便秘，喘急，加生大黄；面唇青

紫者，加丹参、桃仁。

常用中成药：

（1）肺力咳合剂

【主要成分】黄芩、前胡、百部、红花龙胆、梧桐根、白花蛇舌草、红管药。

【功能主治】清热解毒，镇咳祛痰。用于痰热犯肺所引起的咳嗽痰黄、支气管哮喘、气管炎见上述证候者。

【用法用量】口服，7 岁以内一次 10ml，7 ～ 14 岁一次 15ml，成年人一次 20ml，一天 3 次，或遵医嘱。

【不良反应】口干，胃肠道反应，潮红，发热。

【禁忌】尚不明确。

（2）小儿热咳口服液

【主要成分】麻黄（蜜炙）、生石膏、苦杏仁、连翘、大黄、瓜蒌、桑白皮、败酱草、红花、炙甘草。

【功能主治】清热宣肺，化痰止咳。用于痰热壅肺证所致的咳嗽，痰黄或喉中痰鸣，发热，咽痛，口渴，大便干；小儿急性支气管炎见上述证候者。

【用法用量】口服，2 ～ 6 岁，一次 10ml；7 ～ 14 岁，一次 20ml；一天 3 次。

【不良反应】服用后偶见腹痛。

【禁忌】尚不明确。

（3）小儿清热止咳口服液

【主要成分】麻黄、苦杏仁（炒）、石膏、黄芩、板蓝根等。

【功能主治】清热宣肺，平喘，利咽。用于小儿外感风热所致的感冒，症见发热恶寒、咳嗽痰黄、气促喘息、口干音哑、咽喉肿痛。

【用法用量】口服。1 ～ 2 岁一次服 3 ～ 5ml，3 ～ 5 岁一次服 5 ～ 10ml，6 ～ 14 岁一次服 10 ～ 15ml，一天 3 次。用时摇匀。

【不良反应】尚不明确。

【禁忌】对本品过敏者禁用。

（4）小儿肺热咳喘口服液

【主要成分】麻黄、苦杏仁、石膏、甘草等。

【功能主治】清热解毒，宣肺化痰，用于热邪犯于肺卫所致发热、汗出、微恶风寒、咳嗽、痰黄，或兼喘息、口干而渴。

【用法用量】口服。1 ～ 3 岁一次 10ml，一天 3 次；4 ～ 7 岁一次 10ml，一天 4 次；8 ～ 12 岁每次 20ml，一天 3 次，或遵医嘱。

【不良反应】大剂量服用，可能有轻度胃肠不适反应。

【禁忌】对本品过敏者禁用。

4. 湿热闭肺

主症：病程缠绵，发热咳喘，纳呆，便溏不爽。

舌脉：舌苔黄厚腻，脉滑数。

治法：清热祛湿，化痰开闭。

基本方药：甘露消毒丹合三仁汤加减（茵陈、藿香、炒杏仁、薏苡仁、白豆蔻、连翘、黄芩、青蒿）。

常用中成药：甘露消毒丹

【主要成分】滑石、茵陈、黄芩、石菖蒲、白豆蔻、川贝、木通、藿香、射干、连翘、薄荷。

【功能主治】利湿化浊，清热解毒。用于湿温时疫、邪在气分。证见发热、倦怠、胸闷、腹胀、肢酸、咽肿、身黄、颐肿、口渴、小便短赤或淋浊。舌苔淡白或厚或干黄者。

【用法用量】成年人 6 ～ 9g/ 次，儿童 3 ～ 7 岁 2 ～ 3g/ 次，7 岁以上 3 ～ 5g/ 次，2 次 / 天。

【不良反应】【禁忌】尚不明确。

【注意事项】忌生冷、辛辣、油腻等饮食。湿热并有阴虚津亏证慎用。

5. 毒热闭肺

主症：高热炽盛，咳嗽喘憋，烦躁口渴，涕泪俱无，小便短黄，大便秘结。

舌脉：舌红芒刺，苔黄糙，脉洪数。

治法：清热解毒，泻肺开闭。

基本方药：黄连解毒汤合麻杏石甘汤加减（黄连、黄芩、炒栀子、炙麻黄、炒杏仁、生石膏、知母、芦根、甘草）。

加减：高热不退，加虎杖、水牛角、牡丹皮。

6. 虚实夹杂

主症：病程较长，咳嗽缠绵，喉中痰鸣，或低热持续，面白少华，易汗，食欲缺乏，便溏。

舌脉：舌质淡或暗，舌苔厚腻，脉细无力。

治法：扶正祛邪。

基本方药：六君子汤合桃红四物汤（党参、白术、茯苓、法半夏、陈皮、桃仁、红花）。

加减：高热咳甚者，可酌情加用羚羊清肺散。

常用中成药：千金苇茎汤、六君子汤类制剂、桃红四物类。

7. 阴虚肺热

主症：病程较长，干咳少痰，低热盗汗，面色潮红，五心烦热。

舌脉：舌质红乏津，舌苔花剥、少苔或无苔，脉细数。

治法：养阴清肺，润肺止咳。

基本方药：沙参麦冬汤加减（沙参、麦冬、百合、百部、玉竹、枇杷叶、五味子）。

加减：久咳，加诃子、白屈菜。

常用中成药：养阴清肺丸

【主要成分】地黄、玄参、麦冬、白芍、川贝母、牡丹皮、薄荷、甘草。辅料为蜂蜜。

【功能主治】养阴润燥，清肺利咽。用于阴虚肺燥、咽喉干痛、干咳少痰。

【用法用量】口服，一次6g，一天2次。

【不良反应】【禁忌】尚不明确。

8. 肺脾气虚

主症：咳嗽无力，喉中痰鸣，面白少华，多汗，食欲缺乏，大便溏。

舌脉：舌质偏淡，舌苔薄白，脉细无力。

治法：补肺健脾，益气化痰。

基本方药：人参五味子汤加减（人参、白术、茯苓、五味子、麦冬、陈皮、法半夏、甘草）。

加减：多汗，加黄芪、煅牡蛎。

常用中成药：玉屏风口服液

【主要成分】黄芪、防风、白术。

【功能主治】益气固表止汗。汗出恶风，面色㿠白，舌淡苔薄白，脉浮虚。亦治虚人腠理不固，易感风邪。

【用法用量】水冲服。

【不良反应】【禁忌】尚不明确。

（四）哮喘

相当于西医的支气管哮喘。

发作期

1. 寒性哮喘

主症：气喘咳嗽，喉间哮鸣，痰稀色白，多泡沫，形寒肢冷。

舌脉：舌质淡红，苔薄白或白滑，脉浮紧，指纹红。

治法：温肺散寒，涤痰定喘。

常用药：小青龙汤（麻黄、桂枝、细辛、干姜、半夏、白芍、五味子、白芥子、紫苏子、莱菔子）。

加减：若外寒不甚，寒饮阻肺，可用射干麻黄汤。

中成药：三拗片

【主要成分】麻黄、苦杏仁、甘草、生姜。

【功能主治】宣肺解表。用于风寒袭肺证，证见咳嗽声重，咳嗽痰多，痰白清稀；急性支气管炎病情轻者见上述证候者。

【用法用量】口服。一次2片，一天3次，7天一疗程。

【不良反应】【禁忌】尚不明确。

2. 热性哮喘

主症：咳嗽喘息，声高息涌，喉间哮吼痰鸣，痰稠黄难咳，胸膈满闷，尿黄，便秘。

舌脉：舌质红，舌苔黄，脉滑数，指纹紫。

治法：清肺涤痰，止咳平喘。

常用药：麻黄杏仁甘草石膏汤合苏葶丸加减（炙麻黄、杏仁、前胡、石膏、黄芩、葶苈子、紫苏子、桑白皮、射干、瓜蒌皮、枳壳）。

加减：喘急者，加地龙，便秘者，加瓜蒌、枳实、大黄。

中成药：小儿定喘口服液

【主要成分】麻黄、苦杏仁（炒）、莱菔子、葶苈子、紫苏子等。

【功能主治】清热化痰，宣肺定喘。用于小儿支气管哮喘急性发作期轻症，中医辨证属肺热咳喘者。症见：咳喘哮鸣，痰稠难咳，发热或不发热，小便黄赤，大便干结，舌质红赤，苔黄。

【用法用量】饭后口服。3～6 岁，一次10ml，一天 3 次；7～10 岁，一次 15ml，一天 3 次；10 岁以上，一次 20ml，一天 3 次。

【不良反应】偶见服用后出现轻微恶心症状。

【禁忌】尚不明确。

3. 外寒内热

主症：喘促哮鸣，恶寒无汗，鼻塞清涕，但咳痰色黄，尿赤便秘。

舌脉：舌苔薄白或黄，脉浮数或浮紧，指纹浮红或沉紫。

治法：散寒清热，降气平喘

常用药：大青龙汤（麻黄、桂枝、白芍、细辛、五味子、半夏、生姜、石膏、黄芩、生甘草、葶苈子、苏子、射干、紫菀）。

加减：热重者，加栀子，痰热明显者，加加地龙、竹沥。

中成药：小儿宣肺止咳颗粒

【主要成分】麻黄、竹叶、防风、西南黄芩、桔梗、芥子、苦杏仁、葶苈子、马兰、黄芪、山药、山楂、甘草。辅料为蔗糖、糊精。

【功能主治】宣肺解表，清热化痰。用于小儿外感咳嗽，痰热壅肺所致的咳嗽痰多、痰黄黏稠、咳痰不爽。

【用法用量】用温开水冲服，1 岁以内一次 1/3 袋，1～3 岁一次 2/3 袋，4～7 岁一次 1 袋，8～14 岁一次 1.5 袋，一天 3 次，3 天为一疗程。

【不良反应】【禁忌】尚不明确。

4. 虚实夹杂

主症：喘促胸闷、咳嗽痰多，喉中痰吼，动则喘甚，神疲纳呆。

舌脉：舌质淡，苔薄白或白腻，脉细弱，指纹淡滞。

治法：泻肺平喘，补肾纳气。

常用药：偏于上盛者苏子降气汤加减；偏于下虚者射干麻黄汤合都气丸加减（紫苏子、半夏、当归、枳实、射干、炙麻黄、五味子、细辛、款冬花、熟地黄、山茱萸、山药、补骨脂）。

加减：动则气喘者，加紫石英、诃子。

缓解期

1. 肺脾气虚

主症：反复感冒、气短自汗，咳而无力，面白少华，食欲缺乏，便溏。

舌脉：舌质淡胖，舌苔薄白，脉细软，指纹淡。

治法：健脾益气，补肺固表。

常用药：人参五味子汤合玉屏风散加减（人参、五味子、茯苓、白术、甘草、黄芪、防风、半夏、橘红）。

加减：汗出甚者，加煅龙骨、煅牡蛎。

中成药：玉屏风口服液

【主要成分】黄芪、防风、白术（炒）。

【功能主治】益气，固表，止汗。用于表虚不固、自汗恶风、面色㿠白，或体虚易感风邪者。

【用法用量】口服，一次 10ml，一天 3 次。

【不良反应】【禁忌】尚不明确。

2. 脾肾阳虚

主症：咳嗽无力，动则喘促，气短心悸，面色苍白，肢冷脚软，腹胀，食欲缺乏，大便溏泻，夜尿多，发育迟缓。

舌脉：舌质淡，舌苔薄白，脉细弱，指纹淡。

治法：健脾温肾，固摄纳气。

常用药：金匮肾气丸（附子、肉桂、淫羊藿、熟地黄、山茱萸、杜仲、山药、茯苓、胡桃肉、五味子、银杏）。

加减：虚喘明显者，加蛤蚧，冬虫夏草。

3. 肺肾阴虚

主症：喘促乏力，咳嗽时作，干咳或咳

嗽不爽，面色潮红，形体消瘦，潮热盗汗，口咽干燥。

舌脉：舌红少津，舌苔花剥，脉细数，指纹淡红。

治法：补肾敛肺，养阴纳气。

常用药：麦味地黄丸加减（麦冬、百合、山茱萸、熟地黄、枸杞子、怀山药、紫河车、五味子、茯苓）。

加减：盗汗甚者，加知母、黄柏。

（五）反复呼吸道感染

1. 肺脾气虚

主症：反复外感，少气懒言，多汗，食少纳呆，大便不调。

舌脉：舌质淡红，脉细无力，指纹淡。

治法：健脾补肺。

常用药：玉屏风散加味（黄芪、白术、防风、党参、山药、煅牡蛎、陈皮）。

加减：汗多者，加五味子，浮小麦。

中成药：童康片、参苓白术丸、玉屏风口服液。

（1）童康片

【主要成分】黄芪、白术、山药、牡蛎、防风、陈皮。辅料为蔗糖、硬脂酸镁。

【功能主治】补肺固表，健脾益胃，提高机体免疫功能。用于体虚多汗、易患感冒、倦怠乏力、食欲缺乏。

【用法用量】口服，一次3～4片，一天4次，嚼碎后吞服。

【不良反应】【禁忌】尚不明确。

（2）参苓白术丸

【主要成分】人参、茯苓、麸炒白术、山药、炒白扁豆、莲子、麸炒薏苡仁、砂仁、桔梗、甘草。

【功能主治】健脾、益气。用于体倦乏力，食少便溏。

【用法用量】口服，一次6g（1袋），一天3次。

【不良反应】【禁忌】尚不明确。

2. 气阴两虚

主症：反复外感，手足心热，盗汗神疲乏力，纳呆便干。

舌脉：舌质红，苔少或花剥，脉细无力，指纹淡红。

治法：益气养阴。

常用药：生脉散加味（太子参、麦冬、五味子、白术、茯苓、牡蛎、鸡内金）。

加减：偏气虚者，加黄芪；汗多者，加浮小麦、糯稻根；口干者，加天花粉、石斛；手足心热或低热者，加地骨皮、牡丹皮；大便偏干者，加柏子仁、火麻仁。

中成药：

（1）槐杞黄颗粒

【主要成分】槐耳菌质、枸杞子、黄精。辅料为蔗糖、可溶性淀粉、矫味剂。

【功能主治】益气养阴。适用于气阴两虚引起的儿童体质虚弱，反复感冒或老年人病后体虚，头晕，头昏，神疲乏力，口干气短，心悸，易出汗，食欲缺乏，大便秘结。

【用法用量】开水冲服。成年人：每次1～2袋，一天2次；儿童：1～3周岁一次半袋，一天2次，3～12周岁一次1袋，一天2次。

【不良反应】偶见轻微腹泻。

【禁忌】糖尿病患者禁服。

（2）生脉饮

【主要成分】党参、麦冬、五味子。辅料为蔗糖、苯甲酸钠。

【功能主治】益气，养阴生津。用于气阴两亏、心悸气短、自汗。

【用法用量】口服。一次1支（10ml），一天3次。

【不良反应】【禁忌】尚不明确。

3. 肺胃实热

主症：反复外感，汗多而黏，夜寐欠安，大便干，咽微红。

舌脉：舌质红，苔黄，脉滑数。

治法：清泻肺胃。

常用药：凉膈散加减（连翘、淡豆豉、黄芩、牛蒡子、薄荷、生石膏、大黄、淡竹叶、芦根、甘草）。

加减：咽易红者，加胖大海、金果榄；扁桃体易肿大者，加僵蚕、玄参。

中成药：清降片

【主要成分】蚕沙、大黄、青黛、玄参、皂角子、赤芍、板蓝根、麦冬、连翘、牡丹皮、地黄、甘草、白茅根、金银花、薄荷脑、川贝母。辅料为：乙醇、硬脂酸镁、淀粉等。

【功能主治】清热解毒，利咽止痛。用于肺胃蕴热证所致咽喉肿痛，发热烦躁，大便秘结，小儿急性咽炎、急性扁桃体炎见以上证候者。

【用法用量】口服。周岁一次 3 片，一天 2 次；3 岁一次 4 片，一天 3 次；6 岁一次 6 片，一天 3 次。

【不良反应】【禁忌】尚不明确。

二、外治法

小儿大多不愿服药，害怕打针，特别是婴幼儿内治给药尤为困难，而小儿肌肤柔嫩，脏气轻灵，外治之法，作用迅速，能在无损伤的治疗中取得疗效。

1. **中药敷贴法**　是将药物制成软膏、药饼，或研粉撒于普通药膏上，敷贴于局部的一种外治法。肺炎患儿，配合中药贴敷于胸背部，可促进肺部炎症吸收。如方药肉桂、丁香、当归、川芎等药物制成 10% 油膏，敷于背部湿啰音显著处，1 天 1 次，5～7d 为 1 个疗程。

2. **中药灌肠法**　是将中药煎剂自肛门灌入，保留在直肠结肠内，通过肠黏膜吸收治疗疾病的一种方法。具有清热解毒等作用。

如将麻黄、前胡、甘草各 3g，苦杏仁 5g，生石膏、大青叶、板蓝根各 10g，金银花、玄参、百部各 6g 水煎保留灌肠，用于风热郁肺证、痰热郁肺证、毒热闭肺证。

3. **鼻涂敷法**　将药物涂敷鼻部患处的治法，是使中药在鼻腔黏膜形成一层保护，隔绝病毒、细菌，药物可通过鼻黏膜吸收，达到预防、治疗流感及感冒的作用。如复方木芙蓉涂鼻软膏，由木芙蓉叶、地榆、冰片、薄荷脑组成。具有解表通窍、清热解毒功效，用于感冒引起的鼻塞、流涕、打喷嚏、鼻腔灼热。

三、其他方法

1. **推拿疗法**　有促进气血循行、经络通畅、神气安定、脏腑调和等作用，能达到驱邪治病的目的。如反复呼吸道感染常用推拿手法：清肺经，按天突，推膻中，开璇玑，揉乳旁，揉乳根，擦背。外感咳嗽加推攒竹，推太阳，黄蜂入洞，拿风池，推上三关，推下六腑，拿合谷；内伤咳嗽加揉二马，按揉气海，揉肺俞，揉肾俞。

2. **拔罐疗法**　本法可促进气血流畅、营卫运行，也可祛风散寒、宣肺止咳，可用于治疗肺炎喘嗽、哮喘、发热、咳嗽等疾病。如在大椎、肺俞穴拔罐，1 天 1 次。用于风寒感冒证；肺炎湿啰音久不消退者，取双侧肩胛下部，每次 5～10min，每天 1 次，5d 为 1 个疗程。但需注意留罐时间不宜太长，防止皮肤烫伤。本法不适用于 6 个月以内婴儿。

第二节　针灸治疗

儿科针灸疗法可用于多种疾病，通过针刺或灸法，达到治疗疾病的目的，小儿皮肤薄嫩，脏器清灵，对腧穴的刺激比较敏感，针灸治疗可取得较快效果。

一、感冒

1. **针法**　取大椎、曲池、外关、合谷。头痛加太阳，咽喉痛加少商。用泻法，1 天 1～2 次。用于风热感冒证。

2. 灸法 取大椎、风门、肺俞。用艾炷1～2壮，依次灸治，每穴5～10min，以表面皮肤潮热为宜，1天1～2次。用于风寒感冒证。

二、咳嗽

针刺取穴：①天突、内关、曲池、丰隆；②肺俞、尺泽、太白、太冲。每天取1组，两组交替使用，1天1次，10～15次为1个疗程，中等刺激，或针后加灸。用于气虚咳嗽。

三、肺炎喘嗽

1. 针刺 主穴取大椎、肺俞、天突（点刺）、尺泽、太渊。配穴喘憋重者，加取膻中（平刺）、定喘（针后拔罐）；痰热闭肺者，加取丰隆、曲池；毒热闭肺者，加取身柱（点刺拔罐）；阳气虚脱证针刺气海、关元、百会。

2. 隔姜灸 百会、神阙、气海，有回阳固脱作用。

四、哮喘

1. 发作期 取定喘、天突、内关。咳嗽痰多者，加膻中、丰隆。针刺，1天1次。

2. 缓解期 取大椎、肺俞、足三里、肾俞、关元、脾俞。每次取3～4穴，轻刺加灸，隔日1次。在好发季节前作预防性治疗。

五、反复呼吸道感染

1. 耳压法：取穴咽喉、气管、肺、大肠、脾、肾、内分泌、皮质下、神门、脑干、耳尖（放血）。先将耳廓皮肤用75%酒精消毒，取0.4cm×0.4cm方形胶布，中心贴1粒王不留行籽，对准耳穴贴压，用手轻压片刻，每治疗6d为1个疗程。

2. 在好发季节预防反复呼吸道感染，取大椎、肺俞、足三里、肾俞、关元、脾俞。每次取3～4穴，轻刺加灸，隔日1次。

（杨冬仙　张丽丽）

参 考 文 献

[1] 儿童社区获得性肺炎诊疗规范 (2019 年版). 国家卫生健康委办公厅，国家中医药局办公室 .(2019-2-1) [2019-03-26] .http: //www.nhc.gov.cn/yzygj/s7653/201902/bfa758ad6add48a599bc74b588a6e89a.shtml

[2] 王力宁，汪受传，韩新民，等 . 小儿反复呼吸道感染中医诊疗指南 [J]. 中医儿科杂志，2008，4(6): 3-4.

[3] 马融 . 中医儿科学 [M]. 4 版 . 北京：中国中医药出版社，2016.

[4] 汪受传，陈争光，徐珊 . 小儿病毒性肺炎中医诊疗指南 [J]. 南京中医药大学学报，2011，27(4): 304-308.

[5] 艾军，汪受传，赵霞，等 . 小儿感冒中医诊疗指南 [J]. 中医儿科杂志，2009，5(1): 1-3.

[6] 王雪峰 . 中西医结合儿科学 [M]. 北京：中国中医药出版社，2005.

第 13 章
儿科呼吸系统心因性疾病及治疗

第一节 概 述

呼吸系统心因性疾病以心因性咳嗽为主要研究对象，最早被称为心因性习惯性咳嗽（psychogenic habit cough），由奥地利神经学家、精神分析学家西格蒙德·弗洛伊德（Sigmund Freud）于 1900 年首先提出。心因性习惯性咳嗽被描述为一种吠叫样或鸣笛样咳嗽，具有持续性和破坏正常活动的特性。它可能是一个持续时间很长的症状，因此可能会严重干扰工作和社会关系。虽然这种情况的频率很低，但并不罕见。

尽管长期以来心因性咳嗽这个术语被用来描述没有明显医学病因的咳嗽，并被认为具有精神或心理基础，因而医疗手段难以治疗。然而对于心因性咳嗽的研究存在局限性，其中关于如何定义病症或从其他形式的慢性咳嗽中差异诊断病症的经验数据有限。

2006 年美国胸科医师学会（The American College of Chest Physicians，ACCP）颁布了 ACCP 关于心因性咳嗽的指南。该指南系统回顾了从 1966 年开始出版的相关参考文献，发现先前关于心因性咳嗽和习惯性咳嗽研究中方法并不一致，习惯性咳嗽和心因性咳嗽的临床特征在该指南颁布之前尚未进行前瞻性或系统性的研究。在专家意见的基础上，只有进行了广泛的评估后才能进行习惯性咳嗽或心因性咳嗽的诊断，其中包括排除抽动障碍和慢性咳嗽的罕见原因，以及咳嗽因行为改变或精神治疗而改善。

美国胸科医师学会在 2015 年更新了 2006 年关于心因性咳嗽的指南。系统评价的结果显示，只有低质量的证据支持如何定义或诊断心理性或习惯性咳嗽，诊断标准没有经过验证。由于临床上经常将那些没有确定的医学疾病且对医学治疗无反应的情况下发生的咳嗽标记为心因性咳嗽、习惯性咳嗽或抽动咳嗽。然而这些假定的疾病应该排除其他形式的慢性咳嗽，如慢性难治性咳嗽、不明原因的咳嗽、上呼吸道咳嗽综合征、声带功能障碍综合征和咳嗽超敏综合征等。与 2006 年 CHEST 咳嗽指南相比，2015 年的更新版本建议的主要变化是将"心因性咳嗽"和"习惯性咳嗽"这两个术语分别用"躯体咳嗽综合征"（somatic cough syndrome）和"抽动咳嗽"（tic cough）两个词来替代。

2015 年的指南更新中经过系统回顾，在如何更好地定义或诊断心因性、习惯性或抽搐咳嗽方面几乎没有一致性，因此委员会建议用当代精神病学和神经病学的专业术语来定义上述症状。《精神疾病诊断与统计手册》（The Diagnostic and Statistical Manual of Mental Disorders，DSM）由美国精神医学学会出版，是一本在美国和其他国家中最常使用来诊断精神疾病的指导手册。DSM 与国际通用的国际疾病与相关健康问题的统计分类（ICD, International Statistical Classification of Diseases and Related Health Problems）是同步的，ICD 是国际经常使用的另一个选择，两者比较起来，DSM 较为精确。

根据第 5 版《精神疾病诊断和统计手册》（DSM-5）的描述，没有提到习惯性疾病（habit disorders），但提到了抽动障碍（tic disorders）。因为传统上习惯性疾病一词在精神病学中被用来指抽动障碍，所以将习惯性咳嗽和抽搐的概念合并为一种 DSM-5 认可的疾病即"抽动咳嗽"（tic cough）。抽动（tic）的核心临床特征包括可抑制性、注意力分散性、暗示性、可变性和预先感觉的存在。

虽然 DSM-5 中也没有出现"心因性"这一术语，但目前在精神病学和神经病学中使用的术语"心因性咳嗽"通常指的是躯体化障碍（somatization disorder），是指将心理痛苦转化为身体症状。值得注意的是躯体性咳嗽（somatic cough）不应与"装病"相混淆，后者不是一种"心因性"疾病，而是希望通过"假装疾病"来直接获益（经济上或情感上）。此外，躯体性咳嗽也不应该与转换障碍（conversion disorder）混淆，因为转换意味着存在一种准神经系统症状，躯体性咳嗽不能通过潜在的神经系统疾病来解释。

综上所述，关于呼吸系统心因性疾病从 20 世纪初期被提出，由于其定义的严重不准确性，经过一个世纪的缓慢修正，最终被优化为"躯体性咳嗽"和"抽动咳嗽"，以利于未来的研究和文献审查。

第二节　治　疗

鉴于儿科呼吸系统心因性疾病的复杂性，在涉及有关治疗问题时，首先应了解其诊断。关于心因性咳嗽的研究存在局限性。2014 年，Haydour 等对心理、习惯和抽动的文献进行了系统评价。确定了 18 项研究，包括 233 名患者。该评价发现研究的方法学质量很差。心因性咳嗽的诊断标准仅限于患者对症状的描述。没有使用对照组和经过验证的咳嗽评估工具。这些研究涉及回顾性病例系列或病例研究，前瞻性分析有限。定义和诊断标准存在异质性，报告偏倚的可能性也很大。

2015 年，美国胸科医师学会对 2006 年美国胸科医师学会（ACCP）关于心因性咳嗽的指南进行了更新。该指南已获得美国呼吸治疗协会（American Association for Respiratory Care）、加拿大胸科协会和爱尔兰胸科协会的认可。同时该指南也涉及了儿科心因性疾病的问题，且儿科学术范围内无专门的相关指南，因此建议引用本指南中涉及的儿科部分内容来解释儿科呼吸系统心因性疾病的相关问题，见表 13-2-1。

根据前文所述儿科呼吸系统心因性疾病可以归纳为"躯体咳嗽综合征"（somatic cough syndrome）和"抽动咳嗽"（tic cough）两种。ACCP 指南建议，不应使用夜间咳嗽或吠叫/鸣笛特征的存在与否来诊断或排除躯体性咳嗽综合征（心因性咳嗽）。这些咳嗽特征可能由多种疾病引起，缺乏对诊断的特异性。焦虑或抑郁的存在不应该用作躯体咳嗽综合征的诊断标准。术语躯体咳嗽综合征可能更强调患者所经历的窘迫与疾病严重程度之间的躯体症状和不协调。

在鉴别诊断中可能难以概念化躯体性咳嗽综合征与其他类型的慢性咳嗽有何关系。并且证据水平可能使人们很容易忽视躯体性咳嗽综合征这一概念，转而采用其他概念，如不明原因的咳嗽和咳嗽超敏综合征等。虽然诊断患者有躯体咳嗽综合征可能是有争议的，但是有一点非常重要：心理问题可以影

表 13-2-1　美国胸科医师学会关于心因性咳嗽的指南建议

建议	建议级别
对于患有慢性咳嗽的成人或儿童，我们建议不应使用夜间咳嗽或咳嗽有吠叫或鸣笛特征来诊断或排除心因性或习惯性咳嗽	级别 2C
在根据最新的循证管理指南进行全面评估后仍具有医学上无法解释的成人和儿童的慢性咳嗽，在患者主要临床特征表现为抽动的症状，包括可抑制性、干扰性、暗示性、变异性，以及无论是单发的咳嗽还是伴随其他抽动的咳嗽都存在可预知性，我们建议诊断为抽动咳嗽	级别 1C
对于患有慢性咳嗽的成人和儿童，我们建议不要使用习惯性咳嗽和心因性咳嗽作为诊断术语	基于共识的未评级建议
在患有慢性咳嗽的成人和儿童中，我们建议用诊断术语抽动咳嗽来代替习惯性咳嗽，以符合《精神障碍诊断和统计手册》第 5 版（DSM-5）对疾病的分类，因为抽动准确反映了这种咳嗽的常见特征	基于共识的未评级建议
在成人和儿童中，我们建议用诊断术语躯体咳嗽综合征替代心因性咳嗽，以符合 DSM-5 疾病分类	基于共识的未评级建议
在成人和儿童中，我们建议只有在进行了广泛的评估后才能诊断躯体咳嗽综合征，其中包括排除抽动障碍和罕见原因，患者符合 DSM-5 躯体症状障碍标准	级别 2C
在被诊断患有躯体性咳嗽综合征（以前称为心因性咳嗽）的慢性咳嗽儿童中，我们建议催眠的非药物试验、暗示疗法、恢复自信、咨询或转诊给心理学专家和（或）精神病科医师	级别 2C

响对疾病严重程度的认知、咳嗽症状的进展和维持以及自我症状的管理。

当管理疑似躯体咳嗽综合征或怀疑与心理问题有关的咳嗽患者时，应该鼓励患者主动参与其治疗过程。特别是那些用于非药物学方法的过程，可以是治疗性的，因为它们有助于患者理解其症状的促成因素及其对促发因素的反应。同时，可能有必要向患者保证没有严重的疾病，其中要教导患者识别咳嗽的诱发感觉，并实施抑制咳嗽的咳嗽抑制策略。功能性磁共振成像研究证明了咳嗽期间包括大脑皮质在内的延髓上通路的作用及主动抑制咳嗽时大脑行为的变化，表明很多时候咳嗽有自愿的成分。许多慢性咳嗽患者查看他们的咳嗽行为时发现，他们没有自愿控制咳嗽。因此治疗过程中还需要教导患者对其咳嗽行为进行自愿控制。此外，慢性咳嗽的行为管理包括确保告知患者，此类咳嗽没有益处，并且即使有诱发的感觉，咳嗽也可以安全地抑制。一旦排除了与慢性咳嗽相关的严重和常见疾病，将注意力集中在症状

控制而不是咳嗽的原因上可能更为合适。

总之，只有低质量的证据支持躯体咳嗽综合征和抽动咳嗽（习惯性咳嗽）的任何特定治疗方法。在系统评价和更新 ACCP 咳嗽指南后，仅发表了少量儿科范围的研究，无论如何在儿科带来了诊断上的挑战。在进行充分的医学评估后，非药物治疗的试验，如催眠、暗示疗法、恢复自信和咨询可能是有益的。并且应使用公认的咳嗽结果指标来衡量治疗效果。此外非常重要的一点是建议转诊给心理学专家或精神科医师。

（鲍一笑　马　辉）

主要参考文献

[1] Klumpner GH, Wolf ES.The Standard Edition of the Complete Psychological Works of Sigmund Freud[J].Int J Psychoanal, 1971, 52(2): 207-224.

[2] Martha Gay, Florence Blager, Kathy Bartsch, et al. Psychogenic Habit Cough: Review and Case Reports[J]. J Clin Psychiatry, 1987, 48: 483-486.

[3] Irwin RS, Glomb WB, Chang AB. Habit cough, tic cough, and psychogenic cough in adult and

pediatric populations: ACCP evidence-based clinical practice guidelines[J]. Chest, 2006, 129(1suppl): 174S-179S.

[4] Vertigan AE, Murad MH, Pringsheim T, et al. Somatic Cough Syndrome(Previously Referred to as Psychogenic Cough)and Tic Cough(Previously Referred to as Habit Cough) in Adults and Children: CHEST Guideline and Expert Panel Report[J]. Chest, 2015, 148(1): 24-31.

[5] American Psychiatric Association. Diagnostic and Statistical Manual of Mental Disorders[M]. 5th ed. Arlington, VA: American Psychiatric Association, 2013.

[6] Leckman JF.Phenomenology of tics and natural history of tic disorders[J].Brain Dev, 2003, 25(suppl 1): S24-S28.

[7] Feinstein A.Conversion disorder: advances in our understanding[J].CMAJ, 2011, 183(8): 915-920.

[8] Haydour Q, Alahdab F, Farah M, et al.Management and diagnosis of psychogenic cough, habit cough, and tic cough: a systematic review[J].Chest, 2014, 146(2): 355-372.

[9] Wilkes J.ACCP Provides Updated Recommendations on the Management of Somatic Cough Syndrome and Tic Cough[J].Am Fam Physician, 2016, 93: 416.

[10] Vertigan AE. Somatic cough syndrome or psychogenic cough - what is the difference?[J]. J Thorac Dis, 2017, 9(3): 831-838.

[11] Leech J, Mazzone SB, Farrell MJ. Brain activity associated with placebo suppression of the urge-to-cough in humans[J]. Am J Respir Crit Care Med, 2013, 188(9): 1069-1075.

[12] French CL, Irwin RS, Curley FJ, et al.Impact of chronic cough on quality of life[J].Arch Intern Med, 1998, 158(15): 1657-1661.

[13] Xin Chen, Wan-Sheng Peng, Lei Wang. Etiology analysis of nonspecific chronic cough in children of 5 years and younger[J]. Medicine(Baltimore), 2019, 98(3): e13910.

[14] Boulet LP, Coeytaux RR, McCrory DC, et al.Tools for assessing outcomes in studies of chronic cough: CHEST guideline and expert panel report[J]. Chest, 2015, 147(3): 804-814.

第 14 章
呼吸治疗在儿科相关疾病的应用

第一节 慢 性 咳 嗽

咳嗽是儿童最常见的呼吸道症状，影响着儿童的生活和学习。根据咳嗽病程的长短，儿童咳嗽分为急性咳嗽（病程＜2周）、迁延性咳嗽（病程在2～4周）和慢性咳嗽（病程＞4周）；根据咳嗽时是否有痰，又可分为干性咳嗽和湿性咳嗽，干性咳嗽即无痰或痰量甚少的咳嗽，湿性咳嗽是指伴有咳痰或明显痰鸣音的咳嗽。

慢性咳嗽可以分为特异性咳嗽（specific cough）和非特异性咳嗽（non-specific cough），前者是咳嗽能确定特异性病因，即咳嗽是这些诊断明确的疾病症状之一；后者则指咳嗽为主要或唯一表现，病程＞4周，胸部X线片未见明显异常的慢性咳嗽。慢性咳嗽病因的临床诊断是一个过程，"非特异"是指暂时还未找到咳嗽可归属的疾病。

中国儿童慢性咳嗽病因构成比调查，显示病因前3位的是：咳嗽变异性哮喘、上气道咳嗽综合征（upper airway cough syndrome，UACS）、呼吸道感染和感染后咳嗽。慢性咳嗽准确的病因诊断是合理治疗的基础。由于慢性干性咳嗽和慢性湿性咳嗽的病因构成可能存在差异，2016—2018年中华医学会儿科学分会呼吸学组慢性咳嗽协作组在"2009—2010年中国儿童慢性咳嗽病因构成比多中心研究"的基础上，遵循《中国儿童

慢性咳嗽诊断与治疗指南（2013年修订）》，对我国儿童慢性湿性咳嗽的病因构成进行了多中心的研究，结果显示：引起1岁及以上儿童慢性湿性咳嗽的主要原因是UACS、哮喘合并UACS、哮喘合并下呼吸道感染；而引起1岁以下儿童慢性湿性咳嗽的主要原因是迁延性细菌性支气管炎（protract/persistent bacterial bronchitis，PBB）。

本节重点介绍UACS、PBB的诊治。哮喘、咳嗽变异性哮喘、肺部感染等病的诊治见本章的相关部分。

一、上气道咳嗽综合征

UACS是引起儿童尤其是学龄前与学龄期儿童慢性咳嗽的第2位主要病因，又是引起1岁及以上儿童慢性湿性咳嗽的第1位原因。

UACS曾描述为"鼻后滴漏"，即咳嗽有痰，咽后壁可见黏性分泌物附着。主要的病因为变应性鼻炎、鼻-鼻窦炎、腺样体肥大等。

（一）变应性鼻炎

变应性鼻炎（allergic rhinitis，AR）是机体暴露于变应原后发生的，主要由IgE介导的鼻黏膜非感染性炎性疾病。

按症状发作时间分类：①间歇性AR：

症状发作 < 4d/ 周，或 <连续 4 周；②持续性 AR：症状发作 ≥ 4d/ 周，且 ≥连续 4 周。

按过敏原种类分类：①季节性 AR：症状发作呈季节性，常见致敏原包括花粉、真菌等季节性吸入过敏原；②常年性 AR：症状发作呈常年性，常见过敏原包括尘螨、蟑螂等。

按症状严重程度分类：①轻度 AR：症状轻，对生活质量未产生影响；②中 - 重度 AR：症状较重或严重，对生活质量产生明显影响。

症状：儿童 AR 典型四大症状为：喷嚏、流清涕、鼻痒和鼻塞。有咳嗽和眼部症状。还可以出现以下表现：①"过敏性黑眼圈"或熊猫眼：指下眼睑由于慢性充血变黑；②"过敏性敬礼症"：指患儿因鼻痒和鼻腔不畅通而用手向上揉鼻的动作；③"过敏性皱褶"：指患儿因经常向上揉鼻尖导致外鼻皮肤表面出现的横行皱纹。

体征：鼻腔黏膜苍白水肿，鼻甲肿胀，鼻腔有水样分泌物，咽后壁有黏性或黏脓性分泌物。

（二）鼻窦炎

鼻窦炎是鼻窦黏膜的炎症性疾病，多与鼻炎同时存在，也称为鼻 - 鼻窦炎。按照病程分为急性鼻窦炎（病程 ≤ 12 周）和慢性鼻窦炎（病程 > 12 周）。

急性鼻窦炎：喷嚏、流清涕、鼻痒和鼻塞，常伴有全身症状，如畏寒、发热、烦躁不安、精神萎靡，或伴随腹泻、呕吐、咳嗽、咳痰等症状。慢性鼻窦炎伴有鼻塞、黄绿色鼻涕或脓涕、脓痰、打喷嚏、鼻痒、咽干、头痛等症状，或有咽后异物感和反复清咽，咳嗽 > 4 周，咳嗽以晨起、夜间或体位变化时为甚，嗅觉暂时性减退或丧失等。如果有睡眠打鼾、张口呼吸等情况要注意腺样体肥大。

体检：鼻涕呈脓性或者黏液性，从中鼻道引流至前鼻孔或后鼻孔。鼻 - 鼻窦炎的辅助检查：①鼻内镜检查：鼻黏膜可有充血、肿胀，或苍白水肿，鼻道多量稀薄或黏性分泌物；结合临床表现，考虑变应性鼻炎的可行过敏原检测以确诊；下鼻甲充血、肿大，鼻腔、中鼻道或嗅裂有黏（脓）性分泌物，考虑为鼻窦炎。②纤维（电子）鼻咽镜检查：对怀疑有腺样体肥大 / 肿大的患儿，可以做此检查明确诊断。③鼻咽侧位片：对怀疑腺样体肥大的患儿，可以行鼻咽侧位片，了解增大的情况。④鼻窦计算机断层扫描（CT）可明确鼻部的解剖情况以及鼻窦病变的发展和严重程度，但鼻窦 CT 不作为常规检查。

（三）鼻 - 鼻窦炎的治疗

根据引起患儿 UACS 的不同病因，采取不同的治疗方案。环境控制、药物治疗、特异性免疫治疗和患儿教育是四位一体治疗的重要手段。

1. 一般治疗　注意休息，增强体质，避免受凉感冒。

2. 内科治疗

（1）抗菌药物的使用：如是急性鼻窦炎，需要抗菌药物治疗。青霉素类首选阿莫西林 - 克拉维酸钾，头孢菌素类首选第 2 代头孢菌素，临床症状控制后继续用药 1 周。

（2）鼻用糖皮质激素：可显著抑制嗜酸性粒细胞、嗜碱性粒细胞、中性粒细胞和单核细胞的募集。急性鼻窦炎：症状完全控制后维持使用 2 周；慢性鼻窦炎：鼻用糖皮质激素 8 ～ 12 周。糠酸莫米松：3 ～ 11 岁，每鼻孔 1 喷（50µg），qd；> 12 岁，每鼻孔 2 喷（100µg），qd。丙酸氟替卡松：青少年和 > 4 岁，每鼻孔 1 喷（50µg），qd，不超过 2 喷（100µg），qd。丙酸倍氯米松：6 ～ 12 岁，每鼻孔 1 喷（42µg），bid（总剂量为 168µg/d），最大剂量为每鼻孔 2 喷，bid（总剂量为 336µg/d）；> 12 岁，每鼻孔 1 喷或 2 喷（42 ～ 84µg），bid（总剂量为 168 ～ 336µg/d）。布地奈德：> 6 岁，每鼻孔 1 喷（32µg），qd，最大剂量为 256µg/d（> 12 岁）或 128µg/d（6 ～ 12 岁）。曲安奈德：6 ～ 12 岁，每鼻孔 1 喷（55µg）或 110µg，qd，最大剂量为每鼻孔 2 喷（110μg）或 220μg，qd，> 12 岁，每鼻孔 2 喷（110μg），qd。

（3）抗组胺药：抗组胺类药物是拮抗组胺对人体生物效应的药物，对伴有变应性鼻炎和哮喘的患儿可使用，多选择第二代抗组胺药，如氯雷他定、西替利嗪等。疗程一般不少于 2 周。

（4）白三烯受体拮抗剂：可有效阻断白三烯受体，进而阻断靶器官对白三烯的反应。孟鲁司特：1～5 岁每晚 4mg；6～14 岁每晚 5mg；≥ 15 岁每晚 10mg。疗程一般不少于 2 周。

（5）减充血剂：局部减充血剂能使鼻黏膜的血管收缩，改善鼻腔通畅，从而缓解 AR 患者鼻阻塞症状。但长期使用会对黏膜纤毛系统的形态和功能造成破坏，原则上不推荐使用，若严重鼻塞影响呼吸，临时使用不超过 1 周。

（6）黏液促排剂：鼻腔分泌物较多或分泌物较黏稠时给予黏液促排剂口服，慢性鼻窦炎建议使用 4 周。

（7）鼻抗胆碱类药物：可以抑制鼻腺体分泌及气道血管舒张。

3. 盐水洗鼻　①清洁作用；②清除炎症介质和过敏蛋白，如组胺、前列腺素、白三烯、嗜酸性粒细胞释放的主要碱性蛋白、花粉等；③可以修复受损的鼻黏膜纤毛功能。可用生理盐水或高渗盐水(2%～3%)进行鼻腔冲洗，可进行鼻负压治疗。

4. 外科治疗　慢性鼻窦炎在以下情况考虑行鼻内镜鼻窦手术：①有明显解剖学异常或影响鼻腔通气和引流的腺样体肥大和（或）腭扁桃体肥大；②鼻息肉对窦口鼻道复合体引流造成阻塞；③伴有颅内或眶内并发症。儿童鼻窦炎在成年后有自然痊愈倾向，原则上不手术。若鼻窦炎伴有腺样体肥大，使用鼻用糖皮质激素联合白三烯受体拮抗剂治疗 8～12 周，效果仍不佳者可考虑手术治疗，切除肥大的腺样体。

二、迁延性细菌性支气管炎

PBB 是由细菌引起的慢性支气管内膜感染性疾病。

1. PBB 临床诊断标准（即基于临床改良 PBB 诊断标准）　①湿性（有痰）咳嗽持续 > 4 周；②抗菌药物治疗 2 周以上咳嗽可明显好转；③除外其他原因引起的慢性咳嗽。

PBB 确诊标准（即基于病原微生物 PBB 诊断标准）：①湿性（有痰）咳嗽持续 > 4 周；②下呼吸道感染证据：痰或支气管肺泡灌洗液（BAL）细菌培养阳性，菌落计数 ≥ 10^4cfu/ml；③抗菌药物治疗 2 周以上咳嗽可明显好转。

反复 PBB 定义：PBB 每年反复 > 3 次。

难治性 PBB 定义：明确诊断 PBB，抗菌药物治疗需要 4 周以上，咳嗽才能明显缓解。难治性 PBB 若迁延不愈，将发展为慢性化脓性肺疾病（chronic suppurative lung disease，CSLD），而后者可进一步发展为支气管扩张症。现认为 PBB、CSLD、支气管扩张症可能是同一疾病的不同发展阶段。

CSLD 诊断：反复发作的湿性咳嗽（每次 > 4 周，1 年内 > 3 次），伴或不伴有其他症状，如活动后呼吸困难、气道高反应症状、生长困难、杵状指（趾）、胸廓畸形、肺部湿啰音、肺过度充气等；影像学上无支气管扩张症表现是儿童 CSLD 诊断的必要条件。

2. 治疗

（1）病因治疗：抗菌药物治疗，优先选择 7 ：1 阿莫西林 - 克拉维酸制剂或第 2 代以上头孢菌素或阿奇霉素等口服，疗程需 2～4 周。轻中度的 CSLD 患儿可口服阿莫西林或阿莫西林 - 克拉维酸，中重度者可静脉给予头孢噻肟或头孢曲松，也可选择哌拉西林 - 他唑巴坦或替卡西林 - 克拉维酸。或根据细菌培养药敏试验结果选择敏感抗菌药物治疗。CSLD 一般建议给药至少 2 周。

（2）对症治疗：可口服氨溴特罗或氨溴索 5～7d 或雾化吸入黏液溶解剂乙酰半胱

氨酸 0.3g/ 次，每天 1 ～ 2 次，持续 5 ～ 7d。

（陈　强）

主要参考文献

[1] 中华医学会儿科学分会呼吸学组慢性咳嗽协作组，《中华儿科杂志》编辑委员会 . 中国儿童慢性咳嗽诊断与治疗指南 (2013 年修订)[J]. 中华儿科杂志 , 2014, 52(3): 184-188.

[2] 中国儿童慢性咳嗽病因构成比研究协作组 . 中国儿童慢性咳嗽病因构成比多中心研究 [J]. 中华儿科杂志 , 2012, 50(2): 83-92.

[3] 中华医学会儿科学分会呼吸学组慢性咳嗽协作组，儿童慢性湿性咳嗽病因构成比研究协作组 . 儿童慢性湿性咳嗽病因构成比多中心研究 [J]. 中国实用儿科杂志 , 2019, 34(9): 757-762, 784.

[4] 中华医学会儿科学分会呼吸学组慢性咳嗽协作组，《中国实用儿科杂志》编辑委员会 . 中国儿童慢性湿性咳嗽的诊断与治疗专家共识 (2019 年版)[J]. 中国实用儿科杂志 , 2019, 34(4): 256-264.

[5] 陈强 . 关注儿童慢性湿性咳嗽 [J] . 江西医药 , 2019, 54(1): 1-2.

[6] Chang AB, Oppenheimer J, Weinberger M, et al.Management of children with chronic wet cough and protracted bacterial bronchitis: CHEST guideline and expert panel Report[J]. Chest, 2017, 51(4): 884-890.

[7] 中国医师协会儿科医师分会儿童耳鼻喉专业委员会 . 儿童过敏性鼻炎诊疗 -- 临床实践指南[J]. 中国实用儿科杂志 , 2019, 34(3): 169-175.

[8] Cheng L, Chen JJ, Fu Q, et al. Chinese Society of Allergy Guidelines for Diagnosis and Treatment of Allergic Rhinitis[J].Allergy Asthma Immunol Res, 2018, 10(4): 300-353.

第二节　反复呼吸道感染

儿童反复呼吸道感染（recurrent respiratory tract infections，RRTIs）是儿童常见的临床现象。其原因繁多，除了感染相关因素外，还可能涉及免疫系统与呼吸系统等基础疾病。由于儿童免疫系统处于发育阶段，年龄越小发病率越高。本节结合国内外相关文献、共识和指南，以及专家的临床经验，分别对反复呼吸道感染的概念、临床表现、诊断、治疗、预后及随访进行阐述。

一、概述

（一）流行病学

儿童 RRTIs 发病率最高年龄段是 6 ～ 18 个月。在发达国家，高达 25% 的 1 岁以下儿童及 18% 的 1 ～ 4 岁儿童患 RRTIs。在发展中国家，呼吸道感染（respiratory tract infection，RTI）是儿童死亡的主要原因之一，每年导致 200 万例的死亡，全世界有超过 600 万例因下呼吸道严重感染致残。儿童尤其在学龄前期，每年可能患有多达 6 ～ 10 次病毒性呼吸道感染，在瑞士和意大利，

50% 的患儿就诊原因为呼吸道感染。上呼吸道相较于下呼吸道更容易发生感染，调查显示，我国反复上呼吸道感染患儿日就诊量占呼吸系统疾病日门诊量的比例高达 10% ～ 20%。呼吸道感染是儿童住院的主要原因之一，占急诊住院的 8% ～ 18%。在全球范围内，儿童 RRTIs 对患者家属及社会造成经济负担，患儿及其家属需要因 RRTIs 多次就诊，导致学校及工作缺勤，影响生活质量。因 RRTIs 滥用和过度使用抗菌药物导致不必要的药物相关不良事件，导致抗菌药物耐药性和临床治疗失败，也是临床医师的一项挑战。

（二）定义

国内外儿童 RRTIs 定义有所不同，但方法一致，在发作频率及发病间隔时间均存在差别。国内 RRTIs 定义是指 1 年以内发生次数频繁、超出正常范围的上、下呼吸道感染。反复指两次之间至少间隔 1 周的无症状期。反复肺炎在发作之间具有正常或减轻的胸部影像学结果。

值得注意的是，国外定义中排除其他基础疾病，而国内未提及，即免疫缺陷、先天性心脏病，先天性呼吸系统疾病等患者也包括在内。国外定义中有单独列出反复中耳炎、反复咽炎及反复扁桃体炎等特殊类型的上呼吸道感染，而国内没有单列，可参考国外文献处理（表 14-2-1）。

二、临床表现

反复呼吸道感染的全身症状包括发热、乏力、食欲缺乏、局部疼痛等。反复呼吸道感染的部位不同，表现的症状和体征也不一样。上呼吸道感染包括：普通感冒、扁桃体炎、咽炎、喉炎、鼻窦炎和中耳炎。下呼吸道感染包括：气管炎、支气管炎、肺炎。完全区分上呼吸道感染和下呼吸道感染，有时候是困难的，因为症状和体征重叠并且两者可能同时存在。RRTIs 症状通常包括以下至少一种：流涕、鼻塞、咽痛、咳嗽、耳痛、喘息和（或）呼吸困难，持续至少 2～3d 以上。RRTIs 合并其他系统疾病或感染时，RRTIs 可能仅是其他基础疾病的表现之一，也可能是由 RRTIs 引起的并发症。应全面评估，排除存在其他基础疾病的可能。

三、诊断

（一）病因

引发呼吸道感染的主要病原体是病毒（如呼吸道合胞病毒、鼻病毒和流感病毒）。尽管病毒通常是 RTI 的原因，但细菌感染通常会发生。在 RTI 症状持续 10d 或更长时间的患者中，高达 60% 的患者观察到细菌感染。最常见的细菌性呼吸道病原体是肺炎链球菌、流感嗜血杆菌和化脓性链球菌、卡他莫拉菌等。肺炎支原体感染也是常见病原体，在亚洲人群呼吸道感染中占有很大的比例。反复下呼吸道感染在下呼吸道感染患者中发生率为 7.4%，仅有 2% 患有潜在疾病，如反流和

表 14-2-1　国内外文献有关儿童上呼吸道感染发作频率及发病间隔时间的区别

	呼吸道感染	上呼吸道感染	下呼吸道感染		部位	发病间隔时间
			反复气管 - 支气管炎	反复肺炎		
中华医学会儿科学分会呼吸学组（2008 年）	-	0～2 岁：7 次/年； ＞2～5 岁：6 次/年； ＞5～14 岁：5 次/年	0～2 岁：3 次/年； ＞2～5 岁：2 次/年； ＞5～14 岁：2 次/年	0～2 岁：2 次/年； ＞2～5 岁：2 次/年； ＞5～14 岁：2 次/年	-	＞7d
Korppi M 等（1997 年）	＜3 岁：8 次/年；≥3 岁：6 次/年　排除其他基础疾病					≥14d
Granham（1990 年）	-	-	-	-	中耳炎：≥3 次/6 个月或 ≥4 次/年 鼻炎＞5 次/年 咽炎/扁桃体炎＞3 次/年	
De Mattia 等（1993 年）	≥6 次/年	9 月份至来年 4 月份：≥1 次/月	≥3 次/年	≥3 次/年	-	

误吸、哮喘、免疫缺陷、先天性心脏病和肺发育异常等。儿童 RRTIs 原因很多，免疫缺陷不为主要原因，许多 RRTIs 儿童在其他方面是健康的，并且没有发现潜在的原因。由于免疫不成熟，儿童期有几次呼吸道感染是常见的，这些感染有助于免疫系统发育。还有一些因素为缺乏母乳喂养，还有环境因素，如被动接触烟草或过早入托等导致感染。

（二）病史询问

病史询问应包括起病时间、发病季节、感染累及部位、以往治疗措施与效果、生活环境及家族史。

（三）体格检查

应注意生长发育状况，营养状况，皮肤、淋巴结、上呼吸道局部结构及心肺听诊。

（四）实验室检查

1. 一般检查　血常规的评估可辅助了解多种免疫相关的情况。

2. 病原学检查　并非所有 RRTIs 患者都需要进行病原学检查。在经验性治疗不见好转时，病原学检测对于选择针对感染的临床用药具有指导价值。

3. 免疫学及过敏原检查　常规免疫学检查指标包括血清免疫球蛋白（IgG、IgA、IgM、IgE）、淋巴细胞亚群、补体等。

4. 过敏原检测　过敏原特异性 IgE 在各个年龄阶段都可进行检测。

5. 肺部影像学检查　对于反复下呼吸道感染者，肺部影像学检查对于了解下呼吸道感染的严重程度和性质有重要价值。

6. 肺功能检查　对于反复下呼吸道感染者。

7. 支气管镜检查　某些病因不明或肺部结构异常，各种临床证据、辅助检查和肺部影像学不能明确诊断者，需气管镜检查协助明确。

8. 其他特殊检查　呼吸道黏膜活检观察纤毛结构、功能，汗液氯化钠测定和 cFRT 基因检查等。

四、治疗

（一）寻找病因、针对基础病处理

如清除异物、手术切除气管支气管肺畸形、选用针对的免疫调节剂，治疗原发性免疫缺陷病。

（二）一般治疗

饮食清淡，营养均衡，增加维生素和微量元素的摄取。多饮水，注意通便，注意休息，保持室内合适的温度和湿度。如有发热，还应注意退热。

（三）抗感染治疗

主张基于循证基础上的经验性选择抗感染药物，针对病原体检查及药敏试验结果的目标性用药。强调高度疑似病毒感染者不滥用抗菌药物。上呼吸道感染，病初可不使用抗菌药物治疗，考虑病毒感染者可酌情使用抗病毒药物，如干扰素 -α 口腔喷雾剂或雾化治疗，也可以使用开喉剑喷雾（儿童型）等中药喷雾；有细菌感染依据的呼吸道感染方可使用抗菌药物。

（四）对症处理

体温 > 38.5℃者可给予口服布洛芬或对乙酰氨基酚，尤其有高热惊厥病史者；含体外培育牛黄的小儿咽扁颗粒，除清热解毒利咽外，尚有安神效果，故对小儿高热惊厥有一定的预防作用。有咳喘症状者，可给予平喘镇咳药物，如口服氨溴特罗、肺力咳合剂或金振口服液等；有痰者可给予氨溴索等药物。有雾化条件者可给予沙丁胺醇及布地奈德雾化治疗，对缓解喘息症状或刺激性咳嗽疗效快、安全性高；痰液黏稠者，亦可给予雾化剂型的乙酰半胱氨酸或盐酸氨溴索雾化治疗以稀释痰液。对慢性咳痰患儿还可辅助肺部体位引流和肺部物理治疗等。

（五）合理进行疫苗接种

疫苗接种的最终目标是针对特定病原体提供一种有效的主动免疫。现已有针对普通流感病毒、麻疹、百日咳、b 型流感嗜血杆菌和肺炎链球菌多种血清型的疫苗，被广泛应用。

推荐 6 个月以上没有禁忌证的儿童常规接种流感疫苗。理想的情况是，在流感暴发前进行流感疫苗接种（一般是秋季），只要流感流行，就应提供疫苗接种。但疫苗主要受限于病毒的血清型有数百种之多，无法对每一种血清型都制备出相应的疫苗。因此，推荐常规接种流感疫苗的同时，合用其他的预防手段来减少上呼吸道感染的发生。

（六）免疫增强剂预防 RRTIs

对于反复呼吸道感染，预防策略是临床管理的基石，因为预防能够帮助终止微生物感染的恶性循环。免疫增强剂可作为一种有效的补充措施，与疫苗协同使用来增强或调节患者的固有免疫应答，目的是减少 RRTIs 的发生次数和严重程度。不同于疫苗对抗原的特异性免疫，免疫增强剂是非特异性诱导人体进入"预警"状态来增强整体免疫应答水平。常见的免疫增强剂包括免疫系统产物（免疫球蛋白、胸腺肽、干扰素等）、化学制剂（西咪替丁、左旋咪唑、匹多莫德等）、生物制剂（脾氨肽、泛福舒、必思添等细菌制剂等）、中草药制剂（玉屏风散、槐杞黄等）。

1. 免疫系统产物　免疫系统的产物是指免疫细胞本身产生的具有免疫调节作用的蛋白分子或诱生剂，如 IL、IFN、胸腺肽、丙种球蛋白等，可直接提高及间接刺激机体免疫力。免疫系统产物主要用于治疗原发性及继发性免疫缺陷病、自身免疫性疾病，具有良好的临床效果，但价格较昂贵。

2. 生物制剂　脾氨肽口服冻干粉（如复可托）是由中国军事科学院自主研发的一种免疫调节剂，具有触发和增强机体细胞免疫功能，促进机体免疫平衡的作用。大量临床证据表明，脾氨肽口服冻干粉能有效预防和治疗儿童反复呼吸道感染，包括反复发作的肺炎支原体肺炎、毛细支气管炎、疱疹性咽峡炎、慢性扁桃体炎，且对儿童安全性和耐受性好。同时该调节剂内含有多种人体需要的微量元素和氨基酸，对于促进儿童生长发育有一定作用。进入人体后，通过促进干扰素及细胞因子的释放，使患儿失调的免疫功能获得纠正，从而增强机体抗感染能力。此外，该免疫调节剂在治疗过程中通过提高外周血 T 淋巴细胞亚群 CD3$^+$、CD4$^+$、CD4$^+$/CD8$^+$ 水平，进而提高免疫球蛋白合成和分泌，提高免疫系统中补体 C3 及 C4 数量，降低感染发生率。脾氨肽口服冻干粉的用药方案是儿童每天 2mg，连续使用 1 个月，根据患儿情况第 2 个月起可每天或隔天 1 次，每次 2mg，3 个月为 1 个疗程，随访 1 年，反复呼吸道感染发作次数下降 50%。

细菌溶解产物（如泛福舒、必思添）能有效预防儿童反复上呼吸道感染，包括反复发作的鼻 - 鼻窦炎、中耳炎及扁桃体炎、支气管炎、肺炎，其安全性已通过大量临床试验验证，在所有儿童试验中其安全性和耐受性良好。细菌溶解产物可以刺激先天和适应性免疫应答，并且可以增强免疫系统成熟的自然过程。药物经济学研究表明，细菌溶解产物预防性治疗儿童反复呼吸道感染具有良好的性价比。

3. 化学合成物　目前化学合成免疫调制剂有多种，临床上应用较多包括盐酸左旋咪唑、西咪替丁、匹多莫德等。每种药物的作用机制不同，主要作用从不同方面刺激免疫细胞活性及增殖，刺激淋巴组织的 T 淋巴细胞，促使其分化增殖，促进细胞因子的产生，也可调节 B 淋巴细胞产生抗体，并可提高单核 - 巨噬细胞、白细胞的吞噬功能和杀菌活力，调节机体免疫功能。

4. 中草药制剂　中药中绝大部分是植物药。长期以来，大部分口服的中草药被归类于对免疫功能的调节。传统经方、现代方剂和单味药，并且已在我国药典注册或药理机制较明确的具有免疫调节作用的品种，包括玉屏风散、槐杞黄、馥感啉等。

中药玉屏风散具有益气、固表、止汗的作用，可用于表虚不固、自汗恶风、面色㿠白或体虚易感风邪者。玉屏风颗粒联合西药治疗儿童 RRTI，可以增加血清免疫球蛋白 IgA、IgG、IgM 水平，提高外周血 T 淋巴细胞亚群 CD3$^+$、CD4$^+$、CIM$^+$／CD8$^+$ 水平，对细胞免疫功能和体液免疫功能均有增强作用。RTI 缓解期建议应用玉屏风散以降低呼吸道感染的发生次数。

目前免疫调节剂种类繁多，功能各异，因此，临床医师如何选择使用适当的免疫调节剂，关键在于对该药品的免疫调节机制的认识，可参考药物临床研究资料和应用经验，根据患儿不同情况（年龄、RRTIs 类型等）适当选择不同药物预防。并非所有免疫刺激剂都得到强有力的临床数据的支持，证明在儿科人群的疗效和安全性。避免盲目使用免疫调节剂与临床验证尚不充分的制剂。

五、预后及随访

RRTIs 的预后与是否存在基础疾病相关，无基础疾病患儿，随着年龄增长，免疫功能的完善，反复感染的次数会逐渐减少，多数无不良后遗症。存在基础疾病患儿，根据不同的疾病会出现不同并发症及后遗症，预后较差。

普及教育主要针对患儿家长，告知引起 RRTIs 可能的主要原因，提高家长对反复呼吸道感染可改变的危险因素的认识，在预防中发挥巨大的作用。告知父母，特别是母亲，母乳喂养的好处。避免过早接受日托，避免暴露于被动吸烟、室内／外的污染环境等。

随访患儿，建立随访档案，尤其对于经过综合性治疗后仍无改善者，有时可能存在基础疾病暂时未表现出来，应定期进行评估。

（尚云晓　程　琪）

主要参考文献

[1] de Benedictis FM, Bush A. Recurrent lower respiratory tract infections in children[J]. BMJ, 2018: k2698

[2] Schaad UB, Esposito S, Razi CH. Diagnosis and Management of Recurrent Respiratory Tract Infections in Children: A Practical Guide[J]. Archives of Pediatric Infectious Diseases, 2015, 4(1): e31039.

[3] 中华医学会儿科学分会呼吸学组，《中华儿科杂志》编辑委员会. 反复呼吸道感染的临床概念和处理原则 [J], 中华儿科杂志，2008, 46(2): 108-110.

[4] 中国医师协会儿科医师分会过敏专业委员会，中华医学会儿科学分会呼吸学组，中国医师协会儿科医师分会风湿免疫专业委员会，中华医学会儿科学分会免疫学组. 反复呼吸道感染临床诊治路径 [J]. 中国实用儿科杂志，2016, 31(10): 721-725.

[5] Toivonen L, Karppinen S, Schuez-Havupalo L, et al. Burden of Recurrent Respiratory Tract Infections in Children: A Prospective Cohort Study[J].Pediatr Infect Dis J, 2016, 35(12): 362-369.

[6] Patria MF, Esposito S. Recurrent lower respiratory tract infections in children: a practical approach to diagnosis[J]. Paediatr Respir Rev, 2013, 14: 53-60.

[7] 中国医师协会儿科医师分会儿童耳鼻咽喉专业委员会. 儿童反复上呼吸道感染临床诊治管理专家共识 [J]. 中国实用儿科杂志，2017, 32(10): 721-725.

[8] 陈慧中. 儿童反复呼吸道感染判断条件及反复肺炎诊断思路 [J]. 中国实用儿科杂志，2013, 28(3): 163-165.

[9] 上海医学会儿科分会免疫学组. 儿童临床使用免疫调节剂（上海）专家共识 [J]. 中华实用儿科临床杂志，2018, 33(9): 651-664.

[10] 王红利，蔡卫明. 脾氨肽冻干粉治疗儿童反复呼吸道感染疗效观察 [J]. 中国医药科学，2018, 8(12): 65-67.

[11] 沈小飞，周艾，黄群. 复可托（脾氨肽口服冻干粉）对儿童扁桃体摘除术后免疫功能疗效分析 [J]. 临床耳鼻咽喉头颈外科杂志，2017, 31(21): 1690-1692.

[12] 中华医学会儿科学分会呼吸学组，中华中医药学会儿科分会，中国中药协会药物临床评价研究专业委员会，国家呼吸系统疾病临床医学研究中心，中华中医药学会儿童肺炎联盟. 玉屏风颗粒在儿童呼吸系统疾病中的临床应用专家共识 [J]. 中华实用儿科临床杂志，2018, 33(4): 241-246.

第三节　肺　部　感　染

肺部感染（感染性肺炎）是指不同病原体所引起的肺部炎症，典型临床表现为发热、咳嗽、气促、发绀和肺部固定中细湿啰音，重症患者可累及循环、神经、消化等系统而出现相应临床症状。肺炎是全球 5 岁以下儿童死亡的重要病因，不仅严重危害儿童健康，而且消耗大量医疗资源，因此加强对本病的防治十分重要。

一、临床表现

（一）主要症状

1. 发热热型不定，多为不规则热，也可为弛张热或稽留热。需注意新生儿、重度营养不良患儿体温可不升或低于正常。

2. 咳嗽早期常为刺激性干咳，极期咳嗽减轻，恢复期咳嗽有痰。

3. 气促多在发热和咳嗽后出现。

4. 全身症状精神不振、食欲缺乏、烦躁不安，轻度呕吐或腹泻。

（二）体征

1. 呼吸增快严重者可见鼻翼扇动和吸气性凹陷。

2. 口周发绀、鼻唇沟和指/趾端发绀，轻症患儿可无发绀。

3. 肺部啰音早期不明显，可有呼吸音粗糙、减低，之后可闻及固定中细湿啰音，以背部两侧下方或脊柱旁较多，吸气末期为著。肺部叩诊多正常，病灶融合者可出现实变体征。

（三）重症肺炎的表现

由于严重缺氧及毒血症，除发生呼吸衰竭外，还可致心血管、神经和消化等系统严重功能障碍。病情严重度评估，如表 14-3-1 所示。

（四）不同病原体所致的肺炎临床特点

1. 病毒性肺炎

（1）呼吸道合胞病毒肺炎（respiratory syncytial pneumonia）：简称为合胞病毒（RSV）肺炎，是最常见的病毒性肺炎。RSV 只有一个血清型，但有 A、B 两个亚型，我国以 A 亚型多见。本病多见于婴幼儿，尤多见于 1 岁以内婴儿。一般认为发病机制是 RSV 对

表 14-3-1　社区获得性肺炎（CAP）患儿病情严重度评估

临床特征	轻度 CAP	重度 CAP
一般情况	好	差
拒食或脱水征	无	有
意识障碍	无	有
呼吸频率	正常或略增快	明显增快
发绀	无	有
呼吸困难（呻吟、鼻翼扇动、三凹征）	无	有
肺浸润范围	≤ 1/3 的肺	多叶受累或 ≥ 2/3 的肺
胸腔积液	无	有
脉搏血氧饱和度	> 0.96	≤ 0.92
肺外并发症	无	有
判读标准	出现上述所有表现	存在以上任何一项

注：呼吸明显增快：婴儿呼吸频率 > 70 次/分；年长儿呼吸频率 > 50 次/分

肺直接损害引起间质性肺炎，而非变态反应所致。临床上轻症患儿发热、呼吸困难等症状不重；中、重症有较明显的呼吸困难、喘憋、口唇发绀、鼻翼扇动及三凹征，发热可为低、中度热和高热，肺部听诊多有中、细湿啰音。胸部 X 线表现为两肺小点片状、斑片状阴影，部分患儿有不同程度的肺气肿。外周血白细胞计数大多数正常。

（2）腺病毒肺炎（adenovirus pneumonia）：是由腺病毒（ADV）感染所致，引起儿童肺炎最常见的血清型为 3、7 型。7 型 ADV 有 15 个基因型，以 7b 所致肺炎的临床表现典型而严重。本病好发于 6 个月～2 岁儿童，冬春季节多见，临床特点为起病急骤、高热持续时间长、中毒症状重、啰音出现较晚、X 线改变较肺部体征出现早，易合并心肌炎和多器官功能障碍。症状表现为：起病急骤、高热持续时间长、中毒症状重、啰音出现较晚、X 线表现改变较肺部体征出现早，易合并心肌炎和多器官功能障碍。

临床症状表现为：①发热：呈稽留热或弛张热，热峰可达 39℃以上，热程长，可持续 2～3 周；②中毒症状重：面色苍白或发灰，精神不振，嗜睡与烦躁交替；③呼吸道症状：咳嗽频繁，呈阵发性喘憋，轻重不等的呼吸困难和发绀；④消化系统症状：呕吐、腹泻以及消化道出血；⑤可因为脑水肿而致嗜睡、昏迷或者惊厥发作。体检时可见：①肺部啰音出现较迟，多在高热 3～7d 后出现，肺部病变融合时可出现实变体征；②肝脏增大，因单核 - 吞噬细胞系统反应较强所致；③麻疹样红斑；④出现心率增快、心音低钝等心肌炎、心力衰竭表现；⑤可有脑膜刺激征等中枢神经系统受累体征。胸部 X 线表现特点：① X 线表现较啰音出现时间早，因此强调早期摄片；②大小不等的片状阴影或者融合成大病灶，甚至一个叶；③病灶吸收较慢，需要数周或数月。

ADV 肺炎容易继发细菌感染。继发细菌感染者表现为持续高热不退，症状恶化或一度好转又加重；痰液由白色转为黄色脓痰；外周血白细胞计数明显升高，有核左移；胸部 X 线见病变增多或发现新的病灶。部分 ADV 肺炎可发展为闭塞性细支气管炎（bronchiolitis obliterans），导致反复喘息。

（3）流感病毒肺炎（influenza pneumonia）：人群对流感病毒普遍易感，儿童尤其＜2 岁婴幼儿尤其易感。流感病毒属于正黏病毒科，单链 RNA 病毒。根据病毒颗粒中核蛋白（NP）和膜蛋白（MP）的不同特性，将流感病毒分为甲（A）、乙（B）、丙（C）三型，A 型流感病毒根据其表面抗原血凝素（H）和神经氨酸酶（N）的不同来划分亚型。本病冬春季多发，最常见的表现为发热、咳嗽、流涕，肺部听诊可有呼吸音降低、细湿啰音、哮鸣音。婴幼儿患者呼吸道症状显著，喘息明显，重症患儿可出现呼吸衰竭、心力衰竭等。本病易合并或继发细菌感染，病原菌以肺炎链球菌、流感嗜血杆菌、金黄色葡萄球菌多见。学龄期儿童易合并支原体感染。胸部 X 线表现为点片影或大片影，呈支气管肺炎或大叶性肺炎表现，少数可为间质性病变。血常规白细胞计数正常或轻度增高，重症或病情进展患儿可出现白细胞计数降低，中性粒细胞计数明显减少。少数患儿出现轻中度贫血，血小板计数一般正常，CRP 正常或轻度增高，合并细菌感染时 CRP 可明显升高。

（4）巨细胞病毒肺炎（cytomegalovirus pneumonia，CMVP）：多见于 6 月龄以下原发感染的婴儿，全年发病。巨细胞病毒属疱疹病毒类，为 DNA 病毒。无论是先天性或后天性巨细胞包涵体病，CMVP 是这类病的一个组成部分，同时 CMVP 也常被其他全身严重症状所掩盖，如生后数月发病患儿，常合并肝大、脾大；有时可合并肺孢子虫肺炎。临床上常无发热，可有咳嗽、呼吸困难、发绀及三凹征，肺部听诊多无异常，与胸部 X 线改变不相平行。影像学改变无特异性，以弥漫性肺间质病变多见，可有支气管周围浸润伴肺水肿和结节性浸润；少数可合并胸腔积液。血常白细胞计数正常或轻度增高，常合并淋巴细胞计数和血小板计数增高。可伴有肝功能损害。

2. 细菌性肺炎

（1）肺炎链球菌肺炎（streptococcus pneumoniae pneumonia）：是 5 岁以下儿童最常见的细菌性肺炎。肺炎链球菌是革兰氏阳性球菌，是人体上呼吸道寄居的正常菌群，可通过空气飞沫传播，也可在呼吸道自体转移。当机体抵抗力降低或大量细菌侵入时，可进入组织或穿越黏膜屏障进入血流引起感染。支气管肺炎是儿童肺炎链球菌肺炎最常见的病理类型，儿童也可表现为大叶性肺炎，多见于年长儿。病变主要表现以纤维渗出和肺泡炎为主，典型病变可分为充血水肿、红色肝样变期、灰色肝样变期以及溶解消散期。临床起病多急骤，可有寒战、高热（可达 40℃），气促、呼吸呻吟、鼻翼扇动、发绀，可有胸痛，最初数天内多咳嗽不重，无痰，后可有铁锈色痰。重症者可有烦躁、嗜睡、惊厥、谵妄甚至昏迷等缺氧中毒性脑病表现。亦可出现休克、急性呼吸窘迫综合征、溶血尿毒综合征等。胸部体征早期只有轻度叩诊浊音或呼吸音减弱，肺实变后可有典型叩诊浊音、语颤增强和管状呼吸音等，消散期可闻及湿啰音。

胸部 X 线特点：早期可见肺纹理增强或局限于一个节段的浅薄阴影，以后有大片阴影均匀致密，占全肺叶或一个节段，经治疗后逐渐消散。少数患者可出现肺大疱或胸腔积液。支气管肺炎则呈斑片状阴影。个别肺炎链球菌肺炎出现化脓性并发症，X 线上以肺实变区出现坏死病灶为特点，表现为单独的或多分隔的放射透亮区，邻近胸膜的感染部位可出现支气管胸膜瘘或大小不等的脓肿。

外周血白细胞总数及中性粒细胞计数均增高，ESR、CRP、PCT 升高。

（2）金黄色葡萄球菌肺炎（staphylococcus aureus pneumonia）：病原为金黄色葡萄球菌。可由呼吸道入侵或经血源性途径播散入肺。儿童免疫功能低下，易发生金黄色葡萄球菌肺炎，新生儿、婴幼儿发病率更高。20 世纪 60 年代，国外学者首先分离到耐甲氧西林金黄色葡萄球菌（MRSA），之后 20 年内 MRSA 逐渐成为医院感染的主要病原菌之一。20 世纪 80 年代，社区感染 MRSA 病例也开始增加。金黄色葡萄球菌肺炎病理改变特点为肺组织广泛出血性坏死和多发性小脓肿形成。其病变进展迅速，组织破坏严重，因此易形成肺脓肿、脓胸、脓气胸、肺大疱、皮下气肿和纵隔气肿。同时，可致败血症以及其他器官的迁徙性化脓灶，例如化脓性心包炎、脑膜炎、肝脏脓肿、皮肤脓肿、骨髓炎以及关节炎。临床特点为起病急骤、病情重、进展快，全身中毒症状明显。发热以弛张热多见，但早产儿、体弱儿可无发热或仅有低热。患儿面色苍白、烦躁不安、咳嗽、呻吟、呼吸浅快、发绀，重症者可发生休克。消化系统症状有腹泻、呕吐和腹胀。肺部体征出现较早，双肺有散在中细湿啰音，并发脓胸、脓气胸和皮下气肿时则有相应体征。出现纵隔气肿时呼吸困难加重。可有各种类型的皮疹，比如荨麻疹或猩红热样皮疹等。

胸部 X 线特点：可有小片状影，病变发展迅速，甚至数小时内出现小脓肿、肺大疱或胸腔积液，因此短期内应重复摄片。病变吸收较一般细菌性肺炎缓慢，重症病例在病程 2 个月时可能还未完全消失。

外周血白细胞计数多数明显升高，中性粒细胞计数增高伴核左移有中毒颗粒。婴幼儿以及重症患者可出现白细胞计数减少，但中性粒细胞计数百分比仍较高。

（3）革兰氏阴性杆菌肺炎（Gram-negative bacillary pneumonia，GNBP）：病原菌以流感嗜血杆菌和肺炎克雷伯菌多见，合并免疫缺陷基础疾病患者常发生铜绿假单胞菌肺炎，新生儿期则易患大肠埃希菌肺炎。革兰氏阴性杆菌肺炎的病情较重，治疗困难，预后较差。病理改变以肺内浸润、实变、出血性坏死为主。大多数先有数天呼吸道感染症状，病情呈亚急性，而全身中毒症状明显，临床表现为发热、精神萎靡、嗜睡、咳嗽、呼吸困难、面色苍白、口唇发绀，严重者甚至可发生休克。肺部听诊可闻及湿啰音，病变融合时则有实变体征。

胸部 X 线特点：X 线改变多种多样，如肺炎克雷伯菌肺炎可为肺段或大叶性致密实变阴影，其边缘常常膨胀凸出；铜绿假单胞菌肺炎表现为结节状浸润阴影及细小脓肿，可融合大脓肿；流感嗜血杆菌肺炎可呈现粟粒状阴影。GNBP 基本改变为支气管肺炎征象，或呈一叶或多叶节段性或大叶性炎症阴影，易见胸腔积液。

3. 其他微生物所致肺炎

（1）肺炎支原体肺炎（mycoplasma pneumoniae pneumonia）：是学龄期儿童及青年常见的一种肺炎，婴幼儿也不少见。全年均可发病，占儿童肺炎的 10% ~ 20%，流行年份可达到 30%。病原体是肺炎支原体(MP)，为一种介于细菌和病毒之间的微生物，无细胞壁结构。

热度不一，可呈高热、中热或低热，病初有全身不适、乏力、头痛。2 ~ 3d 后出现发热，体温高达 39℃ 左右，持续 1 ~ 3 周，可伴有咽痛和肌肉酸痛。

咳嗽是本病的突出症状。一般起病后 2 ~ 3d 开始，初为干咳，后转为顽固性刺激性咳嗽，常有黏稠痰液，偶有血丝，少数患者可类似百日咳样阵咳，可持续 1 ~ 4 周。肺部体征多不明显，甚至全无，少数双肺可闻及干、湿啰音，但多很快消失。因此，体征与剧咳及发热等临床症状不一致，是本病特点之一。婴幼儿起病急，病程长，病情较重，表现为呼吸困难、喘憋、喘鸣音较突出，肺部啰音比年长儿多。

重症病例可合并胸腔积液、肺不张，也可发生纵隔积气、气胸、坏死性肺炎等。少数患儿表现危重，发展迅速，可出现呼吸窘迫，甚至需要呼吸机支持体外膜肺支持，可

导致死亡。

部分患者可有皮疹、血管栓塞、溶血性贫血、脑膜炎、心肌炎、肝大和肝功能障碍、肾炎以及吉兰 - 巴雷综合征等其他系统表现。

肺部 X 线特点：X 线改变是本病的重要诊断依据。有以下特点：①支气管肺炎；②间质性肺炎；③均匀一致的片状阴影似大叶性肺炎改变；④肺门影增浓。上述改变可相互转化，有时也可出现游走性病变（即一处消散，另一处又出现新的病变）；有时呈薄薄的云雾状浸润影。也可出现胸腔积液。体征轻而 X 线改变明显是肺炎支原体肺炎的又一特点。

临床上，经大环内酯类抗菌药物正规治疗 7d 及以上，临床征象加重、仍持续发热、肺部影像学加重者，可考虑为难治性 MP 肺炎（refractory Mycoplasma pneumoniae pneumonia，RMPP），RMPP 年长儿多见，病情较重，发热时间及住院时间长，常表现为持续发热、剧烈咳嗽、呼吸困难等，胸部影像学进行性加重，表现为肺部病灶范围扩大、密度增高、胸腔积液，甚至坏死性肺炎和肺脓肿。RMPP 易累及其他系统，甚至引起多脏器功能障碍。

（2）衣原体肺炎（chlamydial pneumonia）：是指由衣原体引起的肺炎，包括沙眼衣原体（CT）、肺炎衣原体（CP）、鹦鹉热衣原体和家畜衣原体。与人类关系密切的是 CT 和 CP，偶有鹦鹉热衣原体肺炎。

● 沙眼衣原体肺炎：CT 肺炎主要通过母婴垂直传播而感染。①主要见于婴儿，多为 1 ~ 3 个月婴儿。②起病缓慢，多不发热或仅有低热，一般情况好。③病初可有鼻塞、流涕等上呼吸道感染症状，1/2 的患儿有结膜炎。④呼吸系统主要表现是呼吸增快和特征性的阵发性不连贯咳嗽，但无百日咳样回声。阵咳可致发绀和呕吐，也可有呼吸暂停。⑤肺部偶闻及干、湿啰音，甚至捻发音和哮鸣音。⑥胸部 X 线可显示双侧间质性小片状

浸润，双肺过度充气。CT 肺炎也可急性发病、迅速加重，造成死亡。

● 肺炎衣原体肺炎：①多见于学龄儿童；②常起病隐匿，大部分为轻症；③无特异性临床表现，早期多为咽痛、声音嘶哑、发热等上呼吸道感染症状；④呼吸系统最常见的症状是咳嗽，1～2 周后上呼吸道感染症状逐渐消退而咳嗽逐渐加重，并出现下呼吸道感染征象，未经有效治疗，咳嗽可持续 1～2 个月或更长；⑤肺部偶闻及干、湿啰音或哮鸣音；⑥胸部 X 线片可见到肺炎病灶，以单侧下叶浸润多见，也可为广泛单侧或双侧性病灶。

4. 肺部真菌病 肺部是侵袭性真菌感染最常见的部位，侵袭性肺部真菌感染（invasive pulmonary fungal infections，IPFIs）是指真菌侵入支气管及肺组织引起的感染，不包括真菌寄生以及过敏引起的肺部病变。

IPFIs 诊断采用分级诊断模式，诊断依据由宿主（危险）因素、临床证据、微生物学证据和组织病理学 4 部分组成。其中宿主和（或）环境（危险）因素包括宿主基础疾病、原发性免疫缺陷病、继发性免疫功能低下、侵入性操作以及环境危险因素。临床证据包括：①发热、咳嗽和肺部体征经抗菌药物治疗无好转或好转后再次出现发热、咳嗽和肺部体征；②影像学提示肺部病变抗菌药物治疗无好转或肺部出现新的非原发病的浸润影。微生物学证据包括有临床诊断以及有确诊意义的微生物学证据。组织病理学证据是指肺组织标本急性组织病理学检查发现真菌感染的病理改变以及菌丝或孢子等真菌成分。

IPFIs 诊断级别分为确诊、临床诊断和拟诊 3 个级别。确诊是指宿主因素＋临床证据＋肺组织病理学和（或）有确诊意义的微生物学证据。临床诊断是指宿主因素＋临床证据＋有临床诊断意义的微生物学证据。拟诊是指宿主因素＋临床证据。

（1）肺念珠菌病：念珠菌属于隐球菌母科念珠菌属，是侵犯人类的主要病原菌，以白念珠菌、热带念珠菌最为常见，致病力也最强。肺部急性期表现为化脓性炎症，可表现为多发性脓肿，慢性期则表现为肉芽肿性炎症。感染多来自口腔或支气管蔓延至肺泡，引起肺实质急性、亚急性或慢性炎症性疾病；按感染途径可分为原发（吸入）性念珠菌肺炎和继发性念珠菌肺炎。

临床症状取决于发病过程、宿主状态和肺炎的范围等，多呈急性肺炎伴有脓毒症表现，有发热、咳嗽、咳痰，痰呈黏稠胶冻样，有时带血，可伴喘息。肺部体征往往很少。部分患者口咽部可见鹅口疮或者散在白膜，重症者往往出现口唇发绀、气促，肺部可闻及干、湿啰音。影像学表现中肺炎型影像学显示双肺弥漫性斑点、小片状、大片状阴影，病变易融合而形成广泛病变，常累及 2 个以上肺叶，一般不侵犯肺尖，多伴有小结节病变或实质周围有结节病变。可伴肺门淋巴结肿大。血源性播散者可见肺内呈小结节或大小不等的融合结节或浸润，有些病例类似粟粒性肺结核，少数表现为肺间质改变。慢性病例因肉芽肿形成，病灶可呈肿块样或呈大结节改变。

外周血白细胞计数增高，中性粒细胞占优势，血沉和 CRP 升高。

（2）肺部隐球菌病：隐球菌属包括 17 个种和 9 个变种，是一种腐物寄生性酵母菌，致病菌主要是新生隐球菌及 9 个变种。病变类型与疾病早晚以及免疫状态有关。

临床表现分为无症状型、慢性型和急性型。无症状型于儿童极少见。慢性型起病隐匿，症状类似于肺结核，包括咳嗽、胸痛、咳痰、血丝痰，常有低热、乏力、体重下降，很少有阳性体征。急性型多见于 AIDS 和其他原因所致严重免疫抑制患者，表现为急性肺炎，有高热、咳嗽、呼吸困难，痰中可有大量菌体，可迅速进展为呼吸困难。注意血行播散者可有肺外隐球菌表现。影像学改变：①胸膜下纤维结节，通常直径＜1cm。②隐球菌结节或大的肉芽肿，直径可达 6cm 或更大，常呈凝胶状，有时可形成中心性坏死和空洞。③浸润阴影：即支气管周围和肺实质浸润阴影，常伴纵隔或肺门淋巴结肿大，与肺结核类似；可伴肺内或胸膜下结节。④两肺粟粒性播散。所有影像学改变中钙化和干酪性坏死罕见，可有空洞形成；以上改变亦可混合存在。

外周血白细胞计数升高，中性粒细胞计数占优势，血沉和 CRP 升高。部分患儿嗜酸性粒细胞计数和 IgE 升高。

（3）侵袭性肺曲霉病：曲霉分为 18 个群、132 个种和 18 个变种，多为非致病菌，而已报道的致病菌有烟曲霉、黄曲霉、黑曲霉、土曲霉、构巢曲霉等。各种曲霉菌病中，可为单一或混合曲霉菌感染或合并感染。较严重病例，常伴有细菌、病毒以及其他真菌感染。

急性侵袭性肺曲霉病早期为弥漫性渗出性改变，而后组织化脓即坏死。慢性侵袭性肺曲霉病表现为组织坏死和慢性肉芽肿形成。临床表现中急性侵袭性肺曲霉病患儿主要为长期发热、咳嗽、咳痰，咯血可以是本病不同于一般细菌性肺炎的有诊断参考价值的症状，可迅速进展为呼吸衰竭，约 30% 患者可有肺外表现。慢性侵袭性肺曲霉病患儿病程可长达数月或数年，病程进展缓慢，表现为反复发热，咳嗽、咳痰可不明显，最后波及整个肺或胸腔、纵隔、胸壁等，也可转化为急性曲霉菌肺炎。影像学表现：①急性侵袭性肺曲霉病胸部 CT 典型表现中，早期为双肺弥漫性结节实变阴影或单发结节实变阴影，多位于胸膜下，周围见磨玻璃阴影（即晕轮征）；而后结节实变阴影增大，肺实变区液化坏死，出现空腔阴影，再见到半月形透光区（即空气新月征），进一步可变为完整的坏死空洞，多为单发，也可为大小不一多发性空洞。②慢性侵袭性肺曲霉病胸部 CT 表现为单发或多发的肺部实变，伴有结节病变和胸膜肥厚、积液，有时空洞形成，

随时间推移可见肺萎缩、纤维化以及单发或多发空洞表现。

二、诊断

肺炎的诊断相对比较简单，一般有发热、咳嗽、呼吸急促、肺部听诊闻及中、细湿啰音和（或）胸部影像学有肺炎的改变均可诊断。

确诊肺炎后应进一步判断病情的轻重、重症高危因素和明确引起肺炎的病原体。若为反复发作者，还应该尽可能明确导致反复感染的原发病或诱因，如原发性免疫缺陷病、呼吸道局限畸形或结构异常、支气管异物、先天性心脏病、营养不良以及环境因素等。除此之外，还要注意是否有并发症。

三、治疗

采取综合治疗原则，即改善通气、控制炎症、对症治疗、防止和治疗并发症。

（一）一般治疗及护理

保证室内空气流通，以温度 18～20℃、湿度 60% 为宜。饮食营养丰富，重症者进食困难，可予肠道外营养。注意常更换体位，减少肺部淤血，促进炎症吸收，注意隔离，防止交叉感染。

注意维持水、电解质平衡，纠正酸中毒，适当的液体补充有助于气道湿化；输液速度不宜过快，否则将加重心脏负担。

（二）病原治疗

1. 抗菌药物治疗　明确细菌感染或继发细菌感染者应使用抗菌药物。

（1）原则：①有效安全为首要原则。②使用抗菌药物之前应采集合适的呼吸道分泌物或者血标本行细菌培养和药物敏感试验，以指导治疗；培养结果出来之前，可根据经验选择敏感药物。③选用的药物在肺组织有较高的浓度。④轻症患儿口服抗菌药物有效且安全，而重症患儿因呕吐等使得口服难以吸收者，可考虑胃肠道抗菌药物治疗。⑤合适的剂量和疗程。⑥重症患儿宜经静脉联合

用药。

（2）根据不同病原体选择抗菌药物：①肺炎链球菌：青霉素敏感者首选青霉素类或阿莫西林；青霉素中介者，首选大剂量青霉素或阿莫西林；耐药者首选头孢曲松、头孢噻肟、万古霉素；青霉素过敏者选用大环内酯类抗生素，如红霉素等。②金黄色葡萄球菌：甲氧西林敏感者首选苯唑西林钠或氯唑西林，耐药者选用万古霉素或联用利福平。③流感嗜血杆菌：首选阿莫西林/克拉维酸、氨苄西林/舒巴坦。④大肠埃希菌和肺炎克雷伯菌：不产超广谱 β- 内酰胺酶（ESBL）菌首选头孢他啶、头孢哌酮；产 ESBL 菌首选亚胺培南、美罗培南。⑤铜绿假单胞菌（绿脓杆菌）：首选替卡西林/克拉维酸。⑥卡他莫拉菌：首选阿莫西林/克拉维酸。⑦肺炎支原体和衣原体：首选大环内酯类抗生素，如阿奇霉素、红霉素以及罗红霉素等。⑧碳青霉烯耐药革兰氏阴性菌（CRGNB）在儿童肺部感染的发病率逐年上升，2021 年中国儿童细菌耐药监测组(ISPED)结果显示，碳青霉烯类耐药的肠杆菌目细菌（CRE）检出率为 4.6%，碳青霉烯类耐药的铜绿假单胞菌（CR-PA）总体检出率为 6.7%，碳青霉烯类耐药的鲍曼不动杆菌（CR-AB）总体检出率为 30.7%。呼吸道标本是 CRE、CR-PA 和 CR-AB 的最主要标本来源。由 CRGNB 感染的肺部感染儿童重症患者，可考虑选择或联用多黏菌素，优先选择具有明确的儿童用法用量推荐的多黏菌素 E 甲磺酸钠。多项临床研究显示，多黏菌素 E 甲磺酸钠用于婴幼儿或儿童的治疗有效率为 68.3% ～ 98%。在静脉治疗基础上同时联合雾化吸入治疗，可进一步提升肺部感染儿童患者的临床改善率与治愈率。多黏菌素 E 甲磺酸钠雾化副作用风险低，更适用于儿童肺部感染患者。目前国内尚无更多关于儿童 CRGNB 感染应用多黏菌素治疗的经验，亟需更多、更大规模的临床研究做进一步探索和评估。

（3）用药时间：一般用至热退且平稳、全身症状明显改善，呼吸道症状部分改善 3 ～ 5d。病原微生物不同、病情轻重不等、菌血症存在与否等因素均影响肺炎疗程。一般肺炎链球菌肺炎疗程 7 ～ 10d，MP 肺炎、CP 肺炎疗程平均 10 ～ 14d，个别严重者可适当延长。葡萄球菌肺炎在体温正常后 2 ～ 3 周可停药，一般总疗程 ≥ 6 周。

2. 抗病毒药物　目前有肯定疗效的抗病毒药物很少，加之不良反应较大，使得抗病毒治疗受到很大制约。①利巴韦林（病毒唑）：对 RSV 有体外活性；② α- 干扰素（interferon-α，IFN-α）：肌内注射，5 ～ 7d 为 1 个疗程，也可雾化吸入，③若为流感病毒感染，可予磷酸奥司他韦口服；④若为巨细胞病毒感染，可给予更昔洛韦抗巨细胞病毒治疗；⑤部分中药制剂也有一定抗病毒疗效。

3. 抗真菌药物　根据不同真菌种类和感染严重程度而定。①氟康唑：适用于隐球菌属和念珠菌属感染；②伊曲康唑：适应证为曲霉属、念珠菌属、隐球菌属和组织胞浆菌感染，对镰刀霉菌属活性低，对毛霉菌无效；③伏立康唑：适用于曲霉属、念珠菌属以及镰刀霉菌素、足放线菌属的感染，对结合菌属无活性；④卡泊芬净：适应证为念珠菌属和曲霉属的感染，对隐球菌属、镰刀霉菌属和结合菌属无活性；⑤两性霉素 B：适用于曲霉属、念珠菌属、隐球菌属和组织胞浆菌感染。

（三）对症治疗

1. 氧疗　有缺氧表现，如烦躁、发绀或者动脉血氧分压 < 60mmHg，多用鼻前庭导管给氧，经湿化的氧气流量为 0.5 ～ 1L/min，氧浓度 ≤ 40%。新生儿或婴幼儿可用面罩、氧帐、鼻塞给氧，面罩给氧氧流量 2 ～ 4L/min，氧浓度 50% ～ 60%。

2. 气道管理　及时清除鼻腔分泌物、鼻痂和吸痰，保持呼吸道通畅和改善通气功能。注重气道湿化，有助于痰液排出。雾化吸入有利于解除支气管痉挛和水肿。分泌物堆积于下呼吸道，经湿化和雾化不能排出，使呼吸衰竭加重时，应行气管插管以助于清除痰液。严重病例宜短期使用机械通气（人工呼吸机），接受机械通气者应注意气道湿化、变换体位和拍背，保持气道湿度和通畅。

3. 腹胀的处理 低钾血症者，应该补充钾盐。缺氧中毒性肠麻痹者，应禁食、胃肠道减压，亦可使用酚妥拉明，每次 0.3 ～ 0.5mg/kg，加 5% 葡萄糖 20ml 静脉滴注，每次最大剂量 ≤ 10mg。

4. 其他 高热患儿可用物理降温，如湿热擦身和（或）减少衣物、冷敷；口服对乙酰氨基酚或布洛芬等。如果有烦躁不安，可予氯丙嗪、异丙嗪，每次各 0.5 ～ 1.0mg/kg 肌注，水合氯醛或者苯巴比妥每次 5mg/kg 肌注。

（四）糖皮质激素

其可减少炎症渗出，解除支气管痉挛，改善血管通透性和微循环，降低颅内压。使用指征：①严重喘憋或呼吸衰竭；②全身中毒症状明显；③合并感染中毒性休克；④出现脑水肿；⑤胸腔短期有较大量渗出。以上情况可短疗程应用激素，如甲泼尼龙 1 ～ 2mg/（kg·d）、琥珀酸氢化可的松 5 ～ 10mg/(kg·d) 或者地塞米松 0.1 ～ 0.3mg/(kg·d) 加入瓶中静滴，疗程 3 ～ 5d。

（五）并发症及并存症的治疗

1. 心力衰竭的治疗 吸氧、镇静、利尿、强心、应用血管活性药物。①利尿：可选用呋塞米，剂量为每次 1mg/kg，稀释成 2mg/ml，静注或者静滴；也可口服呋塞米、依他尼酸或则氢氯噻嗪等。②强心药：可用地高辛或毛花苷 C 静脉注射。③血管活性药物：常用酚妥拉明每次 0.5 ～ 1.0mg/kg，每次最大剂量 ≤ 10mg，肌注或静注，必要时间隔 1 ～ 4h 重复使用；亦可用卡托普利和硝普钠。

2. 缺氧中毒性脑病的治疗 脱水疗法、改善通气、扩血管、止痉、糖皮质激素、促进脑细胞恢复。①脱水疗法：主要用甘露醇，据病情每次 0.25 ～ 1.0g/kg，每 6 小时 1 次。②改善通气：必要时予人工辅助通气、间歇正压通气，疗效明显且稳定后及时改为正常通气。③扩血管药物：可缓解脑血管痉挛、改善脑微循环，从而减轻脑水肿，常用酚妥拉明、山莨菪碱。酚妥拉明每次 0.5 ～ 1mg/kg，新生儿每次 ≤ 3mg，婴幼儿每次 ≤ 10mg，静脉快速滴注，每 2 ～ 6 小时一次；山莨菪碱每次 1 ～ 2mg/kg，视病情而定，可 10 ～ 15min 一次，或者 2 ～ 4h 一次，亦可静脉滴注维持。④止痉：一般用地西泮，每次 0.2 ～ 0.3mg/kg，静脉注射，1 ～ 2h 可重复 1 次；亦可采用人工冬眠疗法。⑤糖皮质激素：非特异性抗炎、减少血管与血脑屏障的通透性，可治疗脑水肿。常用地塞米松，每次 0.25mg/kg，静脉滴注，每 6 小时 1 次，2 ～ 3d 后逐渐减量或停药。⑥促进脑细胞恢复的药物：常用药有三磷酸腺苷（ATP）、胞磷胆碱、维生素 B_1 以及维生素 B_2 等。

3. 抗利尿激素异常分泌综合征（SIADH）的治疗 与肺炎合并稀释性低钠血症治疗是相同的。原则为限制水入量，补充高渗盐水。若血钠为 120 ～ 130mmol/L，无明显症状时，主要手段是限制水的摄入量，以缓解低渗状态。若血钠 < 120mmol/L，有明显低钠血症症状时，按 3% 氯化钠 12ml/kg 可提高 10mmol/L 计算，先给 1/2 量、于 2 ～ 4h 内静滴，必要时 4h 后重复 1 次。

4. 脓胸和脓气胸 及时进行穿刺引流，若脓液黏稠，经过反复抽脓不畅或者发生张力性气胸时，宜胸腔闭式引流。

5. 并存佝偻病、贫血、营养不良 给予相应治疗。

（六）支气管镜的应用

不做常规推荐，存在以下情况可考虑应用：①常规治疗效果欠佳或难治性肺炎，需观察有无气道畸形、异物、结核病变或肺泡出血等，并留取灌洗液进行病原学分析；②炎性分泌物或坏死物致气道阻塞或肺不张时，甚至形成塑形性支气管炎阻塞、黏膜坏死等；③感染后气道损伤，如气道软骨破坏、气道闭塞等气道结构改变，可通过支气管镜下表现诊断和治疗。

（七）生物制剂

重症患儿可酌情给予血浆以及静脉注射丙种球蛋白（IVIG），含有特异性抗体，如 RSV-IgG 抗体，可用于重症患儿，IVIG 400mg/（kg·d），3～5d 为 1 个疗程。疗效不佳者，给予脾氨肽口服冻干粉，2mg/d，连续 1 个月为 1 个疗程，酌情可连用 1～3 个疗程。

四、预后与随访

肺炎的预后与机体免疫状态、是否存在基础疾病、病原体型别和载量、对治疗的反应性等有关，大部分预后良好，但仍有部分患者（如重症感染、有并发症或合并症患儿等）临床仍需长期随访，甚至出现肺不张、支气管扩张、肺间质纤维化、闭塞性细支气管炎、闭塞性支气管炎伴机化性肺炎等后遗症，影响肺功能。

单纯 RSV 肺炎极少死亡，本病一般较轻，单纯病例 6～10d 临床恢复，X 线阴影多在 2～3 周消失；有报道 RSV 下呼吸道感染与支气管哮喘发病有关联。腺病毒肺炎的病死率为各种病毒性肺炎之首，为 7%～10%，暴喘型腺病毒肺炎病死率可高达 40%～50%。危重患儿经抢救存活，为有 60% 留有慢性肺部损害，严重者可发生支气管扩张和肺心病。约 50% 的重症腺病毒肺炎可发展成闭塞性细支气管炎。原发性流感病毒肺炎常预后良好，但严重流感病毒肺炎患儿远期可出现肺不张、支气管扩张、闭塞性细支气管炎以及肺纤维化等后遗症。

肺炎链球菌肺炎痊愈后通常不会遗留肺结构损伤。金黄色葡萄球菌肺炎并发脑膜炎和心包炎或婴幼儿张力性气胸则预后较差。病死率高达 10%～20%。金黄色葡萄球菌

肺炎并发肺脓肿、脓气胸者预后良好，经 3～6 个月可基本治愈；而社区获得性坏死性肺炎则病情凶险，尤其是 MRSA 的 PVL 基因阳性者。流感嗜血杆菌肺炎患儿恢复期部分可遗留支气管扩张。肺炎克雷伯菌肺炎少部分患者在恢复期可出现纤维化、胸膜增厚等。铜绿假单胞菌肺炎患儿中社区获得性感染死亡率低；而医院获得性感染死亡率高，由铜绿假单胞菌引起的呼吸机相关肺炎的死亡率可高达 50%～70%；而有免疫缺陷患儿中铜绿假单胞菌肺炎的病死率达 40%。

肺炎支原体肺炎可导致支气管扩张、肺间质纤维化、闭塞性细支气管炎、闭塞性支气管炎伴机化性肺炎、单侧透明肺、肺间质纤维化等长期肺部后遗症。衣原体肺炎预后良好，部分儿童随访 7～8 年仍可能有呼吸道症状和肺功能异常。沙眼衣原体肺炎若未治疗或治疗不恰当，其病原体可能导致出现慢性结膜炎，慢性结膜炎可单独发生，亦可作为赖特尔综合征（其包括尿道炎、结膜炎、黏膜病和反应性关节炎）的一部分。

（符　州　罗征秀）

主要参考文献

[1] Liu L, Oza S, Hogan D, et al. Global, regional, and national causes of under-5mortality in 2000-15: an updated systematic analysis with implications for the Sustainable Development Goals [J]. Lancet, 2016, 388(10063): 3027-3035.

[2] 江载芳，申昆玲，沈颖. 诸福堂实用儿科学 [M]. 北京：人民卫生出版社，2015: 1253-1287.

[3] 中华人民共和国国家卫生健康委员会，国家中医药管理局. 儿童社区获得性肺炎诊疗规范（2019 年版）.2019-2-11.

[4] Nolan VG, Arnold SR, Bramley AM, et al. Etiology and Impact of Coinfections in Children Hospitalized With Community-Acquired Pneumonia [J]. J Infect Dis, 2018, 218(2): 179-188.

第四节　免疫缺陷病的肺部感染

一、概述

原发性免疫缺陷病（primary immuno-deficiency，PID）是一组由基因突变导致免疫器官、免疫活性细胞及免疫活性因子（包括免疫球蛋白、细胞因子、补体和细胞膜表面分子）发生缺陷，最终导致异常的临床综合征。

2015年国际免疫学会联盟将原发性免疫缺陷病分为9类，共涉及300多种基因突变导致的290余种原发性免疫缺陷病：① T淋巴细胞、B淋巴细胞联合免疫缺陷；②其他已明确表型的免疫缺陷综合征；③抗体免疫缺陷病；④免疫失调性疾病；⑤先天性吞噬细胞数目、功能缺陷；⑥天然免疫缺陷；⑦自身炎症性疾病；⑧补体缺陷；⑨自身抗体相关的拟表型原发性免疫缺陷病。各类型PID临床表现差异巨大，但典型临床表现为感染、自身免疫性疾病、自身炎症性疾病和肿瘤易感性增高，儿童期以感染为突出表现。免疫缺陷病合并感染是临床的棘手问题，症状和体征不典型、病原菌和感染灶常难以确定、感染死亡率极高，给临床治疗带来困难。

二、临床表现

由于PID分类多样，不在此细述其分类，仅在此列举PID肺部感染共同的临床表现及几种常见病原菌肺部感染所致临床表现。

1. 起病时间　约40%在1岁内发病，40%在5岁内，15%在16岁内起病，仅5%发生于成年人期。T细胞缺陷和联合免疫缺陷病于出生后不久即发病；以抗体缺陷为主者，由于有来自母体的抗体，一般在出生后6～12个月才易发生感染。

2. 感染的病原体　PID的肺部感染以各种机会性感染最为常见，还可累及多个脏器。近年来，有研究指出不同类型免疫缺陷病患者对某些病原体的易感性增高。例如T淋巴细胞免疫缺陷患儿对病毒、真菌、耶氏肺孢子虫和分枝杆菌易感，其中重症联合免疫缺陷病对所有病原体普遍易感，包括常见细菌、分枝杆菌、耶氏肺孢子虫、人巨细胞病毒、EB病毒、弓形虫及隐孢子虫等；湿疹血小板减少伴免疫缺陷综合征，高IgE综合征对胞内细菌、真菌及分枝杆菌易感；抗体免疫缺陷病患儿对肺炎链球菌、流感嗜血杆菌、肺炎支原体、脑膜炎球菌、革兰氏阴性菌、肠道病毒及蓝氏贾第鞭毛虫易感。

在此以肺部感染为例，讲述PID合并几种呼吸道病原感染的临床特点。由于引起PID感染的病原体常为机会感染。常反复发作或迁延不愈，治疗效果不佳，抑菌剂效果差，必须使用杀菌剂。抗菌药物的剂量宜偏大，疗程应较长，才有一定疗效。

（1）克雷伯菌肺炎：突然起病，有寒战、高热、咳嗽、咳痰和严重胸痛，甚至出现意识障碍伴躁动不安、谵语等严重感染中毒症状。痰多，呈黄绿色脓痰，常带血，部分表现呈典型棕红色或红色胶冻样痰，黏稠不易咳出。病情进展较快，若不治疗，病变可由一肺叶扩展到另一肺叶，出现发绀和呼吸困难，可有黄疸、呕吐等消化道症状。肺部可仅有湿啰音或有实变体征。胸部X线片表现为小叶性及大叶性实变，发展迅速，坏死后形成脓肿和脓胸。少数病例表现为支气管肺炎。

（2）流感嗜血杆菌肺炎：常有发热、咳嗽、胸痛、气促或呼吸困难，可有三凹征、肺部湿啰音等表现。此外，可有痉挛样咳嗽，全身感染中毒症状重。

（3）铜绿假单胞菌肺炎：常有寒战，中度发热，感染中毒症状、咳嗽、呼吸困难、发绀，咳大量脓性绿色痰液，可有咯血。脉搏相对于体温缓慢。肺部体征常无明显大片实变，可有弥漫细湿啰音和喘鸣音。

（4）肺结核：起病急者可伴高热、热型波动甚大，常为严重的进行性结核的表现，如粟粒型结核、干酪性肺炎等。但大多数患儿表现为不规则低热，以午后为著。可有精神不振、烦躁、哭闹、睡眠不安以及盗汗、颜面潮红等自主神经功能障碍症状。慢性者有食欲缺乏、消瘦、乏力、性情改变、发育迟缓等。除肿大淋巴结压迫支气管可引起阵发性咳嗽，甚至呼吸困难，大量胸腔积液引起相应症状及体征外，一般呼吸道症状不多。可无或较少阳性体征。早期有不同程度的全身淋巴结肿大，但淋巴结质软。慢性者肿大的淋巴结质硬。

（5）肺曲霉菌病：病初多表现为发热、咳嗽、进行性呼吸困难，可有咯血。急性者可迅速进展为呼吸衰竭。侵袭性肺曲霉菌病多见于各种原因造成的免疫功能低下患儿。感染可经气道侵入或血管侵入。肺部 CT 典型表现为双肺结节实变阴影，肺实变区出现液化、坏死或空洞阴影，伴有胸膜肥厚或积液。

（6）隐球菌病：AIDS 患者或其他原因所致严重免疫抑制者可表现为急性肺炎症状，有高热、呼吸困难，痰中有大量菌体，可迅速进展导致呼吸衰竭。体检可有干、湿啰音。隐球菌孢子达到肺部可引起肺部感染，继而可播散全身，引起全身性隐球菌病。

（7）耶氏肺孢子虫病：主要可分两型：①流行型 / 婴儿型 / 经典型：主要为早产儿、营养不良和虚弱儿，起病缓慢，吃奶欠佳、烦躁不安、咳嗽、呼吸增快及发绀，而发热不明显。听诊湿啰音不多。1 ～ 4 周内呼吸困难逐渐加重，鼻翼扇动，眼周及唇周发绀、肋间隙凹陷等。肺部体征少，与呼吸窘迫症状的严重程度不成比例。可并发纵隔气肿、气胸，常死于呼吸衰竭。②散发型 / 儿童 - 成年人型 / 现代型：主要发生于各种原因所致免疫功能低下者。起病急，几乎所有患儿均有发热，病初有食欲欠佳，体重减轻，可有发育迟滞。继而出现干咳、发热、发绀、呼吸困难，很快出现呼吸窘迫，病程发展很快。肺部 CT 表现为磨玻璃状阴影，常呈斑片状或网格状，可合并胸膜下片状渗出影。后期可有持续性肺气肿，可伴纵隔气肿和气胸。

（8）EB 病毒感染：临床表现多样。以发热、咽峡炎、淋巴结及肝脾大、外周血中淋巴细胞计数增高伴有异常淋巴细胞增多为特征时，称为传染性单核细胞增多症。年幼儿可表现为轻型或隐性感染。如持续或反复发热超过 6 个月以上，伴肝脾大、淋巴结肿大、贫血、皮疹、黄疸等，需考虑为慢性活动性 EB 病毒感染。

（9）巨细胞病毒（CMV）感染：免疫缺陷者感染后可表现为肺炎、肝炎、脑炎、视网膜炎、胃溃疡、糖尿病等多器官受累的临床表现。

（10）呼吸道合胞病毒（RSV）感染：多为上呼吸道感染，25% ～ 40% 婴儿表现为下呼吸道感染症状。常以低热、流涕、食欲缺乏等上呼吸道症状起病，继而咳嗽、喘息、呼吸急促、间歇发热。早产儿和月龄较小者感染后可表现为发作性呼吸暂停、嗜睡、烦躁不安，无明显的呼吸道症状。呼吸增快，肺部可有弥漫性细湿啰音和哮鸣音。

三、诊断

为了早期识别 PID，Jeffrey Model 基金会和美国红十字会（the American Red Cross）联合提出了 10 条警告症状：① 1 年内中耳感染次数＞ 4 次；② 1 年内严重鼻窦感染＞ 2 次；③抗生素治疗 2 个月疗效不佳；④ 1 年内患肺炎＞ 2 次；⑤婴幼儿体重不增或生长发育极度迟缓；⑥反复深部皮肤或器官脓肿；⑦持续鹅口疮或皮肤真菌感染；⑧需要静脉应用抗生素才能清除感染灶；⑨≥ 2 处的顽固性感染（包括败血症）；⑩有 PID 家族史。如果患儿临床具备≥ 2 条应警惕 PID 的发生。

1. 病史采集　多数 PID 有明显家族史。同时要了解是否使用过免疫抑制剂，是否有扁桃体、脾或淋巴结切除史，是否进行放射治疗等，以排除继发性免疫缺陷病。

2. 体格检查 可出现营养不良，轻、中度贫血，体重下降或不增，发育迟缓，肝脾大，淋巴结肿大或缺如。可能存在皮肤疖肿、瘢痕，鹅口疮等体征。

3. 实验室检查 当疑似 PID 时，全血细胞计数和分类以及血清免疫球蛋白水平测定和 T 细胞亚群、B 细胞和自然杀伤细胞比例、四唑氮蓝试验或呼吸爆发试验以及血清补体成分测定等初筛试验，可对大多数患儿作出诊断。进一步可查 B 细胞计数、丝裂原增殖反应或淋巴细胞培养、人类白细胞抗原配型、白细胞吞噬功能、杀菌功能、调理素、补体活化成分等。

4. 病原学检查 对血液、痰液等体液标本培养、药敏试验、抗原、抗体及病原体核酸检测。

5. 影像学检查 胸部 X 线片可见肺部实变、渗出，部分可出现气胸、胸腔积液。部分病原体感染可有特殊影像学改变，如耶氏肺孢子虫的肺部 CT 可见磨玻璃状阴影，常呈斑片状或网格状，曲霉菌感染 CT 表现为双肺结节实变阴影，实变区出现液化、坏死或空洞阴影，伴有胸膜肥厚或积液等。

6. 基因诊断 大多数 PID 为单基因病，可通过对致病基因进行序列分析。明确致病基因对于疾病管理及预后改善具有重要意义。

四、治疗

1. 一般治疗 包括预防和治疗感染，注重营养，加强家庭宣教，增强父母及患儿对抗疾病的信心等。家族中有免疫缺陷患者的，可行免疫学筛查、遗传咨询、妊娠期行产前筛查。

2. 补充治疗

（1）静脉注射丙种球蛋白（IVIG）：仅限于低 IgG 血症，一般剂量为每月静脉注射 IVIG 100～200mg/kg，注射后血清 IgG 出现峰值，于第 2 次注射前下降至谷值，连续注射峰值及谷值均逐渐上升，至 6 个月达到稳定平台（＞6g/L）。给予大剂量 IVIG 400～600mg/kg，其谷值也可达到正常水平。治疗剂量应个体化，以能控制感染、缓解症状、能正常生长发育为衡量尺度。

（2）高效价免疫血清球蛋白（SIG）：如水痘 - 带状疱疹、狂犬病、破伤风和乙肝 SIG。SIG 可用于严重感染的治疗及预防。

（3）血浆：可用于治疗免疫缺陷病，剂量 20ml/kg，必要时加大剂量。血浆供体必须做严格生物学污染筛查试验，防止血源性传染。

（4）输注白细胞：用于吞噬细胞缺陷者伴严重感染。分离的白细胞必须先行放射处理，抑制其中可能存在的 T 细胞。新鲜白细胞须在 3～4h 内静脉输入患者体内，反复数次。白细胞输注仅用于严重感染，而不做常规持续替代治疗。

（5）细胞因子：胸腺素类对胸腺发育不全、湿疹、血小板计数减少伴免疫缺陷病有一定疗效。IFN-γ 治疗慢性肉芽肿病、高 IgE 血症、糖原贮积症。粒细胞集落刺激因子治疗中性粒细胞计数减少症。

（6）酶补充治疗：腺苷脱氨酶缺陷者，可输注红细胞，部分可获得临床改善。

3. 免疫重建

（1）胸腺组织移植：胎儿胸腺组织移植用于治疗细胞免疫缺陷病，尤其是胸腺发育不良症。培养胸腺上皮细胞移植较少用。

（2）造血干细胞移植：包括骨髓、外周血、脐带血来源的造血干细胞移植。

（3）基因治疗：基因治疗 PID 已有一定成效，部分逆转录病毒载体、自身灭活病毒载体仍在临床试验中。

4. 抗感染治疗

（1）治疗原则包括：①尽早明确病原及获得药敏试验结果；②及时进行经验性治疗，待明确病原后可结合药敏结果调整抗感染治疗方案；③抗菌药物降阶梯治疗，严重感染、多重耐药菌或混合感染时建议联合用药；④广谱抗菌药物治疗 48h 无效时，可经验性加用抗真菌治疗；⑤对于分枝杆菌易感性高者，需警惕分枝杆菌感染，必要时可行经验性抗分枝杆菌感染治疗；⑥监测药物不良反应，必要时监测血药浓度；⑦重视综合治疗和护理，加强支持治疗，尽早拔除各类留置导管。

（2）疑有多重耐药革兰氏阳性球菌如耐甲氧西林金黄色葡萄球菌、耐青霉素肺炎链球菌感染，首选万古霉素（用药期间需监测听力、肾功能及血药浓度）；合并脑膜炎，加用第三代头孢菌素（如头孢曲松）联合治疗，利福平（监测血常规及肝功）、磷霉素可作为联合用药的备选药物。非脑膜炎感染时，利奈唑胺和替考拉宁可作为万古霉素的替代药物。根据药敏结果，选择头孢类、青霉素或阿莫西林作为降阶梯治疗药物。

（3）卡介苗接种后感染及结核分枝杆菌的治疗药物包括异烟肼（H）、利福平（R）、吡嗪酰胺（Z）、乙胺丁醇（E）等，四联方案（HRZE）强化治疗 2 ～ 3 个月后，二联方案（HR）维持治疗 4 ～ 10 个月。治疗失败时可联合应用氨基糖苷类或喹诺酮类药物。

（4）曲霉菌感染的首选药物为伏立康唑，若应用伏立康唑 7 ～ 10d 无反应，可以选择备选药物如两性霉素 B 及其脂质体、伊曲康唑、卡泊芬净、米卡芬净、泊沙康唑治疗。曲霉菌病的最短疗程为 6 ～ 12 周。PID 患儿伴发念珠菌口腔炎、食管炎及皮肤感染时，首选药物为氟康唑，备选药物为卡泊芬净、米卡芬净；发生播散性念珠菌病、念珠菌性脑膜炎 / 脓肿时，首选两性霉素 B 或其脂质体，氟胞嘧啶可作为辅助用药，维持药物为氟康唑，备选包括伏立康唑、伊曲康唑、卡泊芬净和米卡芬净，总疗程数周至数月。耶氏肺孢子虫肺炎首选药物是磺胺甲噁唑 - 甲氧苄啶（SMZ－TMP），治疗同时需大剂量水化并碱化尿液；不耐受者可用卡泊芬净替代。隐球菌感染者首选两性霉素 B 脱氧胆酸盐静脉注射联合氟胞嘧啶口服至少 2 周，序贯使用氟康唑至少 8 ～ 10 周，脂质体两性霉素 B 可用于不能耐受两性霉素 B 脱氧胆酸盐、治疗失败或高真菌负荷的患儿。

（5）CMV 感染首选更昔洛韦，膦甲酸用于联合诱导或维持治疗，缬更昔洛韦可作为维持治疗的备选药。最新研究提示，给予脾氨肽口服冻干粉治疗，降低 CMV－DNA 载量水平，起到治疗 CMV 感染作用。慢性活动性 EB 病毒感染时，可选用阿昔洛韦或更昔洛韦，治疗无效时，需应用糖皮质激素、免疫抑制剂、细胞毒性药物化疗、造血干细胞移植等治疗。未能及时接种流感疫苗的 PID 患儿在流感暴发期间可预防性应用奥司他韦。临床疑诊或确诊者，应尽早抗流感病毒治疗，包括：奥司他韦、帕拉米韦、扎那米韦等。RSV 流行季节常规给予 RSV 单克隆抗体帕利珠单抗或 RSV－IVIG 有利于防治 PID 患儿继发 RSV 感染，对于急性期 RSV 感染，尚无疗效确切的治疗药物。

五、预后及随访

许多患儿经静脉注射丙种球蛋白或其他治疗后，能较正常地生长发育及生活。对于有 PID 家族史的家庭，应及早进行遗传咨询及产前诊断，避免 PID 患儿出生。随访时应注意有无反复感染、感染程度及转归，有无自身免疫性疾病及肿瘤发生的迹象，IVIG 是否规范使用，患儿的生长发育情况等。对于有耳、肾、肝毒性抗生素使用者，需要监测肝肾功能、听力及该药物的血药浓度。

（符　州　田代印）

主要参考文献

[1] Cooper MA, Pommering TL, Koranyi K. Primary immunodeficiencies [J] .Am Fam Physician, 2003, 68(10): 2001 - 2008.

[2] 中华医学会儿科学分会免疫学组，《中华儿科杂志》编辑委员会 . 原发性免疫缺陷病抗感染治疗与预防专家共识 [J]. 中华儿科杂志 ，2017, 55(4): 248-255. DOI: 10.3760/cma.j.issn.0578-1310.2017.04.003.

[3] 江载芳.诸福棠实用儿科学[M].8版.北京：人民卫生出版社，2015.

[4] Robert MKliegman. Nelson Textbook of Pediatrics[M]. 19th Edition. Amsterdam: Elsevier, 2015.

[5] 宋红梅.儿童原发性免疫缺陷病的识别[J].北京医学，2017, 39(7): 654-656.

[6] 朱春梅.儿童原发性免疫缺陷病的初步筛查[J].中国医刊，2015, 50(7): 10-13.

第五节　阻塞性肺病

阻塞性肺病是一组以阻塞性肺通气障碍为主的疾病，在儿童期最常见的为支气管哮喘（简称哮喘），此外还有闭塞性细支气管炎、支气管扩张和肺不张；而近来证据表明，成年人部分慢性阻塞性肺疾病（COPD）起源于生命早期，与儿童哮喘关系密切。及时诊断儿童期阻塞性肺病，合理规范的治疗，有利于病情的缓解，改善生活质量，减缓甚至逆转疾病的进程。

一、哮喘

（一）概述

哮喘是儿童时期最常见的慢性呼吸道疾病，我国儿童哮喘的患病率呈明显上升趋势，且总体控制水平尚不理想。遗传和环境因素共同参与哮喘发病机制，慢性气道炎症和气道高反应性是其特征。目前认为哮喘存在嗜酸性粒细胞和非嗜酸性粒细胞炎症表型，嗜酸性粒细胞哮喘对吸入激素治疗反应较好；非嗜酸性粒细胞哮喘包括中性粒细胞为主型、混合细胞型和寡细胞型，对吸入激素治疗效果不佳。

（二）诊断

1. 哮喘的诊断标准

（1）反复喘息、咳嗽、气促、胸闷，多与接触变应原、冷空气、物理、化学性刺激、呼吸道感染、运动以及过度通气（如大笑和哭闹）等有关，常在夜间和（或）凌晨发作或加剧。

（2）发作时双肺可闻及散在或弥漫性、以呼气相为主的哮鸣音，呼气相延长。

（3）上述症状和体征经抗哮喘治疗有效，或自行缓解。

（4）除外其他疾病所引起的喘息、咳嗽、气促和胸闷。

（5）临床表现不典型者（如无明显喘息或哮鸣音），应至少具备以下 1 项。

● 证实存在可逆性气流受限：①支气管舒张试验阳性：吸入速效 β_2 受体激动剂后 15min 第一秒用力呼气量（FEV_1）增加 ≥ 12%；②抗感染治疗后肺通气功能改善：给予吸入糖皮质激素和（或）抗白三烯药物治疗 4 ~ 8 周，FEV_1 增加 ≥ 12%。

● 支气管激发试验阳性。

● 最大呼气峰流量（PEF）日间变异率（连续监测 2 周）≥ 13%。

符合第 1 ~ 4 条或第 4、5 条者，可诊断为哮喘。

2. 咳嗽变异性哮喘（CVA）的诊断　CVA 是儿童慢性咳嗽最常见原因之一，以咳嗽为唯一或主要表现。

（1）咳嗽持续 > 4 周，常在运动、夜间和（或）凌晨发作或加重，以干咳为主，不伴喘息。

（2）临床上无感染征象，或经较长时间抗生素治疗无效。

（3）抗哮喘药物诊断性治疗有效。

（4）排除其他原因引起的慢性咳嗽。

（5）支气管激发试验阳性和（或）PEF日间变异率（连续监测 2 周）≥ 13%。

（6）个人或一、二级亲属过敏性疾病史，或变应原检测阳性。

以上第 1 ~ 4 项为诊断基本条件。

3. < 6 岁儿童哮喘的诊断线索　目前尚无特异性的检测方法和指标作为学龄前喘息儿童哮喘诊断的确诊依据，如具有以下临床

特点时高度提示哮喘的诊断：①多于每月 1 次的频繁发作性喘息；②活动诱发的咳嗽或喘息；③非病毒感染导致的间歇性夜间咳嗽；④喘息症状持续至 3 岁以后；⑤抗哮喘治疗有效，但停药后又复发。如怀疑哮喘诊断，可尽早参照哮喘治疗方案开始试验性治疗，并定期评估治疗反应，如治疗 4 ～ 8 周无明显疗效，建议停药并作进一步诊断评估。

4.哮喘的分期和分级

（1）哮喘的分期：根据临床表现，哮喘可分为急性发作期、慢性持续期和临床缓解期。急性发作期是指突然发生喘息、咳嗽、气促、胸闷等症状，或原有症状急剧加重；

慢性持续期是指近 3 个月内不同频度和（或）不同程度地出现过喘息、咳嗽、气促、胸闷等症状；临床缓解期是指经过治疗或未经治疗症状、体征消失，肺功能恢复到急性发作前水平，并维持 3 个月以上。

（2）哮喘的分级：包括急性发作严重度分级、哮喘控制水平分级和病情严重程度分级。

● 急性发作严重度分级：见表 14-5-1（≥ 6 岁）、表 14-5-2（< 6 岁）。

● 哮喘控制水平分级：依据近 4 周的哮喘症状分为：良好控制、部分控制和未控制。表 14-5-3（≥ 6 岁）、表 14-5-4（< 6 岁）

表 14-5-1　≥ 6 岁儿童哮喘急性发作严重度分级

临床特点	轻度	中度	重度	危重度
气短	走路时	说话时	休息时	呼吸不整
体位	可平卧	喜坐位	前弓位	不定
讲话方式	能成句	成短句	说单字	难以说话
精神意识	可有焦虑、烦躁	常焦虑、烦躁	常焦虑、烦躁	嗜睡、意识模糊
辅助呼吸肌活动及三凹征	常无	可有	通常有	胸腹反常运动
哮鸣音	散在，呼气末期	响亮、弥漫	响亮、弥漫、双相	减弱乃至消失
脉率	略增加	增加	明显增加	减慢或不规则
PEF 占正常预计值或本人最佳值的百分数 /%	SABA 治疗后：> 80	SABA 治疗前：> 50 ～ 80　SABA 治疗后：> 60 ～ 80	SABA 治疗前：≤ 50　SABA 治疗后：≤ 60	无法完成检查
血氧饱和度（吸空气）	0.90 ～ 0.94	0.90 ～ 0.94	0.90	< 0.90

注：①判断急性发作严重程度时，只要存在某项严重指标，即可归入该严重度等级；②幼龄儿童较年长儿和成年人更易发生高碳酸血症（低通气）；PEF.最大呼气峰流量；SABA.短效 β₂ 受体激动剂

表 14-5-2　< 6 岁儿童哮喘急性发作严重度分级

症状	轻度	重度[c]
精神意识改变	无	焦虑、烦躁、嗜睡或意识不清
血氧饱和度（治疗前）[a]	≥ 0.92	< 0.92
讲话方式[b]	能成句	说单字
脉率 /（次 · min⁻¹）	正常	> 200（0 ～ 3 岁）　> 180（4 ～ 5 岁）
发绀	无	可能存在
哮鸣音	存在	减弱，甚至消失

注：[a]血氧饱和度是指在吸氧和支气管舒张剂治疗前的测得值，[b]需要考虑儿童的正常语言发育过程，[c]判断重度发作时，只要存在一项就可归入该等级

表 14-5-3 ≥ 6 岁儿童哮喘症状控制水平分级

评估项目	良好控制	部分控制	未控制
日间症状 > 2 次 / 周 夜间因喘息憋醒 应急缓解药使用 > 2 次 / 周 因喘息而出现活动受限	无	存在 1 ～ 2 项	存在 3 ～ 4 项

表 14-5-4 < 6 岁儿童哮喘症状控制水平分级

评估项目	良好控制	部分控制	未控制
持续至少数分钟的日间症状 > 1 次 / 周 夜间因喘息憋醒或咳嗽 应急缓解药使用 > 1 次 / 周 因喘息而出现活动受限（较其他儿童跑步 / 玩耍减少，步行 / 玩耍时容易疲劳）	无	存在 1 ～ 2 项	存在 3 ～ 4 项

用于评估近 4 周的哮喘症状。

● 病情严重程度分级：依据达到哮喘控制所需的治疗级别分为：轻度持续哮喘、中度持续哮喘、重度持续哮喘。轻度持续哮喘：第 1 级或第 2 级阶梯治疗方案治疗能达到良好控制的哮喘；中度持续哮喘：使用第 3 级阶梯治疗方案治疗能达到良好控制的哮喘。重度持续哮喘：需要第 4 级或第 5 级阶梯治疗方案治疗的哮喘。

5. 哮喘诊断和病情监测评估的相关检查

（1）肺通气功能检测：FEV_1（正常 ≥ 80% 预计值和（或）FEV_1/FVC（正常 ≥ 80%）降低，支气管舒张试验阳性、支气管激发试验阳性，或 PEF 日间变异率 ≥ 13% 均有助于确诊哮喘。

（2）过敏状态检测：可进行变应原皮肤点刺试验或血清变应原特异性 IgE 测定，阳性可协助哮喘的诊断，阴性不能排除诊断。

（3）气道炎症检测：诱导痰嗜酸性粒细胞增高及呼出气一氧化氮增高可评估嗜酸性粒细胞性气道炎症。

（4）胸部影像学检查：反复喘息或咳嗽儿童，怀疑气道异物、结构性异常（如血管环、先天性气道狭窄等）、慢性感染（如结核）以及其他有影像学检查指征的疾病，可选择进行胸部 X 线片或 CT 检查。

（5）支气管镜检查：规范哮喘治疗无效，怀疑气道异物、先天性气道狭窄、食管 - 气管瘘等其他疾病，应考虑予以支气管镜检查以进一步明确诊断。

（6）哮喘临床评估工具：哮喘控制测试（Asthma Control Test，ACT）、儿童哮喘控制测试（Childhood Asthma Control Test，C-ACT，适用于 4 ～ 11 岁儿童）、哮喘控制问卷（Asthma Control Questionnaire，ACQ）和儿童呼吸和哮喘控制测试（Test for Respiratory and Asthma Control in Kids，TRACK）等，应根据患儿年龄和就诊条件，选用合适的评估工具，定期评估。

（三）治疗

坚持长期、持续、规范、个体化治疗原则，根据患者症状控制水平和风险因素，按照哮喘阶梯式治疗方案进行升级或降级治疗，遵循"评估 - 调整治疗 - 监测"的管理循环，直至停药观察（图 14-5-1）。

1. 治疗目标 ① 达到并维持症状的控制；② 维持正常活动水平，包括运动能力；③ 维持肺功能水平正常 / 接近正常；④ 预防哮喘急性发作；⑤ 避免因哮喘药物治疗导致的不良反应；⑥ 预防哮喘导致的死亡。

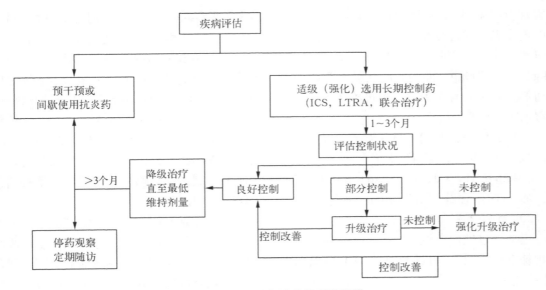

图 14-5-1 儿童哮喘管理流程图
ICS. 吸入性糖皮质激素；LTRA. 白三烯受体抗剂

2. **急性发作期治疗** 哮喘急性发作需在第一时间内通过合理应用支气管舒张剂和糖皮质激素等哮喘缓解药物治疗，快速缓解症状。

（1）氧疗：有低氧血症者，采用鼻导管或面罩吸氧，以维持血氧饱和度在 94% ～ 98%。

（2）吸入速效 β_2 受体激动剂：是治疗儿童哮喘急性发作的一线药物。

● 具备雾化吸入条件时：可使用氧驱动（氧气流量 6 ～ 8L/min）或空气压缩泵雾化吸入沙丁胺醇或特布他林；剂量为体重 ≤ 20kg，每次 2.5mg；体重 > 20kg，每次 5mg；第 1 小时可每 20 分钟 1 次，以后根据治疗反应逐渐延长给药间隔，根据病情每 1 ～ 4 小时重复吸入治疗。

● 不具备雾化吸入条件时：可使用压力型定量气雾剂（pMDI）经储雾罐吸药，每次单剂喷药，连用 4 ～ 10 喷（< 6 岁 3 ～ 6 喷），用药间隔与雾化吸入方法相同。

● 经吸入速效 β_2 受体激动剂及其他治疗无效时：可静脉应用沙丁胺醇 15μg/kg 缓慢静脉注射，持续 10min 以上；病情严重者可

1 ～ 2μg/（kg·min）[≤ 5μg/（kg·min）] 静脉滴注维持。静脉应用 β_2 受体激动剂时容易出现心律失常和低钾血症等严重不良反应，需严格掌握指征和剂量，监测心电图和电解质等。

（3）糖皮质激素：全身应用糖皮质激素是治疗儿童哮喘重度发作的一线药物，给药后 3 ～ 4h 即可显示明显的疗效，可根据病情选择口服或静脉给药。

● 口服：泼尼松或泼尼松龙 1 ～ 2mg/（kg·d），疗程 3 ～ 5d；最大量：< 2 岁 20mg，2 ～ 5 岁 30mg，6 ～ 11 岁 40mg。

● 静脉：注射甲泼尼龙 1 ～ 2mg/（kg·次）或琥珀酸氢化可的松 5 ～ 10mg/（kg·次），根据病情可间隔 4 ～ 8h 重复使用。

● 吸入：早期应用大剂量吸入性糖皮质激素（ICS）可能有助于哮喘急性发作的控制，可选用雾化吸入布地奈德悬液 1mg/ 次，或丙酸倍氯米松混悬液 0.8mg/ 次，每 6 ～ 8 小时 1 次。但病情严重时不能以 ICS 替代全身糖皮质激素治疗，以免延误病情。

（4）抗胆碱能药物：短效抗胆碱能药物（SAMA）是儿童哮喘急性发作联合治疗的

组成部分，对 β_2 受体激动剂治疗反应不佳的中重度患儿尤应尽早联合使用。吸入异丙托溴铵，体重 ≤ 20kg，每次 250µg；体重 > 20kg，每次 500µg，间隔时间同吸入 β_2 受体激动剂。如果无雾化条件，也可给予 SAMA 气雾剂吸入治疗。

（5）硫酸镁：有助于危重哮喘症状的缓解，安全性良好。药物及剂量：硫酸镁 25 ~ 40mg/（kg·d）（≤ 2g/d），分 1 ~ 2 次，加入 10% 葡萄糖溶液 20ml 缓慢静脉滴注（20min 以上），酌情使用 1 ~ 3d。不良反应包括一过性面色潮红、恶心等，通常在药物输注时发生。如过量可静注 10% 葡萄糖酸钙拮抗。

（6）茶碱：氨茶碱平喘效应弱于 SABA，而且治疗窗窄，一般不推荐静脉使用茶碱。如哮喘发作经上述药物治疗后仍不能有效控制时，可酌情考虑使用，氨茶碱负荷量 4 ~ 6mg/kg（≤ 250mg），缓慢静脉滴注 20 ~ 30min，继之根据年龄持续滴注维持剂量 0.7 ~ 1mg/（kg·h），如已用口服氨茶碱者，可直接使用维持剂量持续静脉滴注。亦可采用间歇给药方法，每 6 ~ 8 小时缓慢静脉滴注 4 ~ 6mg/kg。治疗时需密切观察，并监测心电图、血药浓度。

（7）经合理联合治疗，但症状持续加重，

出现呼吸衰竭征象时，应及时给予辅助机械通气治疗，在应用辅助机械通气前禁用镇静药。

3. 哮喘长期治疗 参照哮喘控制水平，根据儿童哮喘的长期治疗方案（≥ 6 岁见图 14-5-2、< 6 岁见图 14-5-3）选择治疗级别。在各级治疗中，每 1 ~ 3 个月审核 1 次治疗方案，结合哮喘控制情况适当调整治疗方案。在儿童哮喘的长期治疗方案中，除每天规则地使用控制治疗药物外，可根据病情按需使用缓解药物。

（1）升级治疗：若目前级别的治疗方案只能部分控制哮喘，在排除和纠正影响哮喘控制的因素后，可考虑升级或强化升级（越级）治疗，直至达到良好控制。影响哮喘控制的因素包括患儿吸药技术、用药依从性、变应原回避和其他触发因素等；同时注意是否存在变应性鼻炎、鼻窦炎、阻塞性睡眠呼吸障碍、胃食管反流和肥胖等导致哮喘控制不佳的共存疾病；还应该考虑是否诊断有误。对于采用包括吸入中高剂量糖皮质激素和长效 β_2 受体激动剂两种或更多种的控制药物规范治疗至少 3 ~ 6 个月仍不能达到良好控制的哮喘，考虑难治性哮喘。儿童难治性哮喘（激素抵抗型哮喘）的比例很低，诊断前需排除上述情况。

（2）降级治疗：如哮喘控制，并维持至

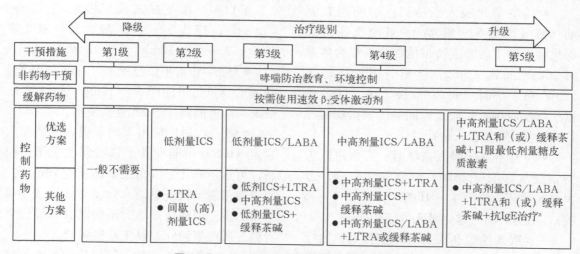

图 14-5-2 ≥ 6 岁儿童哮喘的长期治疗方案

ICS. 吸入性糖皮质激素；LTRA. 白三烯受体拮抗剂；LABA. 长效 β_2 受体激动剂；ICS/LABA. 吸入性糖皮质激素与长效 β_2 受体激动剂联合制剂；[a] 抗 IgE 治疗适用于 ≥ 6 岁儿童

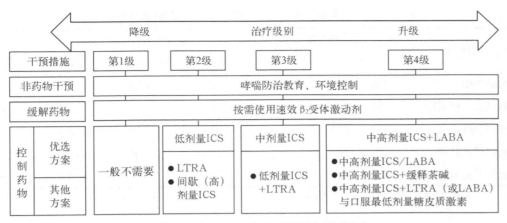

图 14-5-3　＜ 6 岁儿童哮喘的长期治疗方案

ICS. 吸入性糖皮质激素；LTRA. 白三烯受体拮抗剂；LABA. 长效 β₂ 受体激动剂；ICS/LABA. 吸入性糖皮质激素与长效 β₂ 受体激动剂联合制剂

少 3 个月，肺功能恢复并维持平稳状态，可考虑降级治疗，直至确定维持哮喘控制的最低剂量。降级治疗应选择适当时机，若存在急性发作的危险因素、重大心理问题、固定性气流受限等，一般不推荐降级治疗。降级治疗时密切观察症状控制情况、PEF 变化及危险因素等，根据症状控制调整治疗方案。一般建议，单用中高剂量 ICS 者，在达到并维持哮喘控制 3 个月后剂量减少 25% ～ 50%，单用低剂量 ICS 能达到控制时，可改用每天 1 次给药。联合使用 ICS 和 LABA 者，先减少 ICS 约 50%，直至达到低剂量 ICS 才考虑停用 LABA。

（3）停药：如使用二级治疗方案患儿的哮喘能维持良好控制，并且 6 个月～ 1 年内无症状反复，可考虑停药。

（4）长期控制药物

● ICS：是哮喘长期控制的首选药物，可有效控制哮喘症状、减轻气道炎症和气道高反应性。主要药物有二丙酸倍氯米松、布地奈德和丙酸氟替卡松，表 14-5-5 为不同 ICS 的儿童每天剂量的换算，表 14-5-6 为＜ 6 岁儿童每天 ICS 低剂量（即相对安全剂量）；吸入装置选择见表 14-5-7。ICS 的局部不良反应包括声音嘶哑、咽部不适和口腔念珠菌感染，通过清水漱口等方法减少其发生率。

● 白三烯调节剂：是一类非激素类抗炎药，能抑制气道平滑肌中的白三烯活性，并预防和抑制白三烯导致的血管通透性增加、气道嗜酸性粒细胞浸润和支气管痉挛。可单独应用于轻度持续哮喘的治疗，尤其适用于无法应用或不愿使用 ICS，或伴变应性鼻炎的患儿。目前临床常用的制剂为白三烯受体拮抗剂（LTRA）孟鲁司特：≥ 15 岁，10mg，每天 1 次；6 ～ 14 岁，5mg，每天 1 次；2 ～ 5 岁，4mg，每天 1 次。孟鲁司特颗粒剂（4mg）可用于 1 岁以上儿童。

● 长效吸入型 β₂ 受体激动剂（LABA）：主要包括沙美特罗和福莫特罗，常用于经中等剂量 ICS 仍无法完全控制的≥ 6 岁的儿童哮喘，ICS 与 LABA 联合应用具有协同抗炎和平喘作用，可获得相当于（或优于）加倍 ICS 剂量时的疗效，尤其适用于中重度哮喘患儿的长期治疗。

● 长效口服 β₂ 受体激动剂：包括沙丁胺醇控释片、特布他林控释片、盐酸丙卡特罗、班布特罗等。可明显减轻哮喘的夜间症状，但由于其潜在的心血管刺激、焦虑、骨骼肌震颤等不良反应，不主张长期使用。

● 缓释 / 控释茶碱：可明显减轻哮喘的夜间症状，适用于≥ 12 岁哮喘患儿，但不主张长期使用。

表 14-5-5　≥ 6 岁儿童常用吸入糖皮质激素每天剂量换算　　　　　　（单位：μg）

药物种类	低剂量		中剂量		高剂量	
	< 12 岁	≥ 12 岁	< 12 岁	≥ 12 岁	< 12 岁	≥ 12 岁
二丙酸倍氯米松 CFC	100 ～ 200	200 ～ 500	～ 400	～ 1000	> 400	> 1000
二丙酸倍氯米松 HFA	50 ～ 100	100 ～ 200	～ 200	～ 400	> 200	> 400
布地奈德 DPI	100 ～ 200	200 ～ 400	～ 400	～ 800	> 400	> 800
布地奈德雾化悬液	250 ～ 500	无资料	～ 1000	无资料	> 1000	无资料
丙酸氟替卡松 HFA	100 ～ 200	100 ～ 250	～ 500	～ 500	> 500	> 500

注：绝大多数患儿对低剂量 ICS 治疗有效；CFC. 氟利昂；HFA. 氢氟烷；DPI. 干粉吸入剂

表 14-5-6　< 6 岁儿童吸入性糖皮质激素每天低剂量　　　　　　（单位：μg）

药物种类	低剂量
二丙酸倍氯米松 HFA	100
布地奈德 pMDI+ 储雾罐	200
布地奈德雾化悬液	500
丙酸氟替卡松 HFA	100

注：HFA. 氢氟烷；pMDI. 压力定量气雾剂

表 14-5-7　吸入装置的选择和使用要点

吸入装置	适用年龄	吸入方法	注意点
压力定量气雾剂（pMDI）	> 6 岁	在按压气雾剂前或同时缓慢深吸气（30L/min），随后屏气 5 ～ 10s	吸 ICS 后必须漱口
pMDI 加储雾罐	各年龄	缓慢地深吸气或缓慢潮气量呼吸	同上，尽量选用抗静电的储雾罐，< 4 岁者加面罩
干粉吸入剂（DPI）	> 5 岁	快速深吸气（理想流速为 60L/min）	吸 ICS 后必须漱口
雾化器	各年龄	缓慢潮气量呼吸伴间歇深吸气	吸 ICS 后必须漱口（面罩）；如用氧气驱动，流量 ≥ 6L/min；普通超声雾化器不适用于哮喘治疗

● 全身用糖皮质激素：长期口服糖皮质激素（指超过 2 周）仅适用于重症未控制的哮喘患儿，尤其是糖皮质激素依赖型哮喘。可采用隔日清晨顿服减少其不良反应，生长发育期的儿童应选择最低有效剂量。

● 抗 IgE 抗体（Omalizumab）：对 IgE 介导的过敏性哮喘具有较好的效果。但由于价格昂贵，仅适用于血清 IgE 明显升高、高剂量吸入糖皮质激素和 LABA 无法控制的≥ 6 岁重度持续性过敏性哮喘患儿。

（5）其他哮喘治疗方法

● 变应原特异性免疫治疗（AIT）：是通过逐渐增加剂量的变应原提取物对过敏患儿进行反复接触，提高患儿对此类变应原的耐受性，从而控制或减轻过敏症状的一种治疗方法。AIT 适用于症状持续、采取变应原避免措施和控制药物治疗不能完全消除症状的轻、中度哮喘或哮喘合并变应性鼻炎患儿。

应用 AIT 的前提是确定致敏变应原，必须使用与患儿临床症状有因果关联的变应原制剂。目前我国儿童 AIT 所应用致敏变应原的类型主要为尘螨，治疗途径包括皮下注射和舌下含服。皮下注射治疗室应常规配备急救设施，患儿在每次注射治疗后留院 30min 观察是否发生局部或全身速发不良反应。AIT 治疗疗程 3 ~ 5 年，可改善哮喘症状、减少缓解药物应用需求、降低 ICS 的每天需用剂量、减少急性哮喘发作。

● 免疫调节剂：因反复呼吸道感染诱发喘息发作，或哮喘控制不良导致的呼吸道感染风险增高的患儿，除应用合适的控制治疗药物以外，可联合应用免疫调节剂以改善呼吸道免疫功能，减少呼吸道感染。

● 中药：实验研究证明，某些中草药具有抗炎、抗过敏及免疫调节作用，但目前尚缺乏中药制剂治疗儿童哮喘的多中心、大样本研究。临床实际应用时必须根据患儿具体情况选择合适的中药治疗。

● 非药物治疗：如哮喘防治教育、变应原回避、患儿心理问题的处理等。

4. 临床缓解期的处理 该阶段治疗应继续使用长期控制药物规范治疗，定期评估哮喘控制水平，适时调整治疗方案，直至停药观察。有相当比例的 < 6 岁哮喘患儿的症状会自然缓解，因此对此年龄段儿童每年至少要进行两次评估以决定是否需要继续治疗，经过 3 ~ 6 个月的控制治疗后病情稳定，可以考虑停药观察，但是要重视停药后的管理和随访。如果出现哮喘症状复发，应根据症状发作的强度和频度确定进一步的治疗方案。如仅为偶尔出现轻微喘息症状，对症治疗症状后可以继续停药观察；非频发的一般性喘息发作，恢复至停药前的治疗方案；当出现严重和（或）频繁发作，应在停药前方案的基础上升级或越级治疗。

（四）预后及随访

儿童哮喘的预后较成年人好，相当一部分患儿经规范化治疗和管理后，可临床治愈停药观察；儿童哮喘病死率为 2/10 万 ~ 4/10 万，70% ~ 80% 成年后症状不再反复。大多数学龄前喘息儿童其哮喘样症状随年龄增长可能自然缓解，但其中一些存在不同程度的气道炎症和气道高反应性，部分出现持续气流受限。加强教育、重视哮喘患儿随访，有助于哮喘的防控。每 1 ~ 3 个月进行定期随访，随访内容包括检查哮喘日记、检查吸药技术是否正确、监测肺功能、评估哮喘控制情况、维持用药情况、指导治疗。

二、闭塞性细支气管炎

（一）概述

闭塞性细支气管炎（bronchiolitisobliterans，BO）系细支气管炎性损伤所致的慢性气流受限综合征，是一病理学概念，表现为气道炎症细胞聚集及细支气管管腔内肉芽组织增生、细支气管纤维化导致管腔狭窄，引起慢性气流受阻。在儿童，感染为常见病因，结缔组织病、骨髓及器官移植、吸入有毒害物质、药物不良反应等也是其发生因素。依据病史、临床表现、胸部 HRCT、肺功能可以作出临床诊断，肺活检是诊断的金标准。目前 BO 的治疗尚无统一的方案。

（二）临床表现

一般为亚急性或慢性起病，病情轻重不一，临床症状和体征呈非特异性。临床表现可从轻微喘息样症状到进行性加重，导致呼吸衰竭甚至死亡。患儿常在急性感染后或肺损伤后出现慢性咳嗽、喘息和呼吸困难，运动不耐受，可达数月或数年，逐渐进展，并可因其后的呼吸道感染而加重。未合并感染时，抗感染治疗不能使症状缓解，对支气管舒张剂反应差。

体格检查可见三凹征，喘鸣音和湿啰音是最常见体征，可伴有呼气延长及呼吸音减弱。杵状指（趾）不多见。

（三）诊断

1. 临床诊断 由于 BO 病变呈斑片样分布，肺活检不一定取到病变部位，目前 BO

的诊断主要为临床诊断。①急性下呼吸道感染或急性肺损伤后出现持续或反复喘息或咳嗽、气促、呼吸困难,症状持续6周以上,对支气管舒张剂无反应;②临床表现与胸部X线片轻重不符,临床症状重,胸部X线片多为过度通气,也可合并单侧透明肺;③胸部CT显示马赛克灌注征,空气潴留征,支气管壁增厚,支气管扩张,肺不张;④肺功能显示阻塞性通气功能障碍;⑤排除其他引起喘息的疾病,如支气管哮喘、原发性纤毛运动障碍、囊性纤维性变、异物吸入、先天发育异常、肺结核、艾滋病和其他免疫功能缺陷等。

2. 确定诊断 BO确诊需病理证实。符合BO的临床诊断标准,又有BO的典型病理改变者可确诊。

3. BO诊断的相关检查

(1)血气分析:约有40%患者有不同程度的低氧血症,多有二氧化碳潴留,可评估疾病的严重性。

(2)肺功能:特异性的表现为不可逆的阻塞性通气功能障碍,即呼气流量明显降低。气流受限是早期变化,第一秒用力呼气容积(FEV_1)以及用力肺活量25%～75%水平的平均呼气流量($FEF_{25\%～75\%}$)降低是诊断闭塞性细支气管炎的敏感指标。随病情进展,肺功能可由阻塞性通气功能障碍变为限制性或混合性通气功能障碍。支气管舒张试验为阴性。

(3)胸部X线:胸部X线片的敏感性和特异性不强。约40%闭塞性细支气管炎患儿胸部X线片未见异常,亦可表现为两肺过度充气。

(4)HRCT:能更清晰地显示小气道病变,其表现出的马赛克灌注征、支气管扩张、支气管壁增厚和气体潴留等征象,有助于BO的诊断。

(5)肺通气灌注扫描:可显示斑块状分布的通气、血流灌注减少。

(6)支气管镜:主要用于除外气道发育畸形。

(7)肺活检:尽管是诊断BO的金标准,但由于病变呈斑片状分布,肺活检有创且不一定能取到病变部位,因此不是每个患者都需进行肺活检。但对于临床及HRCT表现不典型或病情迅速进展者,可行肺活检确诊。

(四)治疗

目前对于BO的治疗尚无统一标准,除对症支持治疗,多采用糖皮质激素联合大环内酯类抗生素及白三烯受体拮抗剂治疗。

1. 对症治疗

(1)氧疗及呼吸支持:对持续存在低氧血症的患儿给予氧疗,使血氧饱和度达到92%以上。病情危重者可予持续呼气末正压通气或使用呼吸机进行呼吸支持。

(2)支气管舒张剂:短效β-肾上腺素能受体激动剂短期吸入可能部分改善喘息症状。

(3)抗生素:BO患儿易反复呼吸道感染,当患儿有感染征象,如出现发热、喘息症状加重、痰量增多时建议使用抗生素。最常见的病原是肺炎链球菌、流感嗜血杆菌等或混合感染。抗生素的一般疗程为2～3周。

(4)营养支持:BO患儿的能量消耗增加,需要给予足够热量和能量支持,以保证机体正常的生长发育及免疫功能,减少反复感染。

2. 抗炎治疗

(1)大环内酯类抗生素:阿奇霉素、红霉素有抗炎特性,推荐用于BO治疗。建议儿童口服阿奇霉素5mg/(kg·d),每天1次;或10mg/(kg·d),用3d停4d;或红霉素3～5mg/(kg·d),每天口服,疗程6个月～1年。需定期检查肝肾功能。

(2)糖皮质激素:能抑制炎症和纤维化形成。

● 吸入治疗:对于症状轻微、病情平稳的可直接吸入糖皮质激素或作为全身用糖皮质激素的维持治疗。如布地奈德干混悬剂

0.5～1mg/ 次，每天 2 次；丙酸氟替卡松气雾剂（125μg/ 揿），1 揿，每天 2 次；或沙美特罗替卡松粉吸入剂（50μg/100μg/ 揿），1 揿，每天 2 次等；疗程 6 个月～ 1 年。

● 全身应用：用于病情较重者或在病程早期应用。泼尼松片 1 ～ 2mg/（kg·d）口服或甲泼尼龙 2 ～ 4mg/（kg·d）静脉注射，病情平稳后改口服，1 个月后逐渐减量，总疗程不超过 3 个月。对感染后有 BO 迹象或症状急重者、重症渗出性多形性红斑有 BO 迹象、移植后 BO 患儿，可予甲泼尼龙静滴 1 ～ 2mg/（kg·次），1 ～ 4 次 / 天，病情平稳后改口服。对全身用糖皮质激素治疗无反应或出现明显不良反应者，需及时停药。

（3）孟鲁司特：白三烯受体拮抗剂，可抑制气道炎症，对改善肺功能有一定作用。儿童可按常规剂量使用。

3. 其他治疗 对于那些药物治疗无效，持续存在严重气流受限，肺功能进行性恶化的患儿可考虑肺移植。多用于移植后 BO 和重症渗出性多形性红斑后 BO。

（五）预后及随访

BO 的预后不确定，可能与其病因和病情进展的速度相关，一般感染后 BO 预后可能相对较好，多数病情不再进展，绝大部分存活。其临床好转可能是由于儿童不断的生长发育，而不是细支气管病变的消退。其他原因导致的 BO 预后差，死亡率高。

（张晓波　农光民）

三、支气管扩张症

（一）概述

支气管扩张症是由各种原因引起支气管树的病理性、永久性扩张，导致反复发生化脓性感染的气道慢性炎症。支气管扩张症可分为先天性与继发性两种，继发性支气管扩张症的发病机制主要为支气管阻塞和持续或反复的支气管感染。先天性发育缺陷及遗传因素在儿童支气管扩张症的病因中占有一定比例。目前我国尚缺乏儿童支气管扩张症的流行病学资料，儿科医师对该病的诊治认识不足，大多数患儿也缺乏规范化管理。

（二）临床表现

典型表现为咳嗽、咳痰，多见于晨起或变换体位时，痰量或多或少，含黏稠脓液。由于部分儿童尤其是小年龄段儿童不会咳痰，缺乏典型临床表现，易被忽视。可伴不同程度的咯血。患儿易患呼吸道感染，常表现为反复同一部位的肺炎，甚至并发肺脓肿。病情严重者，可有呼吸困难、低氧血症。体征取决于病变范围及扩张程度，多数情况下能在扩张部位闻及持续存在的湿啰音，咳嗽排痰后短暂消失。病程久者可见杵状指、营养不良及发育落后等。一般对于慢性湿性咳嗽超过 8 周的患儿应怀疑支气管扩张症。

（三）诊断

支气管扩张症的诊断应根据病史、临床表现、体征及相关辅助检查结果综合分析确诊，胸部 X 线片对支气管扩张症的诊断价值有限，胸部高分辨 CT（HRCT）对 4 级以下的支气管扩张症及黏液栓诊断的准确性和特异性分别达到 95% 和 98%，故推荐用 HRCT 诊断支气管扩张。而且根据 CT 检查时支气管扩张的分布特点，对病因有一定提示作用，可进一步结合其他实验室检查明确，如支气管镜术、免疫功能筛查、支气管黏膜活检、食管 pH 检测、汗液试验等。应重视支气管扩张的病因诊断。同时还要关注支气管扩张的呼吸道感染病原学检测及病情急性加重的表现：①咳痰症状加重、痰液量增多或痰液脓性增加；②呼吸困难加重；③体温升高超过 38℃；④喘息加重；⑤咯血；⑥活动耐力下降；⑦肺功能恶化；⑧肺部影像学提示有感染征象。出现 4 条以上需要考虑支气管扩张症。

（四）治疗

支气管扩张症治疗的主要目的，确定并治疗潜在病因以阻止疾病进展，维持或改善肺功能，减少急性加重，减少日间症状和急性加重次数，改善患儿生活质量。

1. **物理治疗** 包括体位引流、震动拍击（包括人工或机械震动器如高频胸壁振荡背心）、用力呼气技术、呼气正压面罩、口腔呼吸道振荡器、肺内振荡通气等是基础且有效的方法，可促进呼吸道分泌物排出，改善通气，缓解症状。

2. **辅助排痰技术** 包括气道湿化（雾化吸入生理盐水）、雾化吸入乙酰半胱氨酸，可稀释痰液，增加痰液排出；吸入高渗盐水可用于稳定期辅助物理治疗；支气管舒张剂可缓解气道高反应性，减轻气流阻塞，但尚缺乏足够循证证据支持，不推荐常规长期应用。支气管镜术对于治疗支气管异物造成的梗阻或难以咳出的深部分泌物等具有较好的疗效。

3. **抗菌药物** 病情急性加重时可考虑应用，仅有黏液脓性痰液或仅痰培养阳性不是应用抗菌药物的指征。推荐急性加重期开始抗菌药物治疗前送痰或 BALF 培养，可经验性应用阿莫西林/克拉维酸钾、二代或三代头孢菌素覆盖肺炎链球菌、流感嗜血杆菌、卡他莫拉菌；如考虑铜绿假单胞菌感染，选用头孢他啶、头孢哌酮/舒巴坦、哌拉西林/他唑巴坦等，可单独应用或联合应用。治疗

过程中需要及时评估疗效，重视侵袭性、混合及耐药菌感染，及时调整用药。确定病原学后可依据药敏及临床效果调整抗菌药物，见表 14-5-8。急性加重治疗疗程为 14d 左右。对于是否需长期应用抗菌药物尚有争议。在囊性纤维化（CF）患儿中应用吸入性抗菌药物可改善肺功能，降低铜绿假单胞菌定植，减少住院天数，但在非 CF 患儿中尚无相关的多中心临床研究报道，支气管扩张症稳定期患者长期口服或吸入抗菌药物的效果及其对细菌耐药的影响需进一步研究。

4. **抗炎治疗** 近年来研究显示，规律吸入大剂量糖皮质激素不能改善支气管扩张症患儿肺功能及减少急性加重次数，目前不推荐支气管扩张症患儿常规应用吸入糖皮质激素治疗。十四元环和十五元环大环内酯类药物具有抗菌及抗炎作用，可直接针对支气管扩张症的发病机制，在 CF 患者中大环内酯类药物的疗效是肯定的，可有效改善患者肺功能，减少肺部病变和急性加重的发生，疗程至少为 6 个月。有研究表明，长期应用大环内酯类药物治疗也可减少非 CF 儿童支气管扩张症患者急性加重次数。初步推荐：红霉素 5mg/（kg·d）；阿奇霉素 3～5mg/

表 14-5-8 儿童支气管扩张症急性加重时抗菌药物的选择

病原	首选	次选
肺炎链球菌	阿莫西林	克拉霉素
Hib（β-内酰胺酶阴性）	阿莫西林	克拉霉素或头孢曲松（IV）
Hib（β-内酰胺酶阳性）	阿莫西林/克拉维酸钾	克拉霉素或头孢曲松（IV）
卡他莫拉菌	阿莫西林/克拉维酸钾	环丙沙星
MSSA	氟氯西林	克拉霉素
MRSA	万古霉素或替考拉宁	利耐唑胺
克雷伯菌或肠道杆菌	头孢曲松	头孢哌酮/舒巴坦或哌拉西林/他唑巴坦或美罗培南或环丙沙星
铜绿假单胞菌	头孢他啶	头孢哌酮/舒巴坦或哌拉西林/他唑巴坦或美罗培南或环丙沙星

注：Hib. b 型流感嗜血杆菌；MSSA. 甲氧西林敏感金黄色葡萄球菌；MRSA. 耐甲氧西林金黄色葡萄球菌；由于喹诺酮类抗菌药物有引起儿童骨骼肌肉系统远期不良反应的风险，因而喹诺酮类抗菌药物仅推荐用于其他类抗菌药物不能应用的情况下

（kg·d），每周连用 3d、停 4d；疗程 3 ～ 12 个月。大环内酯类抗生素在儿童支气管扩张症中的应用还需要更多的大样本随机对照研究。

5. 咯血的治疗　预防咯血窒息为大咯血治疗的首要措施，大咯血时首先应保证气道通畅，改善氧合状态，稳定血流动力学状态，必要时行气管切开 / 气管插管。咯血量少时应安抚患者，嘱其患侧卧位休息。药物治疗：垂体后叶素为治疗大咯血的首选药物，一般静脉注射后 3 ～ 5min 起效，维持 20 ～ 30min。目前无儿童用量用法，参考使用剂量如下：① 0.1 ～ 0.2U/kg，加 5% 葡萄糖注射液 20ml 缓慢静脉注射，约 20min 注射完毕，之后 0.1 ～ 0.2U/kg 加 5% 葡萄糖注射液 200ml 静脉滴注维持治疗；② 5 ～ 10U 溶于 20 ～ 40ml 0.9% 氯化钠溶液或 5% 葡萄糖注射液中缓慢静滴，后 10 ～ 20U 加入 5% 葡萄糖注射液 500ml 持续静滴，必要时 6 ～ 8h 重复 1 次。可选用血凝酶静脉滴注或肌内注射，儿童 0.3 ～ 0.5U，每 12 小时 1 次。支气管动脉栓塞术、经气管镜止血和（或）手术是大咯血的一线非药物治疗方法。

6. 其他　适当应用免疫调节剂，减少呼吸道感染。对于部分以抗体缺陷为主的免疫缺陷病，如 X 连锁无丙种球蛋白血症，可使用免疫球蛋白补充治疗。

7. 手术治疗　手术切除病肺指征为合理应用抗菌药物联合规律物理治疗 2 年以上仍无效，病变部位反复发生严重感染且药物难以控制，反复咯血不易控制，患儿一般健康状况日趋恶化、生长发育延迟等。局限性支气管扩张症手术治疗的效果较好，弥漫性支气管扩张手术效果不佳，甚至会加重病情。对于肺部病变严重而广泛的患儿，肺移植可能是最后的治疗手段。

8. 管理和监测　作为慢性呼吸道疾病，患儿的管理及家长教育是治疗的重要环节，让其了解支气管扩张症的特点，及早发现急性加重就医；对于病因明确者应告知基础疾病及其治疗；定期随访，至少每年进行 1 次肺功能测定。

（五）预后及随访

儿童支气管扩张症预后取决于患儿的潜在疾病，多数患儿经规范化治疗和管理能阻止疾病的进一步恶化。局限性支气管扩张预后远期好，双侧弥漫性病变远期预后差。支气管扩张患儿必须长期随访，包括记录日常症状（咳嗽、咳痰、活动耐力等），评估咳痰量、痰液性质及痰培养结果，记录急性加重的次数和抗菌药物的使用情况，定期复查肺功能及胸部影像学等。

（魏　庆　农光民）

四、肺不张

（一）概述

肺不张指一个或多个肺段或肺叶的容量或含气量减少，分为先天性和后天性。常见病因包括：①阻塞性：支气管腔内阻塞或腔外压迫，如异物、支气管病变、管腔分泌物堵塞、肺门肿大淋巴结压迫等；②压迫性：如胸腔积液、气胸、腹腔高压等；③粘连性：主要指因先天缺乏或感染、中毒、创伤等后天因素导致的肺表面活性物质缺乏；④呼吸运动度降低：如脊柱侧弯、漏斗胸等，神经、肌肉疾病导致的呼吸肌麻痹或因手术后疼痛限制了呼吸运动等。

（二）临床表现

肺不张的临床表现取决于病因和肺不张范围的大小。小范围的肺不张症状轻微，随范围增大，患儿可有不同程度呼吸困难，查体可见患侧呼吸运动减低、叩诊浊音、呼吸音减低或消失，气管和心尖偏向患侧等。需要注意的是：当胸腔积液、气胸等压迫因素导致的肺不张时，气管和心尖可能偏向健侧或无明显移位，气胸患侧叩诊鼓音。

（三）诊断

根据病史、症状、体征，结合胸部 X 线或 CT，不难诊断。明确肺不张的存在后，应进一步明确引起肺不张的病因。

（四）治疗

1. **去除呼吸道梗阻** 如由于气道分泌物堵塞，可予祛痰、震动拍击、体位引流、深呼吸、辅助咳嗽、吸痰等治疗，必要时可行支气管镜介入治疗；如考虑异物，应及时行支气管镜取异物术。若肺不张时间较久，即使解除了气道梗阻，肺不张也难以立即复张，术后仍需要积极进行肺复张治疗。

2. **恢复跨肺压** 如由于胸腔积液或气胸等引起的压迫性肺不张，可行胸膜腔穿刺术或胸膜腔闭式引流术；由于腹腔高压引起的肺不张，需积极处理腹部原发病，降低腹腔压力；由于肺表面活性物质缺乏引起的粘连性肺不张，可予肺表面活性物质替代治疗，为预防再次肺不张发生，如无禁忌，可予持续气道正压通气（CPAP）序贯治疗。

3. **抗菌药物** 当因肺部感染所致肺不张或合并感染时可应用。

4. **一般治疗** 呼吸困难时需予氧疗。

（五）预后及随访

及时治疗，大多数肺不张可复张而不留后遗症，但远期预后取决于病因。肺不张如长期不消失，易反复感染，最终可发展为支气管扩张，或肺不张的肺叶可完全纤维化。因此部分肺不张患儿需定期随访。

（魏　庆　农光民）

主要参考文献

[1] 中华医学会儿科学分会呼吸学组 . 儿童支气管哮喘诊断与防治指南 (2016 年版)[J]. 中华儿科杂志 , 2016, 54(3): 167-181.

[2] Global Initiative for Asthma. Global Strategy for Asthma Management and Prevention, 2018. www.ginasthma.org[2019-3-9].

[3] 王卫平, 孙锟, 常立文 . 儿科学 [M]. 9 版 . 北京 : 人民卫生出版社 , 2018.

[4] 桂永浩 . 儿科学 [M]. 3 版 . 北京 : 高等教育出版社 , 2017.

[5] Tai A, Tran H, Roberts M, et al. The association between childhood asthma and adult chronic obstructive pulmonary disease[J]. Thorax, 2014, 69(9): 805-810.

[6] 中华医学会儿科学分会呼吸学组 ，《中华儿科杂志》编辑委员会 . 儿童闭塞性细支气管炎的诊断与治疗建议 [J]. 中华儿科杂志 , 2012, 50(10): 743-745.

[7] Aguilar PR, Michelson AP, Isakow W. Obliterative Bronchiolitis[J]. Transplantation, 2016, 100(2): 272-283.

[8] 中华医学会儿科学分会呼吸学组疑难少见病协作组 . 儿童支气管扩张症诊断与治疗专家共识 [J]. 中华实用儿科临床杂志 , 2018, 33(1): 21-27.

[9] NICE guideline(NG117). Bronchiectasis(non-cystic fibrosis), acute exacerbation: antimicrobial prescribing [R/OL] (2018-12-8).[2019-03-26] https://www.nice.org.uk/guidance/ng117

[10] 中华医学会儿科学分会呼吸学组 《中华实用儿科临床杂志》编辑委员会 . 儿童咯血诊断和治疗专家共识 [J]. 中华实用儿科临床杂志 , 2016, 31(20): 1525-1530.

第六节　先天性肺循环疾病

循环系统是指分布于全身各部的连续封闭管道系统。其中的血液循环系统根据循环内走行部位的不同，分为体循环和肺循环。肺循环相对途径短、范围小，起始为静脉血从右心室射出进入肺动脉，经过肺动脉的各级肺内分支，流至肺泡周围的毛细血管网并进行气体交换，静脉血变成血氧含量高的动脉血，再经肺内各级肺静脉属支汇成四条肺静脉，最后注入左心房。肺循环是低压力、低阻力、高容量的循环。主要功能是气体的运输和交换，是肺的功能血管网。肺脏是体内唯一拥有两套血液循环系统的器官。

肺循环疾病可分为先天性和获得性两类。儿童时期最常见的是先天性肺循环疾病。这类疾病的分类见表 14-6-1。由于心血管和呼吸是两个联系紧密的毗邻系统，为了更清晰地明确范围，本分类中未包括体循环中的大血管异常以及合并了心脏畸形的肺血管异常。

表 14-6-1　先天性肺循环疾病分类

肺循环
1. 肺动脉
（1）肺动脉起源异常（anomalous origin of pulmonary artery）
（2）肺动脉发育不良（pulmonary hypoplasia）
（3）单侧肺动脉缺如（unilateral absence of pulmonary artery）
（4）肺动脉狭窄（pulmonary stenosis）
（5）特发性肺动脉扩张（idiopathic pulmonary arterial dilation）
（6）迷走左肺动脉（aberrant left pulmonary artery）
（7）肺小动脉纤维肌性结构发育不良（pulmonary arteriole fibromuscular dysplasia）
（8）遗传性肺动脉高压（heritable pulmonary arterial hypertension）
2. 肺静脉
（1）肺静脉异位引流（anomalous pulmonary venous drainage）
（2）肺静脉闭锁（pulmonary venous atresia）
（3）先天性肺静脉狭窄（congenital pulmonary venous stenosis）
3. 肺毛细血管
（1）肺毛细血管瘤样增生（pulmonary capillary hemangiomatosis，PCH）
（2）肺泡毛细血管发育不良（alveolar capillary dysplasia）
循环间异常交通
1. 肺动静脉瘘（pulmonary arteriovenous fistula）
2. 主动脉 - 肺动脉间隔缺损（aorticopulmonary septal defect）
3. 支气管动脉 - 肺动脉畸形（bronchial artery-pulmonary artery malformation）

以下将分节对肺动脉狭窄、单侧肺动脉缺如、迷走左肺动脉、肺静脉异位引流、肺动静脉瘘等几种疾病进行阐述。

一、肺动脉狭窄

（一）概述

肺动脉狭窄（PS）泛指的是右室向肺循环泵血的通路出现梗阻的一类先天性心血管疾病。根据梗阻发生的部位可分为肺动脉瓣下狭窄（右室双腔或右室流出道狭窄）、肺动脉瓣狭窄、肺动脉瓣上狭窄（肺动脉主干或肺动脉的左右肺内肺外分支狭窄）。最常见的是肺动脉瓣狭窄。PS 可以单发，也可作为复合畸形的一部分，总发生率占所有先天性心脏病患儿的 25%～30%。肺动脉瓣狭窄指的是肺动脉瓣膜病变所致的狭窄。大多数肺动脉瓣狭窄病因不确切，文献报道少数与 Noonan 综合征等基因缺陷有关。肺动脉瓣下狭窄指肺动脉瓣下右室流出道的任何水平出现梗阻。可以为纤维或纤维肌性环，大的异常肌束还可将右室腔分成 2 个单独腔（右室双腔），并常伴有室间隔缺损。肺动脉瓣上狭窄可以发生在从主干至肺内动脉的各段，单发或多发，大多伴有其他畸形如肺动脉瓣狭窄、室间隔缺损、法洛四联症及主动脉瓣上狭窄等。单纯的肺动脉分支狭窄常合并 Noonan 综合征或者 William 综合征。

（二）临床表现

肺动脉瓣狭窄与肺动脉瓣下狭窄临床表现相似。轻度狭窄可完全无症状。中度狭窄在学龄期以前多无症状，常因为体检发现杂音就诊，部分年长儿可以出现劳力后疲乏及气促。严重狭窄者可出现明显劳力性呼吸困难，甚至晕厥或猝死。活动时可出现胸痛或上腹痛。这些症状都是病情严重的信号，应尽快手术。

患儿的生长发育往往正常，面容往往硕圆（50%），有心力衰竭者亦不一定出现消瘦。大多无发绀，面颊和指端可能呈暗红色；狭窄严重者可因右向左大量分流出现发绀，继发杵状指（趾）。但出现蹲踞者很少。

体检颈静脉搏动明显提示狭窄严重，此种收缩期前的搏动在肝区亦可摸到。但在婴幼儿很少见。

心前区较饱满。心影多正常，只有严重狭窄而有心力衰竭者方可见心脏扩大。左侧胸骨旁可扪及心室抬举性搏动。胸骨左缘第

二、三肋间常可触及震颤。听诊时胸骨左缘上部有 4/6 级以上的喷射性收缩杂音，可向左上胸、心前区、颈部、腋下及背面传导，是本病的主要杂音。轻度和中度狭窄者可听到收缩早期喀喇音，常提示瓣膜柔韧度尚可，是单纯肺动脉狭窄的特征之一。肺动脉瓣区第二音常减弱，狭窄严重时可消失。第二心音可出现分裂。肺动脉瓣下狭窄的喀喇音少见，瓣后扩张也不明显。收缩期杂音在胸骨左缘第三、第四肋间最响。中度以上狭窄可能出现 P2 降低。

肺动脉瓣上狭窄依其部位可分为四型：①主干或其左右支；②主干分叉部，并延伸至左右支；③周围分支多发的梗阻；④主干及其周围分支狭窄。狭窄可局限。其狭窄程度决定了临床表现的严重性。大多患儿无症状，胸骨左缘上部有一喷射性收缩期杂音，并向腋下及背面传导；如伴有收缩早期喀喇音，提示有肺动脉瓣狭窄同时存在。

本病明确诊断有赖于超声、心导管及心血管造影术。X 线可见某侧或某段肺野血管影减少；中或重度狭窄时胸部 X 线检查可发现心脏轻度增大；如有心力衰竭，心脏增大更明显，主要表现为右室和右房扩大。轻度肺动脉瓣狭窄心电图正常。90% 以上中度肺动脉瓣狭窄出现心电图改变如额面电轴右偏、右胸导联 R 波异常增高，心电图上右室肥厚的程度可反映狭窄的严重性；严重者可以出现右胸导联 T 波倒置，ST 段压低。部分患儿 V_1 导联 P 波高耸，提示右房扩大。超声心动图是最具诊断价值的无创检查，可以直接观察到肺动脉瓣的厚度和收缩时的开启情况，亦可显示狭窄后的扩张。同时，超声心动图还可以显示右心室发育的程度以及三尖瓣是否有合并的畸形。二维超声可显示肺动脉主干及其近支的解剖。心导管及造影对肺动脉瓣狭窄的诊断通常不是必需的，但仍是本病诊断的金标准，通常是在进行介入治疗时进行。心导管可能发现在肺动脉的狭窄前后有明显的压力阶差，肺动脉造影可以看到

狭窄的部位。

（三）诊断

根据临床表现、辅助检查可初步确诊。诊断的金标准来自心导管检查，可以测量自肺动脉到右心室的压差，显示肺动脉狭窄的部位及肺动脉瓣发育的情况。通常跨瓣压差 40mmHg 以下为轻度狭窄；跨瓣压差在 40～70mmHg 为中度狭窄；跨瓣压差超过 70mmHg 为重度狭窄。

（四）治疗

根据国内儿童先天性心血管疾病介入治疗的指南，经皮球囊瓣膜成形术（PBPV）是大多数肺动脉瓣狭窄的首选治疗方法，这一方法甚至可用于婴儿如 PBPV 的指征不适合或存在其他原因，则外科瓣膜切开也不失为简单有效的方法。肺动脉瓣下狭窄者外科手术是解除此类梗阻的唯一途径。肺动脉瓣上狭窄治疗可用球囊导管予以扩张，但再狭窄率很高。支架的应用可防止扩张后再狭窄，局部的严重狭窄可以外科手术治疗。

（五）预后和随访

本病临床预后良好，治疗后杂音程度减轻，但可能持续存在。

二、单侧肺动脉缺如

（一）概述

单侧肺动脉缺如（unilateral absence of pulmonary artery，UAPA）又称为单侧肺动脉不发育或发育不全，是指一侧肺动脉缺失，但该侧肺动脉远端及肺内血管各级分支仍存在的先天性肺血管疾病。1868 年，Fraenlzel 首次报道，文献报道发病率 1/20 万，临床罕见。如果双侧肺动脉缺如，患儿多在胚胎期出现死亡，因此临床上以 UAPA 多见。78% 的 UAPA 常合并其他畸形存在，最常合并的心血管畸形为法洛四联症或间隔缺损。22% 的 UAPA 为单纯型，其中右侧肺动脉缺如占 70%～80%。

单纯型 UAPA 患侧肺的供血动脉常来源于支气管动脉、升主动脉或降主动脉的侧支

循环，也可来源于无名动脉、肋间动脉等。

（二）临床表现

单纯型 UAPA 可无明显早期症状，该病发病隐匿，严重者可以出现呼吸增快、发绀、反复呼吸道感染、咯血等症状。健侧肺动脉全部接受来自于右心室及动脉导管的血流，导致肺血流量显著增加，可引起肺动脉高压和反复呼吸道感染，重度肺动脉高压时可导致卵圆孔重新开放，临床出现发绀。而患侧肺血灌注不足，通气/血流比值失调，患儿可表现为呼吸频率增快。咯血多与丰富的侧支循环和支气管黏膜下血管扩张有关。有回顾性分析发现，约 13% 的患者无症状，37% 的患者可出现反复肺部感染，40% 的患者出现呼吸困难，20% 的患者出现咯血，而 44% 的患者出现肺动脉高压。肺动脉高压的发生风险随年龄增长而增加，1 ～ 19 岁的患者 PAH 发生率为 5%，而 ≥ 20 岁的患者 PAH 发生率则增加为 32%，病死率为 8%，侧支循环也随年龄增长而增多，20 岁以后其发生率可高达 50%。肺动脉瓣区第二心音明显增强为主要心脏体征。

心电图可呈电轴右偏和右心室肥厚。

单纯型 UAPA 的胸部 X 线片的特征性表现为：患侧肺容积减小，肺纹理减少、稀疏，透光度增强；健侧肺血增多，肺纹理增粗。由于许多患者表现不典型，仅进行胸部 X 线片检查容易漏诊。

超声心动图可发现肺动脉的分支是否存在，部分可以探及肺动脉的异常起源。但由于解剖位置及声窗受限，超声心动图不易探查肺动脉远端病变，据报道，超声心动图对 UAPA 的诊断率仅为 38.5%。

多层螺旋 CT 不仅可清楚识别肺动脉缺如，还可显示侧支循环及合并的 CHD 类型，同时也能明确肺实质情况。

心血管造影是诊断本病的金标准，可以清楚地反映肺内血管及侧支的具体情况，为外科手术方案提供详细的解剖学依据，还能测定肺动脉压力，检测肺动脉、上下腔静脉及主动脉的血氧含量，计算肺血管阻力及 Qp/Qs 比值，评估手术时机和进一步治疗方案。

（三）诊断

根据临床表现、辅助检查可初步确诊。

（四）治疗

目前对于单纯型 UAPA 的外科治疗手段很少。进行患侧肺动脉重建是最理想的方法，但术前需要进行肺静脉楔血管造影以了解肺内动脉发育情况，且仅适用于 2 岁以下的幼儿。对于患侧侧支循环丰富、反复肺部感染或咯血患者，可进行选择性肺侧支血管栓塞或结扎、全肺或部分肺叶切除，由于肺组织切除后会影响患儿胸廓的发育，一般选择在 10 岁以后手术。若尚未形成肺动脉高压晚期表现，可对 PDA 进行封堵，减少肺血流量及心脏负荷，延缓肺动脉高压进程。

（五）预后及随访

UAPA 的早期诊断很重要，提高临床认识、结合多种影像学检查对早期诊断有重要意义，及早治疗，改善其预后，延长生存寿命。

三、迷走左肺动脉

（一）概述

迷走左肺动脉的另一个最常见命名是肺动脉吊带（pulmonary artery sling，PAS），是指左肺动脉异常起源于右肺动脉起始部的后方，绕过右主支气管向左穿行于食管和气管间到达左肺门，在气管远端和主支气管近端之间形成的吊带样结构。1897 年，Glaevecke 和 Doehle 首次报道在 1 例死于严重呼吸窘迫的 7 月龄婴儿的尸检中发现这一畸形。1958 年，Contro 首次命名为 PAS，并被广泛使用至今。本病发病率报道不多，中国台湾省学者推测 PAS 发病率为 5.9/10 万，性别比约为 3 ：2。

一个相关的重要概念是血管环。"血管环"畸形是一组先天性疾病的总称，表现为主动脉和肺动脉的发育畸形在解剖位置上形成围绕在气管和食管周围的环状结构，引起呼吸道和（或）消化道压迫，临床上主要表现为喘息和吞咽困难。1945年，Robert Gross 对"血管环"畸形进行了分类，包括三大类：①主动脉弓异常，包括双主动脉弓、右位主动脉弓合并左侧肺动脉韧带、迷走右锁骨下动脉以及较罕见的颈位主动脉弓；②迷走左肺动脉（左肺动脉起源异常 /PAS）；③迷走无名动脉（无名动脉压迫综合征 / 头臂干压迫综合征）。

从解剖学观点可依据气管支气管树结构将 PAS 分为 1 型和 2 型，其中 1 型气管分叉通常位于第 4 ~ 5 胸椎水平，2 型则气管交叉位于第 6 胸椎水平。临床上 2 型多见。两型又各自根据有无右上叶支气管分为 A、B 亚型。因此，共有 4 种解剖类型：1A 型为正常气管支气管结构伴肺动脉吊带；1B 型伴气管性支气管；2A 型为肺动脉吊带合并右上叶支气管发自于主气管；2B 型为肺动脉吊带合并右上肺叶支气管缺失或仅残存支气管憩室，右肺由支气管桥供应，常伴右肺发育不良。

（二）临床表现

90% 的 PAS 患儿有临床表现，患儿多因阵发性呼吸困难及反复呼吸道感染就诊。绝大多数在 1 岁内出现相应表现，但缺乏特异性，病情轻重取决于合并畸形的类型及严重程度。常见的临床表现包括三部分，即心内畸形表现、气管压迫表现以及食管压迫表现。其中以气管或食管受压迫而产生的呼吸道或消化道表现最多见，包括咳喘、气促、发绀、进食固体食物困难、进餐时间长等。气道不完全梗阻严重影响肺通气功能，造成气管内分泌物滞留，进一步引起肺不张和肺炎。严重者出现呼吸困难、意识障碍、抽搐等危及生命的表现。合并心内畸形的患儿可根据不同畸形而表现相应症状。

PAS 患儿起病越早，呼吸困难表现越明显。推测与吊带对气道压迫及其合并先天性气道狭窄密切相关。在临床诊疗过程中，对以呼吸困难为首发表现、常规治疗症状不缓解的小婴儿，需警惕本病并进一步行相关检查明确。

PAS 患儿常可出现畸形。其中畸形气管狭窄发生率高，有文献报道 50% ~ 65% 的 PAS 患儿存在完全性气管环，导致长段气管均匀狭窄。其他常见的呼吸道合并畸形还包括气管软骨软化、气管性支气管、气管憩室、肺叶数目畸形、肺叶发育不良等畸形。半数左右的 PAS 患儿还可合并其他心脏畸形，如动脉导管未闭、房间隔缺损、室间隔缺损、法洛四联症、永存左上腔静脉、右室双出口、单心室等。文献报道的其他系统合并畸形还有气管食管瘘、食管裂孔疝、膈疝、先天性巨结肠、先天性胆道闭锁或胆囊缺如、肛门闭锁、马蹄肾、肾发育不良、椎体畸形、21- 三体综合征等。

影像学检查是 PAS 最主要的诊断手段。检查目的在于明确异常左肺动脉的起源、走行及其与气管、食管关系，为外科治疗作准备。

常用辅助检查如下：

1. X 线检查 特异性不高，部分可有气管下段和隆突向左移位、左肺门偏低、右肺过度通气及双侧肺野充气不对称等表现。隆突上发现气管性支气管是一个重要的影像学征象。当气管狭窄或难以见到气管，隆突位置低平时，隆突和右侧主气管上可见圆形的软组织压痕，这是扩张的右肺动脉。侧位片可见气管及食管间软组织密度影，提示可能是左肺动脉。

2. 上消化道钡剂造影 仅作为间接提示证据。可发现 PAS 造成的食管前壁受压。钡剂检查可发现气管后方有搏动软组织影，并压迫食管前方形成明显切迹。

3. 彩色多普勒超声心动图 临床首选早期诊断方法，尤其适于儿科患者。常用切面有胸骨旁大动脉短轴切面、剑突下肺动脉长轴切面、胸骨上窝右肺动脉长轴切面，能清晰显示心脏及大血管结构，发现 PAS 合并的心脏畸形。但对动脉弓、分支动脉、气道的并发畸形诊断敏感性有限。

4.多层螺旋CT（MSCT）　是诊断PAS重要的检查方法，能准确评估肺实质病变和气管病变，分辨率高、扫描时间短、镇静要求低。可发现绝大多数异常动脉并很好地显示狭窄气道。缺点是存在电离辐射。

5.磁共振成像（MRI）和磁共振血管造影（MRA）　MRI以其多平面扫描、视野宽、无电离辐射，在诊断PAS方面具有优势。三维增强磁共振肺血管造影可多方位、全面显示各种近端血管畸形，适用于不适合进行增强CT检查的患儿。缺点是扫描时间长、镇静要求高。

6.纤维支气管镜　是PAS术前用于评估气管及支气管病变"金标准"，也常用于术后评估气管管腔及气管成形术后吻合口情况。支气管镜可以直视气管内腔，明确狭窄气管段，准确评估狭窄段的长度、直径，发现气管支气管软化、完全性软骨气管环等合并畸形。但对于严重气管狭窄存在操作困难的局限。

7.心血管造影　是追踪肺血管走行、诊断本病的金标准。具有选择性强、分辨率高的绝对优势，能够准确地发现PAS及合并的其他心脏畸形。正常主肺动脉分叉处未见LPA显影，左前斜或右前斜位选择性左、右肺动脉造影可明确诊断。缺点是无法评估LPA与气管、食管之间的关系。

（三）诊断

根据临床表现、辅助检查可初步确诊。

（四）治疗

PAS不能自愈，临床症状常随年龄增长而加重，内科保守治疗无效，因此，一旦确诊即有手术指征。左肺动脉重建是治疗的关键。可以选择将错位的左肺动脉从起始段截断后重新连接到主肺动脉接近正常起源位置处。也可以直接离断狭窄的气管，将左肺动脉置于气管前方解除压迫。

对于合并的气道狭窄是否需要做联合一

期矫治仍有争议。手术方式包括狭窄气管切除、自体心包补片成形、自体游离气管成形、自体肋软骨气管成形、滑动气管成形等。近年来，随着介入手术的进步，气管球囊扩张术和支架置入开始应用于本病治疗。但尚缺乏远期疗效随访。

（五）预后及随访

大部分PAS临床预后良好。

四、肺静脉异位引流

（一）概述

肺静脉异位引流（anomalous pulmonary venous return）是指肺静脉直接或通过体静脉途径与右心房连接。全部肺静脉均直接或通过体静脉与右心房连接的称为完全型肺静脉异位引流（total anomalous pulmonary venous connection，TAPVC），发生率在先天性心脏病尸检病例中占1%～5%。多无性别差异，仅心下型TAPVC性别比为3∶1，男性多。30%～40%的病例同时伴有其他心血管畸形如单心室、房室间隔缺损、左心发育不良综合征、大动脉转位等。可根据异常连接的解剖部位分类为四型：心上型最常见，占50%。左、右肺静脉在左房后面先汇合成肺静脉总汇，通过异常的垂直静脉汇合至右上腔静脉、右心房。心内型约占30%，肺静脉通过短的管道或3～4个孔与右心房连接或肺静脉总汇与冠状静脉窦连接，冠状静脉窦扩大但位置正常。心下型占13%～24%。左、右侧肺静脉分别连接于下行的垂直静脉向下走行，多与门静脉系统连接，少见与静脉导管、肝静脉或下腔静脉连接。混合型占5%～10%。肺静脉异常连接部位有2个或2个以上。多数合并其他心脏畸形。1～3支肺静脉直接或通过体静脉与右心房连接的称为部分型肺静脉异位引流（partial anomalous pulmonary venous connection，PAPVC）。可单独存在，或合并其他心脏畸形，最常见的是静脉窦型房间隔缺损。本病类型很多，以右肺静脉与右上腔静脉或右心房连接最常见，约占 3/4。常伴静脉窦型房间隔缺损，偶尔上腔静脉骑跨在缺损上。其他类型包括：左肺静脉与左无名静脉相连、右肺静脉与下腔静脉相连等。后者所有右肺静脉形成共干汇入下腔静脉，在胸部 X 线片上右下肺野呈特征性新月形阴影，故又可称为"弯刀综合征"（Scimitar syndrome）。

（二）临床表现

TAPVC 无梗阻型患儿出生数天内可无症状或仅表现为心房部位右向左分流所致的发绀。出生 1 个月左右即有呼吸急促、喂养困难、体重不增及反复呼吸道感染等表现。半岁左右心力衰竭日益加重。伴梗阻型患儿出生不久即有发绀及呼吸急促、喂养困难及心力衰竭表现。如果治疗不及时多于数天至 3、4 个月内死亡。多数患儿可逐渐出现肺动脉高压。部分型肺静脉异位引流无肺静脉梗阻，故血流动力学特征仅为部分连接异常的肺静脉左向右分流。单支肺静脉连接异常其血流量仅占所有肺静脉血流的 20%，因而临床表现与房间隔缺损相同，多数患者因偶尔发现杂音而就诊。

体征上，心脏杂音可表现为肺动脉瓣区 II 级杂音。剑突附近可有舒张期杂音以及三尖瓣关闭不全杂音。第一心音常亢进，伴第二心音分裂。患儿肝脏常增大、颈静脉饱满，有时伴有水肿。

辅助检查：

1. 心电图　出现电轴右偏和右心室肥厚，与房间隔缺损类似。

2. 超声心动图检查　当检查时发现右心房扩大，未闭卵圆孔或房间隔缺损存在右向左分流，左房内没有正常回流的肺静脉血流，左心房及左心室小等，需高度怀疑完全型肺静脉异位引流。需要从心尖四腔、剑突下长轴及短轴、胸骨旁短轴及长轴、胸骨上等多种切面检查肺静脉的回流途径。肺静脉梗阻的情况可通过脉冲多普勒及彩色多普勒血流显像来估计。超声心动图检查：部分型肺静脉异位引流的超声心动图诊断较为困难。常

规检查中应确认所有四根肺静脉的血液均回流至左心房。

完全型肺静脉异位引流须与新生儿原发性肺动脉高压鉴别。临床表现两者非常相似，两者都有心房水平的右向左分流及右心室扩大。此时必须仔细超声扫查每根肺静脉以排除完全型肺静脉异位引流。

3. 心导管检查与造影　是诊断本病最重要的有创检查。右心导管血氧含量检查可显示可能的回流部位。特别是右心房血氧含量的增高有强烈的提示意义。多数患儿右心房压力增高。肺动脉压力可增高。选择性肺动脉分支造影及延迟显影可明确发现不同支肺静脉的回流部位。

（三）诊断

根据临床表现、辅助检查可初步确诊。

（四）治疗

一旦诊断，外科手术是唯一的治疗方式。外科的根治手术没有年龄限制。手术目的是将异位引流的肺静脉矫正引流回左心房。具体术式根据本病的不同类型而定，但方法均较成熟，术后并发症较少，远期疗效较好。

（五）预后及随访

未经治疗的 TAPVC 临床预后不佳，早期发现及手术非常重要。

五、肺动静脉瘘

（一）概述

肺动静脉瘘（pulmonary arteriovenous fistula，PAVF）是一种罕见的肺部血管性病变，指肺动脉及分支与相应的静脉血管扩大迂曲或形成海绵状血管瘤，造成动静脉直接相通而引起的血流异常短路，使得肺动脉的低氧血不经过肺毛细血管进行氧合而直接由肺静脉引流至左心，形成右向左分流的一类疾病。PAVF 首先由 Churton 于 1897 年报道，1939 年 Smith 首先应用心血管造影证实本病。曾用名包括肺动静脉瘤、肺血管扩张症、毛细血管扩张症伴肺动脉瘤等。PAVF 的发病率为（2 ~ 3）/10 万，男女比

例无差异。80% 以上为肺毛细血管先天发育异常所致，遗传性出血性毛细血管扩张症（Rendu-Osler-Weber 病）与本病发生关系密切。47%～80% 的先天性 PAVF 同时存在遗传性出血性毛细血管扩张症；超过 20% 的遗传性出血性毛细血管扩张症患者并发 PAVF。

本病多见于肺下叶，50%～75% 为单一病变，左肺多于右肺。根据其病理学特点可分为 3 种类型：①单纯型：约占 PAVF 的 79%，表现为单一供血肺动脉与单一引流肺静脉相通，囊腔常无分隔，可单发或多发；②复杂型：约占 PAVF 的 21%，供血肺动脉与引流肺静脉在 2 支及以上，囊腔常有分隔；③弥散型：动静脉之间仅有多数细小瘘道相连，无瘤囊形成。

从血供看，绝大多数 PAVF 由肺动脉供血，近 5% 的病例由体循环动脉或两者同时供血。从病程看，出生后异常的 PAVF 可处于潜伏状态，病变随着逐渐增高的肺动脉压力作用逐渐进展，扩张的管壁可形成继发退行性改变。PAVF 对血流动力学的影响不大。

（二）临床表现

临床症状及严重程度与病变大小密切相关，主要取决于右向左的分流量，若分流量较小，患儿可无明显症状；分流量较大，超过 20% 时则可出现低氧血症的一系列表现，也可因分流量较大导致心力衰竭发生。

临床最常见、早期出现的症状包括呼吸困难、咯血、胸痛、咳嗽、乏力、活动后气短、头晕等，当分流量超过 20%～30% 时可出现心力衰竭。儿童时期出现症状者少，大多数患者在 30 岁左右开始发病，随着病情发展，发生各种并发症的风险也相应增加。异位血栓栓塞发生率增加。8% 的患者可因畸形的血管破裂发生咯血，严重者可危及生命。

常见的体征包括发绀、杵状指（趾）、胸部闻及连续性或收缩期血管杂音等。典型的 PAVF "三联症" 是指劳力性呼吸困难、发绀及杵状指（趾）。伴发遗传性出血性毛细血管扩张症的 PAVF 患儿可出现早期、无诱因的反复鼻出血，随着年龄增长可出现皮肤黏膜毛细血管扩张的症状及体征。

辅助检查

1. 血常规长期慢性缺氧可导致红细胞、血红蛋白升高。反复出血患者往往表现为贫血。

2. 胸部 X 线片可作为 PAVF 的一线筛查。胸部 X 线片可显示 3 种不同的影像学改变：圆形、团块形和弥散小片形，阴影边缘清楚，典型病例可见曲张的血管阴影与肺门相连。

3. 多层螺旋 CT 血管成像技术可以立体展示 PAVF 的三维成像，显示肺内高密度结节或肿块影，以双肺中下叶多见，增强后可见病灶与相邻大血管同步强化，其特征性表现为 "血管蒂" 征、"动脉瘤" 征和左心房提前显影。

4. 超声心动图声学造影从外周静脉注射振荡过的 9g/L 盐水或碳酸氢钠，产生小气泡，然后行超声心动图检查，PAVF 时左心房内很快出现气泡。该法为无创检查，目前广泛应用。核素肺灌注显像也是诊断 PAVF 的方法。

5. 心导管检查可通过肺动脉造影明确 PAVF 的部位、形态、累及范围及程度，动态观察供血肺动脉、囊腔及引流肺静脉，是诊断 PAVF 的金标准。单纯型 PAVF 可见囊瘤随肺动脉充盈显影，肺静脉显影早于正常肺静脉；复杂型 PAVF 可见 2 支或多支供血动脉及引流静脉，囊瘤内可见分隔，对比剂排空延迟；弥散型 PAVF 表现为多发 "葡萄串" 样小血池充盈，相应区域无毛细血管实质充盈期或病变部位肺静脉提前显影。

（三）诊断

有反复咯血、呼吸困难、发绀及杵状指（趾）的临床表现，血常规见红细胞及血红蛋白增多，超声心动图排除心内或大血管水平分流，结合胸部 X 线片或胸部 CT 血管成像特征性表现以及必要时心血管造影可明确诊断。

（四）治疗

目前治疗 PAVF 的方法有外科手术、经导管栓塞治疗（transcatheter embolotherapy，TCE）及药物治疗 3 种。

外科手术是根治性治疗措施，方法包括结扎、肺段切除、肺叶切除、局部或全肺切除等。弥散型或病变较广泛的患者则需要行肺移植。缺点是对患儿创伤大，不利于儿童胸廓发育。

TCE 是目前治疗 PAVF 的首选方法，对于单纯型及部分复杂型 PAVT 可获得满意疗效；但有 5%～10% 的 PAVF 患者可能出现瘘管再通，需要定期密切随访。

药物治疗是外科手术及 TCE 治疗的辅助手段，可选药物包括雌激素、奥曲肽、去氨加压素、达那唑等。

（五）预后及随访

本病临床预后良好。

（刘瀚旻）

第七节　弥漫性肺实质疾病／肺间质疾病

（一）概述

弥漫性肺实质疾病／肺间质疾病（diffuse parenchymal lung disease，DPLD/interstitial lung disease，ILD）是一大类在临床（氧合障碍）-影像（弥漫性病变征象）-病理（炎症和纤维化）上具有共同特征，而病因不同的异质性疾病的总称。该病病因谱繁杂，诊断和治疗的难度大，是呼吸系统的疑难少见病。相比成年人，儿童 ILD 病因谱更广，诊断难度更大，治疗手段也更有限。

（二）临床表现

以咳嗽、气促、呼吸困难、运动不耐受等表现为主，症状多呈渐进性加重。肺出血的患儿，可有咯血／咳血丝痰。查体可见呼吸增快、吸气性三凹征、杵状趾（指）等，两肺可有湿啰音、爆裂音等。肺出血的患儿，查体可有贫血表现。病程久者可有生长发育落后表现。胸部 HRCT 表现为双肺弥漫性病变，多见磨玻璃阴影、结节阴影、网状阴影以及实变阴影等。肺功能呈限制性或混合性通气功能障碍。

（三）诊断

ILD 的诊断遵循临床-影像-病理（clinico-radiologic-pathologic diagnosis，C-R-P）诊断模式。在儿童，尤其是婴幼儿，遗传因素所致的 DPLD/ILD 占有重要的地位，目前基因诊断已成为儿童 DPLD/ILD 重要诊断手段之一。诊断时，首先根据临床表现、影像学以及肺功能检查，明确是否存在肺间质疾病；然后再根据病史、临床表现及影像学特点，选择进一步的检查以确定病因。病因分析时，首先除外与暴露有关的 DPLD/ILD，其次考虑与全身疾病有关的 DPLD/ILD，再考虑感染性病因等。儿童特发性 DPLD/ILD 少见，诊断前必须除外上述病因。

（四）治疗

积极地寻找原发疾病并进行针对性治疗是正确治疗儿童 DPLD/ILD 的根本。支持和对症治疗是儿童 ILD 治疗的基本疗法。炎症反应和纤维化是 DPLD/ILD 发病过程中均可能涉及的主要病理过程，故抗炎症性药物如糖皮质激素等常被推荐使用。肺移植则可能是治疗遗传性 DPLD/ILD 以及终末期患儿的有效手段。

1. 原发病的治疗

（1）感染源性因素，如巨细胞病毒、EB 病毒、人类免疫缺陷病毒、肺孢子菌等感染引起的 DPLD/ILD 需要相应的抗感染治疗。

（2）暴露于外源性因素，如药物和吸入环境中有害物质等引起者，需要终止相关的药物、脱离高危的环境。

（3）反复误吸引起者应该积极处理原发病如胃食管反流或神经肌肉系统疾病。

（4）有基础疾病如风湿性疾病、朗格汉斯细胞组织细胞增生症、血管炎等引起者则需治疗其基础疾病。

2. **支持和对症治疗**　包括治疗低氧血症、纠正营养不良以保障生长发育、接受适当的免疫接种预防感染和积极治疗继发性感染等。

（1）患儿应常规进行血氧监测，确定白天、夜间、活动乃至喂养（婴儿）时是否需要吸氧，其血氧饱和度 ≤ 0.92 时需要氧疗。氧疗可缓解呼吸困难，并且降低由于缺氧引起的肺动脉高压和肺心病的风险。

（2）DPLD/ILD 患儿易出现营养不良和生长障碍，需提供足够的热量及营养素。对于喂养困难的婴儿需要鼻饲。

（3）DPLD/ILD 患儿在病情允许时建议接受疫苗接种，包括常规预防免疫接种及肺炎球菌疫苗、流感疫苗等。其他预防呼吸道感染的措施包括勤洗手、避免去人群拥挤的场所、适当应用免疫调节剂等。一旦发生呼吸道感染则应予及时并积极控制感染。应避免有害的环境暴露如空气污染、二手烟雾等。

3. **抗炎症 / 抗纤维化药物**　目前国内外均缺乏大样本、随机对照的临床研究去评估此类药物在儿童 DPLD/ILD 治疗的疗效，因而治疗建议多以病例报道和非系统性观察（如临床经验）为依据。

（1）糖皮质激素：在儿童 DPLD/ILD 治疗中有重要作用，尤其是病理改变主要为炎症和（或）病理学诊断为脱屑型间质性肺炎者。基于病因和发病机制的不同，临床通常依据对糖皮质激素治疗的效果，把 DPLD/ILD 分为两大类，糖皮质激素治疗有效疾病：外源性过敏性肺泡炎，特发性肺含铁血黄素沉着症，部分特发性间质性肺炎如非特异性间质性肺炎、隐源性机化性肺炎、淋巴细胞间质性肺炎、脱屑性间质性肺炎、血管炎及风湿性疾病并发的 ILD、放射线肺损伤、细胞毒化疗药物肺损伤、淋巴组织增生性疾病

相关的 DPLD/ILD、急 / 慢性嗜酸粒细胞性肺炎及结节病等；糖皮质激素疗效不佳的疾病：肺泡蛋白沉着症，吸入二氧化硅、石棉、铁等无机粉尘所致的 DPLD/ILD，原发性肺动脉高压病等。

对于按 DPLD/ILD 诊断程序能明确病因且属于糖皮质激素治疗有效的患儿或按 DPLD/ILD 诊断程序暂不能确诊病因，但伴严重低氧血症患儿的初始治疗，糖皮质激素是一线治疗药物。临床常用泼尼松、甲泼尼龙。泼尼松 1 ～ 2mg/（kg·d）（或等效剂量甲泼尼龙）4 ～ 8 周，根据临床表现、肺功能、胸部 HRCT 等定期进行评估，有效者糖皮质激素逐渐减量，维持 6 个月以上；无效者，糖皮质激素在应用 8 周后逐渐减停。对伴严重低氧血症、呼吸衰竭威胁生命的 DPLD/ILD 患儿，可以采用大剂量糖皮质激素冲击疗法，甲泼尼龙 10 ～ 20mg/（kg·d）（最大剂量 1g），静滴 3d，病情缓解后改为口服泼尼松 1 ～ 2mg/（kg·d），逐步减量同上。或采用甲泼尼龙脉冲治疗：10 ～ 20mg/（kg·d），每个月连续 3d，连续用 3 ～ 6 个月，每次静脉用药后转口服小剂量泼尼松 ≤ 0.5mg/（kg·d），或停用口服糖皮质激素有文献提示：这种脉冲治疗方法与长期糖皮质激素口服治疗疗效相当而不良反应更少。

糖皮质激素不良反应主要取决于用药量及疗程，短期大量应用可能致消化道溃疡、消化道出血、高血压和高血糖等，长期应用可能诱发或加重感染、骨质疏松、股骨头坏死、生长发育障碍、青光眼、白内障和肾上腺皮质功能不全等。

（2）免疫抑制剂：对于全身糖皮质激素治疗反应不佳（包括激素依赖）或不良反应明显或由自身免疫或自身炎症反应引起的 DPLD/ILD 者，可以联合使用其他免疫抑制剂，常用药物及其推荐剂量有：环磷酰胺 500 ～ 600mg/m² 静脉滴注，每 4 周 1 次（总计剂量 150 ～ 250mg/kg）或 1 ～ 2mg/；羟氯喹：4 ～ 6mg/（kg·d）；甲氨

10mg/m² 周；硫唑嘌呤：2～3mg/（kg·d）；环孢素 A：4～6mg/（kg·d），维持谷浓度 100～200μg/L；霉酚酸酯：600mg/（m²·d）等，疗程一般为 1～2 年。

免疫抑制剂主要的不良反应有胃肠道反应、肝肾功能损害、骨髓抑制、视网膜病变和视野改变、出血性膀胱炎等，使用期应注意监测其不良反应。

（3）大环内酯类：14、15 元环的大环内酯类抗菌药物，如红霉素、克拉霉素、阿奇霉素、罗红霉素对弥漫性泛细支气管炎有较好疗效。红霉素：5～10mg/（kg·d）、每天 1 次，或阿奇霉素：5mg/（kg·d）、每天 1 次，或 10mg/（kg·d）、每周 3d，疗程 6 个月～2 年不等。有文献报告：阿奇霉素对闭塞性细支气管炎（BO）尤其是感染后 BO 有一定疗效，剂量和用法 5mg/（kg·d）、每天 1 次，或 10mg/（kg·d），用 3d 停 4d，疗程 6 个月～1 年。

（4）其他治疗

● 支气管肺泡灌洗治疗：支气管镜肺泡灌洗术和全肺灌洗是治疗原发性肺泡蛋白沉积症（PAP）的经典有效的手段。婴幼儿为先天性，是粒细胞巨噬细胞集落刺激因子（GM-CSF）受体基因缺陷或肺表面活性物质基因缺陷引起，应用支气管肺泡灌洗治疗可以获得一定效果。

● 靶向制剂：如利妥昔单抗，主要应用于自身免疫病相关性 DPLD/ILD 的治疗，如结缔组织病相关性 DPLD/ILD，但目前尚无在儿童 DPLD/ILD 中应用的研究报道。GM-CSF 皮下注射或吸入对成年人 PAP

效果较好，在患儿中的应用效果尚待进一步证实。

● 肺移植：对于严重危及生命的 ILD，如 *SFTPB*、*SFTPC* 或 *ABCA3* 基因变异引起的严重肺疾病，肺泡毛细血管发育不良及终末期 DPLD/ILD 等，肺移植或心、肺移植将是唯一有效的治疗手段。根据国外报道，儿童肺移植长期预后与成年人类似，5 年生存率可以达到 50%。而儿童肺移植在国内目前刚刚起步，更是今后努力的方向。

（5）遗传咨询及教育管理：如果证实儿童 DPLD/ILD 是由基因缺陷引起的，需提供遗传咨询。为 DPLD/ILD 患儿的家庭提供医学教育和人文关怀。

（五）预后及随访

儿童 DPLD/ILD 预后取决于病因。需定期随访，一般每 1～3 个月 1 次，之后视病情每 3～6 个月 1 次。随访时，除了评估原发病的治疗效果以外，还包括呼吸频率、心率、安静及活动时的氧合情况、体格发育以及胸部影像学、心脏超声（评估肺动脉压）和肺功能等指标。

（农光民）

主要参考文献

[1] 中华医学会儿科学分会呼吸学组全国儿童弥漫性肺实质疾病 / 肺间质疾病协作组 . 儿童肺间质疾病诊断程序专家共识 [J]. 中华儿科杂志，2013, 51(2): 101-102.

[2] 中华医学会儿科学分会呼吸学组全国儿童弥漫性肺实质疾病 / 肺间质疾病协作组 . 儿童弥漫性肺实质疾病 / 肺间质疾病治疗建议 (2018 年版)[J]. 中华儿科杂志，2019, 57(1): 5-8.

第八节 胸膜疾病

在正常生理学中起着重要表面的脏层胸膜和紧贴膜所构成，腔内仅有少胸膜层之间的摩擦，并肺泡膨胀和气体转移。

当胸膜腔有病变（如感染或有胸膜肿瘤等）时容易打破胸膜腔内的流体、空气和压力的平衡，出现胸腔积液和（或）气胸，常导致疾病加重甚至死亡，本节中重点介绍儿童胸膜炎、气胸、乳糜胸及胸膜肿瘤。

一、胸膜炎

胸膜炎（pleurisy）是指由致病因素刺激胸膜所致的胸膜炎症。胸腔内可伴液体积聚（渗出性胸膜炎）或无液体积聚（干性胸膜炎）。炎症控制后，胸膜可恢复至正常，或发生两层胸膜相互粘连。儿童胸膜炎有时与肺炎同时存在，表现为肺炎旁胸腔积液。

不同病因所致的胸膜炎可伴有相应疾病的临床表现。儿童胸膜炎以感染性胸膜炎为主，常见引起胸膜炎的感染因素有细菌感染（如金黄色葡萄球菌、肺炎链球菌、铜绿假单胞菌等）、结核感染、肺炎支原体感染、病毒感染、真菌感染、原虫（如阿米巴原虫）感染、寄生虫（如肺吸虫）等感染。常见非感染性胸膜炎有类风湿胸膜炎等。本节重点介绍感染性胸膜炎，如细菌感染、结核感染、支原体感染以及寄生虫感染。

（一）细菌性胸膜炎

细菌性胸膜炎是指致病菌以直接或间接的方式侵袭胸膜或淋巴组织，产生的渗出液积聚于胸膜腔内的化脓性感染。儿童细菌性胸膜炎大多由于肺炎未得到控制发展而来，多为肺炎旁胸腔积液（parapneumonic effusion，PPE），也有少数来自胸内和（或）纵隔内其他脏器或身体其他病灶，如积液为脓性，则称为脓胸。常见致病菌有肺炎链球菌、金黄色葡萄球菌、大肠埃希菌、铜绿假单胞菌（25%）、克雷伯菌等多来自肺内的感染病灶。虽然近年来儿童细菌性肺炎的整体发病率逐渐下降，但脓胸的发病率有增加，这种高发病率的原因可能包括细菌耐药性和毒力的改变、气候变化、肺炎球菌疫苗的接种和转诊模式的改变等。相较于成年人，儿童细菌性胸膜炎的病情较为凶险、发展较快，脓胸病死率可以达到20%。另外，由于病因、致病菌和病程等不同，细菌性胸膜炎的临床症状和类型也复杂多样，需早期识别，给予及时的诊断及治疗，避免不良后果。

1. 临床表现

（1）呼吸系统表现：常见临床表现有发热、咳嗽、咳痰、胸闷、胸痛、气促和呼吸困难。常有急性肺炎病史，当肺炎引起的发热、咳嗽等症状持续加重，或一度好转后再次出现高热、咳嗽、气急，或出现不同程度胸痛等症状，就要注意是否有胸膜炎。随着胸腔液体增多，胸痛往往有所减轻，但常出现呼吸困难和较重的感染中毒症状，甚至有发绀和休克症状。查体可见气管和心浊音界向肺部健侧移位，患侧胸部饱满，呼吸运动减弱，语颤减弱，叩诊呈浊音；若并发脓气胸时叩诊肺上部出现鼓音，听诊呼吸音减弱或消失。慢性病程患儿可出现患侧胸部塌陷，肋间隙变窄，呼吸运动减弱，气管向患侧移位，甚至出现脊柱侧弯。肺部叩诊呈实音，听诊呼吸音消失。

（2）呼吸系统外表现：食欲缺乏和乏力是较常见的表现。病情严重的患儿则较早出现淡漠、精神欠佳甚至休克等中毒症状。慢性胸膜炎患儿可有消瘦、疲乏、低蛋白血症、贫血及营养不良等慢性中毒症状，严重时可出现下肢水肿。部分严重病例则会出现急性肝、肾衰竭，弥散性血管内凝血（DIC）和电解质紊乱等，严重威胁患儿生命。

（3）细菌性胸膜炎并发症：细菌性胸膜炎常见并发症是脓气胸、支气管胸膜瘘。若发生支气管胸膜瘘时，患儿则突然咳出大量脓痰，有时可有痰中带血。若并发张力性脓气胸时，则会突然出现气促、发绀、鼻翼扇动和持续性咳嗽，甚至出现呼吸暂停。新生儿出现脓胸、脓气胸时，则易并发败血症、胸壁感染等。

2. 辅助检查

（1）一般检查：英国胸科协会（BTS）治疗指南提出，将全血细胞计数、C反应蛋白、血沉、电解质和血清白蛋白水平作为儿童胸腔感染首选实验室检查项目。细菌性胸膜炎常可见白细胞计数增高，中性粒细胞比例上升，核左移，有毒性颗粒，C反应蛋白升高。

慢性期如有贫血，则会出现血红蛋白和白蛋白降低。

（2）胸腔积液分析：胸腔积液检查对明确积液性质及病因诊断均至关重要，可根据穿刺抽出胸腔积液的颜色、性质初步判断胸腔积液病原菌的类别，若穿刺出黄色脓液多为葡萄球菌感染，肺炎球菌感染大多为黄绿色脓液；而绿色有臭味脓液则为厌氧菌感染。取出胸腔积液可以送检包括常规、生化、免疫、细胞学及细菌学（涂片、培养、核酸检测等方法）检查。细菌性胸膜炎胸腔积液常规往往细胞计数增高，以中性粒细胞计数增高为主，胸腔积液中糖往往降低。

（3）影像学检查

● 胸部 X 线片：胸部 X 线检查可见患侧胸腔积液所致的大片均匀密度增高影，少量积液示肋膈角变钝。大量积液时可见纵隔向健侧移位。儿童细菌性胸膜炎往往同时存在肺部炎症，仅靠胸部 X 线片检查，有时难以区分是肺实质炎症浸润还是胸腔积液，当胸部 X 线片不能明确诊断时，需要尽早行胸部 CT 检查。胸部 CT 能够更有效、多角度地评估胸腔积液、胸膜增厚、肺被压缩以及肺实质病变情况，并明确胸部是否存在其他疾病。增强 CT 可以区分肺实质病变和胸膜积液，观察是否有胸膜增厚或胸腔分隔的形成。

● 超声检查：临床上用超声探测胸腔积液来估计胸腔积液的深度和积液量，协助胸腔穿刺定位。B 超引导下胸腔穿刺用于包裹性和少量的胸腔积液（图 14-8-1、图 14-8-2）。

3. 诊断与鉴别

（1）根据临床症状、体格检查、X 线检查及超声检查可作出胸腔积液的诊断。

（2）诊断性胸腔穿刺、胸腔积液的常规检查、生化检查判定是渗出液还是漏出液：根据 Light 标准：①胸腔积液 / 血清蛋白 > 0.5；②胸腔积液 / 血清 LDH > 0.6；③胸腔积液 LDH > 200U/L 或大于血清 LDH 正常高限的 2/3。如果满足上述三项中的一项或多项

可判断为渗出液。

（3）胸腔积液细菌培养、核酸 PCR 检测结合其他检查如血常规、C 反应蛋白等为细菌性胸膜炎的病因作出初步诊断。相对于结核性胸膜炎，细菌性感染胸腔积液细胞增高以中性粒细胞为主，糖降低更明显，C 反应蛋白升高更明显；相对于病毒及支原体感染，细菌性胸膜炎更容易形成包裹分隔。

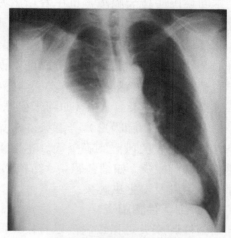

图 14-8-1　胸腔积液量增多时显示有向外侧、向上的弧形上缘的积液影

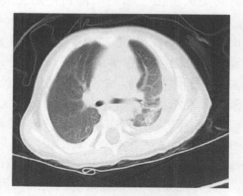

图 14-8-2　CT 显示左侧胸腔积液量

4. 治疗　细菌性胸膜炎治疗主要包括抗感染、引流积液促肺复张和对症支持治疗。

（1）对症支持治疗：包括休息、营养支持和对症治疗。当患儿抵抗力低下并出现营养不良及全身中毒症状时，需加强全身营养支持治疗，注意维持水、电解质和酸碱平衡，

必要时需配合补充静脉营养及肠内营养；对于明显贫血者，可输入新鲜血或血浆以提高患儿的抵抗力。

（2）病因治疗：细菌感染所致者，早期、正规、有效和足疗程的抗菌药物治疗是控制细菌性胸膜炎进展的关键。目前临床上，儿童细菌性胸腔积液初始治疗多为经验性用药，选择抗菌药物时要尽可能涵盖常见细菌病原谱，包括肺炎链球菌、金黄色葡萄球菌、大肠埃希菌、铜绿假单胞菌等，同时参考当地病原微生物流行病学特点、抗菌药物组织渗透性，以及抗菌药物在胸腔积液中的活性来进行选择。待病原学检测结果回报后，根据患儿病情再进一步调整。头孢菌素类抗菌药物容易穿透胸膜腔，通过静脉给药能够在胸膜腔内达到有效浓度，一般以头孢菌素类抗菌药物为首选，若个别菌株已存在广谱耐药性，可选用碳青霉烯类（美罗培南）、糖肽类（万古霉素）等药物。疑厌氧菌感染时可加用抗厌氧菌药物。细菌性胸膜炎一般不推荐使用氨基糖苷类抗菌药物，主要是因其在胸腔内的穿透性较差。抗菌药物疗程一般用到临床症状改善、体温正常后 5 ～ 7d，通常再给予口服序贯治疗 2 ～ 4 周，葡萄球菌感染一般总疗程 ≥ 6 周。

（3）引流积液促使肺复张：儿童细菌性胸膜炎大多为肺炎旁胸腔积液，形成过程可分为渗出期、纤维脓性渗出期及组织机化期，怀疑细菌性胸膜炎，需要胸腔积液穿刺既有助于诊断，又可以进行有效治疗。当出现脓胸时，在充分有效的抗感染治疗基础上需要脓液的引流，可以减少发热、炎症和住院天数。

但是非脓胸的胸膜炎是否需要胸腔引流目前尚未形成统一的标准，大多基于临床经验性治疗。对于肺炎旁胸腔积液是否需要引流常根据胸腔积液积液量的多少、有无临床症状、胸腔积液性质及在影像学检查上有无形成房性分隔等来综合判定。

● 根据积液量：少量胸腔积液为：≤ 1/4 的胸腔；中量胸腔积液为：> 1/4 的胸腔并 < 1/2 的胸腔；大量胸腔积液为：≥ 1/2 的胸腔。儿童 PPE 少量胸腔积液单用抗菌药物治疗；中量及以上胸腔积液或者脓胸则需要抗菌药物联合胸腔穿刺或引流治疗。

● 根据胸腔积液性质：可分为单纯性PPE、复杂性 PPE 及脓胸，特点见表 14-8-1，通常后两者需要引流。

● 根据是否有分隔：在影像学检查上出现纤维分隔或房性分隔，此时除了抗菌药物治疗外，更需要早期行干预治疗包括胸腔引流及胸腔内溶解纤维素等治疗。

● 引流管径的选择：英国胸科协会认为，小的引流管径（10 ～ 14F）容易操作，对患儿产生的创伤极小，使用小管径可减轻患者疼痛感，且不影响纤维蛋白溶解剂的使用。

（4）纤维素蛋白溶解剂治疗：纤维蛋白溶解剂可将体内纤溶酶原激活为纤溶酶，通过溶解纤维蛋白、降低脓液的黏稠度从而更有利于胸腔积液的引流，减少或清除胸膜粘连或间隔的形成。常用的纤溶酶为尿激酶或链激酶。具体方法：尿激酶 10 万 U，用 100ml 生理盐水稀释后经胸腔引流管注入，每天 2 次，每次 0.5 ～ 1.0ml/kg，注入药物

表 14-8-1　三种不同肺炎旁胸腔积液特点

	性质	pH	LDH（U/L）	Glu（mg/dl）	革兰氏染色 / 细菌培养
单纯性 PPE	透明	> 7.2	< 1000	> 60	阴性
复杂性 PPE	浑浊	< 7.2	> 1000	< 60	可能阳性
脓胸	脓性	< 7.2	> 1000	< 60	可能阳性

后夹管 4h，然后引流积液，连续 3d。然而目前对于纤溶酶治疗纤维脓性期的脓胸效果仍存有争议，值得临床研究总结。

(5) 手术治疗

● 电视辅助胸腔镜手术（VATS）：是近年来治疗小儿脓胸的重要手段。有研究认为，行 VATS 治疗后的脓胸患儿，其胸管留置时间和住院时间更短，费用更低。VATS 适用于引流不畅、脓液稠厚的全脓胸，有纤维素形成的脓胸、包裹性脓胸及创伤性或自发性血胸感染引起的脓胸。VATS 的应用时机非常重要，有研究显示，在确诊脓胸后 48h 内采用 VATS 治疗可平均减少 4d 的住院时间。相反，若在明确诊断脓胸 4d 后再行 VATS 治疗，则会使手术难度加大，手术时间延长，发热时间及住院时间都有所增加，主要是后期手术视野不佳、暴露操作困难。目前关于 VATS 和胸腔管引流联合纤溶酶这两种治疗手段孰优孰劣，评价不一，值得临床研究总结。

● 胸膜纤维板剥除术：脓胸进展数周后进入机化期，此时 VATS 手术的失败率或术中转开胸率逐渐增加。通常在常规治疗 4～6 周后，脓腔仍未见消失、引流效果差且肺仍难以舒张的情况下，即可行纤维板剥除术。但若肺组织出现纤维化不能复张，肺内有广泛病变，甚至出现结核性空洞或支气管扩张等，则不宜行纤维板剥除术。对于部分慢性脓胸患儿合并肺内病变者，可考虑行胸廓成形术和胸膜肺切除术。

(6) 并发症的处理：常见的并发症有张力性气胸，应及时予以胸腔闭式引流。支气管胸膜瘘避免反复抽吸及冲洗，必要时手术治疗。

（二）结核性胸腔积液

结核性胸腔积液（tuberculous pleural effusion）是结核分枝杆菌及其代谢产物进入胸膜腔引起的渗出性胸腔积液，是儿童胸腔积液的常见原因，可发生于结核病病程的任何阶段，以原发感染后 3～6 个月多见，儿童原发肺结核合并胸腔积液为 12%～38%。其发病机制可能是：①多数因少量结核分枝杆菌进入胸腔后，结核蛋白抗原与致敏 T 淋巴细胞相互作用引发迟发性超敏反应，导致结核蛋白过敏渗出性炎症反应，胸腔内毛细血管渗透性增加，血浆蛋白渗出、淋巴细胞聚集、炎症介质释放以及淋巴回流障碍等最终形成胸膜腔内积液。②少数是因为结核分枝杆菌可不同程度直接入侵胸膜腔，感染致胸膜炎。结核性胸腔积液在临床上多见于 5 岁以上儿童，肺内多无活动性结核病灶，胸腔积液多为中等量或以上。结核性胸膜炎包括干性胸膜炎、渗出性胸膜炎和结核性脓胸。

1. 临床表现 多数患儿起病较急，表现为发热、咳嗽、气促、盗汗、食欲缺乏等，年长儿病初可有针刺样胸痛，咳嗽和深吸气时加重。结核性胸膜炎患儿一般咳嗽不剧烈，无喘息和咯血。胸痛持续 2～3d，当胸腔积液集聚较多时，胸痛便减轻或消失。大量胸腔积液可出现压迫症状如气促和呼吸困难。病初在干性胸膜炎期，肺部听诊患侧可有胸膜摩擦音；大量胸腔积液时，患侧呼吸音减低或消失。少数情况下，结核性脓胸破裂形成胸壁皮肤结核窦道或胸壁肿块。

2. 辅助检查

(1) 影像学检查：胸部 X 线检查多表现为单侧胸腔内中等量及以上积液，以右侧多见，仅 25% 病例可见肺实质浸润；胸腔积液吸收后可形成胸膜粘连，肋膈角变钝，肋间隙变窄，纵隔向患侧移位以及胸膜钙化等。胸部 CT 诊断价值优于胸部 X 线片，50% 病例可发现肺空洞、结节或实变等，肺门和（或）纵隔淋巴结肿大或陈旧性钙化、胸膜结核瘤及骨骼受累等。胸部 B 超检查可证实积液存在，评估积液量及是否存在房性分隔；在 B 超指导下，对包裹性积液患者可行胸腔定位穿刺。

(2) 胸腔积液检查：结核性胸腔积液外

观多为草绿色，透明或微混，也可呈洗肉水样血性液，少数呈乳糜样，白细胞计数常为数百到数千，淋巴细胞占优势，蛋白升高，常 > 3g/L，80% ~ 85% 以上胸腔积液糖 > 600mg/L，15% 糖降低，乳酸脱氢酶及腺苷酸脱氨酶升高。

3. 诊断　儿童结核性胸腔积液诊断主要根据年龄、临床表现及胸部影像特征，同时结合结核接触史、结核菌素试验、IFN-γ 释放试验、胸腔积液分析和微生物学检查等进行综合诊断，少数疑难病例需要进行侵袭性检查如胸膜活检诊断。如胸腔积液、痰或胸膜活检标本培养出结核分枝杆菌，或胸膜活检标本病理抗酸染色阳性，或发现干酪肉芽肿病变，可协助诊断结核性胸膜炎。学龄儿童出现发热、胸痛等症状，胸部影像学检查示单侧渗出性胸腔积液，与成年人肺结核有密切接触史，高度提示结核性胸腔积液的可能；如能同时除外支原体、细菌、真菌和寄生虫等各种病原感染所引起的胸腔积液，以及结缔组织疾病和恶性疾病胸膜受累等，即使无明确病原学依据，也可作出结核性胸腔积液的临床诊断。

4. 治疗　治疗原则为合理有效化疗，及早胸穿抽液，适当应用糖皮质激素。

（1）抗结核药物治疗：异烟肼、利福平、吡嗪酰胺和乙胺丁醇等四联药物用 2 个月，然后异烟肼和利福平用 4 个月。如果无肺部实质受累，且感染菌株为非异烟肼耐药菌株，则在强化期可采用不包括乙胺丁醇的三联治疗。抗结核治疗要遵循早期、适量、联合、规律和全程的治疗原则，及时有效的抗结核治疗有利于缩短病程和提高治愈率，减少胸膜增厚和肺功能异常后遗症。在治疗初始阶段，有时（16%）会出现胸腔积液增多，这是由于结核分枝杆菌溶解导致过度抗原负荷被释放至胸腔积液中引起超敏反应。此外，抗结核药物治疗期间还应注意监测药物不良反应。

（2）治疗性胸腔穿刺（therapeutic thoracentesis）：当胸腔内积聚大量的结核性胸腔积液时，其中的蛋白质、细胞碎片和纤维素附着于胸膜表面，导致积液难以从淋巴管排出，造成胸膜增厚、粘连，易于形成房性分隔和包裹等。积极进行胸腔穿刺抽液可缩短病程，防止胸膜增厚、粘连，促进肺功能恢复，同时抽取积液还可排除胸液中的结核分枝杆菌及代谢产物，有利于体温恢复正常。需要利用 B 超准确定位进行抽取胸腔积液，以免因抽液造成气胸，抽液时速度需缓慢，患儿即使有大量胸腔积液，每次抽液量需 < 500ml。在穿刺抽液过程中，患儿一旦出现烦躁、面色苍白、出汗、血压降低等胸膜反应，应立即停止抽液，平卧休息。除非大量胸腔积液引起了呼吸困难，否则不推荐胸腔置管引流。如果胸腔积液出现纤维粘连和分隔，可予胸腔内注射纤维蛋白溶解药（如尿激酶）以清除胸膜粘连和间隔形成，降低胸腔积液黏稠性，保证引流通畅，并能减少胸膜增厚的发生。

（3）糖皮质激素：激素可促进胸腔积液吸收、减轻结核中毒症状，且能缩短病程，故应早期应用，一般用于中等量以上胸腔积液、合并多浆膜腔积液及合并血行播散型肺结核的病例。可予泼尼松 1mg/（kg·d），儿童最大量为 45mg/d，足量 2 ~ 4 周后减量，总疗程 4 ~ 6 周。但激素治疗的远期疗效仍存在争议，一项随机双盲对照研究显示，结核性胸膜炎患者使用泼尼松 0.75mg/（kg·d），4 周后再逐渐减量，其临床症状、积液吸收、胸膜后遗症和肺功能等方面无明显改变。对已有胸膜肥厚或慢性结核性胸膜炎患者，则不再使用激素。

（4）外科手术：目前，在有效的抗结核治疗方案下，结核性胸腔积液很少需要外科手术。如病程达 6 周以上，出现持续结核性脓气胸或支气管胸膜瘘，可行早期胸膜剥脱术；病程 6 个月以上发生不可逆的纤维胸、严重肺功能下降和胸廓变形，可行晚期胸膜剥脱术和胸廓成形术等。

（三）肺炎支原体肺炎合并胸腔积液

肺炎支原体是引起儿童社区获得性肺炎的重要病原之一。4% ~ 20% 的支原体肺炎可并发胸腔积液。肺炎支原体感染机体后，通过直接和间接损伤导致胸膜炎症，促进胸腔积液的形成。国内文献报道，MP 感染是导致儿童胸腔积液的主要原因。

1. 临床表现 MP 肺炎合并胸腔积液多发生于大龄儿，多数表现为发热或高热不退、顽固性咳嗽，部分患儿可出现胸痛，一般无呼吸困难。肺部炎症与胸腔积液同侧，以单侧多见，部分可有包裹性胸腔积液，多数为少量 - 中量胸腔积液，少数可见大量或双侧胸腔积液。少量胸腔积液时胸部体征不明显，中量 - 大量胸腔积液可出现呼吸音减低，一侧叩诊浊音。

2. 诊断 主要包括临床表现、实验室检查、影像、胸腔穿刺积液性质及病原学综合诊断。相对于结核性胸膜炎，MP 感染所致的胸腔积液胸部 X 线除积液外常有肺内实变。MP 感染的病原学诊断主要依靠血清特异性抗体检测，MP-IgM 抗体出现在感染后 7 ~ 10d，是 MP 急性感染的诊断依据。PCR 技术可通过检测呼吸道分泌物、BALF 中的 MP-DNA 以早期快速诊断 MP 感染，此外，还可用于胸腔积液、肺泡灌洗液中 MP 的检测。

3. MP 胸腔积液的治疗

（1）抗肺炎支原体治疗：大环内酯类抗菌药物仍然是儿童 MP 感染的首选用药，包括红霉素、罗红霉素、克拉霉素、阿奇霉素等，目前最常用阿奇霉素。MP 肺炎合并胸腔积液时疗程多为 2 ~ 3 周，个别会更长，应根据具体病情而定。临床对大环内酯类抗菌药物治疗无效的重症 MP 感染患儿，8 岁以上者可选择米诺环素，详细解释和家长知情同意并签字认可的前提下，喹诺酮类药物也可成为替代选择。

（2）糖皮质激素治疗：轻度 MP 肺炎合并胸腔积液经抗菌药物治疗后积液可自行吸收，不需要使用糖皮质激素。但对于重症 MP 肺炎合并胸腔积液，尤其出现明显的感染中毒症状、全身炎性反应综合征及大量胸腔积液等可使用糖皮质激素。糖皮质激素可以减轻机体免疫反应，使中毒症状减轻，使胸腔积液较快吸收，减轻胸膜粘连。糖皮质激素疗程 10 ~ 14d，初始剂量可用甲泼尼龙 1 ~ 2mg/（kg·d），之后逐渐减量至停药。

（3）支原体性胸腔积液多预后良好，经过抗炎及糖皮质激素治疗后积液可吸收。积液量多时可行胸腔穿刺术，较少需要胸腔闭式引流及手术治疗。

（四）寄生虫感染导致胸膜炎

一些寄生虫感染可导致胸膜受累，如肺吸虫等，寄生虫导致的胸膜病变在疾病的初期往往无法识别，易于与其他病原导致的胸膜病变相混淆，临床医师在难治性胸腔积液的诊治过程中应提高寄生虫感染的认识，及早给予诊断和治疗。

1. 临床表现 肺吸虫感染常见卫氏并殖吸虫感染。感染初期可出现荨麻疹、腹泻、腹痛等症状，胸膜受累后表现为非特异性，可有发热、咳嗽、胸膜炎性胸痛，呼吸困难和咯血，可咳出铁锈色或血性痰。胸部影像学可表现出肺结节影、磨玻璃影和肺实变征象。因此，临床上需与肺癌、真菌感染和结核感染等慢性肺疾病鉴别。肺吸虫病胸腔积液可以是大量的，可能导致压迫性肺不张，常有疫水接触史，如生吃螃蟹等。可有皮下活动性肿块。

2. 诊断 根据临床病史、血清学检测、胸腔积液检查及必要时肺活检可协诊。

（1）外周血和胸腔积液中常有嗜酸性粒细胞计数增高。

（2）胸腔积液检查白细胞计数增高，糖低，蛋白含量升高（通常 > 30g/L，甚至 > 60g/L），嗜酸性粒细胞计数增高，有淋巴管损伤出现乳糜性胸腔积液。

（3）影像特点：肺吸虫病影像和肺结核

临床表现相似，须注意鉴别，肺结核常累及肺尖和肺门淋巴结，而肺吸虫病极少累及这些区域。

（4）从痰或粪便中分离到寄生虫卵有助于确诊。血清学检查如补体结合试验等检测到肺吸虫抗体，病理检查可作为临床有效的诊断证据。

3.治疗

（1）药物治疗：吡喹酮是治疗肺吸虫的首选药物。25mg/kg，每天 3 次，连服 3d。吡喹酮的主要不良反应包括恶心、呕吐，也可在治疗开始 1 周后出现过敏反应，严重感染者尤其明显。

（2）其他治疗：脓胸需要进行穿刺引流，穿刺时间选择在药物开始治疗后 3～5d。对于支气管胸膜瘘长期存在，或脓胸引流不畅，内科保守治疗效果欠佳者可考虑手术治疗，通常采用病灶切除或胸膜剥脱术。

（五）胸膜炎的预后及随访

胸膜炎预后与病因、病程以及治疗是否及时彻底有关。如果脓胸治疗不当，其并发症如脓胸复发、肋骨骨髓炎、支气管胸膜瘘和死亡仍然会发生，成年人组死亡率高达 30%，儿童预后往往良好。所有患儿应在疾病发生后约 6 周内进行胸部影像检查，以确保病情得到缓解，一般到 6 个月时，大多数胸部 X 线片将恢复到接近正常，到 12 个月时几乎全部恢复正常。

二、气胸

气胸（pneumothorax）是空气异常进入胸膜腔，导致胸膜腔内压力增高，肺组织受到压迫，吸气受限的病症。气胸通常分为三大类：自发性气胸、创伤性气胸和人工气胸。自发性气胸发生在无基础疾病的健康人称为原发性气胸，发生在有肺部基础疾病患儿称为继发性气胸（常见病因见表 14-8-2）。按气胸与外界空气的关系，气胸可分为三型：①闭合性气胸：由于肺萎缩或浆液渗出物使胸膜裂口封闭，不再有空气漏入胸膜腔，闭合性气胸的胸膜腔压力高于大气压，经抽气后胸膜腔压力可降至负压。②开放性气胸：胸膜裂口因粘连或受周围纤维组织固定而持续开放，气体随呼吸自由进出胸膜腔，胸膜腔内压在大气压上下波动，抽气后压力无改变。③张力性气胸：胸膜裂口形成单向活瓣，吸气时裂口张开，空气进入胸膜腔；呼气时裂口关闭，气体不能排出，导致胸膜腔积气增加，使胸膜腔内压迅速升高呈正压，抽气至负压后不久又变为正压。这一类型的气胸如果不及时处理减压，可导致猝死。

（一）临床表现

1.症状　少量气漏可无症状，虽然几乎所有纵隔气肿患者都有胸痛，但年龄小的患儿往往不会描述，应注意观察，如纤支镜术中患儿突然出现呼吸困难、烦躁不安以及难以解释的血氧降低应高度怀疑气漏可能。年长儿可述胸闷、气急，呼吸困难，咽喉、颈部或背部疼痛，异物感或吞咽困难。严重纵隔气肿压迫胸内大血管，影响回心血量，可

表 14-8-2　儿童继发性气胸的原因

类别	病因
气道疾病	哮喘，囊性纤维化
感染后	麻疹、肺囊虫、肺结核、坏死性肺炎或脓肿，寄生虫性
肺间质病变	结节病，朗格汉斯细胞肉芽肿病
结缔组织疾病	类风湿关节炎，全身性红斑狼疮、多发性肌炎、皮肌炎
恶性肿瘤	淋巴瘤、转移瘤、肉瘤
异物吸入	
月经性气胸	胸部子宫内膜异位症
先天性肺发育不良	先天性肺腺瘤样畸形，先天性大叶性肺气肿
新生儿气胸	呼吸窘迫综合征，肺发育不良，胎粪吸入

出现循环障碍表现，如心悸、心率增快，甚至心源性休克。

2. 体征 呼吸增快、发绀，多见于张力性气胸。局限性少量气胸者可无明显体征，气体量多时患侧胸部饱满，呼吸运动减弱，触觉语颤减弱或消失，叩诊呈鼓音，听诊呼吸音减弱或消失。大量气胸时气管、心脏向健侧移位，患儿可出现呼吸困难、发绀、鼻扇、吸气三凹征以及血氧降低。

（二）辅助检查

1. X 线片表现 胸部 X 线片上气胸大多有明确的气胸线，为萎缩肺组织与胸膜腔内气体交界线，呈外凸线条影，气胸线外为无肺纹理的透光区，线内为压缩的肺组织。大量气胸时可见纵隔、心脏向健侧移位。合并胸腔积液时可见气 - 液面。

2. CT 表现 CT 对于小量气胸、局限性气胸以及肺大疱与气胸的鉴别比胸部 X 线片敏感和准确。气胸的基本 CT 表现为胸膜腔内出现极低密度的气体影，伴有肺组织不同程度的压缩萎陷改变。发生纵隔气肿可显示环绕纵隔内的气体密度线条状影，纵隔胸膜向肺野方向推移。

3. B 超 最近的研究表明，超声检查可能是诊断气胸的有用工具，当成年人患者由熟练的操作员进行时，超声检查与 CXR 相比具有更高的敏感性和相似的特异性。在患者不能搬动的情况下，这可能是一种特别有用的技术。

4. 胸腔镜检查 可明确胸膜裂口的部位及基础病变，同时可进行治疗。

（三）诊断

有引起气胸的基础肺病，根据症状、体征和 X 线检查，气胸诊断一般不困难。在没有张力性气胸的情况下，量化气胸量的大小对选择最佳治疗方法可能会有所帮助。然而，气胸量的多少并不总与临床表现相关，英国胸科协会（BTS）指南建议，通过在肺门水平的肺缘和胸壁之间存在 > 2cm 的可见边缘来识别大量气胸。

（四）治疗

治疗原则在于根据气胸的不同类型及气体量适当进行排气，以解除胸腔积气对呼吸、循环所生成的障碍，使肺尽早复张，恢复心肺功能，同时也要治疗并发症和原发病。

1. 对症治疗 应卧床休息，给予吸氧，止咳，避免剧烈哭闹。

2. 氧疗 可改善低氧血症，并提高血氧张力，降低血氮张力，促使氮从气胸气体向血中转移，有利于肺复张。

3. 减压

（1）闭合性气胸，肺压缩 < 20% 者，单纯卧床休息气胸即可自行吸收，肺压缩 > 20% 症状明显者应胸腔穿刺抽气。如气胸数天仍未好转或加重，可予胸膜腔闭式水封瓶引流。

（2）开放性气胸：①积气量小且无明显呼吸困难者，经卧床休息及限制活动或胸膜腔闭式水封瓶引流后，胸膜破裂口可自行封闭转为闭合性气胸；②呼吸困难明显可用闭式引流及负压吸引，在肺复张过程中，破口随之关闭；③破口较大或因胸膜粘连牵拉而持续开启，患者症状明显，单纯排气无效者可经胸腔镜行胸膜修补术，促使破口关闭。

（3）张力性气胸：病情较危急须尽快排气减压，同时立即行胸腔闭式引流或负压持续吸引。

4. 抗感染 对有肺部感染基础病变或有合并感染证据患者，以及行胸膜闭式引流时间较长者，需酌情使用抗菌药物以防治感染。

5. 肺基础疾病的治疗 如肺结核并发气胸的患者应给予抗结核药物，肺朗格汉斯细胞增生症患者需进行化疗，哮喘患儿应注意有效控制慢性炎症，解除小气道痉挛。

6. 纵隔气肿和皮下气肿 皮下气肿及纵隔气肿多能随胸膜腔内气体排出减压而自行吸收，如纵隔气肿张力过高而影响呼吸和循环时，可作胸骨上窝穿刺或切开排气。

7. 手术治疗 胸膜固定术包括使用化学

物质（如滑石粉、米诺环素或胶水）或机械胸膜固定术的方法，通过研磨胸膜表面以产生炎症过程，使两个胸膜黏附。机械磨损的胸膜固定术似乎涉及较低的发病率和较低的复发率。视频辅助胸腔镜手术（VATS）作为开胸手术的替代方法，因为它具有微创性，在儿童中越来越受欢迎。

（五）预后及随访

气胸的预后与气胸发生原因相关，绝大多数儿童气胸预后良好。在成年人中，首次发生气胸后复发的风险平均为 30%，并随着每次复发其后复发率增加。在儿童中，单次自发性气胸后复发的风险似乎大于成年人，可能接近 60%，但其后复发率保持不变，约为 50%。对于气胸患者随访中应注重病因的预防处理。

三、乳糜胸

乳糜性胸腔积液（chylous hydrothorax），也称乳糜胸（chylothorax），是由各种原因（如胸导管受压或阻塞等导致压力增加而破裂）引起的流经胸导管回流的淋巴乳糜液从胸导管或其他淋巴管漏至胸膜腔，可伴有乳糜腹等。

（一）临床表现

乳糜胸可仅表现为呼吸急促、胸闷，也可有外伤或其他基础病史，晚期有营养不良、乏力、口渴等症状。

（二）辅助检查

乳糜性胸腔积液无味、呈碱性，且非炎性、抑菌，主要由脂肪、胆固醇、电解质、蛋白质（包括较多的免疫球蛋白、白蛋白）、葡萄糖及丰富的淋巴细胞（主要为 T 淋巴细胞）组成。静置后可分为 3 层，上层为奶油样物质，其内包含乳糜颗粒，中间层为乳糜块，下层为细胞层（主要为淋巴细胞）。常见的典型乳糜液体为乳白色（离心后仍不透明），也可为浆液性（多见于营养不良或禁食者），其积液内甘油三酯含量可不高，外观可不呈乳白色或浆液性，极少数病例为血性液体。

（三）诊断

1. 未限制脂肪摄入情况下，胸腔积液中的甘油三酯含量超过 1.1mmol/L 时，可确诊为乳糜性胸腔积液，其积液富含淋巴细胞，绝对细胞计数常 > 1000/ml，淋巴细胞比值 > 0.80；< 0.5mmol/L 基本可排除乳糜胸；0.5 ~ 1.1mmol/L 时，需要结合病史及脂蛋白电泳以协助诊断。

2. 病因诊断

（1）原发性淋巴管发育异常如胸导管闭锁、先天性肺淋巴管扩张、淋巴管瘤病以及肺淋巴管肌瘤病等，此类疾病引起的乳糜胸治疗难度大。

（2）感染及肿瘤破坏淋巴管，主要为结核组织胞浆菌等感染、淋巴瘤，也有畸胎瘤、多发骨髓瘤等。

（3）创伤性：包括医源性和非医源性。

（4）综合征相关性：唐氏综合征、努南综合征、黄甲综合征、POEMS 综合征、克兰费尔特综合征等。

（四）乳糜胸的治疗

乳糜胸治疗目的是减轻呼吸道症状、阻止乳糜外漏及防止复发、预防或治疗营养不良及免疫缺陷；其次要进行预后评估。

1. 针对性病因治疗及对症治疗

2. 饮食控制、药物治疗、营养支持等　这是乳糜胸治疗的基础。当食物中的长链甘油三酯（LCT）在小肠吸收后，直接进入淋巴循环系统；而中链甘油三酯自肠道吸收后直接进入门静脉循环，然后转运至肝脏进行代谢。因此，乳糜胸患者可以通过禁食长链脂肪酸，食用中链脂肪酸及无脂饮食治疗。严重乳糜胸患者可给予禁食及全胃肠外营养支持，使肠道处于完全休息状态。饮食控制可减少胸导管液体的产生、促进漏口愈合而达到治疗作用。

3. 药物治疗　奥曲肽生长抑素为作用于胃肠道的内源性激素，奥曲肽为人工合成的长效生长抑素类似物。此类药物可收缩内脏血管，减少肠道的血流，从而减少淋巴液的生成及流动；另一方面，可直接作用于淋巴管腔的生长抑素受体，减少淋巴液流动。有文献报道生长抑素的起始泵维持剂量为 $3.5\mu g/$ （kg·h），逐渐增加到 $10\mu g/$（kg·h）。针对先天性乳糜胸，有报道可予奥曲肽 $0.5\sim10.0\mu g/$（kg·h）持续静滴，也有报道采用低剂量奥曲肽 $1.0\mu g/$（kg·h）皮下注射治疗。较少数患儿可出现高血糖、甲状腺功能减退、肝肾损害、肺高压、恶心、腹泻、腹胀及坏死性小肠结肠炎等不良反应。

4. 其他 对诊断淋巴管瘤等疾病者，有报道应用贝伐单抗、干扰素 α-2b、普萘洛尔、mTOR 分子阻断剂西罗莫司（又称雷帕霉素）等治疗成功的病例，如确诊为肺淋巴管肌瘤病可针对性应用西罗莫司治疗，必要时进行肺移植。

5. 营养支持 因淋巴液中含有丰富的脂肪、蛋白（包括较多的免疫球蛋白、白蛋白）、T 淋巴细胞（参与机体免疫应答的重要细胞），长期进行胸腔积液引流的患者会出现严重的营养不良、免疫功能下降或继发性免疫缺陷。因此，对于乳糜胸患者，最重要的是营养支持，可予静脉营养以补充多种氨基酸、维生素、电解质、丙种球蛋白、白蛋白等。

6. 胸腔闭式引流 当乳糜胸量较大，有胸闷等表现时，需进行胸腔闭式引流。如经过胸腔闭式引流等综合治疗 4 周，引流量仍 $>10ml/$（kg·d）则提示治疗失败，如 $<10ml/$（kg·d）则考虑治疗好转。

7. 外科治疗 保守治疗 $2\sim4$ 周无效，提示为难治性乳糜胸，此时需进行外科治疗。外科治疗的主要目的是改善淋巴回流。针对胸导管损伤、可疑损伤及无法判定来源的乳糜胸，可行胸导管结扎术。针对膈肌以上胸段胸导管损伤后的乳糜胸，主要在膈肌上方结扎胸导管，此方法对手术后乳糜胸尤其是漏口明确者治疗效果较好，但胸外科手术常涉及膈下结构，可能损伤到腹段胸导管及远侧淋巴管而致乳糜胸，因此治疗难度大。若胸导管结扎术治疗无效者，通常意味着乳糜漏出的部位位于结扎平面（手术没有扎住或再次损伤）或以下部位。

四、胸膜肿瘤

侵犯胸膜的肿瘤分原发性和转移性，多数为转移瘤，约占胸膜肿瘤的 95%，儿童中许多肿瘤如胸膜肺母细胞瘤、神经母细胞瘤、卵巢癌和生殖细胞肿瘤等可转移至胸膜，但儿童期胸膜转移瘤中最常见的是恶性淋巴瘤。胸膜间皮瘤（pleural mesothelioma）是一种来源于胸膜间皮细胞的原发肿瘤，占胸膜肿瘤的 5%，临床少见。胸膜间皮瘤可发生于脏层胸膜和壁层胸膜的任何部分，80%发生于脏层胸膜，20% 发生于壁层胸膜；可发生于任何年龄，常见于 $40\sim60$ 岁；现如今发病率有上升趋势。间皮瘤的发病病因尚不完全清楚，恶性间皮瘤常见的致病因素为石棉。

（一）临床表现

良性局限型间皮瘤一般多无症状，偶在胸部 X 线检查时发现壁层胸膜上出现圆形或椭圆形肿物，可以手术切除，但术后可复发且有恶性变的可能性。恶性胸膜肿瘤最常见症状是进行性呼吸困难，可能存在胸痛或咳嗽，通常伴有全身症状，包括体重减轻、发热、全身不适及厌食等。有明显症状的患者，其整体生活质量下降。症状严重程度通常取决于积液产生速度，而不是取决于积液总量。体格检查叩诊呈浊音，听诊呼吸音减低，语音共振及触觉语颤减弱。恶性间皮瘤可同时发生于胸部及腹部，其他转移恶性肿瘤可有其他转移部位的相关症状体征。

（二）辅助检查

1. 影像学检查 胸部 X 线、胸腔积液超声可以帮助评估胸膜腔积液量、肿块的性质，有助于进行安全的干预性治疗。其他成像技术包括 CT 和 PET-CT 可进一步判断胸腔积液特征，同时了解相邻结构病变，定位原发性肿瘤。磁共振成像（MRI）在判断肿瘤是否侵入胸壁方面会有非常重要的价值。恶性间皮瘤影像学表现特殊,常有胸膜增厚、胸膜肿块和胸腔积液三大特征。

2. 胸腔积液的常规分析　包括恶性胸膜肿瘤可有血性胸腔积液,通常是渗出液,常检测总细胞计数、异常细胞计数、蛋白质、乳酸脱氢酶、葡萄糖和 pH,同时可进行微生物学和细胞学检查。

3. 胸腔标志物　有文献表明,检测胸腔积液中肿瘤标志物水平可明显帮助确定胸膜肿瘤的性质、有助于原发病的诊断,如癌胚抗原(carcinoembryonic antigen,CEA)、糖抗原(carbohydrate antigens,CA)15-3、CA 19-9、CA 125 和细胞角蛋白 19 片段(cytokeratin 19 fragments,CYFRA 21-1)等,最近有一些研究表明血管内皮生长因子(vascular endothelial growth factor,VEGF)在多种肿瘤中过表达,并与不良预后相关,可通过检测 VEGF 来提高胸膜肿瘤的诊断率。

4. 胸腔镜检查及胸膜活检　胸腔镜检查是诊断胸膜肿瘤特别是胸膜间皮瘤最好的方法之一,可见到胸膜表面呈广泛膜状、散在粟粒状或结节状肿瘤,是早期诊断恶性间皮瘤的最有效方法,约 90% 的恶性间皮瘤可通过胸腔镜诊断。胸腔镜可窥视整个胸腔,直观了解胸膜、肺表面以及心包病变的形态、分布和累及的范围和程度,而且能在直视下精确选择活检部位,阳性率高达 91% ~ 100%,而传统穿刺针行胸膜活检的诊断率约为 47%,经 CT 引导下穿刺针胸膜活检的诊断率约为 87%。腔镜检查有助于精确分期或手术切除方式,也可鉴别恶性间皮瘤和胸腹膜转移瘤。

（三）诊断

根据患者的症状体征,加上影像学、胸腔积液细胞学及胸腔镜检查可以初步诊断胸膜肿瘤,但最终诊断依赖于细胞及组织病理学。

（四）治疗

1. 化疗或放疗　原发性肿瘤的细胞类型决定了胸膜肿瘤对化疗或放疗的疗效。虽然化疗的总体疗效差,但对于淋巴瘤、小细胞肺癌、生殖细胞肿瘤和前列腺癌、卵巢癌、甲状腺癌等转移瘤可能有效,尤其是淋巴瘤、小细胞肺癌及乳腺癌所引起的胸膜转移瘤最为敏感。当纵隔淋巴结受累明显时,可尝试放疗也具有一定疗效。此外,疑诊间皮瘤的患者应考虑进行胸腔镜检查,对手术或大口径引流管置管位置行预防性放疗。

2. 胸腔穿刺放液术　适用于恶性肿瘤晚期、疾病终末期、一般情况不良、积液形成缓慢或具有化疗反应性积液的患者,是一种姑息治疗方式。在行胸腔手术之前需先进行治疗性胸腔穿刺放液,因为诸如呼吸困难等症状可能继发于肿瘤并发症,如肺癌、淋巴管癌或大型支气管阻塞引起的肺不张。但患者在穿刺放液时突然出现呼吸困难、咳嗽或胸部不适等症状时,应立刻终止放液。为防止肺复张时发生再膨胀性肺水肿,行胸腔穿刺术放液时应密切监测患者情况,且每次放液量不应超过 1.5L。胸腔穿刺放液术只能间断地缓解呼吸困难,但不能达到长期缓解的效果。对于积液形成缓慢、终末期及不能明确下一步治疗的患者可行反复胸腔穿刺放液,以缓解呼吸困难等症状。

3. 胸腔引流　对患者进行局部麻醉下置管,并可在家中进行间歇性引流。是最具成本效益性的较经济的选择,而对于存活时间较长的患者,床旁胸膜固定术更为经济,且胸腔镜下胸膜固定术是最有效的治疗方法。胸导管放置和维护简单安全,且在大多数患者中没有并发症发生。其并发症主要包括感染、导管阻塞和肿瘤扩散等罕见事件。

4. 胸膜固定术　是利用硬化剂诱导胸膜炎发生,最终导致胸膜纤维化、脏胸膜与壁层胸膜粘连。此方法适用于具有由积液引起的呼吸道症状、预期寿命超过 2 ~ 3 个月、对化疗不敏感和治疗性胸腔穿刺术后肺再膨胀至胸壁的患者。可通过胸膜内胸导管(胸腔切开术）或胸腔镜技术实施。目前已有研究应用的硬化剂包括滑石、四环素／多西环素／米诺环素、小棒状杆菌提取物，化疗药物例如博来霉素、顺铂、多柔比星、依托泊苷和丝裂霉素以及生物制剂白介素 -2 和干扰素。国内一些医院应用尿激酶进行胸膜固定术亦取得了良好效果。

（五）预后与随访

肿瘤发生胸膜转移及恶性间皮瘤患者的预后均不良，恶性间皮瘤的患者如果不治疗，中位生存期 4 ～ 12 个月。转移瘤的生存时间取决于肿瘤细胞的类型。

（钟礼立）

主要参考文献

[1] Robert W. Kendig's Disorders of the Respiratory Tract in Children [M]. 9th ed. Philadelphia, PA : Elsevier, 2019.

[2] Balfourlynn IM, Abrahamson E, Cohen G, et al. BTS guidelines for the management of pleural infection in children[J]. Thorax, 2005, 60(Suppl 1): 1-21.

[3] Light RW, Macgregor MI, Luchsinger PC, et al. Pleural effusions: the diagnostic separation of transudates and exudates [J]. Ann Int Med, 1972, 77(4): 507-513.

[4] 赵德育，顾丽娜 . 儿童脓胸识别与处理 [J]. 中国实用儿科杂志，2017, 32(3): 168-171.

[5] Islam S, Calkins CM, Goldin AB, et al. The diagnosis and management of empyema in children: a comprehensive review from the APSA Outcomes and Clinical Trials Committee [J]. Journal of Pediatric Surgery, 2012, 47(11): 2101-2110.

[6] Rahman NM, Maskell NA, Davies CW, et al. The relationship between chest tube size and clinical outcome in pleural infection.[J]. Chest, 2010, 137(3): 536-543.

[7] World Health Organization. Guidance for national tuberculosis programmes on the management of tuberculosis in children[J]. Geneva, 2014, 10(11): 1205.

[8] 李惠民，赵顺英 . 儿童结核性胸腔积液诊断与治疗 [J]. 中国实用儿科杂志，2017, 32(3): 174-177.

[9] 郑宝英，曹玲 . 儿童支原体肺炎合并胸腔积液诊断及处理 [J]. 中国实用儿科杂志，2017, 32(3): 16-19.

[10] 陆权，车大钿 . 肺炎支原体性胸腔积液 [J]. 中国实用儿科杂志，2008, 23(4): 241-244.

[11] 邹映雪 . 寄生虫性胸腔积液 [J]. 中国实用儿科杂志，2017, 32(3): 26-31.

[12] Hwang KE, Song HY, Jung JW, et al. Pleural fluid characteristics of pleuropulmonary paragonimiasis masquerading as pleural tuberculosis[J]. Korean J Intern Med, 2015, 30(1): 56-61.

[13] Alrajab S, Youssef AM, Akkus NI, et al. Pleural ultrasonography versus chest radiography for the diagnosis of pneumothorax: review of the literature and meta analysis[J]. Crit Care, 2013, 17(5): 1-8.

[14] MacDuff A, Arnold A, Harvey J, et al. Management of spontaneous pneumothorax: British Thoracic Society Pleural Disease Guideline 2010[J]. Thorax, 2010, 65(suppl2): 18-31.

[15] 刘金荣，赵顺英，沈文彬 . 乳糜性胸腔积液诊断及处理 [J]. 中国实用儿科杂志，2017, 32(3): 31-35.

[16] Beghetti M, La Scala G, Belli D, et al. Etiology and management of pediatric chylothorax [J]. J Pediatr, 2000, 136(5): 653-658.

[17] Kastelik JA. Management of malignant pleural effusion [J].Lung, 2013, 91(2): 165-175.

[18] 张冰玉，金润铭 . 恶性胸腔积液诊断及治疗 [J]. 中国实用儿科杂志，2017, 32(3): 23-26.

[19] 霍红娟，陈筱南 . 胸导管引流并胸腔注入尿激酶治疗小儿复杂性胸腔积液 12 例疗效观察 [J]. 山东医药，2007, 47(14): 44-47.

第九节 纵隔疾病

人体两侧胸膜腔的中间部分称为纵隔。纵隔内含有心脏、胸内大血管、气管、食管、神经和淋巴组织等。纵隔可以划分为数个区域：自胸骨角向后引水平线至第四胸椎体下缘部位，此线以上称上纵隔，线以下称下纵隔。下纵隔又分为前、中、后三部分，心包前为前纵隔，心包所在处称中纵隔，心包与脊柱之间称后纵隔。除外心脏疾病，儿童常见纵隔疾病包括纵隔肿瘤（良性及恶性）、血管气管及食管畸形、纵隔气肿等。

一、纵隔肿瘤

1. **概述** 纵隔内出现肿瘤可能来源于纵隔内的任何结构，约占儿童期肿瘤的 7%。病理类型较多包括胸腺肿瘤、淋巴瘤、畸胎瘤、生殖细胞肿瘤、神经源性肿瘤等。纵隔所处位置特殊，肿瘤在其内生长容易对气管和心脏大血管产生压迫症状，引起相关呼吸和循环系统临床症状，但无症状的纵隔肿瘤亦较多。早期发现早期治疗，外科手术为主要手段。

2. **临床表现** 肿瘤是否会产生症状与其位置、组织类型和生长速度有关。典型症状包括：①压迫症状：肿瘤体积小时可无症状。体积大可压迫附近器官而发生相应症状。如压迫上腔静脉出现上腔静脉梗阻综合征，静脉淤血严重时可有唇部发绀、肝大、上胸壁皮下静脉充盈形成侧支循环等。肺及支气管受压可引起呼吸困难、肺不张。喉返神经受压可使喉返神经麻痹、声哑；压迫膈神经可使膈肌麻痹。②局部症状：如肿瘤所在部位有胸痛、呼吸不畅、喘鸣、气短、胸闷、咳嗽、发热、咳痰、咯血等。若巨大肿瘤破入心包，可产生急性心脏压塞。畸胎类肿瘤患者可咳出毛发、牙齿、皮脂腺等物。血管瘤侵入脊髓腔，可压迫脊髓发生截瘫。③胸部以外的全身表现：如胸腺瘤可合并各种免疫反应异常及疾病，发生重症肌无力。生长到交感神经链中可引起霍纳综合征等。

3. **辅助检查**

（1）影像检查：当症状持续时，应在初始检查中包括后前位和侧位胸部 X 线片，确诊需要其他成像技术，如超声、CT 或 MRI。增强成像检查如 CTA 可进一步确定病变在纵隔的位置、性质与纵隔内各器官的关系。对于有胸腔积液并发症的超声检查协助胸腔积液的针吸活检。对于恶性程度较高肿瘤影像检查注意排查其他系统有无病变。

（2）实验室检查：对于淋巴瘤可通过外周血涂片、淋巴结活检、胸膜液检查和骨髓检查来协助诊断。如均为阴性可对纵隔淋巴结进行活检术。部分纵隔肿瘤可释放某些成分进入外周血液，有利于临床诊断、评价治疗效果、判断有无肿瘤复发等，如纵隔内胚胎细胞性肿瘤可使患者血清中甲种胎儿球蛋白（AFP）、人绒毛膜促性腺激素（β-hCG）和乳酸脱氢酶（LDH）等升高，神经母细胞瘤可查尿儿茶酚胺（CA）、3- 甲氧 -4 羟苦杏仁酸（VMA）、神经元特异性烯醇化酶（NSE）。另外，外周血中肾上腺皮质激素、甲状腺素等是否有升高对判断纵隔肿块性质有帮助。

（3）腔镜技术：可通过支气管镜对于支气管管腔内肿瘤，胃镜、纵隔镜及胸腔镜对于支气管管腔外肿瘤进行活检以协助诊断。腔镜内超声 EBUS 有助于精准定位，通过腔镜还可以直接切除部分肿瘤。

（4）病理检查：在良好取材情况下，病理检查是明确纵隔肿瘤性质、制订治疗方案的最有效手段。

4. **纵隔肿瘤的诊断与鉴别** 诊断典型的临床表现加上影像学资料及实验室诊断可发现纵隔占位，病理活检进一步明确其性质。但应注意与儿童正常胸腺增生、感染所致纵隔淋巴结肿大相鉴别。

5. 治疗 淋巴系统纵隔肿瘤对化疗敏感，其他纵隔肿瘤通常行手术切除。某些恶性肿瘤需手术、放射治疗及化学治疗综合疗法。纵隔肿瘤及时诊断对于确定正确的治疗过程至关重要。首先确定病变是良性还是恶性，以确定手术切除的潜在发病率和可能的死亡率是否合理，特别要考虑到胸部内重要结构是否会受到影响。治疗还取决于占位性病变是否引起症状，相当大比例的纵隔肿瘤可以完全无症状并偶然发现，如果病变初步显示为良性可能并且不产生任何症状，那么在没有积极治疗的情况下观察等待可能会获益，例如儿童期像血管瘤可能随时间而退化，所以儿童纵隔肿瘤通常需要多学科方法管理，治疗前需考虑：是否需要进行手术活检或切除？采用什么术式切除？术后应进行怎样的处理？应包括来自包括肺病学、麻醉、肿瘤学、儿科普外科、心胸外科和神经外科共同讨论解决。

6. 儿童常见纵隔肿瘤的特点 见表14-9-1。

二、先天气道、食管、心血管畸形

先天气道食管脉管畸形是儿童期纵隔疾病的重要部分，如食管气管瘘、纵隔囊肿、气道狭窄及相关的血管畸形等，本节重点介绍后两者。

1. 先天性纵隔囊肿 包括心包囊肿、气管囊肿及食管囊肿。心包囊肿是在胚胎时期胚胎头端及两旁中胚层侧板有些间隙出现，如果这些间隙中的一个未与其他间隙融合而独立存在即发育成心包囊肿，大多数患者无自觉症状，为其他各种原因的查体偶然发现，仅少数患者有胸部不适症状，如胸痛、胸闷或胸部胀满，如病变较大压迫心脏，可出现心悸、气短或心力衰竭表现，有的患者可因劳累或体位改变而症状加重，查体多无阳性发现，如囊肿位于升主动脉和上腔静脉之间，可出现上腔静脉综合征。支气管囊肿来自胚胎期前肠部位，随支气管和肺的发育进入胸腔内形成，儿童可发生呼吸困难，压迫食管，并可破入支气管引起呼吸困难及继发感染。食管囊肿是位于中纵隔的囊性肿物，属于肠源性囊肿的一部分，系先天性胚胎发育过程中的一种畸形，婴儿多见，可发生不同程度的呼吸困难、咳嗽。若囊壁发生溃疡可引起出血致死。放射影像是主要诊断方法，消化道钡剂造影可以转动体位从不同的方位检查囊肿的形状部位，有无血管搏动（与血管瘤鉴别）等。三种囊肿主要是手术治疗。

2. 气管食管瘘 详见相关章节。

3. 先天气道狭窄及相关血管畸形 详见相关章节。

表 14-9-1 常见儿童纵隔肿瘤的临床、检查及处理

	简介	常发位置	检查（确诊需病理检查）	治疗
淋巴瘤	淋巴瘤是儿童第三大常见的恶性肿瘤，几乎占所有纵隔恶性肿瘤的1/2。淋巴瘤除有纵隔淋巴结肿大还可能存在肺门增大，脾大，骨痛，不明原因发热，贫血，浸润性皮肤病变，浸润胸膜引起血性渗液，干咳、呼吸困难等。注意与炎症引起的纵隔淋巴结肿大鉴别	前纵隔中纵隔	放射学检查 外周血涂片，淋巴结活检，胸膜液检查和骨髓检查的研究来寻求诊断 常规诊断均为阴性，则可对纵隔淋巴结进行活检（直接或通过纵隔镜检查，胸腔镜检查或前胸廓切开术）	淋巴瘤的治疗中很少需要手术，化疗为主

续表

	简介	常发位置	检查（确诊需病理检查）	治疗
胚胎细胞性肿瘤	纵隔胚胎细胞性肿瘤可分为良性和恶性两种。良性是指畸胎瘤，恶性可分为精原细胞瘤和非精原胚胎细胞性肿瘤两种。畸胎瘤肿瘤生长缓慢可达到很大体积。在没有引起压迫症状前，多无自觉症状。它可并发感染、出血及恶性变，且有粘连和破溃入气管及支气管的潜在危险	前纵隔	放射学检查，CT 可见到 3 个胚层发育带来的成分如毛发、牙齿和骨等，提示是畸形胎瘤 术前血清研究应包括血清甲胎蛋白、癌胚抗原和 β - 人绒毛膜促性腺激素	畸胎瘤手术切除术前后均不需要应用化疗和（或）放疗 恶性纵隔胚胎细胞性肿瘤主要是切除和化疗。精原细胞瘤对化疗和放疗均有很高的敏感性
胸腺肿瘤	儿童恶性胸腺肿瘤非常罕见。淋巴肉瘤更常见。儿童很少见良性胸腺肿瘤，仅占纵隔肿块的 1% ～ 2%。约 1/3 的胸腺瘤患者会出现症状	前纵隔	放射学检查	一旦诊断成立，根据肿瘤分级选择化疗及放射治疗
神经源性纵隔肿瘤	神经源性肿瘤是最常见的后纵隔肿瘤，占所有纵隔肿瘤的 25% ～ 35%。超过 50% 在 2 岁之前出现，并且它们占儿科肿瘤的约 10%。它们具有高度可变的行为，有时会自发消退，经历分化或增殖为恶性疾病。它们可分为以下几类：神经纤维瘤和神经鞘瘤（恶性神经鞘瘤）；交感神经起源的肿瘤（神经母细胞瘤、神经节细胞瘤、神经节、嗜铬细胞瘤）及化学感受器瘤。神经母细胞瘤组的神经源性肿瘤通常发生在较年幼的儿童中，并且呼吸症状、胸痛和发热更常见	后纵隔	放射学检查 骨髓检查 尿儿茶酚胺（CA），3-甲氧 -4 羟苦杏仁酸（VMA），神经元特异性烯醇化酶（NSE）	一旦诊断成立，原则上应尽早行手术切除 根据肿瘤分级和组织学选择化疗及放射治疗
血管瘤	儿童纵隔的血管肿瘤很少见。它们外观均匀圆润，中等密度。血管瘤有两种主要的亚型：快速消退和非快速消退	胸腔上部和前纵隔	放射学检查	可以尝试普萘洛尔治疗血管瘤，无效可以考虑手术治疗，但如果血管瘤不引起呼吸道症状，则不需要马上治疗，因为它们会随着时间的推移而消失
淋巴管瘤	婴儿和儿童的孤立性纵隔淋巴管瘤发生率高于成年人。这些肿瘤由大量扩张的淋巴管组成，其中含有淋巴液，通常是多房的。淋巴管瘤可能会被感染，出现相应感染症状		通过体格检查和胸部的放射线检查来辅助诊断纵隔淋巴管瘤，然而，成像难以区分淋巴管瘤与纵隔的其他良性肿瘤或囊肿	局部淋巴管瘤首选手术切除，不完全切除易复发。对于弥漫性的淋巴管瘤病则难以切除，且极易损伤周围的器官。目前普萘洛尔、长春新碱、西罗莫司靶向治疗等尚在探索中

三、纵隔气肿

气体在纵隔胸膜内结缔组织间隙之间聚集称为纵隔气肿（pneumomediastinum），可以因自发性、胸部创伤、食管穿孔、医源性因素等发生。

（一）临床表现

1. 症状 纵隔气肿的症状主要与纵隔气肿发生的速度、纵隔积气量的多少、是否合并张力性气胸等因素有关。少量积气患儿可以完全没有症状，仅于胸部 X 线片上见纵隔气肿的征象。积气较多时，患儿可感胸闷不适，咽部梗阻感胸骨后疼痛并向两侧肩部和上肢放射。纵隔内大量积气或合并有张力性气胸者临床表现危重，严重呼吸困难，烦躁不安，意识模糊甚至昏迷，发绀明显，若不及时抢救可很快危及生命。

2. 体格检查 可发现颈部皮下气肿，严重者皮下气肿可蔓延至面部、胸部、上肢，甚至蔓延至腹部和下肢皮肤，呼吸困难发绀，严重者血压下降，颈静脉怒张，心尖搏动不能触及，心浊音界缩小或消失，心音遥远。

（二）辅助检查

胸片见围绕心缘旁有透光带应考虑有纵隔气肿，气量较多儿童可见呈"天使的翅膀"的胸腺（图 14-9-1），有皮下气肿者见颈、胸部皮下有气带、积气征象。胸部 CT 因不受器官重叠的影响，对纵隔气肿显示较清楚，尤其是当纵隔内积气量较少时。

（三）纵隔气肿的诊断

根据症状、体征及影像检查诊断。有纵隔气肿疾病基础如支气管哮喘，异物，外伤及接受支气管镜检查等的患儿突然出现呼吸困难、烦躁不安、发绀、鼻扇、吸气三凹征以及难以解释的血氧降低应高度怀疑纵隔气肿可能，立即检查有无皮下气肿（常有皮下握雪感，捻发音）以及双侧呼吸音是否存在、是否对称及有无鼓音。如出现一侧或双侧眼球硬性肿胀，往往提示有气漏量大，需紧急处理。

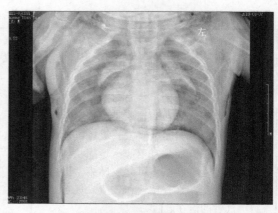

图 14-9-1 纵隔气肿胸片显示纵隔内气体使得胸腺显影明显呈"天使翅膀征"

（四）纵隔气肿的治疗

纵隔气肿症状不明显可不必治疗，一般 1～2 周内气体可自行吸收。首先应针对原发性疾病积极处理，如控制支气管哮喘的发作，取出塑形痰栓及外源性异物等。其次纵隔积气量大、压力高时需排气减压，详见本章第五节。

（钟礼立）

主要参考文献

[1] Bondar IV, Lebedev VI, Pashkov V, et al. Clinical manifestations and diagnosis of childhood mediastinal tumors [J]. Vestn Ross Akad Med Nauk, 2000, 6: 3-5.

[2] Fraga JC, Aydogdu B, Aufieri R, et al. Surgical treatment for pediatric mediastinal neurogenic tumors [J]. Ann Thorae Surg, 2010, 90(2): 413-418.

[3] Robert W. Kendig's Disorders of the Respiratory Tract in Children [M]. 9th edition. Philadelphia, PA : Elsevier, 2019.

[4] 范崇熙，李英卓，李小飞，等. 原发性纵隔肿瘤和囊肿的诊治 [J]. 中华小儿外科杂志，2011, 32(6): 427-429.

[5] 王建军，黄静. 25 例小儿纵隔肿瘤的影像学诊断与外科治疗 [J]. 重庆医学，2011, 40(33): 3401-3402.

[6] Léauté-Labrèze C, Hoeger P, Mazereeuw-Hautier J, et al. A randomized, controlled trial of oral propranolol in infantile hemangioma [J]. N Engl J Med, 2015, 372(8): 735-746.

第十节　新生儿呼吸系统疾病

一、新生儿窒息

（一）概述

新生儿窒息（asphyxia of newborn）是指由于产前、产时或产后的各种病因使新生儿出生后不能建立正常呼吸，引起缺氧并导致全身多脏器损害，是围生期新生儿死亡和致残的重要原因之一。

（二）临床表现

1. 胎儿宫内窘迫　早期有胎动增加，胎心率≥160次/分；晚期胎动减少，甚至消失，胎心率≤100次/分；羊水胎粪污染。

2. Apgar评分　新生儿娩出时的窒息程度可按出生后1min的Apgar评分来判断，0～3分为重度，4～7分为轻度。1min评分反映窒息严重程度，是复苏的主要依据；5min评分反映复苏的效果，有助于判断预后。

3. 多脏器受损症状　中枢神经系统：缺氧缺血性脑病和颅内出血；呼吸系统：羊水或胎粪吸入综合征、肺出血及呼吸窘迫综合征；心血管系统：持续性肺动脉高压、缺氧缺血性心肌病；泌尿系统：肾功能不全、肾衰竭和肾静脉血栓形成；代谢方面：低血糖或高血糖、低钙血症及低钠血症、高钾血症、高碳酸血症及黄疸加重或时间延长等；消化系统：应激性溃疡、坏死性小肠结肠炎；血液系统：弥散性血管内凝血。

（三）诊断

既往单一Apgar评分法因误诊率高已被摒弃，国际标准又过于严格，易出现漏诊。中国医师协会新生儿专业委员会根据国内外研究进展和形势发展需求，提出了"新生儿窒息诊断和分度标准建议"。

1. 新生儿窒息诊断标准　①有可能导致窒息的高危因素；②出生时有严重呼吸抑制1min仍不能建立有效自主呼吸且Apgar评分≤7分，包括持续至出生后5min仍未建立有效自主呼吸且Apgar评分≤7分或出生时Apgar评分不低，但至出生后5min降至≤7分者；③脐动脉血气分析pH < 7.15；④除外其他引起低Apgar评分的病因，如呼吸、循环、中枢神经系统先天性畸形，神经肌肉疾病，胎儿失血性休克，胎儿水肿，产妇产程中使用大剂量麻醉镇痛药引起的胎儿药物中毒等。以上第2～4条为必备指标，第1条为参考指标。

2. 分度标准　无缺氧缺血性脏器损伤的窒息为轻度窒息；有缺氧缺血性脏器损伤的窒息为重度窒息。

（四）治疗

出生后应立即进行复苏及评估，而不应延迟至1分钟Apgar评分后进行，并由产科医师、儿科医师、助产士（师）及麻醉师共同协作进行。

1. 复苏方案采用国际公认的ABCD复苏方案　A（Airway）、B（Breathing）、C（Circulation）、D（Drug）。

2. 复苏步骤和程序　新生儿复苏可分为4个步骤：快速评估（或有无活力评估）和初步复苏；正压通气和脉冲血氧饱和度监测；气管插管正压通气和胸外按压；药物和（或）扩容。

（1）快速评估：生后立即快速评估4项指标：即是否足月、羊水是否清亮、有无哭声或呼吸及肌张力是否好。

（2）初步复苏

● 保暖：产房温度设置为25～28℃，提前预热辐射保温台，足月儿辐射保暖台温度设置为32～34℃，或腹部体表温度36.5℃；早产儿根据其中性温度设置，并推荐塑料膜保温措施。

● 体位：置新生儿头轻度仰伸位（鼻吸气位）。

● 吸引：分泌物量多或有气道梗阻时，用吸球或吸管清理分泌物，先咽部后鼻部清理分泌物。羊水胎粪污染时参照胎粪吸入综合征的处理方法。

● 擦干：快速擦干全身，拿掉湿毛巾。

● 刺激：用手拍打或轻弹新生儿足底或摩擦背部2次。

以上步骤应在30s内完成。如无效，则需正压通气。

（3）正压通气：新生儿复苏成功的关键是建立充分的通气。指征：呼吸暂停或喘息样呼吸，和（或）心率<100次/分。要求在"黄金一分钟"内实施有效的正压通气。可采用气囊面罩正压通气或T-组合复苏器（T-Piece复苏器）。

（4）喉镜下经口气管插管：气管插管指征为①新生儿羊水胎粪污染且无活力时，需要气管内吸引清除胎粪；②气囊面罩正压通气无效或需要延长；③胸外按压；④经气管注入药物；⑤特殊复苏情况，如先天性膈疝或超低出生体重儿。

（5）胸外按压：当有效正压通气30s后心率<60次/分时，需进行胸外按压，与正压通气同时进行。按压方法有拇指法和双指法，按压的深度约为前后胸直径的1/3，产生可触及脉搏的效果。按压和通气的比例应为3：1。

（6）药物：在足够的100%氧经过45～60s的正压通气和胸外按压后，心率持续<60次/分，可使用1：10 000的肾上腺素，静脉用剂量为0.1～0.3ml/kg，气管内滴注用量0.5～1.0ml/kg，必要时3～5min重复给药一次。有低血容量、失血、休克时使用扩容剂，推荐使用生理盐水，首次剂量为10ml/kg，>5～10min缓慢静脉推注，必要时可以重复给药一次。

3. 复苏后监护　复苏后的新生儿有发生多器官损害的可能，应继续监护脉搏、呼吸、血压、体温及早期的并发症。同时监测内环境，包括血氧饱和度、心率、血糖、电解质等。

（五）预后及随访

本病预后与Apgar评分、病情严重程度、抢救是否及时和正确有关。Apgar评分≤3分并持续超过15min，惊厥、意识障碍、脑干症状持续时间>1周，脑电图持续异常者死亡率高，生存者常有不同程度的智力、运动障碍、癫痫等后遗症。

二、新生儿呼吸窘迫综合征

（一）概述

新生儿呼吸窘迫综合征（respiratory distress syndrome，RDS）是因肺表面活性物质（pulmonary surfactant，PS）缺乏所致的两肺广泛肺泡萎陷、损伤、渗出的急性呼吸衰竭，多见于早产儿和择期剖宫产新生儿，以生后不久出现呼吸困难并进行性加重为特征的临床综合征。由于该病在病理形态上有肺透明膜的形成，故又称肺透明膜病（hyaline membrane disease，HMD）。

（二）临床表现

一般于生后6h内出现呼吸窘迫，并进行性加重。

1. 早产儿RDS　出生后不久（1～2h）出现呼吸急促，继而出现呼吸困难、呻吟、三凹征，病情呈进行性加重，至出生后6h症状已十分明显，后出现呼吸不规则、呼吸暂停、发绀、呼吸衰竭。出生后24～48h病情最重，病死率高。生存3d以上者肺成熟度增加，可逐渐恢复，但部分患儿并发肺部感染或动脉导管开放（PDA），病情再度加重。

2. 剖宫产新生儿RDS　主要见于晚期早产儿和足月儿，与剖宫产的胎龄密切相关，胎龄37周择期剖宫产者RDS发生率3.7%。剖宫产新生儿RDS起病时间差异较大，有些患儿出生后1～2h即发生严重呼吸困难，而另些患儿出生后数小时呼吸困难不严重，胸片呈湿肺表现，但出生后第2、3天呼吸困难突然加重，胸片肺野呈白色，发生严重呼吸衰竭。常合并重症持续肺动脉高压（PPHN），表现为严重低氧性呼吸衰竭。

3. **基因缺陷 RDS**　主要是 *SP-B* 基因缺陷，临床表现为重症呼吸衰竭，肺泡表面活性物质治疗后病情在短时间内（1～2h）明显改善，但5～6h后又非常严重。需要多次或依赖肺表面活性物质的治疗，最终预后较差，多于数天内死亡。杂合子临床表现较轻。

RDS 通常在出生后24～48h病情最重，近年来由于肺泡表面活性物质的应用，病情减轻，病程缩短。常合并 PDA、持续肺动脉高压（PPHN）、肺部感染、支气管肺发育不良（BPD）及肺出血等并发症。

（三）诊断

主要诊断依据：

1. **病史**　早产儿、剖宫产新生儿、糖尿病母亲新生儿、围生期缺氧等。

2. **临床表现**　出生后进行性呼吸困难、呼吸暂停、发绀，继而发生严重呼吸衰竭。

3. **肺部放射线变化**　早产儿 RDS 两肺野透光度降低，出现支气管充气征，严重者两肺呈"白肺"状；其他类型 RDS 胸部 X 线片严重渗出，病变广泛。

4. **肺成熟度检测**　可检测卵磷脂/鞘磷脂（L/S）比值、磷脂酰甘油（PG）、肺表面活性蛋白 A（SP-A）；取胃液或气道吸出物行稳定微泡试验或泡沫试验。近年来由于早期使用肺表面活性物质，肺成熟度检查已很少使用。

（四）治疗

1. **肺表面活性物质（PS）治疗**　为 RDS 的首选常规治疗，可明显降低 RDS 病死率及气胸发生率，改善肺顺应性和通、换气功能，降低呼吸机参数。目前常用的是从猪肺或小牛肺提取的天然型 PS，经气管插管或应用微创技术缓慢注入肺内。一般首剂给100～200mg/kg，第二剂或第三剂给予100mg/kg。轻症病例一般给1次，重症需给药多次，现主张按需给药，间隔6～12h。

2. **无创呼吸支持**　经鼻持续气道正压通气（CPAP）能使肺泡在呼气末保持正压，防止肺泡萎陷，并有助于萎陷的肺泡重新张开。多采用鼻塞，也可经鼻罩、面罩、鼻咽管进行。压力控制在5～8cmH$_2$O，诊断 RDS 者至少保持6cmH$_2$O。气体流量最低为患儿3倍的每分通气量或5L/min，FiO$_2$则根据 SaO$_2$ 进行设置和调整。对轻中度 RDS 通常使用 INSURE 技术（气管插管-给 PS-拔管-CPAP）。其他无创通气方式，如经鼻间歇正压通气（NIPPV）、双水平气道正压通气（BiPAP 和 SiPAP）、加温湿化高流量鼻导管（HHHFNC）以及无创高频通气（NHFV）临床中也在应用，但其优势及远期效果仍在研究中。

3. **机械通气**　对严重 RDS 或无创呼吸支持效果不佳时，应采用机械通气。一般先使用常频机械通气（CMV），呼吸频率40～50次/分，吸气峰压15～20cmH$_2$O，PEEP5～6cmH$_2$O。如 CMV 参数比较高，效果不理想，可改用高频机械通气（HFV）。有研究显示 HFV 应用越早，越能减少 BPD 发生，缩短住院时间，减少 PS 用量及提前拔管。

4. **体外膜肺**　少数严重 RDS 患儿，上述治疗效果不理想可使用体外膜肺。

5. **支持治疗**　及时纠正酸碱、水、电解质及循环功能失衡。

6. **治疗并发症**　并发动脉导管未闭，出现症状时可根据不同日龄选择不同剂量的吲哚美辛或布洛芬，并发持续肺动脉高压时，吸入 NO 治疗。

7. **原发病治疗**　对继发于重症感染者，应积极抗感染治疗。

（五）预防及随访

1. **早产儿 RDS 产前预防**　对胎龄＜35周、可能发生早产的产妇，可静脉或肌内注射地塞米松或倍他米松，预防早产儿发生 RDS。早产儿出生后预防性应用激素为时已晚，应使用 PS 预防。

2. 剖宫产新生儿的预防 尽可能避免胎龄 < 39 周择期剖宫产。对 35 ～ 38 周必须择期剖宫产者，产前给产妇 1 个疗程激素治疗，可以降低新生儿 RDS 发生率。

三、新生儿感染性肺炎

（一）概述

感染性肺炎（infectious pneumonia）可发生于宫内、分娩过程中或出生后，由细菌、病毒、原虫及真菌等不同的病原体引起，是新生儿期最常见的感染性疾病之一。据估计发展中国家每年有 75 万～ 120 万新生儿死于肺炎。

（二）临床表现

1. 宫内感染性肺炎多在出生后 24h 内发病，出生时常有窒息史，复苏后很快出现气促、呻吟、发绀、呼吸暂停，体温不稳定，反应差。重者可出现呼吸衰竭、心力衰竭、DIC、休克或持续肺动脉高压。病毒感染者起病较晚，一般在 2 ～ 3d 或更晚出现呼吸困难，并进行性加重，甚至进展为支气管肺发育不良。

2. 分娩时发生的肺炎一般在出生后数天或数周后发病，细菌性感染在出生后 3 ～ 5d 起病，疱疹病毒感染多于出生后 5 ～ 10d 出现症状，衣原体感染发病更晚。

3. 出生后感染性肺炎可表现为发热或体温不升，反应差，常见气促、鼻翼扇动、发绀、呕吐、三凹征等，病程中肺部闻及细湿啰音。呼吸道合胞病毒肺炎可表现为喘息，肺部可闻及哮鸣音。沙眼衣原体肺炎者出生后常有眼结膜炎史。金黄色葡萄球菌感染者易合并脓气胸。

（三）诊断

如患儿具有发绀、气促、口吐泡沫、反应不佳、吃奶差、体温不升或不稳定、呼吸暂停等临床表现，X 线检查显示肺部有局灶、节段或弥漫性浸润影即可临床诊断。多数患儿症状体征不典型，临床上应高度警惕，结合母亲妊娠期间感染史、异常分娩史以及出生后有与呼吸道感染患者接触史及时诊断。

（四）治疗

1. 适当的温度和湿度 用暖箱或其他措施调节环境温湿度达中性温度要求，使皮肤温度保持在 36.5℃左右，相对湿度在 65% 左右。

2. 呼吸道管理 反复吸净口咽、鼻分泌物，保持呼吸道通畅。雾化吸入，湿化气道，体位引流，定时翻身、拍背以利于痰液排出。

3. 维持正常血气 低氧血症时应根据病情和血气检测结果用鼻导管法、面罩或鼻塞式 CPAP 供氧，使血氧维持在正常范围，高碳酸血症必要时给予间歇正压供氧。如出现高碳酸血症难以纠正或呼吸衰竭，单纯供氧效果不佳时，尽早给予机械通气。

4. 抗病原体治疗 大肠埃希菌等肠道杆菌肺炎可用氨苄西林、羧苄西林、哌拉西林、第三代头孢菌素或碳青霉烯类；肺炎克雷伯菌肺炎可用头孢噻肟或头孢他啶联合丁胺卡那霉素，产 ESBLs 菌可选碳青霉烯类，如亚胺培南、美罗培南；肺炎球菌肺炎可选用青霉素、氨苄西林、哌拉西林等；金黄色葡萄球菌肺炎可选用头孢拉定、苯唑西林、头孢曲松，耐甲氧西林（MRSA）者可用万古霉素、替考拉宁或利奈唑胺；铜绿假单胞菌所致者可考虑使用羧苄西林、哌拉西林、头孢他啶及碳青霉烯类等；沙眼衣原体肺炎首选红霉素；单纯疱疹病毒性肺炎可用阿昔洛韦；巨细胞病毒性肺炎可用更昔洛韦；腺病毒性肺炎可试用阿糖腺苷治疗。

5. 肺表面活性物质（pulmonary surfactant, PS） 可显著降低新生儿尤其早产儿 RDS 的发生率或减轻其病情程度，改善患儿预后。近期研究显示应用外源性 PS 能显著改善新生儿重症感染性肺炎患儿的氧合状态，减轻肺实变程度，缩短患儿机械通气时间和住院时间。

6. 支持疗法 纠正循环障碍和水、电解质及酸碱平衡紊乱，缓慢输液，以免诱发心力衰竭及肺水肿；保证充足能量和营养供给，酌情使用免疫球蛋白调节机体免疫功能。

7. 对症治疗　脓气胸时立即抽气排脓或行胸腔闭式引流。

四、胎粪吸入综合征

（一）概述

胎粪吸入综合征（meconium aspiration syndrome，MAS）系指胎儿在宫内或娩出过程中吸入被胎粪污染的羊水，导致气道机械性阻塞、肺泡表面活性物质的失活和肺组织的化学性炎症，出生后出现以呼吸窘迫为主，同时伴有其他脏器受损的一组综合征，主要发生在过期产儿及足月儿，发病率为活产新生儿的 1.2% ～ 2.0%，是新生儿发生呼吸衰竭的主要原因之一。

（二）临床表现

吸入较少者出生时可无症状；胎粪大量吸入时可致死胎或出生后不久死亡。多数患儿在出生后数小时后出现呼吸急促、发绀、鼻翼扇动、呻吟、三凹征、胸廓前后径增加。两肺早期可闻及鼾音、粗湿啰音，后可出现中、细湿啰音。部分患儿可发生肺气漏、张力性气胸，表现为呼吸困难突然加重，听诊呼吸音明显减弱。合并持续性肺动脉高压时除表现为严重发绀外，还可出现心脏扩大、肝大等心功能不全表现。严重患儿可出现意识障碍、惊厥、红细胞增多症、低血糖、低钙血症和肺出血等。胸部 X 线片可显示肺斑片状影伴肺气肿，或并发气胸、纵隔气肿，轻者可仅有弥漫性浸润影，重者可出现大片肺不张，继发性肺损伤或继发性 PS 缺乏所致者呈现肺萎陷影像。

（三）诊断

有明确的胎粪污染羊水病史，气管内吸出胎粪，出生后不久出现呼吸困难表现，结合符合 MAS 的相关胸部 X 线表现即可诊断。

（四）治疗

1. 促进气道内胎粪的排出　凡羊水被胎粪污染的胎儿，胎肩和胸尚未娩出前时应立即做口咽和鼻部吸引，在气道胎粪清除前不应进行正压通气。通过评估，如新生儿有活力可进行常规观察而不需要气管插管，如无活力娩出后马上用喉镜进行气管内插管后吸出吸入的胎粪。

2. 对症治疗

（1）置患儿于适中温度环境中。

（2）当吸入空气时，PaO_2 < 50mmHg（6.7kPa）或经皮血氧饱和度（$TcSO_2$）< 90% 时，则需供氧。根据患者缺氧程度选用鼻导管、头罩、面罩等方式，维持 PaO_2 50 ～ 80mmHg（6.7 ～ 10.6kPa）或 $TcSO_2$ 90% ～ 95% 为宜。有条件者最好用温湿化给氧，有助于胎粪排出。

（3）机械通气治疗：当 FiO_2 > 0.4 时，可试用 CPAP；当 FiO_2 > 0.6，$TcSO_2$ < 85%，或 $PaCO_2$ > 60mmHg 伴 pH < 7.25 时，应采用 CMV；合并严重肺气漏和 PPHN 时，HFV 是呼吸机辅助治疗的首选方式；危重 MAS，HFV 无效时可试用体外膜肺氧合（extracorporeal membrane oxygenation，ECMO）技术。

（4）PS 治疗：MAS 时可引起继发性 PS 失活，补充外源性 PS 可有效改善肺顺应性及氧合指数，可联合应用 HFV、NO 吸入。

（5）其他：病情重伴有肺水肿或心力衰竭者应限制液体入量；继发细菌感染者，应选用广谱抗生素，并进一步根据血、气管内吸出物细菌培养及药敏结果调整抗生素；出现低体温、面色苍白和低血压等休克表现者，应选用生理盐水或血浆等进行扩容，并选择性应用血管活性药如多巴胺注射，每分钟 5 ～ 10μg/kg；有酸中毒尤其合并肺动脉高压者，用 $NaHCO_3$ 纠正酸中毒，保持动脉血 pH > 7.4；较大新生儿可适当应用镇静药及肌松剂，以减轻患儿呼吸机对抗及活瓣效应引起的过度通气，减少肺气漏的发生。同时维持正常血糖与血钙水平。

（五）预后

重点在于积极防治胎儿宫内窘迫和产时窒息，胎粪污染羊水时，强调娩出后立即清理呼吸道，吸净口、鼻咽部的胎粪；胎粪黏稠，婴儿无活力，应力争在呼吸建立之前立即气管插管，将胎粪吸出；严禁注射尼可刹米、洛贝林等呼吸兴奋剂。

（成焕吉　王洪波）

主要参考文献

[1] Chettri S, Bhat BV, Adhisivam. Current Concepts in the Management of Meconium Aspiration Syndrome[J]. Indian J Pediatr, 2016, 83(10): 1125-1130.

[2] 胡亚美，江载芳，申昆玲，等.诸福棠实用儿科学 [M]. 8 版.北京：人民卫生出版社，2014: 453-456.

[3] 中国医师协会新生儿科医师分会，《中华实用儿科临床杂志》编辑委员会."新生儿急性呼吸窘迫综合征"蒙特勒标准 (2017 版)[J]. 中华实用儿科临床杂志 , 2017, 32(19): 1456-1458.

[4] Duke T. Neonatal pneumonia in developing countries [J].Arch Dis Child Fetal Neonatal Ed, 2005, 90: F211-F219.

[5] 王卫平，孙锟，常立文.儿科学 [M]. 9 版.北京：人民卫生出版社，2018: 124-125.

[6] 邱如新，刘欣，王加莉，等.国产外源性肺表面活性物质治疗新生儿重症感染性肺炎多中心前瞻性临床研究 [J]. 中国当代儿科杂志，2019, 21(4): 327-331.

[7] Liu L, Oza S, Hogan D, et al. Global, regional, and national causes of child mortality in 2000-13, with projections to inform post-2015 priorities: an updated systematic analysis [J]. Lancet, 2015, 385(9966): 430-440.

[8] 陈自励.从循证角度审视新生儿窒息诊断和分度标准 [J]. 中国当代儿科杂志，2019, 21(1): 1-4.

第十一节　呼吸系统先天性疾病

呼吸道先天性疾病是人体在胚胎发育过程中呼吸系统各部位发生解剖结构上的畸形所引起的疾病。不同时间和严重程度的不良刺激可导致不同的病变，属于少见肺部疾病。据国外资料表明，先天性肺部疾病占所有先天性疾病的 5.0%～18.7%。随着近年来支气管镜技术和影像学技术的进步，呼吸道先天性疾病的诊断水平及认识逐步提升。但由于疾病种类繁杂，如何分类和统一命名，国内外文献报道中的名词和分类也不尽统一。本文将根据中国《儿童先天性呼吸系统疾病分类建议》将儿童先天性呼吸系统疾病分为八类进行阐述。

一、先天性上气道疾病

上气道指环状软骨以上的气道，包括鼻、咽与喉三部分，先天性上气道疾病指的是以这三部分病变为主要表征的先天性疾病。以下重点介绍几种常见疾病。

（一）先天性喉软化

曾用名称：先天性喉喘鸣，先天性喉软骨发育不良，喉气管软化症等。是一组吸气时声门上组织（会厌、杓状软骨和杓会厌皱襞）向喉内塌陷造成呼吸道梗阻的临床病理生理现象。

1. 临床表现　通常在出生后 4～6 周表现出以间歇性吸气相喉喘鸣为典型表现，仰卧位、进食、哭闹、激惹及罹患上呼吸道感染时加重，可伴有吸气性呼吸困难。6～8 周症状严重程度达到高峰，2 岁左右多能自行缓解。根据欧洲喉科协会制定的标准，喉软化症临床分为 3 度，轻度：轻度吸气性喘鸣，伴或不伴喂养时咳嗽；中度：吸气性喘鸣，伴有喂养困难，伴或不伴体重下降，无生长停滞。进食时咳嗽或者窒息、咽气、频繁反流、轻度发绀或呼吸暂停；重度：喉吸气性喘鸣伴缺氧表现，如发绀、呼吸困难等。

2. 诊断　有上述典型症状者可临床拟诊，喉镜检查可确诊，镜下可分为三型。Ⅰ型：杓状软骨黏膜脱垂；Ⅱ型：杓状会厌皱襞缩短；Ⅲ型：会厌后移。部分患儿为Ⅰ和Ⅱ型的混合型。

3. 治疗及预后　该病预后较好，一般可待其自愈。对有严重的呼吸道阻塞或未能自愈的患儿可采取手术治疗。

（二）先天性喉囊肿

先天性喉囊肿可分为喉小囊囊肿和喉气囊肿：前者多见于婴儿；后者亦称喉膨出，多见于成年人。

1. 临床表现　喉喘鸣最常见，可为吸气性或吸呼双相性，多持续，侧卧位减轻。伴哭声低弱，声音嘶哑，严重者可有呼吸或吞咽困难。可影响生长发育，呛奶易诱发反复呼吸道感染，囊肿破裂或穿刺不当可以引起误吸导致窒息。

2. 诊断　颈部 CT 扫描可以显示囊肿，但喉镜检查是最直接、有效的确诊手段。

3. 治疗及预后　及时手术治疗，预后良好。

（三）先天性喉麻痹

喉麻痹又称声带麻痹，占儿童先天性呼吸道疾病的第二位，是婴幼儿喉喘鸣的第二大原因。

1. 临床表现　临床上可分为单侧声带麻痹和双侧声带麻痹。单侧声带麻痹临床症状不明显，可有轻度喉喘鸣或偶发食物误吸。年龄较大者可出现发声功能障碍，同时可伴有食物误吸。双侧声带麻痹表现为高调的吸气性喘鸣而嗓音多无异常。此外，双侧声带麻痹容易造成食物误吸，并可能导致反复发生的吸入性肺炎。

2. 诊断　患儿接受清醒状态下的喉镜检查，可以明确声带麻痹的诊断，并可以判断麻痹类型。

3. 治疗及预后　主要是针对引起声带麻痹的原发疾病进行治疗。双侧声带麻痹是耳鼻咽喉科的急诊疾病，一些严重的病例需要立即进行气管内插管。部分患儿随访 6 个月后症状可消失。

（四）先天性喉蹼

喉蹼指喉腔内存在有先天性膜状物。喉蹼的发病率位列先天性喉部疾病的第三位。

1. 临床表现　喉蹼可以在喉的任何平面横跨过喉腔，最常见的是声门型喉蹼，其次为声门下和声门上型。发生在不同部位的喉蹼临床表现各不相同，其严重程度则多与气道的阻塞程度有关，可表现为发声困难、声嘶、喘鸣以及气道梗阻等。

2. 诊断　根据呼吸困难的临床表现结合喉镜下所见到蹼样突起则可明确喉蹼的诊断。

3. 治疗及预后　呼吸困难的患儿须在直接喉镜下用喉刀切断喉蹼，或用电烙法去除蹼膜，然后行喉扩张术，以防复发。喉蹼不大，无明显症状者，可不予治疗。

（五）小颌畸形综合征

小颌畸形综合征（Pierre-Robin syndrome）是指一种以先天性小颌畸形、舌下垂、腭裂及吸气性呼吸道阻塞为特征的综合征，死亡率高。

1. 临床表现　58% ～ 90% 伴有腭裂或高腭弓。新生儿期主要表现为喂养困难、吸气性呼吸困难、阵发性发绀。症状在仰卧位加剧、俯卧位减轻。易并发吸入性肺炎、营养不良及代谢紊乱，常合并智力低下，可伴发先天性心脏病、眼内斜视、唇裂、先天性青光眼、视网膜剥离及内斜视等畸形。

2. 诊断　主要通过特有的临床特征（典型特殊面容）、放射学或基因检查诊断。

3. 治疗及预后

（1）一般治疗：加强喂养护理和营养，可望改善小颌畸形的程度，并可预防窒息和下呼吸道感染。

（2）轻症气道阻塞者取侧俯卧位并用这种位置哺乳，可减轻舌根下垂程度而缓解症状。

（3）重症气道阻塞应果断采取手术治疗，基本方式和目的是舌体前移固定。术后应尽快增加摄入高能营养。而腭裂修补对预防舌根下垂无帮助。

（4）预后：本病征的预后较差。由于患儿喂养困难，常因营养不良、呼吸窘迫、肺部感染和心血管畸形而早期死亡。

二、先天性下气道疾病

本类疾病的解剖范围以环状软骨为起点，包括气管和 16 级及以上的支气管分支为首发或主要异常部位的先天性呼吸系统疾病。

（一）支气管源性囊肿

曾用名称：先天性支气管囊肿、先天性囊性支气管扩张、先天性肺支气管源性囊肿。根据病变发生部位分为纵隔型、肺内型和异位型，以纵隔型占多数。

1. 临床表现　与囊肿大小、位置、继发感染及周围脏器受压情况有关。小的囊肿可无症状；位于气管隆突周围可较早出现气道受压，可有咳嗽、咳痰等反复呼吸道感染，继发感染者可有发热、胸闷、胸痛，甚至咯血等表现。

2. 诊断　胸部 X 线、多排螺旋 CT 以及胸部 MRI 检查、囊壁组织活检等具有诊断价值。其病理学诊断标准为囊肿壁内含腺体、软骨和平滑肌，内覆假复层纤毛柱状上皮。

3. 治疗　支气管囊肿患者的治疗取决于临床症状和患者年龄。手术可以切除减轻症状，预防并发症，确定支气管囊肿的诊断。对有症状的囊肿不论患者年龄大小都应进行切除，除非手术风险非常高。复杂的支气管囊肿通常需要开胸手术来进行更广泛的切除。无症状支气管囊肿的治疗仍有争议。

4. 预后及随访　手术切除后支气管囊肿预后良好。在不完全切除的情况下，可发生晚期复发。

（二）先天性肺发育异常

先天性肺发育异常是以气管或各级支气管发育异常伴发肺组织发育不完全为特点的一组胚胎期下气道和肺发育障碍所致畸形。分 3 个类型：①肺未发生：表现为一侧肺或双侧肺完全缺失，没有支气管、血管和肺实质；②肺未发育：只有残留的支气管形成的盲端，没有供应的血管和肺实质；③肺发育不良：支气管、血管和肺泡存在，但其大小

和数量均减少，病变常累及全肺，伴有同侧肺动脉畸形和异常静脉引流。

1. 临床表现　肺未发生和肺未发育可以累及单侧或双侧，以单侧为常见，左侧较右侧多见。双侧受累出生后无法存活，单侧受累患儿可无症状或有轻 - 中度呼吸困难，也可有反复肺部感染，也可无症状至成年。约50%同时伴其他系统畸形，如心血管（动脉导管未闭等）、胃肠道（气管食管瘘、肛门闭锁）、泌尿系统或骨骼畸形。肺发育不良的临床表现差别很大，可以无症状，也可以表现为轻 - 中度的呼吸困难，肺部感染时病情加重。

2. 诊断　胎儿期通过超声和 MRI 诊断。出生后，胸部 X 线片、胸部 CT、支气管镜是常用诊断方法。

3. 治疗　单纯的肺发育不良无须特殊处理，合并其他异常是否需要手术取决于其他畸形。

4. 预后及随访　有资料显示肺未发生和肺未发育的病死率约为 50%，其预后主要取决于是否合并其他异常，特别是心脏异常，另外发生于右侧的预后较左侧差。

（三）先天性肺气道畸形（CPAM）

曾用名称：弥漫性错构瘤、先天性囊性腺瘤样畸形、先天性肺囊性腺瘤样畸形、囊性腺瘤样畸形。2002 年 Stocker 将 CPAM 分为 5 型（0～4 型）：0 型是气管、支气管发育不良；1 型是支气管 / 细支气管异常；2 型是细支气管异常；3 型是细支气管 / 肺泡导管病变；4 型是末梢腺泡异常。

1. 临床表现　表现差异很广，从无表现到致死性病变。介乎两者之间的临床表现包括胎儿水肿、新生儿呼吸困难、反复同一部位的下呼吸道感染等。多数在年长儿可出现血气胸或肿瘤等并发症。可合并出现的畸形包括心脏畸形、囊性肾病、脊柱裂、蛛网膜囊肿、肠闭锁等。

2. 诊断　本病是一种胎儿期超声和 MRI 较易明确诊断的肺部疾病，婴幼儿时期的

CT 对于病变的形态位置判断非常清晰，具有诊断意义。

3. 治疗　手术切除病变肺叶或肺段是目前 CPAM 推荐的治疗方案。对呼吸困难症状出现早，危及生命的患儿应急诊手术或尽快手术。无症状的 CPAM 是否手术仍存在争议。

4. 预后及随访　CPAM 可引起早产、胎儿或新生儿死亡、肺发育不良或伴其他严重畸形，但经产前或产后合理治疗，大多数病例预后较好。CPAM 对肺切除术有很好的耐受性，术后恢复过程良好，而且无长期的呼吸道并发症。

（四）先天性气管性支气管

先天性气管性支气管是一种较罕见的气管支气管发育畸形，是指异常的支气管大多起源于隆突上方 2cm 以内的气管右侧壁，最常见的是起源于气管下部后壁右肺上叶尖段的气管性支气管；国内大部分文献将其分为移位型和额外型，另外有学者根据复位学说及迁移学说，采用"变异支气管 + 起始部位"命名方式，更直观地对该病加以认知。

1. 临床表现　部分无临床症状，于胸 CT、支气管造影或支气管镜检查时偶然发现，也可表现为持续咳嗽喘息、咳血、呼吸困难、反复右上肺叶肺炎或因气道阻塞引起肺不张等。症状明显的患儿常合并先天性心脏病、气管狭窄、唐氏综合征等。

2. 诊断　多层螺旋 CT 及其气道三维重建技术是首选诊断方法，支气管镜检查是诊断的金标准。

3. 治疗及预后　无明显症状，症状较轻的患儿可保守治疗；但有持续性喘息、右上肺炎、肺不张等药物治疗效果欠佳时，建议行支气管镜灌洗清除异常开口处的分泌物，病情反复者可考虑手术切除，患儿一般预后较好。

（五）气管支气管憩室

气管支气管憩室被认为是气管支气管的解剖变异，特点是局部向气管外的膨出，多

发生在右侧气管后壁，声带下方 4～5cm 处，多为单发憩室，也被称为"气管袋"或"气管囊肿"。

1. 临床表现　大多数病例是无症状的，偶然发现的，但临床上也可因分泌物潴留、局部的压迫表现为先天性喘鸣、反复右上叶不张或肺炎迁延不愈。年长儿、成年人患者可出现咳嗽、咳痰、咯血、胸痛等症状，可能会使气管内插管复杂化，导致通气困难或纵隔气肿。

2. 诊断　多层螺旋 CT 及其气道三维重建技术是首选方法和重要的诊断手段。支气管镜等具有诊断价值。

3. 治疗及预后　无症状者无须特殊处理，合并感染的患者可给予抗感染、体位引流等保守治疗，症状严重或反复感染的可考虑手术治疗。预后良好。

（六）先天性气管食管瘘和先天性支气管食管瘘

气管支气管食管瘘是由于先天性胚胎发育异常形成的气管或支气管与食管之间的瘘道，是一种常见的呼吸道畸形，大部分伴有食管闭锁。

1. 临床表现　根据 Ladd-Gross 分型先天性气管食管瘘可分为 5 种类型（表 14-11-1）。根据 Braimbridge 和 Keith 分型先天性支气管食管瘘可分为 4 种类型（表 14-11-2），其中以 Ⅱ 型最常见。主要症状包括咳嗽、反复呼吸道感染、进流食时呛咳、口臭、咯血，可继发肺脓肿、肺不张、支气管扩张。

表 14-11-1　先天性气管食管瘘的病理分型

分类（概率）	特征
Ⅰ型（8%）	无气管食管瘘的食管闭锁
Ⅱ型（1%）	食管闭锁伴近端气管食管瘘
Ⅲ型（84%）	食管闭锁伴远端气管食管瘘
Ⅳ型（3%）	食管闭锁伴近端和远端气管食管瘘
Ⅴ型（4%）H 型	无食管闭锁的食管瘘

表 14-11-2　Braimbridge 和 Keith 分型

分型	特征
Ⅰ型	合并食管憩室的瘘
Ⅱ型	瘘管在食管与支气管之间
Ⅲ型	瘘管在食管和肺叶囊肿之间
Ⅳ型	瘘管在食管和隔离的肺段之间

2.诊断　最有效的诊断方法是食管造影，其他诊断方法包括食管镜、气管镜和CT检查。支气管镜检查结果取决于瘘管的大小和位置，必要时需在食管内注射亚甲蓝或使用对比剂进行 X 线检查。

3.治疗　外科手术。

4.预后及随访　早诊断、早治疗，多可达到良好的治疗效果，本病往往死于严重的并发症和伴发严重畸形，常见术后并发症有吻合口瘘、狭窄、复发、胃食管反流、吞咽困难等。

（七）先天性气管支气管软化

气管支气管软化是 1963 年最早由加拿大学者 Baxler 提出，定义为呼吸道纵行弹性纤维萎缩、减少或气道软骨结构被破坏所致的管腔塌陷狭窄，气管及支气管均可累及，是 6 个月以内患儿反复喘息并且迁延不愈的气道发育异常。

1.临床表现　临床表现多样，轻者可无临床症状，重者可出现呼吸道窒息。95% 先天性气管支气管软化症患儿出生后即可出现阵发性发绀、自发性头颈部伸展、屏气发作等症状，合并心血管畸形的患者，易表现为吞咽困难、反流、咳嗽、发绀等喂养困难。

2.诊断　支气管镜检查术是目前诊断的金标准，以呼气末与吸气或呼气时气管、支气管管径前后缩小程度为标准，气管支气管直径内陷 ≤ 1/3 为轻度；1/3 < 直径内陷 ≤ 1/2 为中度；1/2 < 直径内陷 ≤ 4/5 接近闭合，看不到圆形管腔为重度。

3.治疗　大多数先天性气管软化症具有自限性，轻度气管塌陷有望在 1 岁或 2 岁前

症状改善或消失。对保守治疗无效或存在严重或频繁的肺炎、呼吸道阻塞、不能拔管、运动不耐受或可能发展为支气管扩张的患儿可给予用持续呼吸道正压通气、支架介入或外科手术治疗等，外科治疗包括气管造口术、气管切除术和气管成形术。

4.预后及随访　预后与患儿病情严重程度相关。

三、先天性肺泡及周围气道异常

该组类型的解剖范围包括肺泡及 17 级细支气管以下的移行区气道，指各种原因所致的肺泡数量、体积、形态和功能的发育异常及移行区气道的异常。主要介绍先天性大叶性肺气肿。

先天性大叶性肺气肿，又称婴儿大叶性肺气肿或先天性肺大疱性气肿，主要病变为肺叶过度充气扩张而基本不伴有肺泡间隔的破坏，是以肺叶进行性过度充气扩张、对周围形成压迫为特征的先天性疾病，以左上叶最多见。

1.临床表现　出生后的临床表现取决于肺叶的膨胀程度和对纵隔或邻近肺组织的压迫程度，1/4 ～ 1/3 的患儿出生后即迅速出现呼吸困难、喘息或喘鸣，发绀或持续性发绀，刺激性咳嗽，进而出现呼吸窘迫，甚至危及生命。继发呼吸道感染时有相应的症状和体征，偶有发生休克。

2.诊断　胸部 X 线及 CT 协助确诊。

3.治疗及预后　该病的治疗是手术切除受累肺叶，患儿预后良好。

四、先天性肺血管异常

肺脏是体内唯一拥有两套血液循环系统的器官。其中，肺循环主要功能是气体的运输和交换，是肺的功能血管网；体循环的支气管动、静脉主要供应支气管、肺组织的血供，是肺的营养性血管。两套血管通过吻合口支相互交通。儿童期最常见先天性肺血管疾病，详见本章第六节先天性肺循环疾病，本文主

要介绍遗传性肺动脉高压。

遗传性肺动脉高压是指由遗传因素所致的肺动脉高压，包括家族性肺动脉高压伴或不伴基因突变和特发性肺动脉高压伴基因突变。

1. 临床表现　主要表现劳累性呼吸困难、晕厥、胸痛、乏力、发绀等表现，在病程中晚期合并咯血。

2. 诊断　超声心动图、心电图、胸部影像学有助诊断，心导管检查是诊断金标准。儿童肺动脉高压的血流动力学定义建议采用如下标准：海平面状态下静息时，右心导管检查平均肺动脉压力 ≥ 25mmHg（1mmHg=0.133kPa）；肺动脉楔压 ≤ 15mmHg。在这一基础上，如果基因检测存在基因致病性突变，或者有明显家族发病倾向，可诊断本病。

3. 治疗　根据儿童肺动脉高压专家共识意见，如无禁忌证情况下的最初治疗包括洋地黄、利尿剂、华法林抗凝，如果有临床指征则加用氧疗。若急性肺血管扩张试验呈阳性，则患者还应接受大剂量钙通道阻滞剂治疗；阴性患者和 WHO 肺动脉高压功能分级仍为 II 级的患者考虑使用靶向药物等。房间隔造口术和心肺移植术可考虑用于难治性肺动脉高压。

4. 预后　不同患者病情进展差异很大，但大多数患者病情逐渐恶化，儿童患者的预后可能较成年人更差，中位生存时间仅为10 个月。

五、先天性肺实质合并肺血管畸形

本组疾病包括两个临床常见的类型：肺隔离症和弯刀综合征，重点阐述肺隔离症。

先天性肺隔离症指存在于胸腔的由体循环供血的胚胎肺组织，该组织与支气管树和肺血管无连接，也没有正常的呼吸功能。根据有无单独的脏层胸膜，可分为叶内型和叶外型。

1. 临床表现　叶内型与支气管相通或初不通而后再通，可表现为发热、咳嗽、脓痰、咯血等；叶外型（又称副肺叶）因与正常肺叶支气管不通，并由完整的胸膜包裹，常无症状。

2. 诊断　胎儿时期超声检查和 MRI 具有重要价值。出生后胸部 X 线片、超声、CT、MRI、血管造影均具有诊断价值。

3. 治疗及预后　目前治疗主要为手术治疗，虽然有可能出现术后出血、反复感染和罹患肿瘤的风险，但手术治疗仍是首选，术后预后良好。另外也可行血管内栓塞、胸腔镜等治疗。

六、先天性肺部淋巴管疾病

先天性肺部淋巴管疾病是指肺部淋巴循环的发育异常，临床相对罕见，包括肺淋巴管瘤、弥漫性肺淋巴管瘤病和先天性肺淋巴管扩张症 3 种疾病。本文不做详细阐述。

七、先天性胸廓和膈发育异常

先天性胸廓发育畸形包括先天性膈疝、先天性膈膨升、先天性鸡胸、先天性漏斗胸、窒息性胸廓发育不良、胎儿运动不能序列征（Pena-Shokeir 综合征）、Fryns 综合征、Meacham 综合征和过度生长综合征（Simpson-Golabi-Behmel 综合征）等。重点阐述先天性膈疝。

先天性膈疝（congenital diaphragmatic hernia，CDH）是指由于单侧或双侧膈肌发育缺损导致腹腔内脏器官疝入胸腔的一种先天畸形性疾病，常合并有不同程度的肺发育不良和其他异常，病死率较高。

1. 临床表现　膈疝症状轻重不一，其主要临床表现为气促、呼吸困难、发绀，可伴肺炎及胃肠道症状。

2. 诊断　孕期可通过 B 超和 MRI 检查帮助诊断，新生儿出生后可借助超声检查进一步明确诊断。其中超声检查是产前诊断 CDH 最有效、最常用的检测手段，常规 18

孕周即可检出，但文献报道发现 CDH 的平均胎龄约为 24 孕周。

3. 治疗

（1）产期治疗：胎肺的良好发育是 CDH 患儿出生后能否存活及治疗效果的关键因素，因此，国内外探索了许多改善肺发育的措施，如用宫内手术（胎儿外科）或产时外科手术来早期修补 CDH，或产前胎儿镜腔气管阻塞术（fetal endoscopic tracheal obstruction，FETO）来阻止或减轻 CDH 对胎肺发育的影响，但 FETO 的临床应用目前还存在争议。

（2）出生后治疗：目前手术仍然是从根本上治疗 CDH 的唯一手段。

（3）辅助治疗：一氧化氮（NO）吸入、氮气加速系统（NOS）、高频通气（HFV）、体外膜肺氧合（ECMO）、肺泡表面活性物质（PS）等各有不同的效果及不足。

4. 预后及随访　CDH 患儿主要的死亡原因是肺发育不良和继发的肺动脉高压。通过经超声或者磁共振检测胎儿肺头比、胎肺容积、胎肺容积与胎儿体重比、疝入胸腔肝脏的体积以及相关基因检测可评估 CDH 胎儿预后。

八、囊性纤维化

囊性纤维化（cystic fibrosis，CF）是一种累及多系统的常染色体隐性遗传性疾病，主要由囊性纤维化跨膜转导调节蛋白基因突变所致。它是欧洲和北美洲高加索人种中最常见的遗传性疾病之一，发病率可达 1/2000，在亚洲人中少见。目前发病机制尚不清楚。国内对儿童囊性纤维化的认识尚不充分，近年来，随着我国医务工作者对该病认识的提高及基因检测技术的发展，报道的病例也逐年增多。

（一）临床表现

CF 是一种单基因遗传病，有囊性纤维化跨膜传导调节因子（cystic fibrosis transmembrane conductance regulator，CFTR）基因突变所致，目前公开报道的突变约 2000 种，在这些突变中仅有 10% 为常见突变，大多数突变为发生率低的少见突变。对于致病突变，可导致典型的 CF 表现，另外一些突变仅引起轻微病变或单个系统病变，被称为"CFTR 相关疾病或相关代谢综合征"，其主要表现为慢性、进行性阻塞性肺疾病，并可累及消化和生殖等多个系统，常见的临床表现为慢性咳嗽、咳大量黏痰、反复肺部感染、脂肪泻、生长发育迟缓和男性不育等。其中典型的 CF 可表现为汗液氯离子升高、胰腺功能不全及慢性肺疾病三联症。

1. 汗液氯离子升高　汗液氯离子升高为 CF 的典型表现。有一句话这样描述"如果亲吻孩童的前额时感觉汗液很咸，则这个孩童很快面临死亡"。当 CFTR 基因突变时，跨膜传导调节因子合成异常、功能丧失，导致上皮细胞氯离子和水分泌减少，同时钠离子会吸收增加，造成细胞内高渗环境，使外分泌液含水量减少，含盐量升高。外分泌腺功能障碍导致不同的器官及组织中产生黏稠的分泌物，是 CF 的基本病理生理基础。

2. 慢性肺疾病　呼吸系统常为首要累及的器官，也是最主要的死因。其黏液 - 纤毛清除系统被破坏，导致 CF 患者反复呼吸道感染，同时炎性反应可造成支气管扩张及阻塞性损害，逐渐引起肺部广泛纤维化和阻塞性肺气肿，最终导致呼吸衰竭，同时可导致肺动脉高压及肺源性心脏病。

鼻窦炎是 CF 累及上呼吸道的一种表现，分泌物黏稠性高，其分泌物 CT 值高达 47 ～ 54Hu，远远高于普通鼻窦炎（一般不超过 15Hu）。

3. 胰腺功能不全　当分泌物阻塞胰腺腺管，影响胰酶分泌，可出现消化不良、生长发育落后、营养不良及慢性胰腺炎、糖尿病等。

（二）诊断

CF 的诊断主要依据临床表现、CFTR 功能缺失及汗液试验。汗液试验检测为诊断

CF 的重要手段之一，基因检测有助于 CF 的确诊。

2008 年，囊性纤维化基金会共识制定的 CF 诊断流程：对于有一个或多个临床特征性表型，如慢性、反复性鼻窦肺部疾病、营养不良和消化道疾病，男性泌尿生殖系统畸形（如输精管缺如）或有 CF 家族史患者，首先进行汗液氯离子检测。

2017 年，囊性纤维化基金会发布 CF 诊断指南，进一步规范了婴幼儿 CF 诊断标准。对于新生儿，于出生 48h 内采集足跟血测免疫反应性胰蛋白酶，称为新生儿筛查（NBS），若 NBS 阳性且汗液氯离子符合 CF 标准进行 *CFTR* 基因检测。目前国内外使用的方法主要通过毛果芸香碱电离导入法，在短时间内收集汗液进行氯离子检测。检测结果分析如下：

1. 汗液氯离子 ≥ 60mmol/L　对于现症的个体，其新生儿 NBS 阳性，临床表现符合 CF 或有家族史，汗液氯离子 ≥ 60mmol/L 可以确诊。

2. 汗液氯离子 < 30mmol/L　NBS 试验阳性，但汗液氯离子 < 30mmol/L，不考虑 CF 诊断。对于 6 个月以上患儿的汗液离子 < 30mmol/L，不诊断 CF，而最新标准取消年龄限制，所有年龄段汗液离子 < 30mmol/L，均不诊断 CF。

3. 汗液氯离子 30 ～ 59mmol/L　如具备 NBS 阳性，有 CF 症状或阳性家族史，进一步行 *CFTR* 基因分析和（或）CFTR 功能分析，功能分析可采用鼻腔电位差检测和肠道电流测定。

（三）治疗

对于 CF 患者，如果不进行干预性治疗，预期寿命不超过 10 岁，早期诊断和早期治疗可延长该病的中位数生存时间。美国、加拿大及一些欧洲国家已展开大规模的新生儿筛查，大大提高了该病的早期诊断。既往对 CF 治疗重点是对一些有临床表现的并发症的治疗，经过多年研究和观察，治疗的目标改为针对发病机制的治疗，达到从简单的控制病情到治愈疾病的转变。目前 CF 的治疗是一种集合了患者教育、规律评估、物理治疗、营养支持、遗传咨询、心理干预、运动指导等多学科合作的综合治疗模式，需要内科专家、护士、营养学家、呼吸治疗师、遗传学家、心理学家、运动生理学家、社工等多领域专家共同干预指导。

1. 呼吸道管理　CF 患者常常以肺部表现发病，呼吸道分泌物清除能力差，导致通气功能下降、反复呼吸道感染，通过一些物理方法和排痰药物改善患者的临床症状及肺功能。包括体位引流、呼气末正压通气、高频胸壁振荡排痰等，均有较好的临床疗效。

2. 药物治疗　为改善 CF 的预期寿命，采用的治疗方式包括胰酶替代治疗、抗生素、重组人 DNA 酶 / 改善 CFTR 的功能的药物及高渗盐水。新药的主要研发方向：①增强剂：药物的靶点是改善氯离子通道的活性（Ivacaftor，Vertex），增加 G551D 突变患者（占 CF 的 4%）Cl⁻的转运。②调节剂：监控或调节蛋白使得基因结构维持稳定（Lumacaftor；VX-661）。③抑制剂：选择性促进核糖体对提前出现的终止密码子完全无视（无义突变），而对正常的终止密码子不受影响（Ataluren，PTC124）。此外，这些突变可有多重效应。④联合制剂：新近研发的联合制剂效果更佳显著，Orkambi 是 Ivacaftor 和 Lumacaftor 的联合制剂，主要用于 F508 突变的 CF 患者，能够改善患者的肺功能，改善预后，并且长期应用安全有效。

（1）抗炎治疗：炎症是导致 CF 肺疾病恶性循环的主要原因，如果不及时治疗，这种炎症可导致呼吸道的不可逆损害、支气管扩张，最终导致呼吸衰竭。抗炎药物对 CF 肺部改变有积极的治疗作用，主要包括口服糖皮质激素、布洛芬、阿奇霉素。而吸入糖皮质激素、甲氨蝶呤、秋水仙碱及孟鲁司特对本病治疗作用不明显。口服糖皮质激素和布洛芬不良反应较多,阿奇霉素较安全。抗炎药物的使用应在疾病早期,在发生不可逆的肺部损伤之前使用。

(2)基因治疗:被看作是行之有效的方法,前景广阔,阳离子脂质体和质粒载体是用来研究如何改善CFTR功能的方法,非CFTR靶点也作为肺部治疗的研究方向。目的是通过抑制上皮Na$^+$离子通道,减少钠和液体的重吸收,选择性激活氯离子通道,以及渗透剂来增加呼吸道表面的含水量。

(3)抗菌药物:CF患者呼吸道感染较常见,病原体主要是细菌,尤其葡萄球菌和铜绿假单胞菌,还有非典型分枝杆菌。使用吸入性的妥布霉素治疗新近的铜绿假单胞菌感染,主要是为了尽可能清除初始感染,如果是铜绿假单胞菌或其他革兰氏阴性菌的慢性感染,可使用吸入抗菌药物治疗,包括妥布霉素或氨曲南,一般隔月使用。阿奇霉素口服和妥布霉素吸入联合治疗较单用妥布霉素吸入治疗能够更好地改善患者的肺功能,提高生活质量。

3. 营养　由于CF可以引起胰腺、肝脏、胆道、肠道等消化功能受损,营养不良已成为其常见的并发症,并严重影响患者的治疗、生活治疗及预后。具体见第10章儿科呼吸系统疾病的营养支持治疗。

4. 肺移植　对终末肺的CF治疗中肺移植具有重要意义,能延长患者的生存时间。肺移植可以行单侧、双侧或心肺联合移植,既往多行心肺联合移植,目前对终末肺的CF患者推荐行肺移植。具备下列条件之一的患者建议行肺移植:①一次急性呼吸衰竭,并需要无创通气治疗;②抗生素耐药,且每次病情恶化恢复很慢;③尽管补充营养,但营养状态较差;④难治性气胸;⑤既往已行肺栓塞治疗,但仍出现危及生命的咯血。

(四)预后

CF患者的预后与基因突变的严重程度有关,同时也与肺部病变的进展及胰腺功能有关。对CF患儿应长期进行营养监测,并进行营养指导,按时接受指定的免疫接种。在随访过程中,及时对严重感染进行评估治疗,积极抗生素治疗是获得良好预后的关键,同时积极疏导患儿及看护者的心理问题,提高其依从性,改善远期预后。

九、原发性纤毛运动障碍

原发性纤毛运动障碍(primary ciliary dyskinesia, PCD)是由于纤毛运动异常引起的一组基因遗传性疾病,包括Kartagener综合征、不动纤毛综合征、纤毛运动方向缺陷。该病的发病率较低,为1/40 000~1/2200,发病年龄可自新生儿至成年,73%患儿可在新生儿期出现症状,若早期发现,早期诊断,预防和治疗并发症的发生,可以较好地维持患儿的生活质量和正常的生存期。由于发病率较低,纤毛结构及功能复杂,检测手段需要一定的技术水平,且易受外界因素干扰,因此不容易明确诊断。2018年,中华医学会儿科学分会呼吸学组疑难少见病协作组组织了相关方面的专家,制定了适合我国儿科临床使用的《儿童原发性纤毛运动障碍诊断与治疗专家共识》,以规范对儿童PCD的诊断和治疗,本文重点参照此共识的相关内容进行阐述。

(一)临床表现

人体有多处器官中均有纤毛生长,如上下呼吸道、输精管、输卵管、脑室管膜等,同时纤毛分为两种:上皮纤毛和初级纤毛。上皮纤毛主要分布于人呼吸道、女性子宫、男性输精管和脑室管膜。初级纤毛分布于嗅上皮、前庭毛细胞、肾脏组织等。若这些部位纤毛运动发生异常可导致临床表现多样性,而且个体差异较大。

1. 呼吸道　纤毛与呼吸道表面的黏液层、浆液层共同构成纤毛黏液痰,对呼吸道的黏液、吸入颗粒、病原微生物的清除具有重要作用,是重要的呼吸道清除防御机制。呼吸道黏膜上皮纤毛清除障碍可导致反复呼吸道感染、慢性支气管炎、支气管扩张，临床表现为咳嗽、咳痰、咯血、呼吸困难等。发病年龄可自婴幼儿至成年各个年龄段，以学龄儿童和青年多见，诊断的平均年龄为 4.4 岁。部分新生儿期可出现呼吸急促、咳嗽、咳痰、呼吸窘迫综合征等表现。鼻黏膜纤毛运动异常，可引起鼻窦内黏液或脓性分泌物潴留，导致慢性鼻炎、鼻窦炎或鼻息肉。

2. 耳部　中耳和咽鼓管纤毛异常，可导致慢性中耳炎、感音性耳聋、前庭损害等。PCD 患儿的听力可以随着年龄增长而自行恢复。

3. 生殖器官　输卵管上皮异常可导致不孕或异位妊娠，但在卵子受精植入过程中纤毛的协调运动并不起决定作用。精子的尾部的活动能力依赖于纤毛的微管，男子精子鞭毛功能异常可致不育。

4. 肾脏组织　肾脏组织中广泛存在初级纤毛，哺乳动物肾脏的纤毛对液体流动起到机械传感器的作用，因此纤毛异常可影响液体在上皮细胞内的运输，可引起囊肿的形成，导致多囊肾、肾发育不全等。

5. 在胚胎发育过程中，内脏随机旋转　可出现右位心或全内脏转位，其中约 50% 患儿出现内脏转位，为 Kartagener 综合征三联症之一。Kartagener 综合征三联症包括支气管扩张、副鼻窦炎或鼻息肉、内脏转位。此外，PCD 还与胃食管反流、脑积水、脾发育异常（无脾、脾发育不全、多脾）、肝外胆管闭锁等有关。

（二）诊断

1. 辅助检查

（1）透射电镜检查：透射电镜检查为诊断 PCD 的金标准，可见纤毛（内、外）动力蛋白臂缺失或变短，放射幅缺失；复合纤毛、异常纤毛定位、微管异常（数目减少、增多、移位）等。其中最有诊断意义的纤毛结构异常为动力臂变短或缺失。

（2）纤毛摆动频率及摆动形式分析：使用高速摄像显微分析（HSVA）纤毛摆动频率及摆动形式可辅助诊断 PCD。如果其摆动频率低于 11Hz 则为异常。纤毛的摆动形式异常亦可辅助诊断 PCD。

（3）nNO 测定：nNO 测定可作为 PCD 的筛查试验，其水平较健康人、哮喘患者明显降低，但其对 PCD 的诊断阈值尚无指南或共识推荐。

（4）基因检测：目前已知 33 个基因突变可导致 PCD，常见的基因突变为 *DANH5*、*DNAI1*、*DNAAF1*、*CCDC39*、*CCDC40*、*DNAHI1*。基因检测能够直接明确 PCD 患者的基因突变位点。若检测出致病型的双等位基因突变，可诊断 PCD 阳性。若基因检测结果正常或不明确，而临床表现非常典型，则可采用放射性气溶胶测定黏液纤毛清除率等方法。

（5）黏液纤毛清除功能检查：包括糖精筛查试验、放射性气溶胶吸入肺扫描和支气管镜结合 γ 照相技术测支气管黏液转运速度。其中糖精试验为 PCD 筛查试验，适用于 10 岁以上儿童及成年人，具体操作为将直径为 1～2mm 的糖精颗粒放在患者下鼻甲处，距鼻头 1cm，患者安静坐位，头向前低，记录患者感觉到甜味的时间，如 >60min 仍不能感觉到甜味，则高度怀疑 PCD。

2. 诊断流程　尽管 PCD 的临床表现各种各样，无特异性，但当患儿出现以下表现时须考虑 PCD 的可能：①家族史：有原发性纤毛运动障碍、不典型哮喘、不明原因的气管扩张或呼吸系统疾病家族史；②胎儿期：内脏转位、脑室扩张；③新生儿期：不明原因的新生儿肺炎、肺不张，不明原因的足月儿呼吸窘迫、内脏异位、多脾或无脾；④儿童期：慢性鼻炎、慢性湿性咳嗽、难治性喘息、反复分泌性中耳炎、传导性耳聋、不明原因支气管扩张；⑤青春期 / 成人期：慢性鼻窦炎、支气管扩张、男性不育、女性不孕或异位妊娠。

2017 年欧洲呼吸协会指南推荐的诊断流程：第一步，对于临床表现可疑的患者进行 nNO 和 HSVA 检测；第二步，进行透射电镜（TEM）和细胞培养后，重复进行 HSVA 检测；第三步，基因诊断。

（1）确定诊断：有 PCD 典型病史，结合以下任意 1 个阳性结果，可诊断：①典型的纤毛超微结构异常，包括外动力臂缺失、内外动力臂联合缺失、内动力臂缺失并伴微管转位；②确定的双等位基因致病性突变。

（2）高度可疑诊断：有 PCD 病史，结合以下结果阳性则高度怀疑，但不能确诊：①鼻呼气一氧化氮明显降低，3 次高速纤维分析纤毛摆动频率及摆动形式分析异常；②鼻呼出气一氧化氮明显降低，细胞培养后高速纤维分析示纤毛摆动频率及摆动形式分析异常。

（3）排除诊断：仅有临床表现，但鼻呼出气一氧化氮水平正常或升高，高速纤毛分析正常，则该病可能性不大。

（三）治疗

原发性纤毛不动的治疗目标是通过积极抗感染治疗，加强气道管理，尽可能地延缓疾病进展，改善或维持肺功能，预防慢性肺损伤的发生。

1. 抗感染治疗　PCD 患儿易患呼吸道感染，当患儿病情反复或急性加重时，考虑抗菌药物治疗。引起该病急性加重的病原菌主要包括铜绿假单胞菌、流感嗜血杆菌、肺炎链球菌和金黄色葡萄球菌等，根据痰培养药敏结果合理选择抗菌药物，若药敏结果阴性，可首选阿莫西林克拉维酸钾，剂量为 $50 \sim 120 mg/（kg \cdot d）$，分 $2 \sim 3$ 次给药。轻度急性加重可以口服抗菌药物治疗，重度急性加重或口服抗菌药物治疗失败时才需要住院静脉应用抗菌药物治疗。抗感染总疗程 $2 \sim 3$ 周。

2. 非抗菌药物治疗

（1）物理疗法：体位引流、自主排痰、呼吸功能训练等物理治疗，有助于清除气道内分泌物，减轻对机体的物理刺激及分泌物潴留，是治疗 PCD 的有效方法。加强体育锻炼，增加呼吸肌肉功能，促进气道内分泌物排出，提高气道廓清能力。

（2）高渗盐水雾化：高渗盐水（$30 \sim 70 g/L$）雾化可有效提高黏液的清除率，应用过程中注意警惕高渗盐水引起的支气管痉挛、诱发支气管哮喘等不良反应。

（3）黏液溶解剂

• 乙酰半胱氨酸：是国内已有专用吸入剂型，分子中含有巯基，可使多肽链中的双硫键断裂，从而降低痰液的黏稠度，使痰液易于排出。

• 吸入支气管舒张剂：吸入支气管舒张剂并非常规药物。当患儿在急性加重期出现气流受限时，可短期吸入 $β_2$ 受体激动剂。

• 吸入糖皮质激素：吸入糖皮质激素不作为 PCD 患儿治疗的常规推荐药物，只有当患儿合并哮喘或存在气道高反应性时使用。

（4）其他治疗

• 如针对鼻窦炎、中耳炎的治疗（遵循相关指南）。

• 手术治疗：包括肺叶/段切除术和肺移植。由于 PCD 患儿往往存在弥漫性肺部病变，选择肺切除术应格外慎重。只有当药物治疗失败、肺部病变逐渐加重、严重咯血引起患儿的健康状况明显下降时，才可以考虑进行肺叶/段切除术。对于肺部病变严重而广泛、临床症状重的患儿，肺移植可能是最后的治疗手段。

• 基因治疗：最近一项研究表明，使用慢病毒载体，将正常的 cDNA 转导至患者体外培养的纤毛上皮细胞中，基因被转录和表达，从而恢复正常纤毛的超微结构和功能。这项研究为 PCD 的治疗开辟了新的前景。

（四）预后

该病需长期管理，一般 $3 \sim 6$ 个月随访 1 次，每年进行 $2 \sim 4$ 次痰培养及功能测定。病情功能稳定者可每 $2 \sim 4$ 年复查胸部影像学；若病情不稳定或出现急性加重时视病情复查胸部影像学；每 2 年进行 1 次非结核分枝杆菌培养。同时积极预防反复呼吸道感染，接种疫苗，加强环境管理等。

十、呼吸道血管瘤

血管瘤是先天性良性肿瘤或脉管畸形，多见于婴儿出生时或出生后不久，它起源于残余的胚胎成血管细胞，＞ 50% 的血管瘤发生于头、颈部，其中大多数发生于颜面皮肤、皮下组织，仅少部分累及呼吸道和口腔，如口咽、喉咽、会厌、室襞，声门下、上段气管等。呼吸道血管瘤虽然少见，但是因为其生长部位的特殊性及其不断增殖生长的特点，引起呼吸道梗阻及呼吸窘迫可危及生命，则更需要早期认识、及时有效的诊断和治疗。

（一）血管瘤的分类

1. 血管瘤有很多种分类，传统的血管瘤分为毛细血管瘤、海绵状血管瘤、蔓状血管瘤。

（1）毛细血管瘤：多见于婴幼儿期，发生在面部及口腔黏膜表浅部位。由增生的毛细血管组成。最常见的是草莓状，微高出表面，色鲜红或紫红，边界清楚，压之可褪色，称为草莓状毛细血管瘤。如不高出皮面，呈大片平坦红色斑者称为葡萄酒斑。

（2）海绵状血管瘤：见于面部及口腔黏膜深部，由扩大的静脉管或窦腔所构成。病变隆起于皮肤或黏膜表面，并向深部组织扩展，透过皮肤可见病变呈青蓝色，形状不规则，表面高低不平，柔软如海绵样，压之可缩小，压力去除后立即恢复原状，头低时增大。

（3）蔓状血管瘤：是动脉和静脉直接交通的脉管畸形，病受区皮下扩张血管呈蔓状纤曲，有明显搏动和震颤，听诊可有吹风样杂音，表面皮肤呈暗红色。

2. 根据中华医学会整形外科分会血管瘤及脉管畸形学组制定的《血管瘤及脉管畸形诊断和治疗指南》，推荐按 2014 年国际血管瘤和脉管畸形研究学会（ISSVA）大会上 ISSVA 分类的方法进行分类。其中血管肿瘤的分类见表 14-11-3。

（二）呼吸道血管瘤的分类及诊断

呼吸系统以环状软骨为界分为上、下呼吸道，上呼吸道包括鼻、咽、喉，据文献报道在以上部位均有出现血管瘤的病例，且鼻咽、口咽、喉咽部多至少 2 个解剖部位同时出现；气管、主支气管、左右支气管及肺内的各级支气管称下呼吸道，下呼吸道任意部位可出现血管瘤。重点阐述以下几种：

1. 上呼吸道血管瘤　咽喉部血管瘤位于气道及消化道入口，部位特殊，易受损出血，病变不显著时临床表现不明显，但当血管瘤数量多、体积大时可有吞咽、呼吸功能障碍，有患者可出现压迫声带或长于声带上，导致

表 14-11-3　血管肿瘤的 ISSVA 分类（2014）

肿瘤类型	名称
良性血管瘤	婴幼儿血管瘤
	先天性血管快速消退型（RCH），不消退型（NCH），部分消退型（PCH）
	丛状血管瘤
	梭形细胞血管瘤
	上皮样血管瘤
	化脓性肉芽肿（又称分叶状毛细血管瘤）
	其他
局部侵袭性或交界性	卡波西形血管内皮瘤，网状血管内皮瘤血管瘤，乳头状淋巴管内血管内皮瘤（PLA，Dabska 瘤）复合性血管皮，卡波西肉瘤，其他
恶性血管瘤	血管肉瘤，上皮样血管内皮瘤，其他

声音嘶哑。重点阐述声门下血管瘤。

婴幼儿声门下血管瘤（subglottic hemangioma，SGH）具有血管畸形和肿瘤的双重特征，占先天性喉部畸形的1.5%。50%的SGH患儿可同时伴有皮肤血管瘤。由于声门下瘤体的快速生长导致急性喉梗阻的危险，如诊治不及时，死亡率极高，是新生儿期罕见的重症之一。

（1）临床表现：虽然SGH属于先天性疾病，但患儿出生后一般无症状，无症状期约持续数周至数月。初诊时，患儿通常表现为间歇性的喉喘鸣，易被误诊为急性喉炎或喉软化。随着肿瘤增大，其呼吸道梗阻症状随之出现并呈进行性加重，典型的临床表现为喝奶时呛咳、呼吸困难、喉喘鸣、发作性发绀等，甚至出现急性喉梗阻。

（2）诊断：主要依靠病史和电子支气管镜所见。难治性喉炎或反复发作喉喘鸣患儿应考虑到该病的可能，以免漏诊；而以急性呼吸道梗阻症状就诊的患儿，经治疗仍无好转的也应考虑该病。磁共振增强有助于诊断，但因SGH直径大多为6～8mm，需薄层扫描方能良好显示，否则仍易漏诊。

2. 下呼吸道血管瘤

（1）临床表现：下呼吸道血管瘤患儿出生后一般无症状，位置偏主气道的病变出现症状相对较早，可表现为喉喘鸣，随着肿瘤增大，其呼吸道梗阻症状随之出现并呈进行性加重，典型的临床表现同样表现为喝奶时呛咳、呼吸困难、喉喘鸣、发作性发绀等，甚至出现呼吸衰竭、窒息；对于位置偏细支气管的病变，呼吸道梗阻症状可不明显，临床表现也不典型，可出现反复咳嗽、气喘、呼吸困难、咯血等，呼吸道感染后病情迁延反复，甚至呼吸困难。肺血管瘤比较少见，主要有肺海绵状血管瘤、混合性血管瘤、肺动静脉瘘、肺硬化性血管瘤等几类。

● 海绵状血管瘤与混合性血管瘤：多无症状，有症状者，因该病很少累及气管切开水平以下的气管，可以有气道梗阻表现，另外主要是咳嗽、咳血痰，咯血表现较其他良性肿瘤突出。较大的海绵状血管瘤由于有非氧化血自肺动脉进入肺静脉，可出现不同程度的发绀和红细胞计数增多。

● 肺动静脉瘘：是末梢性肺微血管环发育缺陷，形成薄壁的血管束，并与肺循环相通。在病理上，瘘部血管壁缺乏肌层和弹性纤维，而是由结缔组织和内皮细胞构成，一般极为菲薄，开口处动静脉均有明显的扩张。由于大量的静脉血经动静脉瘘进入体循环，因而患者常有发绀、杵状指（趾）或运动后呼吸困难，红细胞计数增多。常常在病变区域听到杂音。

● 肺硬化性血管瘤：血管增生伴有硬化倾向。硬化性血管瘤的组织学特征有：伴有硬化性的血管增生，肺泡内的增殖血管呈乳头状突出，有出血和机化，在肺泡和间质内充满大量组织细胞，其内含有不同比例的脂肪和含铁血黄素。

● 血管内皮瘤：此病常见于皮肤、乳腺及肝脏，在肺内少见。为良性肿瘤，但有恶性表现。此瘤无包膜，边界不清，质软韧，因有实性成分，故不易被压缩。以婴幼儿最为多见，可合并先天性心脏病。胸部CT表现为单发肺实质内结节影，边缘清晰、密度不均，也可表现为支气管息肉样病变。可导致血胸或肥大性肺性骨关节病。尽早彻底切除肿物为最佳治疗，放、化疗效果尚未确定。患者常在短期内死亡。

● 血管球瘤：可发生在皮肤、骨骼、肺及胃肠道。目前认为它源于一种特殊的动静脉分流的细胞。多位于气管，常单发，恶性血管球瘤较少见，多表现为局部浸润，仅有个别广泛转移的病例报告。临床上可引起呼吸困难、咯血等症状。治疗包括手术切除、内镜切除或激光烧灼。

（2）诊断：同样下呼吸道血管瘤的诊断基于病史和电子支气管镜检查和影像学检查，内镜下可清晰地观察到病变。显像模式如血管造影、超声、CT、磁共振成像（MRI）

有助于血管瘤的诊断。已有报道呼吸道的不对称变窄是呼吸道血管瘤的影像学提示。Koplewitz 等推荐动态的增强造影 CT 是一项首选的有价值的非侵袭性检查，多维平面重建更能诠释病变的部位、范围、狭窄程度及周围累及的组织等。如怀疑有血管瘤向颈部或者胸腔延伸，MRI 是首选的影像学检查，T_1 加权像上表现出等信号或低信号的软组织影，而 T_2 加权像则表现出均匀增强的高信号；当内镜检查有困难时，需要组织病理学检查证实，但可导致出血的风险，以及高达 50% 的可能过于表浅而无法确切诊断。因此，许多学者认为活检没有必要，因为病灶的出现本身就是诊断。

（三）治疗

呼吸道血管瘤虽然有自愈性，但由于其病变位置的特殊性，对患儿生命构成潜在威胁。目前，呼吸道血管瘤的治疗方式多种多样，主要有全身的药物治疗和手术治疗两大类，治疗的关键是解决呼吸道梗阻。

1. 全身药物治疗

（1）普萘洛尔口服治疗：其治疗机制可能是在治疗前期通过收缩周围血管减少瘤体体积，从而使颜色变淡，治疗后期通过减少碱性成纤维细胞生长因子和血管内皮生长因子表达（在增殖期血管瘤这 2 种因子表达增加，血管内皮细胞增殖），促使血管瘤进一步消退，并促进血管内皮细胞凋亡。

● 适应证与禁忌证

适应证：婴幼儿血管瘤年龄在 1 岁以内。

禁忌证：严重心脏疾病包括心源性休克窦性心动过缓、低血压Ⅱ～Ⅲ度房室传导阻滞心力衰竭者；支气管哮喘、气道敏感性疾病、通气困难或其他肺部疾病者；对 β- 肾上腺素受体阻滞剂过敏者。

● 治疗前检查

询问病史：是否早产、出生时体重、母亲妊娠期用药史（特别是黄体酮）；有无心血管系统疾病、呼吸系统疾病家族史；有无产伤史和出生后重症急救史。

体格检查：营养状况、呼吸状况、血管瘤专科检查。

辅助检查：常规心脏彩超检查具有下列情形之一者，辅助进行心电图检查：心率过低（新生儿少于 120 次 / 分，婴儿少于 100 次 / 分，1 ～ 3 岁幼儿少于 90 次 / 分）；患儿有家族史，先天性心脏病或心律失常（如传导阻滞长 QT 间期、猝死），或者母亲有结缔组织病；患儿具有心律失常病史或听诊时出现心律失常。

通过治疗前检查，排除心律失常、重度传导阻滞、先天性心脏病、气管炎、肺炎、哮喘等。其他检查如血常规、凝血试验、胸部正侧位、甲状腺素水平、血糖、心肌酶水平、肝功能肾功能均不作为常规。

● 用药方法：无特殊情况的患儿，不需要住院治疗，门诊用药，随访观察。用药剂量 1.0 ～ 1.5mg/（kg·d），最大剂量不超过 2.0mg/（kg·d）。1 个月以下和（或）体重 < 5kg 者，初始剂量为 1.0mg/kg，分 2 次口服，间隔 6 ～ 8h；如服药后无明显心血管或呼吸道不良反应，1 ～ 2d 后增加至 1.5mg/kg，分 2 次口服，间隔 6 ～ 8h；1 周内增加至 2.0mg/kg，分 2 次口服，间隔 6 ～ 8h。1 个月以上和（或）体重 > 5kg 者，剂量为 2.0mg/kg，分 2 次口服，间隔 6 ～ 8h。服药后 1 个月复诊，效果明显者不调整剂量；效果不明显者，重测体重，调整剂量（2.0mg/kg）；继续生长者，加服泼尼松剂量 1mg/kg，隔天 1 次，晨起进食后顿服。每 3 个月复诊 1 次，视情况继续用药或调整用药方案。

重症患儿、早产患儿、出生时低体重患儿、全身状况较差（合并心血管或呼吸系统疾病）者，以及瘤体位于气道鼻部等重要脏器周围，出现呼吸困难等症状者，需住院观察，在密切监护下小剂量给药，起始剂量 0.5mg/（kg·d），分 2 次口服；如无明显不良反应，则随着年龄和体重增长，逐渐将普萘洛尔加至足量（2mg/kg）。

国内尚无普萘洛尔口服液，只有片剂，

服药时需将药片碾碎放在汤匙中用 10ml 糖水或奶水（奶粉）溶解成 1.0mg/ml，用带刻度注射器抽取相应剂量，一次性灌入口内。如患儿不配合将药水吐出，要设法按量补服。普萘洛尔应在餐间服用，以避免低血糖发生。用药期间应严格按照医嘱服药，除非出现严重并发症或其他系统疾病，不擅自减量或停药，对避免复发或反弹至关重要。

● 用药监测：门诊用药者，嘱家长或监护人在每次服药后观察面色、呼吸和心率变化，发现异常情况，及时就诊处理。住院治疗者，需在心电监护下用药，严密监测血压、心率、呼吸、血糖等基本生命体征变化，若出现严重不良反应，及时做出处理。心率和血压的监测应在前 3d 每次服药后的 1～2h 进行。如果出现下列情况应及时减量，直至心率、血压恢复到安全范围。心动过缓新生儿少于 120 次 / 分，婴儿少于 100 次 / 分，1～3 岁幼儿少于 90 次 / 分；低血压（收缩压）新生儿 < 57mmHg 或 64mmHg（2 次听诊），6 个月婴儿 < 85mmHg 或 65mmHg（2 次听诊），1 岁幼儿 < 88mmHg 或 66mmHg（2 次听诊）。用药期间可以正常接种疫苗，对于过敏体质患者建议预防接种前停药 1～2d。如因感冒出现高热（> 38.5℃）、咳嗽，或者出现较严重的腹泻，需暂时停药观察，待痊愈后继续服药，出现其他特殊情况需随时复诊。

● 疗程：普萘洛尔对血管瘤的作用在第 1 周时最明显，其后的改善速度缓慢，有时甚至出现停滞期。药物治疗必须持续至少 6 个月。过早停药会导致血管瘤反弹性生长。

● 停药标准：血管瘤完全消退，或年龄超过 1 岁，血管瘤增殖期结束。

● 停药方法：停药时应逐渐减量，前 2 周服药次数减半，后 2 周剂量减半，第 5 周即可停药。停药后继续观察 1 个月，如无反弹性生长停止服药，如反弹生长，按原方案继续服药 1 个月或更长时间。普萘洛尔使用超过 2 周后，如果突然停，24～48h 内可

能发生心脏超敏反应，又称为普萘洛尔停药综合征（propranolol withdrawal syndrome），即突然停药后心脏 β- 肾上腺素兴奋性增加，引起血压升高和心率加快，在 4～8d 内达到峰值，2 周后逐渐减弱。

（2）糖皮质激素：最传统的药物治疗，其作用机制是通过阻断雌激素 -17β 受体（刺激内皮细胞的细胞质增殖）来抑制肿瘤的生长。Cohen 和 Wang 首先提出激素治疗，随后多位学者报道了糖皮质激素治疗血管瘤的经验，仅 30%～60% 的患者对该药物敏感，长期激素治疗还能给 10%～20% 的患儿带来较多不良反应。由于糖皮质激素对血管瘤疗效不稳定，近年来已被普萘洛尔所替代。

（3）干扰素（INF）：也曾用于婴幼儿血管瘤的治疗，自 1992 年有报道皮下注射 INFα-2a 治疗呼吸道血管瘤后，相继有学者研究证明 INF 在治疗颈面部多发且危及生命的血管瘤方面疗效显著。但由于应用 INF 的患者中有 5%～20% 出现较严重不良反应，如低热、转氨酶升高、中性粒细胞减少、贫血和痉挛性麻痹等。目前仅将其作为其他治疗均告失败时采用的一种姑息性治疗方法。

（4）平阳霉素疗法：应用平阳霉素治疗血管瘤的报道最早见于 1991 年，此后瘤体内注射该药物广泛应用于临床。平阳霉素是一种抗生素类抗肿瘤药，主要机制是抑制内皮细胞 DNA 的合成，抑制内皮细胞增生，使细胞坏死，血管瘤消退。对毛细血管瘤、海绵状血管瘤、混合血管瘤和淋巴管瘤有较好疗效。

平阳霉素注射治疗不良反应较小，常见的不良反应有发热、局部软组织肿胀、消化道反应、局部破溃、坏死等，而过敏性休克、脱发、皮肤发硬及白细胞减低等较为少见。人们对长期使用平阳霉素的最大担心是肺毒性。肺毒性的发生与计量大小密切相关，平阳霉素总剂量低于 450mg 时，发生率为 3%～5%；高于 500mg 时，发生率高达 35.3%。总量超过 160mg，可引起肺纤维

化，但一般用于治疗血管瘤的总剂量不超过100mg。另过度治疗可诱发晚期注射区域发育迟缓或障碍。

总体而言，全身药物治疗呼吸道血管瘤的疗效并非十分理想，且治疗周期长，有些治疗还能带来不可忽视的不良反应，况且停药后瘤体再生长的病例也不在少数。鉴于呼吸道血管瘤因其瘤体的部位、大小特殊，药物治疗一旦不能及时控制，危险极大。所以，适时的手术干预被许多国外专家推崇。

2. 手术治疗　主流的手术治疗有局部药物注射、激光治疗、外科摘除以及新兴的微创的内镜下吸割术。

（1）局部注射：常用药物有激素类、平阳霉素及硬化剂等。缺点是通常需多次注射，且围术期局部水肿明显，需要严密监护患儿生命体征，因此该技术应用较为局限。

（2）激光治疗：是目前最常见、最主流的手术治疗方式，自 1979 年 Simpson 等报道了第 1 例 CO_2 激光治疗呼吸道血管瘤之后，激光治疗在这领域的临床应用开展非常广泛。由于 KTP 激光（波长 532nm）和 Nd：YAG 激光（波长为 1064nm）能特异地被血红蛋白吸收，使得他们较 CO_2 激光更适于血管瘤的治疗。目前激光手术对呼吸道血管瘤的疗效基本得到了一致的认可，但关于术后近期的局部水肿及远期的局部粘连、狭窄等后遗症的报道也屡见不鲜。

（3）外科手术

● 经颈部径路外科摘除：被认为是上呼吸道血管瘤特别是声门下血管瘤最保险的一种手术方式，虽然其手术效果好，但由于创伤较大，临床开展也存在一定的争议。

● 其他手术：单发的肺海绵状血管瘤可手术切除，血管内皮瘤尽早彻底切除肿物为最佳治疗，血管球瘤可手术切除、内镜切除。

● 内镜下微创的血管瘤吸割术：对一些上呼吸道血管瘤特别声门下血管瘤，经过保守治疗效果不佳或在口服激素、普萘洛尔等药物治疗期间合并上呼吸道感染，在瘤体体积尚未缩小的基础上，呼吸道黏膜一旦水肿往往加重喉梗阻症状，危及生命。因此瘤体切吸术是一种治疗难治病例的巨大进步，可将肿瘤完全去除，迅速恢复呼吸道通畅。喉部吸割器目前已广泛应用于喉气管病变，特别在喉乳头状瘤治疗中取得非常理想的结果。该技术对于呼吸道血管瘤的效果，目前的随访已取得相当满意的结果，无并发症。

总之，患儿气道阻塞的严重程度决定了本病临床干预策略的选择。初期，可以选择相对保守的药物治疗，通常是联合应用激素及普萘洛尔，若血管瘤的生长得以控制，便不必进一步手术干预。而一旦出现严重的喉梗阻症状或病情严重及某些血管瘤，应立即采取积极的手术干预来保持气道的通畅及改善预后。而不应盲目地选择治疗周期长的药物或等待疾病的自然消退。一些微创、治愈率高、并发症少的新技术应作为首选。

（四）预后及随访

多数血管瘤患儿可自愈，预后良好，有明显呼吸道症状的患儿经治疗后可病情好转，但对于广泛支气管血管瘤的患儿由于只能采取对症治疗，故病情易反复，此类患儿为少数。

（韩玉玲　赵秀侠　张　赟）

主要参考文献

[1] 《中华儿科杂志》编辑委员会，中华医学会儿科学分会呼吸学组肺血管疾病协作组，中华医学会儿科学分会呼吸学组弥漫性肺实质 / 肺间质性疾病协作组 . 儿童先天性呼吸系统疾病分类建议 [J]. 中华儿科杂志 , 2018, 56(4): 247-260.

[2] Gandhi S, Oswal V, Thekedar P.et al. Role of transoral CO(2)laser surgery For Severe pediatric laryngomalacia [J].Eur Arch Otorhinolaryngol, 2011, 268(10): 1479-1483.

[3] Pak MW, Woo JKS, van Hasselt CA. Congenital laryngeal cysts: current approach to management [J]. J Laryngol Otol, 1996, 110(9): 854-856.

[4] Peter Van Asperen, 申昆玲, 徐保平 . 儿童囊性纤维化的相关问题 [J]. 中国循证儿科杂志 , 2015(4): 241-244.

[5] Stoltz DA, Meyerholz DK, Welsh MJ. Origins of Cystic Fibrosis Lung Disease[J].The New England Journal of Medicine, 2015, 372(4): 351-362.

[6] 徐保平, 申昆玲, 胡英惠, 等. 儿童原发性纤毛运动障碍的临床研究 [J]. 中华儿科杂志, 2008(8): 618-622.

[7] 中华医学会儿科学分会呼吸学组疑难少见病协作组, 国家呼吸系统疾病临床医学研究中心, 《中华实用儿科临床杂志》编辑委员会. 儿童原发性纤毛运动障碍诊断与治疗专家共识 [J]. 中华实用儿科临床杂志, 2018(2): 94-99.

[8] 张亚梅, 王智楠, 张丰珍. 婴幼儿呼吸道血管瘤 [J]. 中华实用儿科临床杂志, 2014(16): 1210-1212.

[9] 中华医学会整形外科分会血管瘤和脉管畸形学组. 血管瘤和脉管畸形诊断和治疗指南 (2016版)[J]. 组织工程与重建外科, 2016, 12(2): 63-93, 97.

[10] Cohn JE, Rethy K. Pediatric Bronchogenic Cysts: A Case Series of Six Patients Highlighting Diagnosis and Management[J]. J Invest Surg, 2018, 15: 1-6.

第十二节　急性呼吸窘迫综合征

急性呼吸窘迫综合征（acute respiratory distress syndrome，ARDS）是指各种肺内外致病因素所导致的急性弥漫性肺损伤造成弥漫性肺间质及肺泡水肿及由此引发的急性呼吸衰竭，是儿童呼吸系统危重疾病之一，有较高的病死率。

ARDS 的主要病理特是由多种炎性细胞介导的肺局部炎症反应和炎症反应失控所导致的肺微血管膜损伤。病理生理改变特征为：肺泡 - 毛细血管渗透屏障破坏，富含蛋白质的液体渗入肺间质导致肺水肿；失控的炎症反应进一步损伤肺泡上皮和血管内皮；Ⅱ型肺泡上皮细胞损伤导致肺泡表面活性物质减少及透明膜形成。

在儿科重症监护病房（PICU）住院患儿中的发病率为 1.44% ~ 2.3%，病死率为 33.7% ~ 61.0%。从 1994 年的"美欧专家共识"到 2012 年的"柏林标准"再到 2015 年"儿童急性呼吸窘迫综合征：儿童急性肺损伤会议共识推荐"，ARDS 的定义、诊断和治疗不断修订，加之呼吸治疗技术的进步，ARDS 的总体死亡率下降到 35% 水平。国内外研究均表明，儿童 ARDS 是 PICU 中低患病率、高死亡率的危重症之一。

一、临床表现

1. 症状　ARDS 起病急而隐匿，大多在各种原发病过程中逐渐出现，易被误认为是原发病的加重。如并发于严重创伤则呈急性起病，但对多数患儿而言，症状多在原发病后的 24 ~ 48h 出现。呼吸窘迫是 ARDS 最常见的症状，主要为气急、呼吸频速，其严重程度与基础呼吸频率和肺损伤的严重程度有关，可出现口唇及指（趾）端发绀。部分小婴儿呼吸急促不明显，但很快出现潮式呼吸等中枢呼吸衰竭症状，可伴有不同程度的咳嗽，咳血样痰或少量咯血。随着病情发展，发绀加重，缺氧症状并不因吸氧治疗改善，可伴有烦躁、嗜睡等意识改变。

2. 体征　呼吸急促而困难、发绀，且发绀不能被普通吸氧所缓解，可伴有鼻翼扇动、吸气性三凹征。发病早期肺部多无啰音，在中期可闻及干、湿啰音，后期出现管状呼吸音，呼吸音降低，并可闻及水泡音，心率增快。当合并多器官功能障碍时，可有相应的临床表现，如呼吸节律不整、谵妄、昏迷、少尿、DIC 等。

二、诊断

既往 ARDS 诊断广泛沿用 1994 年 AECC 提出的诊断标准：① 急性起病；② $PaO_2/FiO_2 \leq 200mmHg$[不管呼气末正压（PEEP）水平]；③ 正位胸部 X 线片显示双肺均有斑片状阴影；④ 肺动脉嵌顿压 $\leq 18mmHg$，

或无左心房压力增高的临床证据。具备以上 4 项者可诊断为 ARDS。如 200 < PaO_2/FiO_2 ≤ 300mmHg 且满足上述其他标准，则诊断为急性肺损伤（acute lung injury, ALI）。

2012 年在柏林进行修订（柏林标准），但 AECC 和柏林标准一直没有包含儿童，2015 年 6 月在 *Pediatric Critical Care Medicine* 上发表了"儿童急性呼吸窘迫综合征：儿童急性肺损伤会议共识推荐"，这是国际上首次制定儿童 ARDS（PARDS）标准。新共识不再将 PARDS 分为 ALI 和 ARDS，而是根据氧合指数（OI）和血氧饱和度指数（OSI）来定义 PARDS 和程度分级；去除辨别双肺和单肺浸润的差别；不再设年龄划分，新生儿达到标准也可诊断；增加了非侵入正压支持治疗的使用。

2015 共识 PARDS 的诊断标准为：①排除有围生期相关肺部疾病的患儿；②病因明确的损害发生在 7d 以内；③无法完全用心功能衰竭或液体超负荷来解释的呼吸衰竭；④胸部影像学出现与急性器质性肺损伤表现一致的新的渗出性改变；⑤在无创机械通气时，面罩 BiPAP 或 CPAP ≥ 5cmH_2O，满足 PaO_2/FiO_2 ≤ 300 或 SaO_2/FiO_2 ≤ 264，可诊断 PARDS（无严重程度分级）；⑥在有创机械通气时，满足 4 ≤ OI ≤ 8 或者 5 ≤ OSI < 7.5，可诊断轻度 PARDS；8 ≤ OI < 16 或 7.5 ≤ OSI < 12.3，可诊断中度 PARDS；OI ≥ 16 或 OSI ≥ 12.3，可诊断重度 PARDS。

三、治疗

对 PARDS 早期发现、及时治疗非常重要。治疗目标包括：消除诱发因素和治疗基础疾病，防止进一步肺损伤；器官及全身功能支持治疗，特别是呼吸支持治疗。

（一）基础疾病治疗

目前认为，感染、创伤后的全身炎症反应是导致 ARDS 的根本病因，积极控制原发病，遏制其诱导的全身失控性炎症反应是预防和治疗 ARDS 的关键。其主要措施包括：

1. 控制感染　对肺部感染、脓毒症等应早期、足量、联用抗生素，避免导致不敏感菌的繁殖或二重感染。

2. 积极抢救休克，改善微循环　适当补充血容量，避免液体输入过多过快。胶体和晶体液合理应用。

3. 及时正确处理创伤　如清创、骨折固定等。

（二）呼吸支持治疗

有效的脏器功能支持尤其是呼吸功能的支持是 PARDS 治疗的中心环节。

1. 氧疗　是纠正 ARDS 患儿低氧血症的基本手段，可根据低氧血症的程度和治疗反应调整氧疗方式，但常常难以奏效，机械通气仍然是最主要的呼吸支持手段。

2. 机械通气　是 ARDS 患儿的主要治疗措施，其目的是改善通气和氧合维持组织氧供并最大限度避免并发症的发生。

机械通气的时机选择：ARDS 患儿经高浓度吸氧（> 50%）仍不能改善低氧血症（PaO_2 < 60mmHg）时，应积极气管插管进行有创机械通气。一般认为，气管插管和有创机械通气能更有效地改善低氧血症，降低呼吸功，缓解呼吸窘迫，并能够更有效地改善全身缺氧防止肺外器官功能损害。

机械通气患者平卧时，由于气管插管导致声门的关闭功能丧失，胃肠内容物易反流误吸入下呼吸道，导致呼吸机相关性肺炎（ventilation associated pneumonia, VAP）。研究显示半卧位可显著降低机械通气患者 VAP 的发生。因此，若无体位改变的禁忌证，机械通气的 ARDS 患儿应采用 30° ～ 45° 半卧位。

（1）肺保护性通气策略

● 低潮气量通气（low tidal volume, LTV），限制其气道平台压：建议控制通气的潮气量应设置在等于或低于生理潮气量范围内（预测呼吸系统顺应性较好患儿为 5 ～ 8ml/kg，呼吸系统顺应性差的患儿为 3 ~ 6ml/kg）。吸气时平台压限制为 28cmH$_2$O，对于胸壁顺应性降低患儿，平台压可提高到 29 ~ 32cmH$_2$O。潮气量减少后引起的分钟通气量减少可通过适当增快呼吸频率来代偿。目前认为在实施肺保护性通气策略时，限制气道平台压比限制潮气量更为重要。首先避免过度扩张（即容积伤），另外应该避免或尽量减少周期性的开闭肺泡（即肺萎陷伤）。

• 允许性高碳酸血症（permissive hypercapnia，PHC）：是指采用低容限压控制通气策略，在保证氧合的同时，允许动脉血二氧化碳分压（PaCO$_2$）在一定范围内缓慢升高。研究证实，实施肺保护性通气策略时一定程度的高碳酸血症是安全的。但以下情况应慎用：缺血性心脏病、左或右心功能衰竭、肺动脉高压及颅脑损伤、颅高压。一般 PaCO$_2$ 不超过 9.33kPa（70mmHg），若 pH < 7.2 持续 24h 肾脏仍未进行代偿，可考虑静脉输注碳酸氢钠。

• 最佳 PEEP 和肺复张：由于肺保护性通气策略严格限制潮气量和吸气平台压，从而可导致部分肺泡加速塌陷加重低氧血症，建议适度升高 PEEP（10 ~ 15cmH$_2$O）来改善氧合。对于严重的 PARDS，PEEP 可高于 15cmH$_2$O，在 PEEP 值增加时，应当密切监测给氧情况、呼吸道的顺应性和血流动力学。推荐谨慎的肺复张策略，通过缓慢改变（递增和递减）PEEP 的步骤来改善严重的氧合衰竭，不推荐持续性的肺膨胀策略。

• 俯卧位通气和气管内吸引治疗：由于缺乏儿科证据，新共识不推荐 PARDS 患儿常规使用俯卧位通气治疗，但是对于预防发展为严重的 RARDS，俯卧位通气是一种选择手段。关于气管内吸引：当患儿有分泌物时应采取气管内吸引治疗，建议浅部吸引同时不能与呼吸机断开，其主要目的是防止肺泡重新坍塌。

（2）通气模式：持续气道内正压通气（continuous positive airways pressure，CPAP）或呼气末正压通气（positive end expiratory pressure，PEEP）为首选，间歇正压通气（intermittent positive pressure ventilation，IPV）为常用的通气模式。

• 无创正压通气（NPPV）：对于具有 PARDS 风险的患儿，推荐在病程早期在有持续的监护和配备了有创通气的急救护理单元使用非侵袭性辅助通气，推荐使用呼气末正压的无创辅助通气（CPAP 或 BiPAP）。NPPV 不适于病情危重的 PARDS 患儿。

• 压力预置型通气（pressure preset ventilation，PPV）：与定容型通气模式相比，产生同样潮气量所需压力明显降低，且有吸气末正压功能，人机顺应性较好，故已逐渐成为临床上首选的通气模式。

• 压力支持通气（pressure support ventilation，PSV）：该通气模式需要患者的自主呼吸触发。ARDS 患儿机械通气时，在人机协调性较好、循环功能稳定的情况下，应尽量保留自主呼吸。自主呼吸过程中膈肌主动收缩可改善通气血流比例失调，改善氧合。PSV 时人机易于同步，提供的吸气流量为减速波型，有利于气体交换和增加氧合。PSV 可保证 ARDS 时非均质的肺内区带的气道压不会超过预定吸气压值，从而减少机械通气相关性肺损伤（ventilator-induced lung injury，VILI）的发生。

• 反比通气（inverse ratio ventilation，IRV）：当吸气时间超过 1/2 呼吸周期，称为反比通气。IRV 可使气道平均压增高，肺内分流减少，而伴以较低的 PEEP 和 PIP 水平。此外，因呼气时间缩短，产生内源性 PEEP（PEEPi），可增加功能残气量（functional residual capacity，FRC）。主要用于正比通气无效的患者。

• 双相正压通气（biphasic positive airway pressure，BiPAP）：是让患者的自主呼吸交替地在两种不同的气道正压水平上进行，其实质是在自主呼吸 + 双水平的持续气道正压。在不同通气条件下，可满足从指令到间歇指令和自主呼吸的不同需要，提高了人机配合度。同时，BiPAP 可实施低潮气量通气，降低气道压力，防止 VILI 的发生。

● 高频振荡通气（high frequency oscillatory ventilation，HFOV）：HFOV 是近年来应用于临床的一种新的模式，500～3000 次/分的高频活塞泵运动，将少量气体（20%～80% 解剖无效腔量）送入和抽出气道，可明显改善氧合，且具有较低的气道压力，可减少肺气压伤。传统的 ARDS 治疗流程是常规肺保护通气策略无效后开始 HFOV，新共识仍然把 HFOV 作为一种替代的通气模式，只有在低氧性呼吸衰竭，胸壁顺应性无降低，气道平台压超过 28cmH$_2$O 的中、重度 PARDS 患儿，才可以尝试 HFOV。不推荐常规使用 HFOV。

● 液体通气（liquid ventilation，LV）：部分液体通气是在常规机械通气的基础上经气管插管向肺内注入相当于功能残气量的全氟碳化合物，然后进行正压通气，以降低肺泡表面张力，促进肺重力依赖区塌陷肺泡复张，增加肺顺应性和改善气体交换，可作为严重 ARDS 患者常规机械通气无效时的一种选择。新共识不推荐常规使用液体通气。

3. 体外膜肺氧合（ECMO）技术　对于因严重 PARDS 导致呼吸衰竭的患儿或配型成功考虑肺移植的患儿，在常规的肺保护措施下仍有气体交换障碍，可考虑使用体外膜肺氧合（ECMO）。但仍没有临床标准评判哪一些 PARDS 患儿使用 ECMO 更好。指南推荐 ECMO 用于 OI > 40 或 PaO$_2$/FiO$_2$ < 60 的极重度 PARDS。

（三）药物治疗

虽然许多药物如表面活性物质（PS）、吸入一氧化氮（iNO）、激素仍在临床适用。但这些均是基于成年人的数据以及儿科重症医师的经验。目前还缺乏确切的儿童相关证据。

1. 外源性表面活性剂　ARDS 患者可出现 II 型肺泡上皮细胞损伤，可引起 PS 不足或活性异常。补充 PS 常应用于早产儿呼吸窘迫综合征，但目前在儿童和成年人的应用仍有争议。虽然许多动物研究、无对照的病案报道、病例分析均提示外源性表面活性物质在 PARDS 中可以提高氧合并且可影响许多其他远期临床结果，但是在排除新生儿的 PARDS 后，多数关于表面活性剂治疗疗效的临床试验结果不是肯定的。此外，剂型、剂量、给药途径和给药时间等许多问题尚未解决，因此新共识不推荐 PARDS 常规使用肺表面活性剂。

2. 吸入一氧化氮（iNO）　临床研究发现 iNO 不能降低严重 PARDS 或轻 - 中度 PARDS 的病死率，仅作为纠正通气 - 血流失调时的辅助治疗。因此，对于 PARDS 患儿，不推荐常规使用 iNO。但是，对于合并重度肺动脉高压和严重的右心功能不全的患儿可以使用。此外，也可以用于严重 PARDS 患儿作为抢救或者体外生命支持的补充手段。

3. 皮质类固醇　由于缺乏儿科证据，现有资料得出的糖皮质激素治疗效果很不统一。因此新共识不推荐 PARDS 常规使用糖皮质激素治疗。但是糖皮质激素在日常儿科重症医学中是常用的治疗方式。这也提示未来需要进一步研究适合皮质激素治疗的 PARDS 人群以及治疗剂量和给药途径。但对于过敏原因导致的 ARDS 患者，早期应用糖皮质激素经验性治疗可能有效。此外，感染性休克并发 ARDS 的患者，如合并有肾上腺皮质功能不全，可考虑应用替代量的糖皮质激素。

4. 镇静药和神经肌肉阻断药　PARDS 患儿应用最小剂量的镇静药以助于患儿对机械通气的耐受，最小剂量镇静剂量因患儿而异，因素包括病程、疾病的性质和伴随治疗的药物作用、患儿对治疗的反应等。如果单一的镇静药不能满足患儿耐受有效的机械通气，可考虑使用最小剂量的神经肌肉阻断剂，以促进机械通气的顺畅、呼吸功能的恢复。2015 年发表的一篇 Meta 分析提示，ARDS 早期 48h 输注顺式阿曲库铵可降低患者 28d 的病死率，顺式阿曲库铵的使用有可能成为

治疗早期 - 重度 ARDS 的重要方法，但同时也需要今后更大量的 RCT 的实施和验证。

5. 其他　既往研究显示使用巨噬细胞集落刺激因子、中性粒细胞弹性蛋白酶抑制剂、支气管扩张剂、N- 乙酰半胱氨酸等对病死率无明显影响。

（四）对症治疗

1. 液体管理治疗　PARDS 的重症患儿液体管理的目标是维持血管内容积以保证充足的终末器官灌流，同时减少肺部血管外液体和肺水肿。在初次液体复苏和稳定后，应当监测液体平衡维持足够的血管内容量，同时避免液体正平衡。有研究显示，对于创伤导致的 ARDS 患者，液体正平衡使患者病死率明显增高，应用利尿剂减轻肺水肿可改善肺部病理情况，缩短机械通气时间，进而减少呼吸机相关性肺炎等并发症的发生。目前尚没有可推荐的方法用于评估 PARDS 患儿的血管内状态来指导液体管理。

2. 血液净化治疗　有研究证明其他重要脏器的支持能改善 ARDS 预后，如合并肾功能障碍时尽早给予连续肾脏替代治疗。

3. 营养　PARDS 患儿应当接受阶段性的营养代谢评估以判断营养是否充足，营养摄入是否平衡和代谢利用状态，新共识建议优先选择肠内营养而不是肠外营养。

4. 输血　在临床情况稳定，除外发绀型心脏病、出血、严重低氧血症的患儿，建议将血红蛋白浓度 70g/L 作为 PARDS 患儿红细胞输注的临界值。

四、预后及随访

随着医学技术的发展，PARDS 的生存率逐渐提高，大规模观察性或流行病学调查发现儿童 ALI、ARDS 的病死率为 15% ～ 50%。为了进一步降低死亡率，未来临床试验应关注下列观察指标：远期（90d）病死率、氧疗时间或高浓度给氧时间、脱机时间、新发的或进展性器官功能衰竭发生率、器官功能衰竭或治疗无效天数、PICU 住院时间、是否再次入院、生活质量、神经系统功能、心理健康等。探索 PARDS 病死率和远期结果之间的关系，将为我们估计不同因素对 PARDS 幸存患儿远期康复、生长发育和生活质量的影响提供有力证据。

（王秀芳）

主要参考文献

[1] 封志纯, 祝益民, 肖昕. 实用儿童重症医学 [M]. 北京：人民卫生出版社, 2016: 612-623.

[2] 江载芳, 申昆玲, 沈颖. 诸福棠实用儿科学 [M]. 第 8 版. 北京：人民卫生出版社, 2015: 2717-2725.

[3] Schouten LR, Veltkamp F, Bos AP, et al. Incidence and mortality of acute respiratory distress syndrome in children: a systematic review and Met analysis [J]. Crit Care Med, 2016, 44(4): 819-829.

[4] Pediatric Acute Lung Injury Consensus Conference Group. Pediatric acute respiratory distress syndrome: consensus recommendations from the Pediatric Acute Lung Injury Consensus Conference [J]. Pediatr Crit Care Med, 2015, 16(5): 428-439.

[5] Rimensberger PC, Heifetz IM. Pediatric Acute Lung Injury Consensus Conference Group. Ventilatory support in children with pediatric acute respiratory distress syndrome: proceedings from the Pediatric Acute Lung Injury Consensus Conference [J].Pediatr Crit Care Med, 2015, 16(supll 5): S5160.

[6] Tamburro RF, Kneyber MC. Pediatric Acute Lung Injury Consensus Conference Group. Pulmonary specific ancillary treatment for pediatric acute respiratory distress syndrome: proceedings from the Pediatric Acute Lung Injury Consensus Conference [J]. Pediatr Crit Care Med, 2015, 16(Suppll 5): S6172.

[7] Valentine SL, Nadkarni VM, Curley MA, et al. Nonpulmonary treatments for pediatric acute respiratory distress syndrome: proceedings from the Pediatric Acute Lung Injury Consensus Conference [J]. Pediatr Crit Care Med, 2015, 16(Suppll 5): S73-S85.

[8] Silva PL, Peloei P, Rocco PR. Fluids in acute respiratory distress syndrome: pros and cons [J]. Curr Opin Crit Care, 2014, 20(1): 104-112.

[9] Ruan SY, Huang TM, Wu HY, et al. Inhaled nitric oxide therapy and risk of renal dysfunction; a systematic review and meta-analysis of randomized trials[J]. Crit Care, 2015, 19: 137.

[10] Duggal A, Ganapathy A, Ratnapalan M, et al. Pharmacological treatments for acute respiratory distress syndrome: systematic review [J]. Minerva Anestesiol, 2015, 81(5): 567-588.

[11] 荣群芳, 张育才. 糖皮质激素在急性呼吸窘迫综合征中的应用 [J]. 中国小儿急救医学, 2014, 21(12): 756-759.

[12] Han F, Sun R, Ni Y, et al. Early initiation of continuous renal replacement therapy improves clinical outcomes in patients with acute respiratory distress syndrome [J]. Am J Med Sci, 2015, 349(3): 199-205.

第十三节　危急重症处理

一、心搏呼吸骤停与心肺复苏术

心搏、呼吸骤停是临床常见急症，多种病因可致其发生，采取积极有效的措施——心肺脑复苏（cardiopulmonary cerebral resuscitation，CPCR）迅速逆转心搏呼吸骤停是急诊医学的重要内容。1974 年，美国心脏病协会（American Heart Association，AHA）开始制定心肺复苏指南，并多次修订再版。20世纪 80 年代脑复苏（cerebral resuscitation）受到广泛重视，从此心肺复苏与脑复苏紧密结合起来，并形成一门新的学科——心肺脑复苏学。

既往 AHA 每 5 年更新一次《心肺复苏（cardiopulmonary resuscitation，CPR）与心血管急救指南》。从 2017 年 11 月起，AHA 根据新的临床证据每年进行更新。

（一）心搏呼吸骤停的临床表现

突然昏迷；瞳孔散大，对光反射消失；大动脉搏动消失，血压测不到。心音消失，或者心音微弱，心率 < 60 次 / 分；呼吸停止或叹气样呼吸。心电图为等电位线、心室颤动或电机械分离。

（二）心搏呼吸骤停的诊断

凡突然昏迷伴大动脉搏动或心音消失者即可确诊。对可疑病例应先行复苏，不可因反复触摸动脉搏动或听心音而延误早期抢救，更不能等待心音完全消失后再进行复苏。

（三）心搏呼吸骤停的处理

包括基础生命支持阶段（BLS）、高级生命支持阶段（ALS）和延续生命支持阶段（PLS）三个阶段。应争分夺秒进行，强调黄金 4min，即在 4min 内进行 BLS，并在 8min 内进行 ALS。

1. 基础生命支持阶段（BLS）

（1）迅速评估和启动应急反应系统：包括迅速评估环境对抢救者和患儿是否安全、评估患儿的反应性（轻拍或大声说话）和呼吸（查看有无呼吸动作）、检查大动脉搏动（婴儿触摸肱动脉，儿童触摸颈动脉或股动脉），5 ～ 10s 内作出判断，迅速决定是否需要 CPR。

（2）迅速实施 CPR：婴儿和儿童程序为 C-A-B 方法。即：胸外按压（circulation，C）、开放气道（airway，A）和建立呼吸（breathing，B）。

● 胸外按压（C）：目的是建立人工循环。让患儿仰卧于硬板床上。对于婴儿，单人使用双指按压法：将两手指置于乳头连线下方按压胸骨（图 14-3-1）；或使用双手环抱拇指按压法，将两手掌及四手指托住两侧背部，环绕患儿胸部，用双手大拇指按压胸骨下 1/3 处（图 14-3-2）。对于儿童，可用单手或双手按压胸骨下半部分，单手胸外按压时，可用一只手固定患儿头部，以便通气，另一手的手掌根部置于胸骨下半部，手掌根的长轴与胸骨长轴一致（图 14-3-3）；双手胸外按压时，将一手掌根部重叠放在另一手背上，十指相扣，使下面手的手指抬起，手掌根部垂直按压胸骨下半部（图 14-3-4）。注意不要按压剑突和肋骨。按压深度至少为胸部前后径的 1/3（婴儿大约为 4cm，儿童大约为 5cm，青春期儿童不超过 6cm），按压频率为 100～120 次/分，每一次按压后让胸廓充分回弹，尽量减少胸外按压中断（< 10s）。

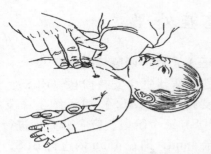

图 14-13-1　双指指压法（用于新生儿和小婴儿）

（图 14-13-1～图 14-13-4 引自《儿科学》第 9 版 441 页）

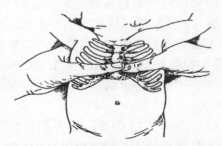

图 14-13-2　双手环抱拇指按压法（用于新生儿和小婴儿）

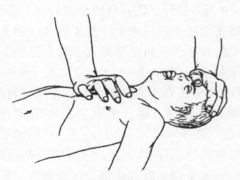

图 14-13-3　单手按压法（适用于儿童）

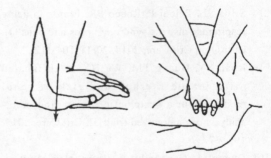

图 14-13-4　双手按压法（适用于儿童和成年人）

● 开放气道（A）：多采用仰头抬颏法。用一只手的手掌外侧置于患儿前额加压使头后仰，另一手的示指、中指置于下颏将下颌骨上提，使下颌骨与耳垂的连线与地面垂直，同时清除气道异物和气道分泌物。

● 建立呼吸（B）：多采用口对口人工呼吸法，即畅通气道后用拇指与示指捏住患者鼻孔，操作者深吸一口气后随即吹入患儿气道直至胸部抬起为止。婴儿可用口对口鼻行人工呼吸。停止吹气后立即松开患者鼻孔，借胸部和肺的回缩作用排出肺内气体。

医疗人员在院内进行人工呼吸可使用球囊-面罩通气，面罩应紧密覆盖患儿口鼻，并托颌保证气道通畅。采用"EC"钳技术，中指、环指、小指呈 E 字形向面罩方向托颌，拇指和示指呈 C 字形将面罩紧紧扣在面部，右手挤压球囊进行通气，注意观察胸廓起伏了解辅助通气效果。

胸外按压与人工呼吸的协调：婴儿和儿童，单人复苏时胸外按压和人工呼吸比为 30：2，双人复苏则为 15：2。若高级气道建立后，胸外按压以 100～120 次/分的频率不间断进行；人工通气频率为 10 次/分，注意避免过度通气。

● 除颤：在能够获得自动体外除颤器（AED）或者手动除颤仪的条件下进行。对 1～8 岁儿童进行除颤时，应尽可能使用有儿童剂量衰减系统的 AED。对于婴儿，最好使用手动除颤仪。除颤初始能量一般为 2J/kg，随后可升至 4J/kg 或以上，但不超过 10J/kg。除颤后立即恢复 CPR。

2.高级生命支持阶段（ALS）

（1）高级气道通气：包括放置口咽或鼻咽气道、喉面罩气道、气管插管等。气管插管是最常用的技术。

（2）供氧：自主循环恢复期推荐使用100% 纯氧；恢复后根据动脉血氧饱和度调整供氧浓度，保证动脉血氧饱和度维持在94% ～ 99%。

（3）建立与维持静脉通路：建立血管通路是使用药物、补充液体之必需。周围静脉通路为首选，必要时可同时建立周围静脉和中心静脉通路。静脉通路（IV）不能迅速建立时可建立骨内通路（IO）。如果静脉通路和骨内通路均未能及时建立，部分药物如肾上腺素、利多卡因、阿托品等药物可经气管通路（ET）给药。

（4）药物治疗：包括抗心律失常、纠正休克、纠正电解质和酸碱失衡、维持心功能稳定等。

● 肾上腺素：心肺复苏时的首选药物，兼具兴奋 α、β 受体作用，能有效提高动脉压，增强心肌收缩力，使心脑血流增多，有利于心脏复跳和减少脑缺氧的损伤。IV 和 IO 给药剂量为 0.01mg/kg（1∶10 000 的溶液，0.1ml/kg），最大剂量 1mg；ET 给药剂量为 0.1mg/kg，最大剂量 2.5mg，必要时间隔 3 ～ 5min 可重复给药一次。注意不能与碱性液体同一管道输注。

● 碳酸氢钠：不主张常规应用，对于心脏停搏时间较长、原有代谢性酸中毒、高钾血症或三环类巴比妥类药物过量者，可应用碳酸氢钠，使用时以 1mmol/kg 为起始剂量，IV 和 IO 缓慢注入。当自主循环建立后用量可依据血气分析结果而定。

● 阿托品：不作为心肺复苏的常规用药，适用于迷走神经兴奋所致的心动过缓或心脏停搏。IV 和 IO 给药剂量为 0.02mg/kg，ET 给药剂量为 0.05mg/kg，间隔 5min 可重复使用。单次最大剂量为 0.5mg。

● 钙剂：儿童 CPR 不常规使用，只有已经证实的低钙血症、高钾血症、高镁血症或者钙通道阻滞剂过量时使用。

● 纳洛酮：用于阿片类药物过量。剂量：< 5 岁或体重≤ 20kg 者 0.1mg/kg，≥ 5 岁或体重≥ 20kg 者 2mg，IV 或 IO 给药。

● 胺碘酮和利多卡因：用于电击除颤难治性心室颤动（VF）/ 无脉性心动过速（pVT）。胺碘酮剂量 5mg/kg，单次剂量不超过 300mg，IV 或 IO 给药，可重复给药 2 次。利多卡因 IV 或 IO 给药负荷剂量为 1mg/kg，维持剂量为 20 ～ 50μg/（kg·min）。

3.持续生命支持阶段（PLS）　PLS 主要针对原发病或并发症进行处理，使各系统器官功能保持稳定。

（1）维持有效循环：纠正心律失常和低电压，维持重要脏器血供，补充血容量纠正低血容量休克，心功能不全时应使用正性肌力药物、利尿剂和血管扩张剂。如果血流动力学状态不稳定，应做血流动力学监测。

（2）维持和改善呼吸：复苏后继续保持呼吸道通畅，自主呼吸较好者可给予低流量吸氧，呼吸衰竭者应使用人工呼吸器辅助呼吸。

（3）脑复苏：防治脑水肿，血流动力学稳定时心肺复苏成功后应立即开始脱水治疗，脱水剂多用 20% 甘露醇 2.5 ～ 5ml/kg，每 4 ～ 6 小时 1 次。脑水肿在发病后 2 ～ 3d 达高峰，多持续 5 ～ 7d，故脱水时间一般需持续 5 ～ 7d。低温治疗可促进脑复苏。循环稳定基础上脑复苏患者还可使用高压氧治疗，高压氧可以明显减轻脑组织的缺血缺氧损害，利于脑组织早期恢复。

（4）防治急性肾衰竭。

二、急性上呼吸道梗阻

由于儿童上呼吸道管腔狭窄、黏膜下组织疏松，呼吸道生理反射功能发育不健全，因鼻、咽、喉部及其邻近器官组织病变导致的上呼吸道梗阻常进展迅速，若救治不及时可引起窒息死亡。尽快地明确诊断并及时恰当的救治极为重要。上呼吸道梗阻常见原因见表 14-13-1。

表 14-13-1　上气道梗阻的常见原因

原因	疾病
感染	腺样体肥大、扁桃体肥大、急性喉炎、急性会厌炎、白喉的膜性渗出、喉脓肿、咽后壁脓肿、下颌下蜂窝织炎
外伤	咽喉部外伤、烧灼伤、烫伤和化学性损伤
异物	咽喉部和气管异物引起机械性阻塞及喉痉挛
水肿	喉部血管神经性水肿、过敏反应等
畸形	先天性后鼻孔闭锁、喉气管软化、喉噗、喉软骨畸形
肿瘤	咽喉部肿瘤、囊肿、甲状腺肿瘤等
其他	维生素 D 缺乏手足抽搐伴发的喉痉挛、喉软化症；软骨炎

（一）临床表现

最常见的症状是吸气性呼吸困难，也是造成死亡的直接原因，声带病变时出现声音嘶哑。可听到吸气性喉鸣，呼吸费力，辅助呼吸肌参加呼吸活动，肋间隙、锁骨上窝凹陷。严重病例呼吸极度困难，发绀、烦躁，辅助呼吸肌剧烈运动，呈矛盾呼吸运动。晚期可出现心率加快继而心率减慢，可因低氧和迷走神经反射引起心跳停止而迅速死亡。

（二）诊断

根据病史、症状和体征，对急性上呼吸道梗阻诊断并不困难，关键是要明确病因和判断病情轻重，可以根据病情轻重，给予相应的检查：如咽喉部侧位 X 线片或 CT、MRI、鼻咽喉镜检查等。呼吸困难严重的应先解除呼吸困难后再进行病因检查。

急性上呼吸道梗阻分为 4 度。Ⅰ度：安静时无呼吸困难，活动时有轻度呼吸困难；Ⅱ度：安静时有呼吸困难，活动时呼吸困难加重，烦躁不安，心率加快；Ⅲ度：安静时呼吸困难明显，而且伴缺氧症状；Ⅳ度：极度呼吸困难，发绀或者面色苍白，烦躁或者

甚至昏迷，脉搏细速或变慢。

（三）治疗

因根据其病因、病情严重程度、全身状况及客观条件进行综合治疗，尤其是重度患儿，须迅速解除呼吸困难，以免造成窒息。

1. 恢复气道通畅　急性上呼吸道梗阻患儿立即设法使其气道通畅，尽量使患儿头向后仰。如气道恢复通畅后，患儿仍无呼吸，应立即进行人工通气。对一般患儿可先采用对因治疗，如异物取出、咽后壁脓肿切开等。而危重患儿应先解除呼吸困难后再对因治疗，同时对症支持治疗。

2. 积极进行病因治疗　如由感染或者局部水肿引起，可应用糖皮质激素和肾上腺素雾化治疗，同时抗感染及全身糖皮质激素应用；气道异物者可尽早气管镜下取出；外伤、肿瘤者尽快通过手术或内镜下介入治疗。

3. 病因治疗同时随时准备抢救　炎症引起者用药的同时密切观察，若药物治疗未见好转或者全身情况较差时尽早行气管插管或气管切开术；若为异物引起呼吸困难，而当地没条件取异物时可先行气管插管后转运。若为占位则尽快气管插管或气管切开术。

4. 抢救措施

（1）气管插管术：为紧急解除上呼吸道阻塞、保证呼吸道通畅、清除呼吸道分泌物和进行辅助呼吸的有效急救方法。

（2）气管切开术：是切开颈部气道前壁插入气管套管或气管通气管，患儿直接经气管呼吸的急救术，儿童气管切开最好在气管插管下进行。

（3）环甲膜穿刺术：情况特别紧急，来不及或者无气管插管、气管切开条件时，可用一根粗注射针头，经环甲膜直接刺入喉腔，暂时缓解呼吸困难。

三、重症哮喘发作

哮喘急性发作的严重程度不同，多数患儿通过常规治疗即可控制。少数患儿经常规处理后仍有严重或进行性呼吸困难加重者，

成为哮喘持续状态；如气道阻塞未及时得到缓解，可迅速发展为呼吸衰竭，危及生命。

（一）临床表现

1. 诱因　哮喘急性加重最常见的诱因是上呼吸道感染，尤其是病毒感染。其他感染诱因包括肺炎衣原体、单纯疱疹病毒等。此外，高敏患者接触阿司匹林或非类固醇性环氧合酶 I 抑制剂也可引起危及生命的哮喘发作。

2. 症状体征　临床症状表现为呼吸困难，强迫端坐呼吸，语言不连贯或者不能讲话、大汗淋漓、烦躁不安，甚至意识模糊、嗜睡、昏迷。体检口唇发绀、三凹征，肺部响亮广泛的哮鸣音，如肺部听诊呼吸音遥远或听不到哮鸣音，则提示气道严重阻塞，可迅即危及生命。

3. 血气分析　危重哮喘早期表现为低氧血症，由于代偿性过度通气导致的低碳酸血症，如 $PaCO_2$ 由低值转为正常，是疾病恶化的一个重要指标。一旦出现高碳酸血症，提示呼吸道严重阻塞，患者处于危急状态。大多数患儿的 PEF < 50% 预计值，如 PEF < 33% 预计值，提示气道严重阻塞。

（二）治疗

1. 吸氧　低氧血症的患儿采用鼻导管或面罩吸氧，温化湿化给氧，以避免干冷气体对气道的不良刺激，维持氧饱和度维持在 93% ~ 95%（6 ~ 11 岁为 94% ~ 98%）。

2. 药物治疗　见本章第五节。

3. 机械通气治疗　经合理联合治疗，但症状持续加重，出现呼吸衰竭征象时，应及时给予辅助机械通气治疗。在应用辅助机械通气治疗前禁用镇静药。

（1）无创通气：无创通气治疗适用于对哮喘治疗反应不佳，出现 CO_2 潴留，尚不需立即气管机械通气者，但有神志障碍或分泌物潴留者则不适合无创通气。

（2）有创机械通气指征：①持续严重的呼吸困难；②呼吸音减低到几乎听不到哮鸣音及呼吸音；③因过度通气和呼吸肌疲劳而使胸廓运动受限；④意识障碍、烦躁或抑制，甚至昏迷；⑤吸入 40% 氧状态下发绀进行性加重；⑥ $PaCO_2 \geqslant 8.6kPa$（65mmHg）。

对于重症哮喘患者，机械通气的策略在于适当减少每分通气量，以避免肺过度充气，同时提高吸气流速，缩短吸气时间，延长吸呼比例，以利于闭陷于肺内的气体呼出，避免气体潴留。

常用的通气模式以定容型为宜，呼吸频率略慢于正常值，潮气量维持在 8 ~ 12ml/kg。吸气峰压一般不宜超过 40cmH$_2$O，如通气压力过高，可采用允许性高碳酸血症通气策略，允许 $PaCO_2$ 适度升高，避免由于高容量高气压通气造成的气压伤及循环衰竭等严重并发症。对于没有颅内疾病和心率衰竭的患者，允许性高碳酸血症通常是安全的。重症哮喘患儿机械通气治疗初期一般不主张使用 PEEP，但对于血流动力学稳定，意识清楚，有自主呼吸并且伴有显著呼吸困难的哮喘患者可加用适当的 PEEP（3 ~ 4cmH$_2$O）。

4. 氦氧吸入治疗　常用氦氧比例为 80 : 20 或 70 : 30，可通过雾化器或面罩吸入。威胁生命或经常规治疗后仍未改善的危重哮喘患儿可考虑使用。

5. 对症治疗　维持液体及酸碱平衡，纠正电解质紊乱。因严重低氧血症、高碳酸血症及摄入不足等原因，可引起呼吸性酸中毒及代谢性酸中毒，呼吸性酸中毒者应改善通气，代谢性酸中毒者可给予 5% 碳酸氢钠稀释成等张液 1.4% 静脉滴注。危重哮喘发作主要由病毒诱发，抗生素不作为常规应用，如同时发生下呼吸道细菌感染出现发热、咳黄脓痰，则根据痰涂片和细菌培养选用病原菌敏感的抗菌药物治疗。

（王秀芳）

主要参考文献

[1] 封志纯, 祝益民, 肖昕. 实用儿童重症医学 [M]. 北京：人民卫生出版社, 2016: 69-75.

[2] 王卫平, 孙琨, 常立文. 儿科学 [M]. 9 版. 北京：人民卫生出版社, 2018: 439-444.

[3] Panchal AR, Berg KM, Kudenchuk PJ, et al.2018 American Heart Association Focused Update on Advanced Cardiovascular Life Support Use of Antiarrhythmic Drugs During and Immediately After Cardiac Arrest: An Update to the American Heart Association Guidelines for Cardiopulmonary Resuscitation And Emergency Cardiovascular Care [J].Circulation, 2018, 138(23): e740-e749.

[4] Duff JP, Topjian A, Berg MD, et al.2018 American Heart Association Focused Update on Pediatric Advanced Life Support: An Update to the American Heart Association Guidelines for Cardiopulmonary Resuscitation and Emergency Cardiovascular Care[J].Circulation, 2018, 138(23): e731-e739.

[5] Soar J, Donnino MW, Maconochie, et al.2018 International Consensus on Cardiopulmonary Resuscitalion and Emergency Cardiovascular Care Science With Treatment Recommendations Summary[J].Circulation, 2018, 138(23): e714-e730.

[6] 封志纯, 祝益民, 肖昕 . 实用儿童重症医学 [M]. 北京：人民卫生出版社, 2016: 744-746.

[7] 江载芳, 申昆玲, 沈颖 . 诸福棠实用儿科学 [M]. 8 版 . 北京：人民卫生出版社, 2015: 2547-2549.

[8] Global Initiative for Asthma. 2017 GINA Report, Global Strategy for Asthma Management and Prevention(2017)[EB/OL]. http: //www. ginasthma. org/.

[9] 中华医学会儿科分会呼吸学组，《中华儿科杂志》编辑委员会 . 儿童支气管哮喘诊断与防治指南 (2016 年版)[J]. 中华儿科杂志, 2016, 54(3): 167-181.

[10] Rodrigo GJ, Gastro-Rodriguez JA. Heliox-driven β2-agonists nebulization for children and adults with acute asthma: a systematic review with meta-analysis[J]. Ann Allergy Asthma Immunol, 2014, 112(1): 29-34.

第 15 章
儿童家庭呼吸支持与护理

近 20～30 年，西方发达国家关于儿童家庭呼吸支持与护理的开展与日俱增，其疗效也得到了越来越多循证医学证据的支持。尽管面向儿童患者开展的难度高于成年人，但其预后明显优于成年人，因此帮助呼吸机依赖患儿从院内机械通气过渡到长期家庭呼吸支持，不仅可以提高患儿的生存质量，还可减少医疗花费。我国目前这方面仍较滞后，虽然中华医学会呼吸病学分会睡眠呼吸障碍学组已出台家庭无创正压通气临床应用技术专家共识，但主要集中于无创通气治疗的报道，对于更严重的神经肌肉疾病、慢性肺疾病有创通气的开展和研究几近空白。究其原因，一方面可能与缺乏专门的家庭呼吸治疗团队及相关的技术规范指南有关，另一方面可能与家庭呼吸治疗相关仪器设备未能纳入医保范畴，费用昂贵有关。国内呼吸机依赖患儿不在少数，亟需结合中国国情的技术规范和治疗指南并呼吁相关政策及医保的支持，以进一步推广长期家庭呼吸支持的应用，惠及这些呼吸机依赖的患儿及家庭。

第一节　儿童家庭呼吸支持指征

家庭呼吸支持主要应用于长期依赖机械辅助通气的慢性呼吸功能不全的患者。成人患者中以慢性阻塞性肺疾病和阻塞性睡眠呼吸暂停低通气综合征（OSAHS）多见，儿童患者疾病谱较广泛，2019 年美国胸科协会总结出儿童家庭氧疗推荐等级及证据等级，特别是儿童呼吸系统疾病氧疗的适应证，这对于未来家庭呼吸支持治疗的开展具有重要指导意义（具体见表 15-1-1）。

一、儿童家庭呼吸支持的主要适应证

1. 肺部疾病　囊性纤维化、支气管肺发育不良、气管支气管软化、儿童慢性肺间质疾病及支气管扩张等。

2. 循环系统疾病　肺动脉高压（伴或不伴有先天性心脏病）。

3. 睡眠呼吸障碍性疾病　OSAHS 等。

4. 胸廓异常　脊柱侧弯、胸壁畸形等。

5. 呼吸泵衰竭　脊髓型肌萎缩、脊髓损伤、慢性吉兰 - 巴雷综合征、重症肌无力及先天性肌病等。

6. 中枢驱动异常　先天性中枢性低通气综合征、获得性中枢性低通气（如脑干肿瘤、出血、梗死、脑炎后遗症等）。

二、家庭呼吸支持选择

（一）家庭无创呼吸机选择时机

家庭呼吸支持的选择时机尚无统一定论，美国胸科医师协会共识提出对于病情相对稳

表 15-1-1　儿童家庭氧疗推荐等级及证据等级汇总表（ATS 2019 版）

儿童呼吸系统疾病	具体说明	推荐等级	证据等级
囊性纤维化	伴严重慢性低氧血症，建议氧疗	强烈推荐	极低级别证据
	伴轻度慢性低氧血症或劳力性呼吸困难	有条件推荐	极低级别证据
支气管肺发育不良	伴慢性低氧血症，建议家庭氧疗	强烈推荐	极低级别证据
睡眠呼吸疾病	伴严重夜间低氧血症，不能耐受气道正压治疗或等待手术治疗的患儿，建议家庭氧疗	有条件推荐	极低级别证据
镰状细胞病	伴慢性低氧血症，建议家庭氧疗	有条件推荐	极低级别证据
肺动脉高压（不伴先天性心脏病）	伴慢性低氧血症，建议家庭氧疗	强烈推荐	极低级别证据
肺动脉高压（伴先天性心脏病）	伴慢性低氧血症的患儿，氧疗会影响血流动力学，不建议家庭氧疗，无论以前是否行修复或姑息性先天性心脏手术	强烈推荐	极低级别证据
肺间质疾病	伴严重慢性低氧血症，建议家庭氧疗	强烈推荐	极低级别证据
	伴轻度缺氧或劳力性呼困难或睡眠中血氧饱和度下降，建议家庭氧疗	有条件推荐	极低级别证据

定或进展缓慢的神经肌肉疾病、胸壁异常、中枢性或肥胖相关性低通气、OSAHS 和慢性阻塞性肺疾病患者，如出现以下任一情况应考虑应用无创呼吸机：

1. 日间二氧化碳（CO_2）潴留，二氧化碳分压（PCO_2）≥ 50mmHg（1mmHg= 0.133kPa），且 pH 在代偿范围内。

2. 轻度的日间或夜间 CO_2 潴留，PCO_2 45～50mmHg，同时伴有低通气相关症状（如晨起头痛、夜寐不安、梦魇、遗尿或白天嗜睡等）。

3. 夜间低通气或低血氧饱和度。

（二）家庭有创呼吸机选择时机

1. 气道分泌物过多，经口鼻吸痰难以有效清除。

2. 吞咽功能减弱导致慢性吸入和反复肺部感染。

3. 无创家庭呼吸支持难以缓解的持续的症状性呼吸功能不全。

4. 面部发育异常无法正常使用面罩或鼻罩通气。

5. 因急症行有创通气治疗后无法撤离。

6. 每天机械通气支持超过 20h。

（三）家庭气管切开指征选择时机

1. 尽管接受无创通气治疗，但仍出现临床不能耐受的症状，如易疲劳和持续性高碳酸血症患儿。

2. 由喉部炎症、肿瘤、外伤、异物等引起的严重呼吸困难，而病因又不能很快解除时，应及时行气管切开术。

3. 由各种原因引起的下呼吸道分泌物潴留，为了吸痰，保持气道通畅，可考虑气管切开，如重度颅脑损伤、呼吸道烧伤、严重胸部外伤、颅脑肿瘤、昏迷、神经系病变等。

（四）家庭呼吸支持撤离时机

对于呼吸系统慢性疾病，每次应于数周到数月逐渐撤氧，这样不会错过轻微的恶化，替代治疗可以及时逆转病情。撤离期间应加强监测，监测的因素包括患儿的生长、发育、心肺功能等。

1. 减少家庭呼吸支持　逐步减少氧流量或者在某一时间段内撤氧。一部分儿童可以耐受从 24h 不间断到仅夜间吸氧，然而有特定情况的婴儿和其他的儿童可能在某些日常活动时需要持续家庭氧疗（如：乘车、小睡、喂养）。因传统的家庭氧气输送装置很容易实现从 1L/min 到 0.5L/min，然后 0.25L/min，依次类推，故可逐步减少 50% 的家庭氧疗，在数周内逐步减少氧流量。

2. 停止家庭呼吸支持 一旦患儿对足够低流量的家庭氧疗可耐受，此时可考虑撤氧。

文献报道：支气管肺发育不良患儿，如果稳定的吸入 ≤ 20ml/（kg·min）的氧气，那么出院 6 个月后撤氧的成功率更高。当 1 岁以下儿童氧流量不超过 0.1L/min，学龄前儿童不超过 0.1 ~ 0.25L/min 时，临床状态稳定，可以考虑吸入空气。以此类推，学龄期或年龄更长的儿童氧流量不超过 0.25 ~ 0.5L/min。

第二节 出院前后可行性评估和准备

呼吸机依赖患儿从医院过渡至家庭呼吸支持的过程是非常复杂和艰巨的，需要多个群体（包括患儿家人、家庭护理人员、专科医师、保健医师等）和多方面（包括政府、医疗机构、健康维护设备、经济等）的支持和协作。因此，启动家庭呼吸支持治疗前，应首先由主管医师主导、多学科团队协作，共同制订一个全面的出院前计划，其中应包括患儿的诊疗方案、随访计划、预后和可能会面临的潜在紧急情况，及可用治疗的预期效果及局限性，并对家庭照护者进行必要的训练，最好进行演练，为患儿提供一个安全、有效、合适的治疗环境。

一、出院前评估

1. 确定是否适合家庭呼吸支持。
2. 出院前可行性评估。
3. 出院前准备。
4. 正式出院。

二、出院时评估

1. 出院前病情处于稳定状态，呼吸机参

数稳定，无须频繁或持续的监测，治疗上无须进一步调整。

2. 有合适的居住环境，有足够的家庭医疗设备，同时有相关医疗设备厂商可以提供 24h 仪器及技术支持。

3. 家庭照护者有意愿和能力为患儿提供长期家庭护理。

三、转运时评估

转运前均应制订详细的转运计划，一般包括以下 6 个方面：转运前的交流、转运人员、转运所需设备与药物、转运前患者的准备、转运过程中的监测和转运过程中数据的记录。一个全面的转运计划还应该包括风险与收益的评价，并体现在转运前的病程记录中，同时要求患儿家属在知情同意书上签字。转运流程见图 15-2-1。

四、家庭准备

（一）家庭护理人员培训

家庭照护者在出院前不仅需具备日常护理（安全、喂养及给药等）的能力，同时要

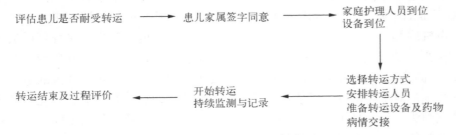

图 15-2-1 患儿转运流程

具备管理患儿复杂医疗需求的能力（如气道清理、气管造口护理、监测仪的使用、生命征的观测、呼吸机管理及故障排除、应急事件处理及基础心肺复苏等）。长期家庭呼吸支持的患儿，其护理是极其繁复和辛苦的，仅1名照护人员往往难以胜任，通常需要2人及以上共同协作，美国胸科学会指南推荐应至少培训2名家庭照护者负责这些患儿的居家护理。

（二）家庭常用设备

1. 家庭呼吸机 必须满足小型、轻便、易携带及耐用等特点，同时还需要有蓄电池功能以防电力故障、停电等意外事件发生，此外，儿童家庭呼吸机还必须能满足相应年龄或千克体重所需的最低潮气量、最低流量和更灵敏的呼吸触发以及儿童适宜的呼吸管路。

家庭呼吸机分为无创和有创。无创通气的优势是无须气管造口，不存在气管切开造成相关的并发症和不适，可减少气管造口相关的护理负担。有创通气通常通过气管切开造口接受机械通气，因而需要全面的看护和相对密切的病情观察。此类患儿在过渡至家庭长期机械通气前建议进行全面的吞咽功能评估，如果误吸的风险小，可考虑恢复经口进食，以便于照顾，同时该评估有助于判断气管导管是否需要带气囊。不带气囊的优势在于有助于发音、味觉和嗅觉，但对于有吸入高风险的患儿来说更适宜应用有套囊的气管导管，后者缺点在于气囊长期充气压迫，有可能会导致气管黏膜坏死，因此，建议定期监测气囊内压，目标压力不超过25cmH_2O。

2. 制氧机 是家庭中最常用的供氧系统之一，可以是固定的或便携式的。固定装置体积大，需要可靠的电源，在经常停电的地区，需要备用发电机或其他氧气来源。可用的制氧机有各种类型，流量通常为1～5L/min，可提供的FiO_2高达0.95。儿童需要使用低流量的供氧系统。对于婴幼儿，应使用低流量计，流量范围为0.1～1L/min。一些设备公司有低流量制氧机，可在不使用流量计的

情况下以0.1L/min的速度提供氧气。如果流速较低（＜0.3L/min），并且预期氧疗时间将在几个月内，婴儿和幼儿可使用足够大小的氧气瓶作为家庭氧气的主要来源。

设备的便携性是儿科患者关注的一个重要问题。便携式连续制氧机体积小，可由电池驱动，增加了移动性。还需考虑适应婴儿车和或轮椅使用。尽管重量轻的氧气瓶不如标准的氧气瓶供氧持续时间长，但它更便于移动。如果在家里使用固定的氧气系统（如制氧机、储氧罐），那么还需要一个便携式的供氧系统，以便上学、就医等。

3. 脉冲供氧系统 将供氧时间限制在吸气期间，从而避免在呼气时浪费供氧，它还确保了无论呼吸频率如何，每次呼吸都有一致的供氧剂量。根据设备的不同，该技术依赖于压力、体积或时间来触发氧气释放。由于儿童呼吸频率快，吸气容量小，脉冲供氧设备不能用于婴幼儿，但是可以考虑用于青少年。

4. 加湿系统 当供氧通路氧浓度＞1L/min，需要提供加湿系统，加湿作用可以通过冷泡或加热来实现。加湿作用对于低流量氧疗（＜1L/min）的好处尚未明确证实。增加加湿作用（或对原有供氧通路进行其他修改）可能会改变流量输送，因此需要为家庭提供适当的设备来监视供氧流量，如气体流量计装置。

5. 鼻导管系统 家庭供氧通常通过鼻导管输送。当供氧FiO_2范围为0.22～0.95、最大流量2L/min时，鼻导管所提供的FiO_2依赖于通过鼻导管的流量、儿童潮气量变化。使用时需了解供氧设备恰当的连接方法，进而使设备相关并发症降到最低，还需特别注意保持皮肤的完整性。鼻导管以适当的方式固定在脸上，以防止皮肤破裂，并应根据需要每周更换一次。年龄较大的患儿或不耐受较高流量的鼻导管吸氧的患儿，可选择使用合适的氧气面罩，但由于面罩位置和患者潮气量的不同，FiO_2可能会出现更多的变化。

第三节　家庭呼吸支持护理

一、家庭安全与护理

确保所有家庭呼吸支持的儿童和青少年的安全应成为一项优先考虑的事。对家庭护理人员的教育的重点应放在对设备恰当的操纵能力、对测得的 SpO_2 异常值进行解读并做出反应，同时结合患儿的临床表现，作出相应的判断。对家庭护理人员的教育还应该包括在家中吸烟、使用明火、在氧气源附近使用以石油为基础的产品及其他燃料的风险。当暴露在烟雾中时，需要关注以下风险：压缩氧气的易燃性，以及吸入烟雾对正在成长的婴儿和儿童造成的危害。必须确保在紧急情况下能够获得可靠的电力支持和电话联系。使用呼吸机的患儿，应根据患儿情况选择呼吸机的通气模式，但要注意确定呼吸机是否有电池，以及其电池是内置式或外置式，并确定其电量和持续时间，以及是否能保证在救护车上有外接交流电源。

二、血氧饱和度监测

在儿童家庭呼吸支持的长期监测过程中，血氧饱和度的监测极为重要，家庭脉氧仪使用得到了专家组的一致认可。患儿应常规进行血氧监测，确定白天、夜间、活动乃至喂养时是否需要吸氧，当血氧饱和度 ≤ 0.92 时需要氧疗，严重缺氧的患儿通常需要无创或有创正压通气治疗。无论是持续性或间歇性给氧，氧疗均可以缓解呼吸困难症状，并且降低由于缺氧引起的肺动脉高压和肺心病的风险。此外，一旦患儿可以停止家庭呼吸支持，反复监测 SpO_2 是非常必要的。

脉氧仪是监测儿童 SpO_2 的主要方法。脉氧仪通过测量氧化和脱氧的血红蛋白对红光和红外光的吸收来估计 SpO_2。文献报道脉氧仪的测量结果通常比测量的动脉氧饱和度高 23% 左右，当 SpO_2 低于 90% 时，准确度会下降。一些限制因素会影响脉氧仪测定 SpO_2 的精确度，包括探针放置不当、运动伪影、指甲涂色、周围光线、末梢灌注减少、体温过低、皮肤色素沉着和血红蛋白功能障碍等。SpO_2 监测可以提醒护理人员注意氧传输的中断，表明临床情况恶化或需要临床干预，如吸痰、改变患者体位等。脉氧仪的存在还可以确定运动期间或婴儿喂养期间 SpO_2 的降低情况。血氧监测可以为护理人员提供重要的信息，潜在地减少进入急诊的风险。

家中使用脉氧仪监测进行家庭呼吸支持的儿童，需要培训护理人员来使用该仪器。培训应该包括了解何时应用脉氧仪以及如何解释所获得的测量结果。然而，关于家庭血氧饱和度监测，我们需要关注以下几点，包括频繁报警的干扰带来的麻烦、护理人员焦虑的增加，以及护理人员过度依赖正常血氧饱和度等。由于 SpO_2 只是患者临床状态的一个方面，无论 SpO_2 如何，呼吸做功增加和潜在低通气的患儿都需要由临床医师进行评估。

三、家庭气道管理与护理

长期家庭呼吸支持患儿的主要死因是意外死亡，再次入院发生率也很高，呼吸道感染是再次入院的最常见原因。呼吸道相关事件包括急性呼吸道阻塞、气管出血和气管导管意外脱落。呼吸道事件尽管较为常见但往往是可以预见和预防的。对于气管切开的患者，应尽量防止以下并发症，如：肉芽肿形成、气管狭窄、出血、食管 - 气管瘘、肺不张和感染等。

（一）家庭呼吸支持清洁操作

研究显示长期家庭呼吸支持患儿中呼吸机相关肺炎发生与操作过程中是否遵循清洁操作流程明显相关，通过加强对家庭照护者手卫生和清洁操作的培训可以减少呼吸机相关肺炎的风险；长期家庭呼吸支持患儿的呼吸机管路亦是潜在感染源，美国呼吸治疗学会指南推荐至少每周更换一次管路，但有的文献则推荐仅在管路有肉眼可见的污染时进行更换。

（二）气道湿化与温化

鼻腔为作为唯一呼吸通道，应用呼吸机前必须检查并保证其畅通无阻。如存在鼻塞，可提前吸入糖皮质激素，口服抗过敏药物。必要时应进行鼻咽镜检查以除外鼻息肉、鼻甲肥大和鼻中隔偏曲，并酌情外科治疗。湿化器可内置或外接于主机，分为冷湿化和加温湿化。冷湿化不具备加温功能，湿化效果有限。加温湿化器通过加热板使储水盒中水温升高，可维持吸入气的适宜温度和较大湿度，减轻黏膜干燥而提高舒适感。实验表明令人满意的温度为 26～28℃，相对湿度为 70%～80%。除加温湿化器外，还可以选择加温湿化管路，进一步提高湿化效果，以防止气体在输送过程中因降温而在管路中出现冷凝。加温湿化特别适用于干燥环境和经口漏气或鼻充血的患者。应当根据气候、环境、室内温湿度、使用压力水平及患者的感受来调节加温湿化水平。为防止冷凝水倒灌入患者呼吸道，呼吸机放置位置应低于患者头部水平，还可以下调加温湿化档位、使用管路隔热套或加温管路，减少冷凝水的形成。经口漏气、鼻充血或口鼻干燥患者在压力滴定和长期治疗过程中使用加温湿化可以获益。

（三）气道廓清应用

肺部疾病的进展会影响气道内壁纤毛功能，从而影响分泌物的生成和黏液流变学，并干扰咳嗽反射。气道廓清技术的宗旨是最大程度地降低气道阻塞、感染和黏液淤阻引起的肺部炎症和对气道和肺实质的破坏性影响。

1. 自主呼吸循环技术（ACBT）　使用交替节律或放松的呼吸控制（BC）、胸部扩张技术（TEE）来调动分泌物，并结合用力呼气技术（FET）促进分泌物排除（详见第 11 章）。

2. 自主引流（AD）　在不同肺容积位进行呼吸，以利于分泌物的排出，目的是增大呼气流速。在低肺容积位松动外周的分泌物，潮气容积位聚集分泌物于中心气道，高肺容积位使呼出气流达到最大，并帮助分泌物从中心气道排出，或者通过咳嗽动作排出（详见第 11 章）。

3. 体位引流（PD）　利用患者不同体位下的重力作用帮助分泌物从外周气道移动到大气道（有利于分泌物排出的气道）。在 19 世纪 60 年代，体位引流结合拍背是胸科物理治疗中的金标准治疗方法。

4. 拍背、叩击和振动　拍背叩击作用是防止分泌物阻塞、保持气道通畅的有效措施，适当的湿化也有助于稀释气道分泌物从而易于吸出，经常翻身有利于气道清除。拍背排痰操作过程：

（1）手卫生。

（2）协助患儿摆好体位（图 15-3-1）。

（3）叩拍（图 15-3-2）：将手掌微曲成弓形，五指并拢，以手腕为支点，借助上臂力量有节奏地叩拍患者胸部，叩拍幅度以 10cm 左右为宜，叩拍频率 2～5 次/秒，每个治疗部位重复时间 3～5min，单手或双手交替叩拍，可直接或隔着衣物（不宜过厚）叩拍。重点叩拍需要引流的部位，沿着支气图走向由外周向中央叩拍。

（4）指导患儿咳嗽，咳嗽无力患儿可行气管内吸引以清除痰液。

（5）操作结束后注意观察患者病情并评估治疗效果。

5. 辅助排痰　尽可能鼓励患儿自主咳嗽促进排痰或者使用辅助排痰装置模拟咳嗽反射加强气道清除、减少呼吸道并发症的风险。手动辅助咳嗽（manually assisted coughing, MAC）通过手动增加腹腔内压力弥补减弱的呼气肌来增加呼气的压力促发咳嗽反射。机械辅助咳痰（mechanical insufflation

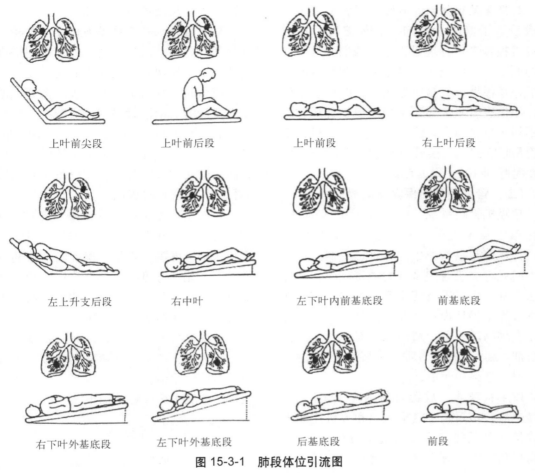

上叶前尖段	上叶前后段	上叶前段	右上叶后段
左上升支后段	右中叶	左下叶内前基底段	前基底段
右下叶外基底段	左下叶外基底段	后基底段	前段

图 15-3-1　肺段体位引流图
（包静娴绘图）

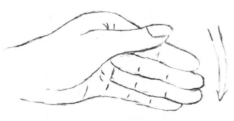

图 15-3-2　叩拍手法示意图
（包静娴绘图）

exsufflation，MIE）则通过机械生成吸气正压（30 ～ 40cmH$_2$O）并随之在气道内产生一个被动的呼气负压从而获得类似咳嗽的效果。加拿大胸科学会推荐使用 MIE 协助或替代深部吸痰咳嗽辅助设备适用于神经肌肉疾病或胸壁疾病的患儿。高频胸壁震荡（HFCWO）有助于改善积痰的流变学，适用于有正常咳嗽能力的患儿，如囊性纤维化。

四、呼吸机日常维护及处理

（一）呼吸机报警

1. 报警原因分析　机械通气过程中，呼吸机报警是一个非常重要的监测项目，它常提示患者病情出现变化，或呼吸机及人工气道等方面出现问题。因此能准确地识别和及时地处理呼吸机报警是保证呼吸支持效果和患者生命安全的关键。呼吸机报警的原因很多，主要可分为患者因素、呼吸机因素、人工气道因素和操作者因素。其中患者因素最常见，须首先排除。操作者因素主要是由于呼吸机的参数和报警设置不当造成，一般最后排除。

2. 报警处理原则　呼吸机各参数的报警一般设置于监测参数的 ±10% 之间。在对呼吸机报警进行处理过程中，我们应遵循一定的原则：在保证患者基本通气和氧合的条件下，积极地寻找报警原因并及时地给予处理，如果患者生命体征不稳定或估计短时间内不纠正报警原因，应立即断开呼吸机，使用简易呼吸器或更换另一台呼吸机辅助通气，必要时呼叫 120，及时就医。

（二）管路的清洁保养与消毒

呼吸机管路系统一般包括管路、积水杯、湿化罐以及 Y 形管等各个连接头，但广义上讲，还应包括管路中的各种传感器。目前国内尚无呼吸机管路系统的消毒规范，消毒方法杂乱，但是不管使用何种方法都应确保消毒过程不损坏设备及其零部件，消毒后管路无有害物质残留。清洁保养时不得使用含漂白剂、氯、酒精或芳香剂的溶液清洗主机、湿化器、管路和面罩。

1. 主机保养　放置时周围应干燥清洁，空气流通，勿阻塞空气输入口和人机连接界面或接头处的排气孔。附近不可存在易燃、易爆品和有毒、有害气体，远离加热或冷却设备。室温高于 35℃ 时应防止散热不利而产生的高温气流刺激气道。使用时不宜直接放置在地毯、织物或其他可燃材料之上。尽量勿与其他电器共用电源。清理时拔掉电源插头。定期以湿软布擦拭灰尘或以少许中性清洁剂清洗外壳，严禁冲洗浸泡。

2. 湿化器保养　使用时储水盒中加入纯净水，不得加入任何添加剂。水量不可超过最高水位标记。每天早晨清空储水盒，每天换水。停用时将储水盒中余水完全倒出。清理时分别清洗储水盒和加热板。每周清洁储水盒，如果储水盒中使用的是蒸馏水，可以使用中性清洁剂清洗、冲洗并晾干。如果储水盒中使用的是自来水或瓶装水，应该使用 1：10 的醋水混合溶液浸泡数小时以便清除储水盒壁的残留水碱，使用前用清水彻底冲洗。必要时可采用约 93℃ 热水对储水盒进行 10min 浸泡消毒，自然晾干。

3. 管路和人机连接界面保养与更换　放置时勿近高温，避免利器刮划。定期检查完整性，出现任何裂纹或明显老化、变硬应更换。使用时勿强力旋转或插拔。每周以温水或中性清洁剂清洁管路，彻底冲洗，自然晾干。每天晨起以温水清洁与皮肤接触的部分，隔天使用无泡中性皂液和清水清洁人机连接界面，彻底冲洗并晾干。建议每年或酌情更换管路和人机连接界面。

4. 空气过滤膜保养与更换　定期检查过滤膜的完好性和清洁度，根据使用时间、环境和保护程度酌情更换。确保清洁过的过滤膜干燥、无损方可装入。泡沫过滤膜可重复使用，定期弹灰，至少每周清洁一次，用温水或中性洗涤剂清洗后冲净晾干，禁止搓拧。超细过滤棉为一次性产品，脏污后弃之。

5. 头带、侧带和下颌托带清洁　每月或根据需要使用清洁剂手洗头带、侧带和下颌托带，冲洗干净并悬挂晾干。

五、随访与复诊

进行家庭呼吸支持的儿童，需要定期随访，需反复评估氧气需求和呼吸状态的变化。随访的频率取决于疾病控制情况及随访的便利性。建议对刚开展家庭呼吸支持的患儿，应于第 1 周、第 1 个月及第 3 个月进行随访，此后根据病情每 0.5 ～ 1 年进行重新评估，随访内容包括原发病控制情况、相关合并症控制情况、生长发育情况、生活质量的评估、通气评估以及气道评估（包括气管切开套管的更换）。

在长期家庭治疗中，需要对通气支持的有效性和耐受性进行监测。低氧血症是病情加重、气道阻塞或设备故障导致低通气的早期指标，因此，通过经皮脉氧仪进行脉搏及血氧饱和度的监测尤为重要。对于参数滴定适宜、病情稳定的患儿一般无须常规监测 PCO_2，但如病情变化、出现通气不足的临床表现或变更呼吸机参数后则需进行 CO_2 的监测，直至病情稳定、指标正常，可采用呼气末 CO_2、经皮 CO_2 或血气 CO_2。当患儿生命体征不平稳和（或）呼吸机持续报警，估计短时间内不能纠正报警原因，应立即断开呼吸机，使用简易呼吸器或更换另一台呼吸机辅助通气，必要时呼叫 120，及时就医。

总而言之，长期家庭呼吸支持治疗是呼吸机依赖患儿长期治疗的必经之路。但对此类患儿来说，过渡到家庭是一个复杂和艰巨的过程，需要高精准的技术和多学科的协作。越来越多的研究证实，在目前的技术背景下，家庭照护者在得到有效的教育和培训后，有能力为这些患儿提供安全有效的家庭支持治疗，此外，分工明确有效协作的多学科团队亦是成功实施长期家庭呼吸支持的关键。

（陈　星　梁　燕）

主要参考文献

[1] Don Hayes Jr, Kevin C Wilson, Katelyn Krivchenia, et al.Home Oxygen Therapy for Children. An Official American Thoracic Society Clinical Practice Guideline(2019).Am J Respir Crit Care Med, 2019, 199(3): e5-e23.

[2] Aurora RN, Bista SR, Casey KR, et al.Updated adaptive servoventilation recommendations for the 2012 AASM guideline: "the treatment of central sleep apnea syndromes in adults: practice parameters with an evidence-based literature review and meta-analyses" [J].J Clin Sleep Med, 2016, 12(5): 757-761.

[3] McKim DA, Road J, Avendano M, et al. Home mechanical ventilation: a Canadian Thoracic Society clinical practice guideline[J].Can Respir J, 2011, 18(4): 197-215.

[4] Pavone M, VerriUo E, Caldarelli V, et al.Non-invasive positive pressure ventilation in children [J]. Early Hum Dev, 2013, 89(Suppl 3): S25-S31.

[5] Jardine E, O'Toole M, Paton JY, et al.Current status of long term ventilation of children in the United Kingdom: questionnaire survey[J]. BMJ, 1999, 318(7179): 295-299.

[6] 朱碧溱，吴谨准 . 儿童家庭机械通气研究进展 [J]. 中华儿科杂志，2018, 56(5): 358-388.

[7] 许志飞 . 先天性中枢性低通气综合征的诊断与治疗进展 [J]. 中华实用儿科临床杂志，2018, 33(4): 273-276.

[8] 徐波，刘励军 . 法国家庭呼吸支持治疗的组织与实施 [J]. 中国急救医学，2009, 29(1): 81-82.

[9] 中华医学会呼吸病学分会睡眠呼吸障碍学组 . 家庭无创正压通气临床应用技术专家共识 [J]. 中华结核与呼吸杂志，2017, 40(7): 481-493.

[10] 王辰 . 呼吸治疗教程 [M]. 北京：人民卫生出版社，2010.

[11] 秦妍，胡静，陆国平，等 . 呼吸机依赖患儿家庭延续护理的实践 [J]. 中华护理杂志，2018, 53(5): 548-552.

[12] 农光民 . 儿童弥漫性肺实质疾病／肺间质疾病治疗建议 [J]. 中华儿科杂志，2019, 57(1): 5-8.

附录

呼吸治疗工作表格

附表 1　有创机械通气患儿呼吸治疗记录单

日期：□□□□年□□月□□日

姓名	性别 □F □M	年龄	体重　kg	病案号	床号	MV 时间	第　天	MV 连接方式	□气管插管 □气管套管	
诊断				呼吸机型号				人工气道型号	□深度　mm	cm

生命体征监测		7AM	10AM	1PM	4PM	7PM	10PM	1AM	4AM
	体温（℃）								
	脉搏（次／分）								
	呼吸（次／分）								
	血压（mmHg）								
	SpO_2（%）								

机械通气设置和监测	通气模式 □PC □VC □PRVC □PSV □HFOV □其他	7PM	10AM	1PM	4PM	7PM	10PM	1AM	4AM
	潮气量 VT ml（设置／监测值）								
	频率 RR（次／分，设置／监测值）								
	每分通气量（ml，MV_E）								
	吸气压力（Pinsp，cmH_2O）								
	压力支持（PS，cmH_2O）								
	峰压（Ppeak，cmH_2O）								

呼吸治疗操作记录

今日呼吸治疗计划：

时间	操作内容及评估
时间	操作内容及评估
时间	操作内容及评估
时间	操作内容及评估
时间	操作内容及评估
时间	操作内容及评估
时间	操作内容及评估

续表

	时间	操作内容及评估									
	时间	操作内容及评估									
	时间	操作内容及评估									
	时间	操作内容及评估									
	时间	操作内容及评估									
平台压 (Pplat,)											
呼气末正压 (PEEP, cmH₂O)											
平均气道压 (Paw, cmH₂O)											
振幅 (ΔP, cmH₂O)											
吸入氧浓度 (FiO₂)											
血气分析结果 — pH											
PaCO₂ (mmHg)											
PaO₂ (mmHg)											
BE (mmol/L)											
HCO₃ (mmol/L)											
动脉肺泡氧分压差 [P (A-a) O₂]											
血红蛋白 (Hb, g/L)											
乳酸 (Lac, mmol/L)											
动脉氧分压/吸入氧浓度 (P/F)											
气道相关 — 气囊压力											
吸引/咳嗽频次 (次/h)											
痰的颜色											
痰的黏度											
患者体位											
记录者签名											

$P (A-a) O_2 = (PIO_2 - PaCO_2 \times 1/R) - PaO_2$

说明：

PAO₂ 为肺泡气氧分压

PaO₂ 为动脉血氧分压

PiO₂ 为吸入气氧分压 $=FiO_2$（吸入氧浓度）× （大气压 − 47）

R 为呼吸商，等于 0.8

正常值：吸空气时平均约 $1.33 \sim 2.0 kPa$，吸纯氧时为 $3.33 \sim 10.0 kPa$

临床意义：$P (A-a) O_2 >$ 正常者，吸空气进为弥散功能障碍，吸纯氧时为解剖分流增加。分流量每 0.01（10%）可产生 2.133kPa（16mmHg）的 $P (A-a) O_2$

附表 2 无创机械通气患儿呼吸治疗记录单

日期：□□□□年□□月□□日

姓名		性别	□F □M	年龄		体重	kg	病案号		床号		MV 时间		第　天	无创通气模式		□CPAP □BIPAP □高流量氧疗
诊断								湿化器		呼吸机型号					无创连接方式		□面罩 □鼻罩 □鼻塞 □鼻导管

今日呼吸治疗计划：

监测指标		7AM	10AM	1PM	4PM	7PM	10PM	1AM	4AM		
生命体征监测	体温（℃）										
	脉搏（次/分）										
	呼吸（次/分）										
	血压（mmHg）										
	SpO$_2$（%）										
机械通气设置和监测	通气模式	□CPAP	□BIPAP	□高流量氧疗	□其他						
	呼气末正压（cmH$_2$O）										
	吸气压力（cmH$_2$O）										
	呼吸频率（次/分）										
	流量（L/min）										
	吸入氧浓度（FiO$_2$）										

呼吸治疗操作记录		
时间		操作内容及评估
时间		操作内容及评估
时间		操作内容及评估
时间		操作内容及评估
时间		操作内容及评估

续表

血气分析结果	PaCO₂ (mmHg)										
	PaO₂ (mmHg)										
	BE (mmol/L)										
	HCO₃ (mmol/L)										
	血红蛋白 (Hb, g/L)				备注						
	乳酸 (Lac, mmol/L)				备注						
动脉氧分压/吸入氧浓度 (P/F)											
脉氧饱和度/吸入氧浓度 (S/F)											
气道相关	吸引频次 (次/小时)										
	咳嗽频次 (次/小时)										
	痰的颜色/黏度										
患者体位											
记录者签名											

附表 3　自主呼吸试验评估记录单

日期：□□□□年□□月□□日

姓名		性别	□F □M	年龄		体重	kg	病案号		床号		住院第天	MV 第　天
诊断													

评估时间				
基本情况及生命体征	原发病是否控制	□是□否		
	镇静药物使用	□是□否		
	Glasgow 评分	___分		
	咳嗽能力	□有□弱□无		
	体温 (℃)			
	脉搏 (次／分)			
	呼吸 (次／分)			
	血压 (mmHg)			
	SpO₂ (%)			

备注：

试验前评估	呼吸机参数	潮气量 VT (ml)		
		频率 RR (次／分)		
		每分通气量 (ml)		
		吸气压力 (cmH₂O)		
		压力支持 (cmH₂O)		
		峰压 (cmH₂O)		
		平台压 (cmH₂O)		
		呼气末正压 (cmH₂O)		
		平均气道压 (Paw, cmH₂O)		
		振幅 (ΔP, cmH₂O)		
		吸入氧浓度 (FiO₂)		

备注：

续表

				0min	3min	15min	30min	
氧合与通气	pH							备注:
	P/F							
	PaCO₂ (mmHg)							
是否进行自主呼吸试验		□是 □否						
自主呼吸试验方式								
自主呼吸试验时间				0min	3min	15min	30min	备注:
实施时监测	生命体征	体温（℃）						
		脉搏（次／分）						
		呼吸（次／分）						
		血压（mmHg）						
		SpO₂（%）						
	氧合与通气	潮气量 VT（ml）						
		pH						
		P/F						
		PaCO₂ （mmHg）						
	机体反应	精神状态是否恶化	□是□否					
		是否出汗	□是□否					
		是否出现辅助呼吸	□是□否					
		是否出现胸腹矛盾呼吸	□是□否					
自主呼吸试验是否成功		□是□否，如为否，说明情况：						
是否拔管		□是□否						
拔罐后是否进行无创通气		□是□否						
拔管后 48h 是否再次插管		□是□否						
记录者签名								

附表 3.1　自主呼吸试验评判标准

1. 引起呼吸衰竭原发疾病是否得到控制

2. 氧合状况良好：$PaO_2/FiO_2 > 150 \sim 200mmHg$，$PEEP < 5cmH_2O$，$FiO_2 < 0.4$

3. 血流动力学稳定：心率稳定，血压正常，未使用 / 使用小剂量血管活性药

[多巴胺或多巴酚丁胺 $\leqslant 5\mu g/$（$kg \cdot min$）]

4. 咳嗽能力较强

5. 无高热（$T < 38℃$）

6. 无明显呼吸性酸中毒

7. 血红蛋白 >70g/L

8. 精神状态良好（觉醒，glasgow 评分大于等于 13，无持续静脉滴注镇静药）

9. 内环境稳定

满足以上各项条件可进行自主呼吸试验，实验时间 30 ~ 120min

附表 3.2　自主呼吸试验失败的标准

1. 换气功能恶化（参考指标 $SpO_2 \leqslant 85\% \sim 90\%$；$PaO_2 \leqslant 50 \sim 60$ mmHg；$pH \leqslant 7.32$；$PaCO_2 >$ 增加 $\geqslant 10mmHg$），持续时间 $\geqslant 5min$

2. 血流动力学恶化（心率增快、血压下降或升高，变化幅度超过原有值 20%，血管活性药使用剂量增加），持续时间 $\geqslant 5min$

3. 呼吸形式恶化（呼吸频率增快，增幅 $\geqslant 50\%$），持续时间 $\geqslant 5min$

4. 精神状况恶化（出现嗜睡、昏迷、躁动、焦虑等）

5. 主观感觉不适，表情痛苦

6. 明显出汗

7. 呼吸功增加（辅助呼吸肌参与呼吸，胸腹矛盾呼吸出现）

出现上述任何一种情况，表明自主呼吸试验失败并立即终止试验，反之试验成功

附表 3.3　Glasgow 昏迷评分（GCS= ① + ② + ③）

分值	6	5	4	3	2	1
①睁眼反应			自动睁眼	呼唤睁眼	刺痛睁眼	不能睁眼
②语言反应		回答切题	回答不切题	答非所问	只能发生	不能发生
③运动反应	按指令动作	刺痛能定位	刺痛可躲避	刺痛身体屈曲	刺痛身体伸展	不能活动

附表 3.4　咳嗽能力评估

++++	自主咳嗽充分，可自主排除痰液
+++	能自主咳嗽，可排除少许痰液
++	能自主咳嗽，不能排除痰液
+	无自主咳嗽能力

日期：□□□□年□□月□□日

附表 4　雾化吸入患儿呼吸治疗记录单

姓名	性别 □F □M	年龄	体重 kg	病案号	床号	MV 时间	第　天
诊断							

雾化方式　□面罩　□接呼吸机管路

雾化药物	1.	2.	3.	4.	备注
雾化剂量					
雾化时间					

监测指标		0min	5min	10min	15min	30min	1h	备注
生命体征监测	体温（℃）							
	脉搏（次/分）							
	呼吸（次/分）							
	血压（mmHg）							
	SpO$_2$（%）							
机械通气参数及检测	呼气末正压（cmH$_2$O）							备注
	吸气压力（cmH$_2$O）							
	呼吸频率（次/分）							
	流量（L/min）							
	吸入氧浓度（FiO$_2$）							
血气分析结果	pH							备注
	PaCO$_2$（mmHg）							
	PaO$_2$（mmHg）							
	BE（mmol/L）							
	HCO$_3$（mmol/L）							
记录者签名								

附表 5　胸部理疗呼吸治疗记录单

日期：□□□□年□□月□□日

姓名		性别	□F □M	年龄		体重		病案号		床号	
诊断											

适应证		治疗方法			操作项目		疗效评估
1. 痰堵所致肺不张 2. 痰液过深，无力咳出 3. 疼痛致深呼吸，咳嗽困难 4. 其他		□体位引流　□振动排痰 治疗部位与时间：			生命体征	体温（℃）	
						脉搏（次/分）	呼吸（次/分）
							血压（mmHg）
						呼吸困难	SpO$_2$（%）

治疗前评估

			治疗中监测			肺部情况	
生命体征	体温（℃）	呼吸（次/分）	胸痛	矛盾呼吸		望诊	叩诊
	脉搏（次/分）	血压（mmHg）	呼吸困难	心率改变		触诊	听诊
监测	呼吸困难	SpO$_2$（%）	呼吸频率改变	血压改变		呼吸力学	
肺部情况	望诊	叩诊	呼吸节律改变	发绀		峰压/平台压（cmH$_2$O）	平均气道压（Paw）/呼气末正压 PEEP（cmH$_2$O）
	触诊	听诊	呼吸动度改变	SpO$_2$改变		潮气量 VT（ml）	频率（次/分）
呼吸力学	峰压/平台压 Paw/呼气末正压 PEEP（cmH$_2$O）		治疗中止	治疗中止原因：		吸入氧浓度（FiO$_2$）	阻力 cmH$_2$O/L/s
	吸入氧浓度（FiO$_2$）					气道分泌物	
	阻力 cmH$_2$O/L/s					量　ml	颜色
						形状	黏度

RT 签名

附录 呼吸治疗工作表格 | 355

附表 6 氧疗患儿呼吸治疗记录单

日期：□□□□年□□月□□日

姓名		性别 □F □M	年龄	体重 kg	病案号	床号	住院时间 第 天
诊断							

		8AM	12AM	16PM	20PM	00AM	4AM	8AM	
生命体征监测	体温（℃）								备注：
	脉搏（次/分）								
	呼吸（次/分）								
	血压（mmHg）								
	SpO_2（%）								
氧疗	氧疗方式								备注：
	湿化装置								
	吸入氧浓度（FiO_2）								
	氧流量（min/L）								
	湿化器水位								
血气分析结果	pH								备注：
	$PaCO_2$（mmHg）								
	PaO_2（mmHg）								
	BE（mmol/L）								
	HCO_3（mmol/L）								
	乳酸（Lac, mmol/L）								
患者体位									备注：
记录者签名									

附表 7 免疫功能恢复评估记录单

日期：□□□□年□□月□□日

姓名		性别	□F □M	年龄			体重	kg	病案号		床号	
诊断												
免疫调节治疗	免疫调节药物	1	2	3	4		备注					
	剂量											
	使用方法											
评估时间	就诊/入院时	30d	90d	180d		备注						
评估项目	CD3⁺											
	CD4⁺											
	CD8⁺											
	CD4⁺/CD8⁺											
	IFN-γ											
	IL4											
	IgA											
	IgG											
	IgM											
	IgE											
	补体 C3											
	补体 C4											

（张　琪）

测 试 题

1. 世界上最早建立呼吸治疗体制的国家是
A. 日本
B. 英国
C. 美国
D. 法国
E. 意大利
答案：C

2. 肺脏的发育不包括哪个阶段
A. 胚胎期
B. 假腺期
C. 成管期
D. 成腔期
E. 肺泡期
答案：D

3. 支气管镜手术的适应证包括
A. 喉鸣
B. 反复或持续喘息
C. 严重心肺功能减退
D. 咯血
E. 可疑异物吸入
答案：ABDE

4. 吸入治疗常用药物中起到局部抗炎作用的药物是
A. 布地奈德

B. 沙美特罗
C. 氨溴索
D. 糜蛋白酶
E. 利巴韦林
答案：AC

5. 以下生物应答调节剂属于生物提取制剂的是
A. 注射用胸腺肽 α1
B. 盐酸左旋咪唑片
C. 注射用重组人白介素 -2
D. 脾氨肽口服冻干粉
E. 卡介菌多糖核酸
答案：D

6. 有关小儿体液平衡特点和调节，说法正确的有
A. 年龄越小体液总量占体重的百分比越高
B. 小儿体液的电解质组成与成年人相似
C. 小儿体表面积相对较大，呼吸频率快，不显性失水较多
D. 小儿血浆渗透压与成年人一致，都是 280 ～ 310mOsm/L
E. 由于婴幼儿生长发育旺盛，所需热量、蛋白质较多，故出入水量相对越多，婴儿每天水交换量为细胞外液的 1/2
答案：ABCDE

7. 近几年儿科中常用复合指标的筛查工具，包括

A. 主观全面营养评价（SGNA）

B. 儿科 Yorkhill 营养不良评分（PYMS）

C. 受损营养状况和生长风险筛查工具（STRONG）

D. 儿科营养不良评估筛查工具（STAMP）

E. 儿童营养风险评分（PNRS）

答案：ABCDE

8. 我国儿童慢性湿性咳嗽的病因构进行了多中心的研究，结果显示：引起 1 岁及以上儿童慢性湿性咳嗽的主要原因是

A. 上气道咳嗽综合征

B. 哮喘合并上气道咳嗽综合征

C. 哮喘合并下呼吸道感染

D. 迁延性细菌性支气管炎

E. 阻塞性肺病

答案：ABC

9. 治疗痰热闭肺引起的肺炎喘嗽可以选用

A. 玉屏风散

B. 肺力咳合剂

C. 养阴清肺丸

D. 甘露消毒丹

E. 参苓白术丸

答案：B

10. 有关儿童反复呼吸道感染，说法正确的是

A. 最高年龄段是 6～18 个月

B. 国内 RRTIs 定义是指 1 年以内发生次数频繁、超出正常范围的上、下呼吸道感染

C. 感染的部位不同，表现的症状和体征也不一样

D. 引发呼吸道感染的主要病原体是病毒

E. 主张基于循证基础上的经验性选择抗感染药物，针对病原体检查及药敏试验结果的目标性用药

答案：ABCDE

彩　　图

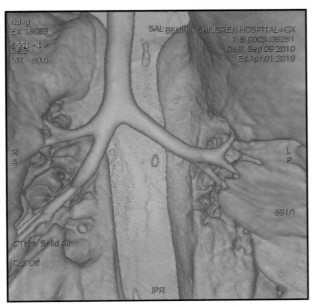

图 3-2-9　气道的容积再现重建图

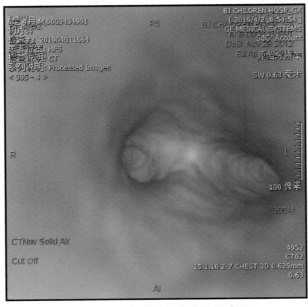

图 3-2-10　气道的仿真内镜重建图

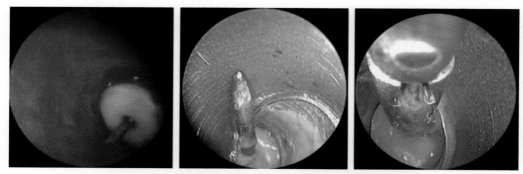

图 6-1-4 气管内尖锐的异物：图钉 - 硬质气管镜下钳取出

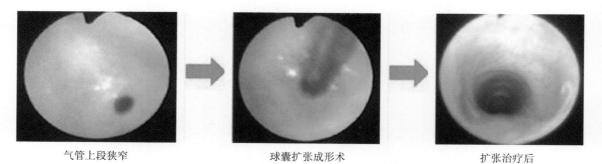

气管上段狭窄 　　　　　球囊扩张成形术 　　　　　扩张治疗后

图 6-1-5 女，2 个月，气管上段重度狭窄，球囊扩张治疗后管腔明显扩大

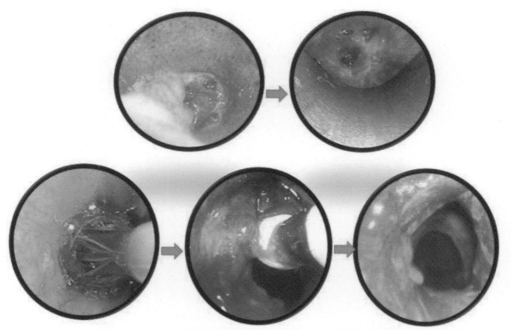

图 6-1-6 男，7 岁，声门下气管重度狭窄，球囊结合冷冻治疗后管腔明显扩大

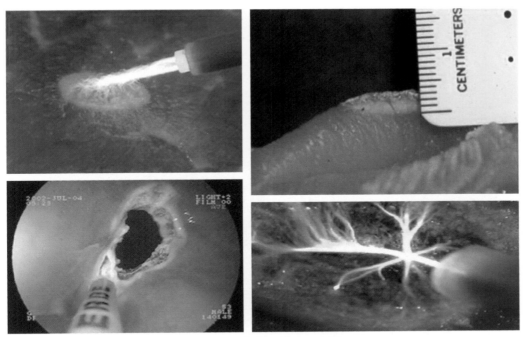

图 6-1-7　氩气刀治疗示意图

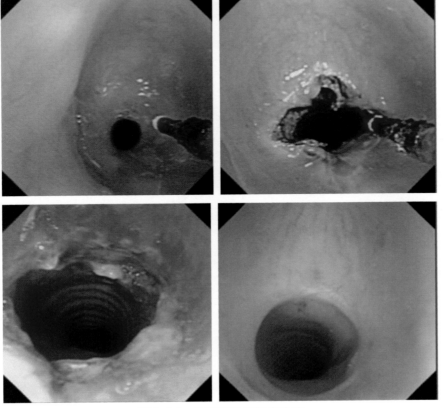

图 6-1-8　声门下狭窄激光治疗

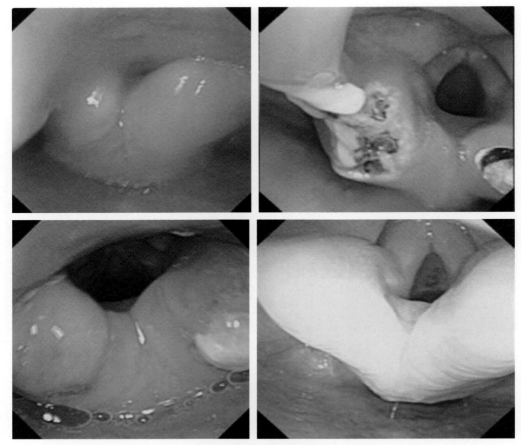

图 6-1-9 激光治疗喉软化

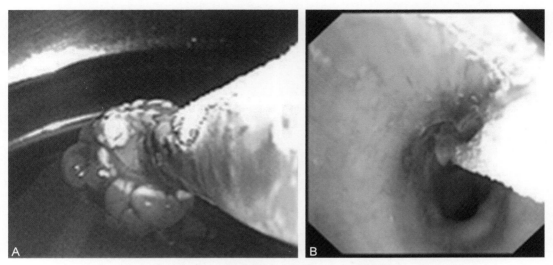

图 6-1-10 二氧化碳冷冻治疗——冻融和冻取

A. 冻取：主要应用于气道内良、恶性病变组织、异物和坏死物质；B. 冻融：常用于创伤性气道狭窄、肉芽肿产生超低温度破坏组织细胞

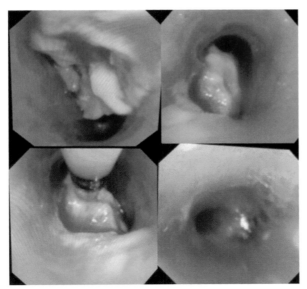

图 6-1-11 气道内真菌感染，真菌肉芽肿冻取治疗

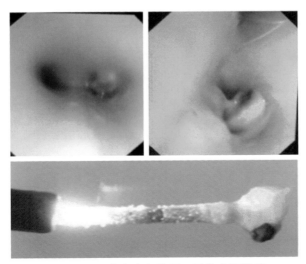

图 6-1-12 右主支气管开口异物冻取治疗

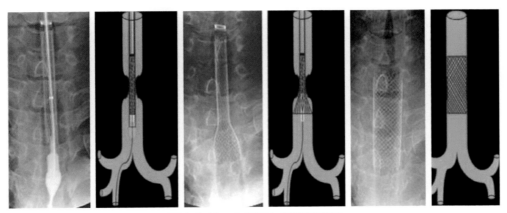

图 6-1-13 支架置入气道示意图

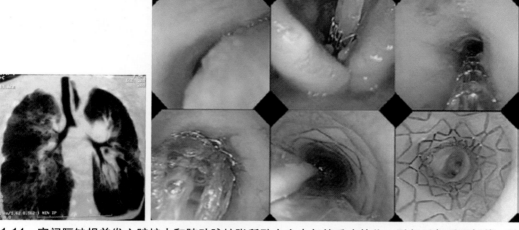

图 6-1-14　室间隔缺损并发心脏扩大和肺动脉扩张所致左主支气管重度软化，引起反复呼吸暂停，放置球囊扩张式金属支架

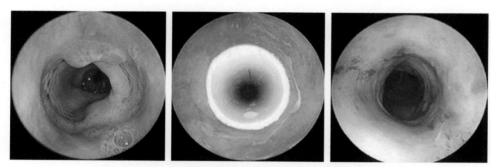

图 6-1-15　复杂性主气道狭窄硅酮类支架放置

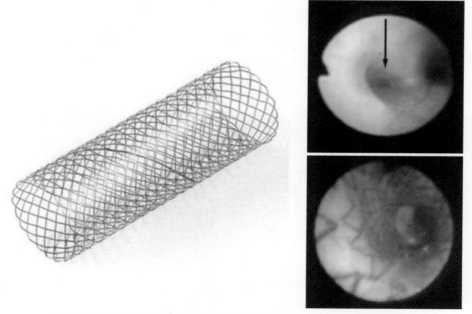

图 6-1-16　左主支气管软化所致气道重度狭窄，普通金属支架置入

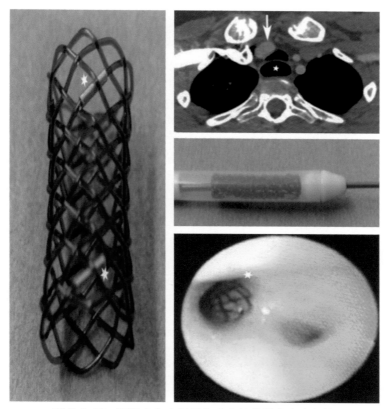

图 6-1-17　记忆合金支架置入重度软化的左主支气管

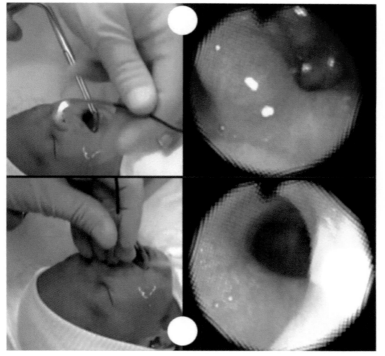

图 6-1-18　新生儿 Pierre-Robin 综合征困难气道插管，Olympus BF-N20 引导气管插管通过声门，放置到隆突上位置

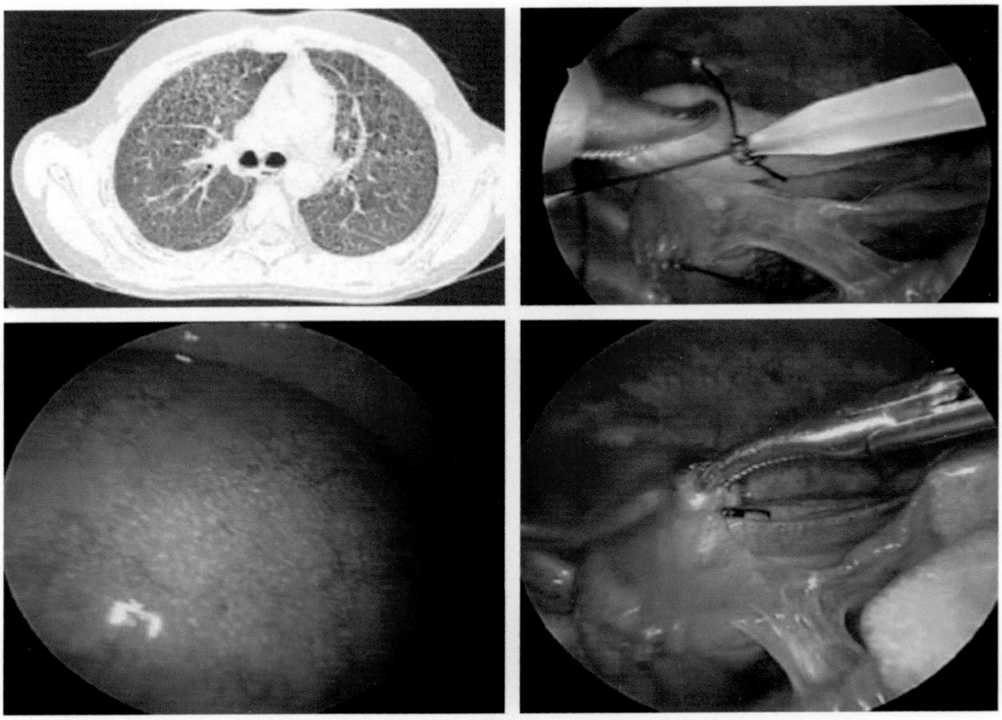

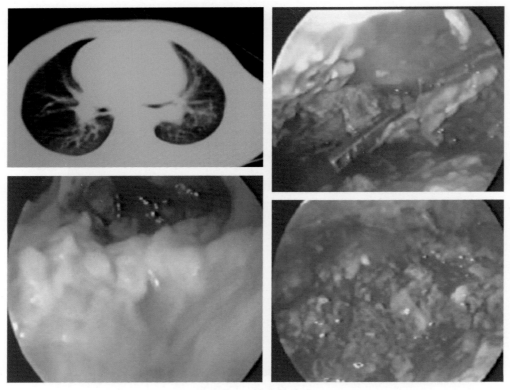

图 6-2-1　弥漫性肺疾病活检术

图 6-2-2　脓胸的治疗